复发性软组织肉瘤外科治疗
屏障切除和功能重建

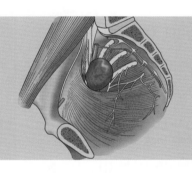

Surgery for Recurrent Soft Tissue Sarcoma
Barrier Resection and Reconstruction

主　编｜张如明

副主编｜严望军

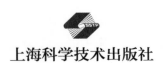

上海科学技术出版社

图书在版编目（CIP）数据

复发性软组织肉瘤外科治疗：屏障切除和功能重建 / 张如明主编. -- 上海：上海科学技术出版社，2021.1
ISBN 978-7-5478-5020-6

Ⅰ. ①复… Ⅱ. ①张… Ⅲ. ①软组织肿瘤—肉瘤—外科手术 Ⅳ. ①R738.6

中国版本图书馆CIP数据核字(2020)第128227号

- -

复发性软组织肉瘤外科治疗：屏障切除和功能重建
主　编 张如明
副主编 严望军

- -

上海世纪出版（集团）有限公司
上 海 科 学 技 术 出 版 社　　出版、发行

（上海钦州南路 71 号　邮政编码 200235　www.sstp.cn）

浙江新华印刷技术有限公司印刷
开本 889×1194　1/16　印张 28.5
字数 700 千字
2021 年 1 月第 1 版　2021 年 1 月第 1 次印刷
ISBN 978-7-5478-5020-6/R·2145
定价：248.00 元

内容提要

　　本书以降低软组织肉瘤复发率为宗旨，重点介绍了复发性软组织肉瘤再次外科治疗的相关内容，以及非计划性外科手术后的瘤床切除和需要再次手术处理的并发症。以屏障性切缘作为再次切除的基本原则，从基础研究到临床实践；以复发肉瘤的实际情况为基准，尝试新的分类方法；以生存/功能和意愿/可行性为重点参考，设计取、舍并实施修复重建，力争最低的复发率和最优的功能效果。

　　为了提高读者学习效率并达到一目了然的效果，除了简单的说理，书中还以临床实际病例为主线，用2 600多幅图片形象地阐释治疗方案、手术过程及注意事项。通过这些具有代表性的临床实例，帮助读者启迪临床思维，提高对软组织肉瘤的诊治能力和水平，降低复发率，改善患者的生存质量和预后。

编者名单

主　编

张如明

副主编

严望军

主要编写人员

张如明	复旦大学附属肿瘤医院／主任医师
严望军	复旦大学附属肿瘤医院／主任医师
陈　勇	复旦大学附属肿瘤医院／主任医师
王春萌	复旦大学附属肿瘤医院／副主任医师
郑必强	复旦大学附属肿瘤医院／副主任医师
徐　宇	复旦大学附属肿瘤医院／副主任医师
黄稳定	复旦大学附属肿瘤医院／副主任医师

主编简介

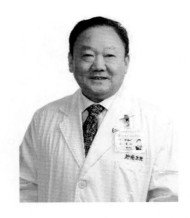

张如明

主任医师

从医 40 多年，涉猎骨科多专业临床医疗和科研工作。1989 年以来专门从事骨、软组织肿瘤的临床医疗工作，取得了丰硕的成果。

30 年来，在软组织肉瘤专业立足国内，同时借鉴本专业国外研究进展，从实际出发，提出了软组织肉瘤屏障切除的理念，基于患者、肿瘤部位、手术条件等，融汇创新多种修复重建技术，从实践中总结提炼出了 110 多种实用术式并行之有效。于 2001 年编写了本领域首部学术专著《软组织肉瘤现代外科治疗》，并于 2010 年对其进行修订。多次获奖，在国内、外发表众多学术论文，得到同道的认可。以患者为本，面对种种非计划切除和频繁的复发，坚定地提出"消灭回头客，减轻患者负担"的目标，广大患者获益甚多。

序　一

　　对于软组织肉瘤这一恶性肿瘤，手术治疗的首选地位没有任何改变。长期以来，由于缺乏外科治疗的标准和规范，随意或不恰当的切除使得软组织肉瘤复发率居高不下，导致肢体的残疾、肿瘤转移，甚至患者死亡。而复发性肉瘤在组织学诊断以及发生的部位、深浅、体积和周围不同结构的侵犯等方面，差异性就更突出。再次外科治疗的难度和不确定性，使得一个单纯的切除范围这一原则无法支撑，理论技术上的遵循和模式范例的借鉴成为期盼。在后基因组计划的成果不断展现的今天，这个专业必须尽快提升以解剖学为基础的外科治疗现状，赶上其他专业的步伐。

　　本书编者长期致力于软组织肉瘤的外科治疗研究，提出屏障切除的软组织肉瘤切除理论近 30 年。大量临床实践经验证实，本法行之有效，受益患者无数。他亲自诊治数千例病例，积累了丰富的经验和大量的第一手资料；在曾出版的两版《软组织肉瘤现代外科治疗》基础上，系统论述了屏障切除的理论基础；通过实际手术操作和大量病例随访，获得了可操作性强和疗效肯定的结论；打破了以距离为切缘的人为主观拟定的边框，还事物于本源。本书提出的按复发肉瘤的实际特点分区，为临床认识和手术方案设计提供了参考，同时展示了一种创新的思维模式。

　　将"切除＋保功能"转变为"切除＋重建功能"是本书的另一大特色，改变了医者的思维和实践方式，从而有效降低了软组织肉瘤复发率。整合骨科、整形外科和修复重建外科等多种技术，充实到肉瘤切除后的治疗中，丰富了本专业的临床实践，充实了外科治疗的内涵，使得骨、软组织肿瘤专业更加完善。

　　书中 2 600 多幅图和病例照片展示了大量的临床实践范本，长期的随访照片为软组织肉瘤屏障切除理论的可信度提供了可参考性证据。感谢编者的常年坚持，为读者奉献了如此客观的实践范本，这无疑将成为患者的福音。

创新是本书的灵魂，勤奋应成为后来者的学习榜样。认识和理解难以划一，挂一漏万很难避免。随着科技的发展和进步，更好的疗法和疗效将会不断涌现。

郝希山

中国工程院院士

2020 年 6 月

序 二

　　复发、复发，还是复发，众多患者和医师被软组织肉瘤的反复复发困扰着。编者不厌其烦地与软组织肉瘤复发抗争数十年难能可贵，展示了编者的坚持、专注、智慧和手术技术。

　　屏障切除术是编者对软组织肉瘤外科治疗的重要贡献，是中国人最先提出的外科切除模式。在大量的从标本切缘到距离切缘主导的领域，屏障切缘可算是另类。几十年来编者积前人的经验，再发现、发展和创新，还事物于本来面目，倡导以自然天成的屏障结构为切缘，使之成为实用性强、疗效确切、标准统一，同时利于统计、分析和比对，直接惠之于患者的外科技术。编者经多年数千例原发和复发患者的临床实践，形成上百种经过临床验证的术式，书中 2 600 多幅病例图片就是最好的佐证。特别是患者的随访照片，不管是成功的还是失败的，都将成为后来者学习和借鉴的宝贵经验。有力的数据统计，会使屏障切除术立地生根，获得行之有效的肯定，为外科切除轻易觅到切缘找到依据。这是本书的重点及亮点之一。

　　修复重建技术是保障屏障切除顺利完成的必要手段。编者驾轻就熟，化腐朽为神奇，使大量患者不但获得肉瘤长期控制，还恢复了多项功能。众多设计之慧智和精巧，术后功能恢复之完美，着实令人惊叹。

　　在经济飞速发展的当今，著书立说异常辛苦，涉及大量艰苦的工作，若编者没有坚韧的毅力，是不可能完成的。然而，通过学术专著学习优秀专家的成熟经验确实是真实而又可信的最好方法。通观全书，编者从做每一例手术开始，持之以恒地对原始资料进行采集，毫不懈怠地积累，独具匠心地归纳遴选，堪称学习楷模。

　　就软组织肉瘤而言，外科治疗一定是阶段性的，期待多学科的不断发展，让软组织肉瘤得以根治。书中挂一漏万在所难免，更先进的技术和更有效的方法值得期待。希望本书的出版能使更多患者受益，推动全国乃至全球软组织肉瘤的规范化诊疗，提高该病种的诊治水平。

中国抗癌协会肉瘤专业委员会前主任委员
2020 年 6 月

前　言

　　软组织肉瘤（soft tissue sarcoma，STS）较其他恶性肿瘤，发病率较低，预后稍好，所以对 STS 的深入研究和有效治疗方法的探索均较为有限。由于 STS 专业分科的历史不长、普及时间较短、相对发病率较低等原因，临床实践中将癌症的治疗模式套用于肉瘤的治疗比较普遍。然而，由于 STS 特点鲜明，治疗恶性肿瘤的三大核心手段（外科手术、化学治疗和放射治疗），对 STS 的疗效均不如上皮源性肿瘤。因此，不断强化肉瘤意识、完善治疗模式、提高肉瘤治疗效果并优化功能，任重而道远。

　　STS 的治疗首选外科手术，这是业内共识，但诸多原因导致其术后复发率较高。如何降低复发率？如何对复发性软组织肉瘤（recurrent soft tissue sarcoma，RSTS）进一步治疗？如何提高保肢率？这些都是编写本书的初衷。

　　外科切缘的选择对恶性肿瘤的手术治疗非常重要，STS 尤甚。编者在借鉴 STS 专业国外研究进展的基础上，从实际出发，基于患者特点、肿瘤部位、手术条件等，提出了软组织肉瘤的屏障切除理念，同时融汇创新多种修复重建的技术，创造了行之有效的多种手术方法。屏障切除术（barrier resection）是结合众多修复重建技术形成的现代外科治疗模式，已经取得了良好疗效。经过数十年的研究和应用，屏障外切除控制肉瘤复发的理论更趋成熟，修复重建恢复损毁功能的外科治疗模式得到了不断完善，大量复发病例在治疗后的疗效进一步验证了这一现代外科治疗理念的优越性。本书是在两版《软组织肉瘤现代外科治疗》的基础上编撰而成，是专门研究和治疗 RSTS 的外科学专著。本书坚持实践第一、实事求是的原则，为了证实屏障切除术的疗效，选取编者团队积累的几百例临床病例共 2 600 多幅图片，全面阐释治疗方案、手术过程及注意事项。这些图片均为临床第一手资料，图文并茂，真实可信，上海科学技术出版社美术编辑蔡康非老师绘制的精美插图更加形象生动，可帮助读者进一步理解并高效学习相关术式。

　　RSTS 再治疗的最佳治疗方案是什么？很难有统一的答案，因为不同患者、不同部位、不同肿瘤的大小和不同的组织学分类等，个体差异性较大，同一治疗方案施于不同患者，治疗效果可出现差异。所以，从患者角度出发，优于前次疗效、无限延长复发间期、恢复良好的功能状态等，是 RSTS 再治疗的基本原则。

本书适合所有外科专业医师参考，特别是骨 / 软组织肿瘤专业、肿瘤科、乳腺外科、头颈外科、整形外科、胸腹外科等专科医师参考。软组织肉瘤如能早期发现，尽早得到正确的治疗，复发的概率将大幅降低。虽然编者团队坚持不懈地努力，但不足或瑕疵在所难免，敬请读者批评指正。

张如明

2020 年 6 月

目　录

上篇

总　论

外科手术是软组织肉瘤（soft tissue sarcoma，STS）的主要治疗手段，然而高复发率是业内的共识[1, 2]。如何降低复发率、延长复发间期，甚至根治，这既是患者的需要，也应该成为从业者的追求。近年来靶向治疗热传到了软组织肿瘤专业，是一件很好的事情[3]。外科手术一般适用于早、中期肿瘤患者，而靶向治疗正好相反，适应证多局限在晚期无法手术者。靶向治疗的疗效提高和普及应用可能还有很长的路程。以解剖和病理学为基础的临床医学并没有过时，特别在软组织肿瘤专业还有相当大的发展空间，有待从业者的努力。

第一章
软组织肉瘤复发概况

第一节　复发性软组织肉瘤临床研究概况

一、软组织肉瘤的现状

关于软组织肉瘤（soft tissue tumor，STT）的外科治疗及疗效，有许多临床研究和相关报道 Goodlad 等[4] 报道 236 例中的 95 例切缘不恰当，再次切除后其中 56 例（59%）确诊为原发肿瘤切除不完全，包括下肢 29/55、上肢 16/25、躯干 7/10 和头颈 4/5，31 例肉眼可见残留。Chardrasekar 等[5] 报道，1982 年 4 月至 2005 年 12 月共收治 STS 病例 2 201 例，其中非计划切除 402 例（18%），对其中 363 例进行了研究，316 例接受了再切除，188 例（59%）有残余肿瘤。非计划性切除的现象遍布全世界[6, 7]。

如此广泛的非计划性切除，个中原因耐人寻味：①发病率低，形不成规模。②缺乏有效的治疗模式。③外科治疗原则模糊，缺乏术式化。④患者分散、发病部位和层次分散、肿瘤体积和毗邻各异，统计分析困难，可信度差。需要找到一条简单明了、操作性强、易于模式化的路，屏障切除可以部分满足上述需求。

二、STT 在中国的情况

我国对 STT 的研究起步较晚，各地区差异很大，应该属于高复发率国家。复旦大学附属肿瘤医院所在地上海，较早开展 STT 的诊治，已经传承了几代人。传统的理念造成从业人员的专业重叠，主次明显，四肢和躯干体壁的内容没能和其他专业很好地结合和深入的研究，STT 的治疗始终处于从属地位。

笔者从事骨、软组织肿瘤研究数十年，早前笔者在天津医科大学附属肿瘤医院工作时，针对 STS 高复发率的现实，提出了屏障切除和修复重建相结合的现代外科治疗模式，取得了理想的效果。数年来不断有论文和专著在国内、外发表。近年来，特别对复发性软组织肉瘤（recurrent soft tissue sarcoma，RSTS）进行临床研究，在屏障切除结合修复重建这条路上取得了明显疗效。

第二节　软组织肉瘤复发原因分析

一、病员性复发

1. **被忽视**　STS 被忽视的现象，中、西方普遍存在。来自患者的主要原因包括两个方面：一是肿瘤小；二则肿瘤可能为良性。体表较小的肿瘤易被忽视，这一点与内脏的肿瘤形成了鲜明的对照。内脏即使是小结节也会重点关注，如肺内、胃肠道和内生殖器等发现的小结节都会积极确诊并及时治疗。而对于体表的肿物，虽然摆在眼前却并不理会，或以为体表不会有恶性肿瘤而简单切除，这样轻率的处理可能使肉瘤错过根治性治疗的机会。这种现象至今仍无明显改观。

2. **拖延至巨大肿瘤**　肉瘤巨大无疑累及广泛，当超出了人体和医疗的承载能力时，治愈的机会渺茫。直径小于和大于 5 cm 的肉瘤预后截然不同[8]。必须大力宣传早诊早治。

二、医源性复发

1. **对 STS 的认识不足**　人体结构可简单地分为内脏（包括脑）和支架组织，前者负责"生"（生命的存在），而后者负责"活"（一切的活动）。虽然后者占人体质量 70% 以上，但被关注程度却无法与前者相比。我国很多地区仍将 STS 作为单纯的癌认识和处理，肉瘤被忽视的问题，不是专业的本身，而是对 STS 缺乏深入的研究。STS 涉及的基础广、所需知识深、技术多样，决定了它是一个完整的学科。虽然大型的专科医院在不断设立专科，然而医学院校的教育较为匮乏。

2. **医师的非专业性切除**　我们的同行对那些不负责任的切除深恶痛绝，语言犀利："医源性复发是 STS 复发最严重的原因，这些肉瘤大多逃逸或复发于操刀的外行医师手里。在这些医师眼里的肿物几乎都是良性的，而面对患者时又颇像个内行并被深信不疑。更有甚者还披着肿瘤专业的外衣，其实专业相去甚远。"Peiper 等将 STS "计划外"切除的原因概述为：①缺乏恶性肿瘤的知识。②没有术前分期程序。③没有广泛地切除边缘。他们对 110 例四肢或躯干 STS 在转诊之前被执行非计划性治疗的患者进行分析，端点的统计分析是局部复发。平均随访 82 个月。基于再切除残余肿瘤时的 34 个标本（31%），14 例局部复发，23 例发展为远处转移。结论：残余肿瘤是局部复发的预后因素，可以发展为远处转移。可疑的 STT 应该切除，最好在有经验的诊治中心进行手术。切除、功能、复发、辅助治疗等一系列问题的正确应对，需要大量的相关知识支撑。

【病例 1】　非计划性切除导致复发

（1）病史信息：男性，29 岁。左腕上小结节 15 年，近期增大。来院前 2.5 个月局部切除（术前无任何影像资料，也无术中资料），术后病理诊断为双向性滑膜肉瘤。1.5 个月前再次做了扩大切除（仍无任何资料），切口愈合后安排放射治疗。2 周前 MRI 显示尺桡骨间肉瘤复发，肉瘤到切口全部为异常信号。3 天前来复旦大学附属肿瘤医院就诊，发现前臂远端掌侧饱满，周围水肿，掌桡侧留有 10 cm 扩大切除后的瘢痕和桡侧的放射治疗定位线。复查 PET-CT 仍为单一区域受累。

（2）入院诊断：综合各方面资料诊断为腕上掌、桡侧滑膜肉瘤，手术径路瘤性污染可能，肺转移待排除。

（3）治疗及评估：①肱桡肌起点以上平面截肢。②术后综合治疗。截肢后解剖标本：旋前方肌完整，手术未接触，纵向剖开旋前方肌深层瘤化以下到骨间膜全部为瘤组织，桡骨表面到切口瘢痕下广泛软组织浸润。病理报告显示双向性滑膜肉瘤（图 1-2-1）。

（4）病例分析：第一次切除缺少组织学诊断，第一、二次切除均缺少影像定位以至于遗漏旋前方肌深面的肉瘤。术者企图用放射治疗来弥补，这是完全不计后果的手段，既控制不了肉瘤的发展，又违背了保肢的初衷。

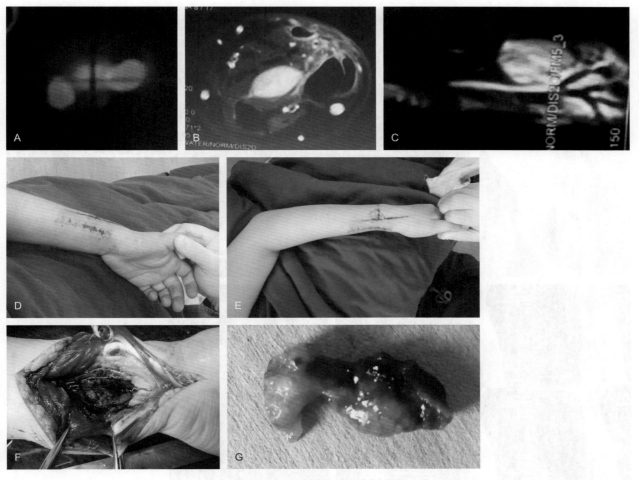

图 1-2-1　非计划性切除病例分析

A~C.影像检查显示尺、桡骨间肿瘤；D、E.原切口和放射治疗定位线；F.旋前方肌下全部为瘤组织；G.取出的标本

【病例2】非计划性切除导致复发和转移

（1）病史信息：男性，21岁。右前臂背侧下1/3包块。

（2）诊断：术前无任何影像资料，按照良性肿物实施切除手术，利用标本确诊为上皮样肉瘤。

（3）术后评估：术后局部肉瘤迅速生长，1个月后 MRI 显示背侧间室肉瘤复发和术后改变，PET-CT 显示从原发瘤到腋窝的广泛转移。

（4）治疗措施：给予安洛替尼6天，上臂内侧结节稍有缩小，而原发区明显增大，切口裂开、渗血（图1-2-2）。

3. 对放射治疗的依赖　对放射治疗的依赖普遍存在，可以分为理性和非理性应用两类。前者无法获得 R_0 切缘，不得已而为之。后者依赖放射治疗补救，这种情况大多来自对放射治疗效果的认识不足

和不正确评价[9, 10]。

【病例1】手术不到位，放射治疗和化学治疗无效

（1）病史信息：患者，男性，66岁。从偶然发现肩部肿瘤开始的1年半间，先后共实施3次切除手术，放射治疗2次，化学治疗2次，治疗细节叙述不清。复发间期最长为2个月。

（2）诊断：第三次切除后方确诊为未分化多形性肉瘤（undifferentiated pleomorphic sarcoma，UPS）。

（3）治疗及评估：检查左肩胛区肉瘤巨大、溃烂、中央坏死，周围广泛炎性浸润，涉及范围30 cm×30 cm，深部肩胛骨和胸壁破坏。我们给患者做了整块切除手术，患者得到短期的获益（图1-2-3）。如果早些或更早些得到这样的治疗，患者获益是否更多？

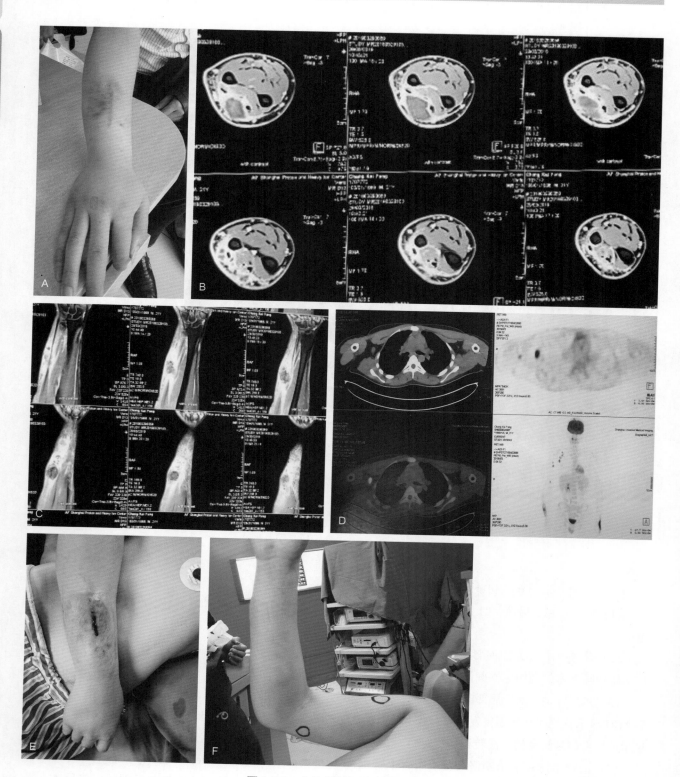

图 1-2-2　非计划性切除病例分析

A. 术后 1 个月，局部瘤节隆起，皮肤侵犯；B、C. 影像资料显示前臂背侧间室内肿瘤和术后改变；D. PET-CT 原发灶到
腋窝广泛转移；E. 原切口裂开出血；F. 体表瘤节

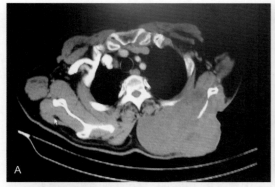
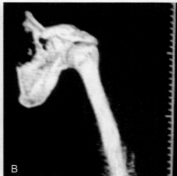
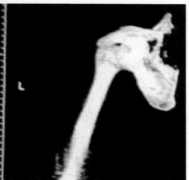
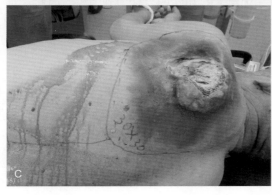

图 1-2-3　手术不到位，放射治疗和化学治疗无效
A、B.肉瘤巨大，浸润广泛，肩胛骨被破坏；C.局部情况

（4）病例分析：回顾患者早期的治疗过程，有颇多值得分析的内容，某些细节的提高，都有可能为患者避免复发或获得复发间期的延长，最终获得生命时间的延长。如果患者能早些或更早些获得合适的治疗，预合会截然不同。

4.肉瘤的高级别　高级别肉瘤镜下特点为核分裂数多、出血和坏死、脉管和神经阳性等多见，是局部控制的难点，也是专业领域研究的重点。

5.特殊类型和部位　如上皮样肉瘤（特别是近端型），即使肉瘤体积不大，切除的范围符合理论上的要求，仍多见复发。另外，手足的滑膜肉瘤、透明细胞肉瘤等非致残性手术，局部控制也很困难。

6.以偏概全　就肉瘤而言，不论是从大体标本上看，还是组织学的镜下观察，局部的表现并不能代替整体的生物学行为。多点取材求证，以高级别区界定诊断，可能更有利于局部控制。

如图 1-2-4 所示，肉瘤内不同区域的生物学行为不同。大腿肿瘤的针吸活检为高分化脂肪肉瘤，大体标本的剖面可以明显看到分成 3 个层次：近端的类似脂肪瘤区、相邻的去分化区和另一个瘤节的完全肉瘤化。MRI 也显示了明显的界缘。

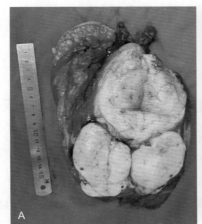
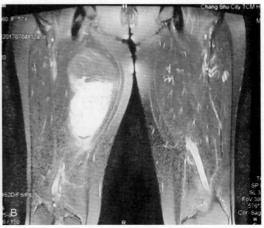

图 1-2-4　肉瘤内不同区域的生物学行为不同
A.大体标本由上到下的不同演进；B.MRI 冠状位 T2 加权像显示信号的不同和过渡带

第三节　复发性软组织肉瘤生物性规律和外科治疗现状

一、复发会增加组织学升级的机会

复发性软组织肉瘤（recurrent soft tissue sarcoma, RSTS）另一特征表现是组织学会由低级别向高级别转换。霍明科等[11]经研究发现，复发促使瘤体组织学升级是肯定的。肉瘤分叶是促进亚型转化的因素，瘤体分叶常继发于瘤体包膜溃破之后、瘤内操作和其他刺激等，导致残存于瘤灶内的瘤细胞被挤压、缺氧等一系列打击之后，进而表现出更强的侵袭性。肉瘤的恶性程度不断攀升，使得治疗的难度也不断增加。

二、复发与转移相关

大部分局部复发的患者均有转移的发生。Tunn等[12]研究发现，局部复发带来转移的高风险。Ueda等[13]也认为，局部复发显著影响预后。Stojadinovic等[1]对2 084例软组织肉瘤进行了回顾性研究，结果发现切缘阴性者局部复发率为15%，5年疾病相关生存率为83%；阳性者局部复发率为28%，5年疾病相关生存率为75%。Gronchi等[14]研究发现，无局部复发的10年疾病相关病死率为22%；有局部复发的为54%。如果复发后的肿瘤只做到了R_1切除，再次复发的风险会显著增高（$P=0.004$），从而导致更加不良的预后。纪念斯隆凯特癌症中心（Memorial Sloan Kattering Cancer Center，MSKCC）一项研究显示，407例来院前非计划切除的患者，未再切除组5年生存率为70%，再次切除组5年生存率为88%。

三、复发导致局部结构复杂且加大手术难度

新界面往往包括神经、血管、骨、关节和皮肤。当这些结构与肉瘤混杂在一起或已成为肉瘤的一部分时，保肢治疗的难度和复发的风险陡然加剧，术者的稍一犹豫，R_0切除的目标即刻消失。因此，对于体积较大、位置较深和多结节表现的高级别的肉瘤，切缘更宜广泛。

四、外科治疗莫衷一是

1. 浅、淡的思维模式阻碍专业发展　知识含量被淡化，从业人员不稳定，无法形成完整的专业；弱项兼职化，很难全身心地深入研究；药物试用热情远远超过了对外科治疗的研究。临床的需要和本专业现状差距明显。

2. 外科治疗模式存在问题　STS手术治疗中，针对四大经典术式之一广泛切除术的切缘范围（距离性切缘）论述众多，从若干毫米到若干厘米，争论不休，莫衷一是[15-21]。被俗称为"切一块肉"的传统手术方法弊端显而易见，这些思维认知的局限至今仍未被很好地重视。

3. 外科治疗的研究必须加强　近年来，屏障切除治疗理念的提出就是基于对上述规律的不断认识，上升到理论，使肌、骨肿瘤专科的STS专业向系统化、专业化和规范化迈进。实践证明，屏障切除方法疗效肯定，患者获益面很大。笔者相信经过若干年的建设，定会成为一个从理论到实践的成熟专业，造福于更多患者。

第四节　复发性软组织肉瘤屏障切除临床分析

笔者早前对屏障切除术治疗RSTS的疗效曾做过初步的总结，复发率可从100%降至16%，复发间期平均延长了18个月[22]。为了使屏障切除治疗方法成型，笔者通过多年临床实践，坚持屏障切缘理念，严格遵循修复重建适应证，规范康复训练指导，以患者获益为宗旨，不断完善系列治疗模式[23, 24]。最近统计了一组集中治疗的数据，虽然适应证仍不尽确切（这可能也是STS统计学又一难点），但距

离实际又近了一步。

笔者团队从 2011 年 7 月至 2016 年 6 月共对 273 例 RSTS 患者实施屏障切除手术，病例信息见表 1-4-1，所有病例都经过 2 次病理会诊（表 1-4-2）。其中有 58 例（21.2%）在屏障切除前有放射治疗史，屏障切除后均未做放射治疗。46 例（16.8%）在屏障切除前有化学治疗史，肿瘤种类包括横纹肌肉瘤、未分化多形性肉瘤、滑膜肉瘤等，屏障切除后做了化学治疗。

屏障理念切除术后的初步统计结果（复旦大学附属肿瘤医院）：中位随访时间 40 个月。未复发患者 173 例（占 63.4%）；肯定复发患者 44 例（占 16.1%）；其余 56 例在统计这一组病例时尚未随访到。复发的 44 例患者中，术前非屏障切除术后中位复发间期为 5 个月；而屏障切除术后中位复发间期为 10 个月。复发间期延长了一倍。由于在屏障切除术前无法严格区分完全或部分的屏障切除，术后又未做更详尽的记载，因此实际屏障切除术后的局部复发率应该远远低于非屏障切除者。据张如明等[22]2007 年的研究资料表明，屏障切除术后复发率几乎和间室切除术（根治性切除）持平。以上临床资料显示，屏障切除术在 STS 的局部控制上具有较大优势。

表 1-4-1 273 例 RSTS 组织学分类

组织学分类	病例数	比例（%）
未分化多形性肉瘤	46	16.8
黏液纤维肉瘤	40	14.7
脂肪肉瘤	34	12.5
隆突性皮肤纤维肉瘤	23	8.4
纤维肉瘤	20	7.3
恶性周围神经鞘膜瘤	17	6.2
滑膜肉瘤	16	5.9
上皮样肉瘤	14	5.1
横纹肌肉瘤	12	4.4
平滑肌肉瘤	7	2.6
骨外软骨肉瘤	4	1.5
腺泡状软组织肉瘤	2	0.7
其他软组织肉瘤	38	13.9

表 1-4-2 273 例 RSTS 临床资料分析

临床资料	病例数	比例（%）
性别		
男性	161	59.0
女性	112	41.0
年龄		
≤ 50 岁	110	40.3
>50 岁	163	59.7
手术次数（外院）		
0 次	15	5.5
1 次	124	45.4
2 次	75	27.5
3 次	35	12.8
4 次	11	4.0
5 次及以上	13	4.8
手术次数（笔者所在医院）		
1 次	192	70.3
2 次	49	17.9
3 次	18	6.6
4 次	9	3.4
5 次	5	1.8
术前放射治疗		
有	58	21.2
无	215	78.8
术前化学治疗		
有	46	16.8
无	227	83.2
肿瘤大小		
≤ 5 cm	84	30.8
>5 cm	189	69.2
肿瘤位置		
四肢	168	61.5
躯干	84	30.8
腹腔、腹膜后	5	1.8

（续表）

临床资料	病例数	比例（%）
其他	16	5.9
肿瘤深浅		
浅	87	31.9
深	186	68.1
肿瘤分期		
Ⅰ 期	41	15.0
Ⅱ 期	101	37.0
Ⅲ 期	120	44.0
Ⅳ 期	11	4.0
是否侵犯		
无	194	71.0
骨侵犯	37	13.6
主干神经侵犯	18	6.6
主干血管侵犯	19	7.0
脏器	5	1.8
手术方式		
屏障	234	85.7
截肢	34	12.5
非屏障	5	1.8
修复重建		

（续表）

临床资料	病例数	比例（%）
无	118	43.2
功能重建	49	17.9
邻近皮瓣修复	43	15.8
肌皮瓣修复	26	9.5
骨重建	22	8.1
血管置换	15	5.5
存活情况		
存活	141	51.7
死亡	70	25.6
不确定	62	22.7
末次手术术后复发情况（笔者所在医院）		
未复发	173	63.4
复发	44	16.1
不确实	56	20.5
末次手术术后转移情况（笔者所在医院）		
肺转移	33	12.1
骨转移	5	1.8
肝转移	2	0.7
淋巴转移	1	0.4

注：分期标准参照 AJCC 分期第八版，末次随访时间为 2017 年 9 月 10 日。

第五节　探讨软组织肉瘤外科小组的构建

随着科学技术水平的不断发展和进步，医疗条件和技术也在不断地改善和提升，总体生存期必然会不断延长。带之而来的转移性肿瘤和疑难瘤种及类型也必然会增加。STS 专业的相对小众、零散、多部位和多种组织相互交错的特点明显。简单肿瘤类型通过门诊手术即可解决问题，复杂的如设立专章叙述的上、下通道的肉瘤和尚未涉及的中轴骨附近的类型等，几乎所有外科专业都无法独立完成。在本院每周多学科联合诊治（multiple discipline therapy，MDT）讨论的病例，大多为多学科交叉，暂时无理想的治疗方法。这个小组（或称科室）该如何组建？从业人员的知识结构如何组成并提高？相应科室如何评价、改革和重组？解决这些问题迫在眉睫。

一、专业分类和设置

传统肿瘤专业按照肿瘤发生部位分科是顺势而

为，头颈、胸、腹、盆和肢体不同的区段归属不同的专科，但由于内容存在交叉，系统性地分科应运而生，如腹科又分出胃、结直肠和肝脏等，既填补了按部位分科的不足，又明显改善了专病治疗效果。然而，这些分类设置将非脏器的 STT 边缘化，由 STT 专业人员包打天下是不可能的，临床矛盾时有发生。

另外，由于软组织肿瘤良性居多，肉瘤发病率又明显低于癌，这导致临床对于软组织肿瘤的处理存有两方面的问题：首先，良性扩大化并简单处理；其二，深在、非脏器的肉瘤被推诿，或找不到主导治疗的科室。这些问题直接影响了患者的治疗效果。一些新的理念来源于临床的碰壁，改革和重组可能会双赢。

1. 软组织肿瘤专业范围 STT 专业范围大体包括四肢和躯干体壁以及内脏之外的支架组织。原则上应该包括皮肤和皮下组织，肌肉及其周围筋膜，四肢的周围神经、血管，以及深在的骨、关节，也即是目前较普遍采用的骨、软组织肿瘤科的由来（还要包括骨肿瘤，本书不做介绍）。来源于间叶组织的肉瘤可以无所不在，而更多的关注涉及其他专业和专科。

2. 专科为主，多科协作 纵隔、腹膜后腔、盆腔、头颈等部位的肉瘤，应该归属于相应的专科，有利于疗效的提高。或者以某一专科为主，多科协作。这就提示肉瘤知识应该向普瘤知识一样，各个专业科室的临床医师都应有不同程度的掌握。

二、从业配置

1. 腹膜后专业（科） 数十年前的腹部外科按照胃、结直肠、肝胆、胰腺等进一步细分，腹膜后肿瘤科是完全可以独立[25-27]。从业者要熟悉腹部外科的常规知识和技能，掌握软组织肿瘤的知识点。跳出腹部外科观念，突出腹膜后腔的特点，既解决问题又避免不必要的腹腔内干扰。微创的介入也应该改变观念，另辟蹊径或顺势而为。

2. 四肢和体壁专业 四肢和体壁专业的医师不但要通晓肿瘤专业、骨科专业，还要有一定的整形外科的能力和康复医学知识[28, 29]，本书主要针对的肉

是这一范畴。作为综合治疗的放射治疗和化学治疗，也应有所了解，可以让患者获得最理想和全面的治疗[30-32]。

3. 修复重建专业 在中国，专业的修复重建外科组（RSS）模式基本不存在，仅极个别的病例邀请整形医师协助完成。笔者团队的模式是专科医师精熟基本的修复重建外科基本知识和技术，切除和修复重建一体，同时完成。相关知识包括：创面覆盖、循环重建、动力重建和骨关节的重建等。

三、专业培养

在医学教育上应该像对待小语种一样地对待小专业，培养特殊的师资队伍，以学院式教育为主，并在不同的学习阶段穿插合适的临床实践。从理论到实践细化知识点，切除和修复融合为一体，分门别类地编纂教材和教学。

1. 形成特殊的专业 根据临床的需要，逐渐开创局部屏障解剖学、肉瘤立体影像诊断学、肉瘤临床和病理学、肉瘤综合外科手术学和矫形器和功能康复学等交叉专业，类似于显微外科和微创的腔镜下操作的培训。比如矫形器和功能康复学：当 STS 屏障切除后，如何在制动器利用矫形器的局部有效而安全的固定，减少渗出，缩短术后反应期，以便尽快进入愈合期，及时而又安全地进入动态的康复期，尽快恢复关节功能等。这些细节虽小，其实对实现手术前保肢设计的初衷至关重要。

2. 培养多知识点嫁接后的师资队伍 在不断完善这些交叉学科建设的同时，培养师资队伍，首先介入的这些医师既是开拓者又是对外授业的师资。知识点应该包括：肿瘤专业、骨科专业、修复重建专业等，基础医学、影像学和临床的专家教授可能是首批完成者。其实纵观医学的发展哪个不是从刀耕火种逐渐融会贯通的成熟，再到高精尖的突破呢？

3. 进修提高 小众的专业、大量的病员一定是集中于中心医疗机构，这些医院应该为后学者提供观摩和实践的机会。

这些办法将会从根本上改变软组织肉瘤治疗的总体面貌。

（张如明　郑必强）

参考文献

[1] Stojadinovic A, Leung D H, Hoos A. Analysis of the prognostic significance of microscopic margins in 2 084 localized primary adult soft tissue sarcomas[J]. Annals of Surgery, 2002, 235 (3): 424-434.

[2] Per-Ulf Tunn. Treatment of Bone and Soft Tissue Sarcomas[M]. 于胜吉，主译. 北京：人民卫生出版社，2011: 174-186.

[3] Rajendra R, Jones R L, Pollack S M. Targeted treatment for advanced soft tissue sarcoma: profile of pazopanib[J]. Onco Targets Ther, 2013, 6: 217-222.

[4] Goodlad J R, Fletcher C D, Smith M A, et al. Surgical resection of primary soft-tissue sarcoma[J]. Journal of Bone and Joint Surgery - Br, 1996, 78(4): 658-661.

[5] Chardrasekar C R, Wafa H, Grimer R J, et al. The effect of an unplanned excision of a soft tissue sarcoma prognosis[J]. J Bone Joint Surg Br, 2008, 90(2): 203-208.

[6] Peiper M, Knoefel W T, Izbicki J R. The influence of residual tumor on local recurrence after unplanned resection of soft tissue sarcoma[J]. Dtsch Med Wochenschr, 2004, 129(5): 183-187.

[7] Gronchi A, Miceli R, Fiore M, et al. Extremity soft tissue sarcoma: adding to the prognostic meaning of local failure[J]. J Clinic Oncol, 2005, 23: 96-104.

[8] Edge S B, Byrd D R, Compton C C. American Joint Committee on Cancer (AJCC) Cancer Staging Manual[M]. 7th ed. New York: Springer, 2010.

[9] Clark M A, Fisher C, Judson L, et al. Soft-tissue sarcomas in adults[J]. N Engl J Med, 2005, 353: 701-711.

[10] Kandel R, Coakley N, Werier J, et al. Surgical margin and handling of soft-tissue sarcoma in extremity : a clinic practice guideline[J]. Curry Oncol, 2013, 20(3): e247-e254.

[11] 霍明科，韩广森，赵玉洲，等. 腹膜后脂肪肉瘤亚型转换的相关因素及预后分析 [J]. 中国肿瘤临床，2016, 43(8): 334-338.

[12] Tunn P U, Gebauer B, Fritzmann J, et al. Soft tissue sarcoma[J]. Ctirury, 2004, 75: 1165-1173.

[13] Ueda T, Yoshikawa H, Mori S, et al. Influence of local recurrence on the prognosis of soft tissue sarcoma[J]. JBJS Br, 1997, 79: 553-557.

[14] Gronchi A, Miceli R, Fiore M, et al. Extremity soft tissue sarcoma: adding to the prognostic meaning of local failure[J]. Ann Surg Oncol, 2017, 14: 1583-1590.

[15] Berlin O, Stener B, Angervall L, et al. Surgery for soft tissue sarcoma in the extremities: a multivariate analysis of the 6-26 year prognosis in 137 patients[J]. Acta Orthop Scand, 1990, 61: 475-486.

[16] Rydholm A, Gustafson P, Rooser B, et al. Limb-sparing surgery without radiotherapy based on anatomic location of soft tissue sarcoma[J]. J Clin O Oncol, 1991, 9: 1757-1765.

[17] Karakousis C P, Proimakis C, Walsh D L. Primary soft tissue sarcoma of the extremities in adults[J]. Br J Surg, 1995, 82: 1208-1212.

[18] Geer R J, Woodruff J, Casper E S, et al. Management of small soft tissue sarcoma of the extremity in adults[J]. Arch Surg, 1992, 127: 1285-1289.

[19] Baldini E H, Goldberg J, Jenner C, et al. Long-term outcomes after function-sparing surgery without radiotherapy for soft tissue sarcoma of the extremities and trunk[J]. J Clin Oncol, 1999, 17: 3532-3539.

[20] Gibbs C P, Perbody T D, Mundt A J, et al. Oncological outcomes of operative treatment of subcutaneous soft tissue sarcoma of the extremities[J]. JBJS, 1997, 79A: 888-897.

[21] Markhede G, Angervall L, Stener B. A multivariate analysis of the prognosis after surgical treatment of malignant soft tissue tumors[J]. Cancer, 1982, 49: 1721-1733.

[22] 张如明，张琥，滕胜，等. 屏障切除术治疗复发性软组织肉瘤的疗效分析 [J]. 中华肿瘤防治杂志，2007, 14(6): 450-451.

[23] 张如明. 重视对软组织肉瘤的研究和治疗 [J]. 上海医学，2007, 30(8): 570-571.

[24] 张如明. 软组织肉瘤应该关注的几个问题 [J]. 中国肿瘤临床年鉴，2008, 8: 296-300.

[25] Ballo M T, Zagars G K, Pollock R E, et al. Retroperitoneal soft tissue sarcoma: an analysis of radiation and surgical treatment[J]. Int J Radiat Oncol, 2007 (1): 158-163.

[26] Grobmyer S R, Wilson J P, Apel B, et al. Recurent retroperitoneal sarcoma : impact of biology and therapy on outcomes[J]. J Am Coll Surg, 2010, 210 (5): 602-608.

[27] Kim E Y, Kim S J, Choi D, et al. Recurrence of retroperitoneal liposarcoma: imaging findings and growth rates at follow-up CT[J]. AJR Am J Roentgenol, 2008: 191.

[28] Kim B, Chen Y L, Kirsch D G, et al. An effective preoperative three-dimensional radiotherapy target volume for extremity soft tissue sarcoma and the effect of margin width on local control[J]. International Journal of Radiation Oncology Biology Physics, 2009, 75(3): 843-850.

[29] Marettynielsen K, Aggerholmpedersen N, Safwat A, et al. Prognostic factors for local recurrence and mortality in adult soft tissue sarcoma of the extremities and trunk wall[J]. Acta Orthopaedica, 2014, 85 (3): 323.

[30] Maruzzo M, Rastrelli M, Lumachi F, et al. Adjuvant and neoadjuvant chemotherapy for soft tissue sarcomas[J]. Current Medicinal Chemistry, 2013, 20(5): 613-620.

[31] Tinkle C L, Weinberg V, Braunstein S E, et al. Intraoperative Radiotherapy in the management of locally recurrent extremity soft tissue sarcoma[J]. Sarcoma, 2015, (3): 913565.

[32] Lintz F, Moreau A, Odri G A. Critical study of resection margins in adult soft-tissue sarcoma surgery[J]. Orthopaedics & Traumatology Surgery & Research, 2012, 98 (4): 9-18.

第二章
复发性软组织肉瘤外科治疗原则

第一节　外科治疗种类

一、浅表型 RSTS

1. 特点　肉瘤位于皮肤或深筋膜的浅面，深筋膜基本无累及。瘤节的最大径小于 5 cm（相当于 UICC 分期的 Ⅰ 期和 Ⅱ A 期），再次切除后无须修复或简单操作即可闭合创面的类型。该类型为真正的体表恶性肿瘤，包括肉瘤、皮肤恶性肿瘤和其他类型的恶性肿瘤（图 2-1-1）。

2. 外科治疗原则　广泛切除术的适应证。皮肤切缘在 3 cm 以上，根据组织学分类，深面切缘可以在深筋膜或其下一薄层肌肉。

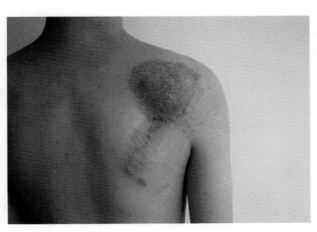

图 2-1-1　浅表肉瘤

二、深在型 RSTS

1. 特点　见图 2-1-2。

（1）复发肉瘤在深筋膜以下，肌肉受累。

（2）多次切除，多次复发，牵连重要组织，包括神经、血管和骨等。

（3）切除后可能需修复重建。

2. 外科治疗原则

（1）明确诊断。

（2）收集和阅读原始资料，并与患者当前的影像资料对比，找出复发原因。

（3）确定屏障切缘时需评估损毁的功能，准备必要的修复重建方案。

三、放射治疗后复发

患者曾经有 1 次以上的外照射、内照射或放射性粒子植入史。在局部放射治疗后改变的基础上，有临床可触及的、影像学可看到的或超声波可探及的肉瘤。放射性肉瘤也包括在内（图 2-1-3）。

1. 特点

（1）各种类型的皮损：包括纤维化、破溃、坏死和感染等。

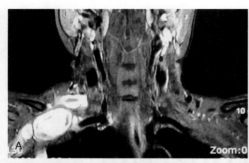
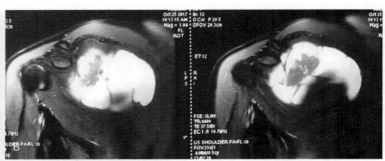
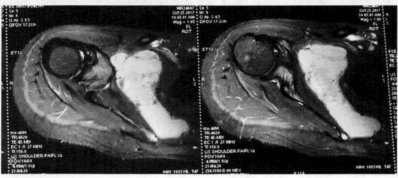

图 2-1-2　深在的肉瘤

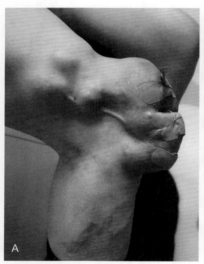
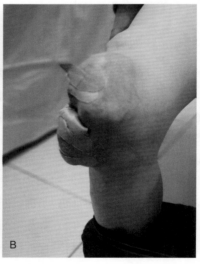

图 2-1-3　放射治疗后复发和反复破溃

（2）重要组织受累。

（3）组织学分级较高（相当于 UICC 分期的 Ⅰ B 期和 Ⅱ B 期）。

2. 外科治疗原则

（1）放射性皮炎的急性期酌情暂缓外科介入。积极处理局部损伤，为手术创造机会。

（2）放射治疗区和肉瘤一并切除。

（3）充分评估修复重建的可能性、愈合的可能和愈合后的状态以及失败的可能。积极与患者沟通，获得患者的理解与合作。

（4）不除外截肢。

四、合并有转移的复发

1. 特点

（1）在各种局部情况下伴有远隔脏器转移。

（2）全身状态较差。

2. 外科治疗原则

（1）多学科评估：个体化分析，制订总体治疗方案。

（2）减、缓外科：部分屏障切除，重点区域修复重建。

（3）顺势治疗：各种截肢术或减瘤术。

（4）姑息治疗：部分提高患者的生活质量和延长生存期。比如将开放的变成闭合的，将疼痛的变成无痛的等。预估患者生存期超过 3 个月，应该积极手术治疗。

五、需要再次手术处理的各类并发症

后述将专章讨论。

第二节　个体化治疗

一、个体化治疗需要考虑的内容

1. 支架组织的多样性

（1）认识和了解共性：四肢和胸、腹壁的多组织结构（肌肉、骨骼、神经、脉管、脂肪、皮肤等）互相依附、缠绕和包裹着共生共存，然而它们又互相独立、各司其职。这些组织均可独立发生肉瘤，又可相互影响。

（2）突出个体化：STS 发生的不同部位、深浅、组织分型，患者的性别和年龄，以及复发次数和既往治疗情况等诸多因素。针对这些个体化因素，从患者获益出发，拟定恰如其分、安全有效、切实可行的治疗方案，体现个体化特点。

2. 功能依存于生命　保肢 / 保功能客观的评估和客观的取舍，是 STS 外科的精髓。

（1）生存第一：肉瘤的总体恶性程度虽然较癌低，但仍存在危及生命的高风险。因此，对肉瘤的治疗"生命第一"仍是最基本原则。

（2）功能第二：没有生存，功能就无以附着。没有功能的生命，存在的意义也将大打折扣。

（3）生命与功能相辅相成：胸、腹壁的功能主要是保护内脏，应尽量维持其完整性和一定的强度。四肢与功能密切相关，生理运动的恢复或部分恢复是必要的。

3. 切除和修复重建一体

（1）主张切除和修复一体：在设计切除方案时应同时考虑后期修复方案，切除和修复一脉相承，硬性割裂会导致很多弊端。STS 外科医师必须掌握切除和修复两种外科技术。

（2）专业的修复重建小组（RSS）模式：中国大多数医院并不具备。

二、复核组织学诊断

1. 医师获取确切诊断　一部分复发或多次复发患者就诊时有一个或多个病理诊断很常见。请有经验的病理学专家分析全部切片，并借助免疫组织化学和分子生物学的方法，获得更为准确的诊断，为临床提供可靠参考。另外，多次复发的组织学升级并不少见。

2. 患者正确理解诊断　患者若不理解或不能正确接受诊断，对配合治疗和预后均有影响。

三、影像学的比对

1. 努力获取原始资料　初次或前次手术前的立体影像资料相当重要，应与当前影像资料比对。搞清楚原始肉瘤的位置和浸润范围、前次手术的切缘、复发的原因、现在肿瘤浸润的边缘等。从而确定是否保肢，以及本次切缘可选择的位置。

2. 无原始影像资料　无原始影像资料就很难确定原始肉瘤的深度和层次。可通过一些蛛丝马迹，获取有意义的参考信息，将手术的盲目性降到最低。

（1）超声资料：B 超可以提供原始肉瘤的层次和血流情况等。

（2）手术记录、术中外观照片或患者和家属的病史概述等，都有助于判断肉瘤的层次。

四、临床检查

1. 切除术前需做的检查　为了获取 RSTS 的大小、部位、比邻结构，以及患者的全身情况。

2. 修复重建需做的检查　为了获取供区情况、功能状态等。

第二章

五、精准的外科设计

主要包括切缘设计、损毁组织评估、重建方案

设计和预期功能效果，可参考各论的相关章节。

第三节　主要辅助治疗评估

一、放射治疗与STS

1. 正确评价和使用放射治疗　放射治疗作为治疗恶性肿瘤的三大重器之一，一直占有压倒性的地位，在STS的治疗中也不例外[1-3]。早年总结的STS三大治疗方法包括：截肢、切除加放射治疗和单纯放射治疗。随着大量的临床实践和复发病例的反复出现，STS是抗放射线肿瘤的认识不断出现，改进放射治疗的方法，取得了一定的效果，但不足以改变放射治疗之于肉瘤的地位。

外科遇到的放射治疗后复发和并发症可能多于放射治疗科。射线使肉瘤周围组织纤维化，但其血运并未完全中断，部分肉瘤仅受到机械性约束，临床表现仅为复发间期稍有延长。确有疗效且延期复发的病例只是少数，皮肤和浅层组织的纤维化掩盖了深部肉瘤的存在和复发则更多见。浅层组织纤维化所产生的张力可使肿瘤延迟发现，致使肿瘤长得很大并向深部浸润，骨破坏、血管和神经受累频频出现，再次手术难度极大，常常不得不选择截肢。而质子和重离子放射治疗，就目前的研究进展其主要适应证并不是STS，这与早期的期待尚有差距。

Clark 2005年[5]总结了STS治疗原则，与Kandel等[6]2013年得出了几乎同样的结论，笔者的临床体会几乎与之相同。传统的外科技术还有很大的空间未被释放。STS经大量放射治疗后，复发，给再次外科治疗带来了极大的困难[4-6]。

2. 临床常见放射治疗失败案例　见图2-3-1~图2-3-11。

【病例1】

男性，50岁。腰背部纤维肉瘤术后放射治疗，1年后复发（图2-3-1）。

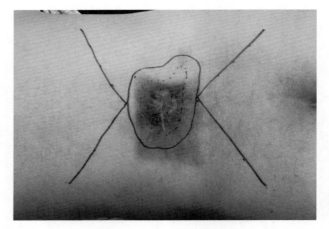

图2-3-1　腰背部纤维肉瘤，手术切除加放射治疗，1年后复发

【病例2】

男性，57岁。右大腿中段内侧UPS，多次手术切除和放射治疗后复发，且累及血管和神经（图2-3-2）。

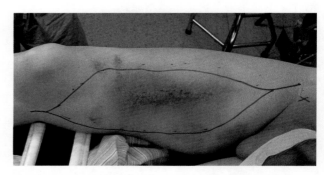

图2-3-2　右大腿内侧UPS，手术切除加放射治疗后复发

【病例3】

男性，58岁。右臀下至大腿后方恶性血管外皮细胞瘤，行3次手术切除，术后均复发。而后又行再次切除术加放射治疗，但7个月后肿瘤再次复发，同时破溃伴坐骨神经痛（图2-3-3）。

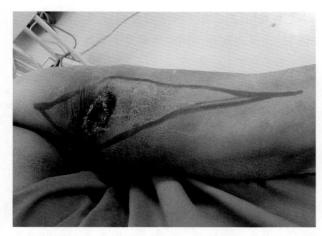

图 2-3-3　臀下血管外皮细胞瘤，手术加放射治疗，复发、破溃和坐骨神经痛

【病例 4】

女性，52 岁。左大腿近端内侧滑膜肉瘤，早期做过 2 次切除术，均为 3 个月复发，再次行手术切除加放射治疗后 2 周即复发。阅片分析发现肉瘤位于股三角，与股动静脉关系密切，企图用放射治疗控制受累血管，仍无效。而后又做了股动静脉的屏障切除术和人造血管移植。术后随访近 5 年，足背动脉搏动良好，无复发，无转移，但切口附近 2 个窦道经年不愈。近期再次扩创探查，发现移植静脉的上、下吻合端均已闭锁，旷置段人造血管内积脓，导致两处窦道形成，周围组织纤维化明显，动脉不在腔内。局部清理取出植入物并引流后愈合（图 2-3-4）。

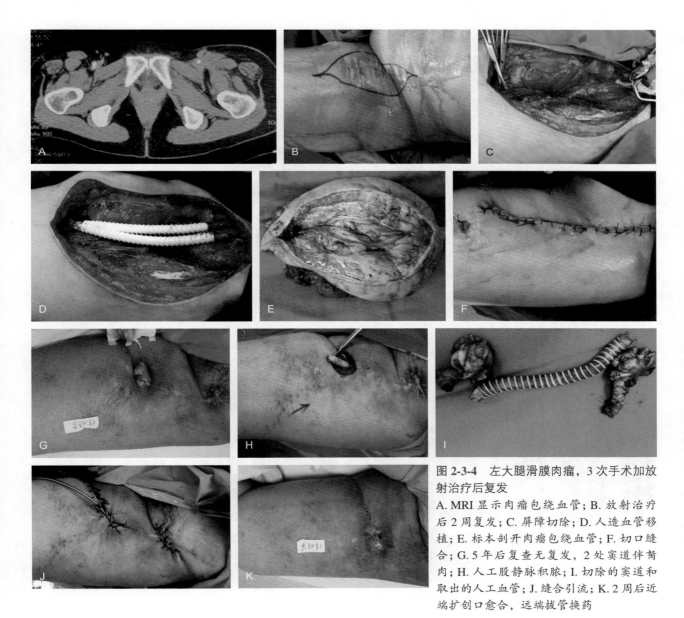

图 2-3-4　左大腿滑膜肉瘤，3 次手术加放射治疗后复发

A. MRI 显示肉瘤包绕血管；B. 放射治疗后 2 周复发；C. 屏障切除；D. 人造血管移植；E. 标本剖开肉瘤包绕血管；F. 切口缝合；G. 5 年后复查无复发，2 处窦道伴脓肉；H. 人工股静脉积脓；I. 切除的窦道和取出的人工血管；J. 缝合引流；K. 2 周后近端扩创口愈合，远端拔管换药

放射治疗后的局部组织增加了排异和感染的机会。

【病例5】

男性，56岁。右肩前至腋窝处UPS，曾做8次手术、1次放射治疗（50 Gy）和4轮化学治疗，肿瘤仍复发。目前，患者肩前至腋窝充满肉瘤伴坏死破溃。患者剧痛难忍，生存质量很差（图2-3-5）。

【病例6】

男性，50岁。左大腿肉瘤，具体病史不详，手术加放射治疗后复发，可观察到后内侧巨大肉瘤伴皮肤的硬韧及纤维化，占据了周径的2/3（图2-3-6）。

【病例7】

女性，48岁。左肩背部肉瘤，具体病史不详，多次手术切除加放射治疗后复发破溃（图2-3-7）。相同的情况出现在不同的患者身上，局部情况更糟糕（图2-3-7C）。

【病例8】

男性，65岁。左侧腹股沟RSTS，放射治疗后7个月肿瘤稍有缩小，但下肢水肿，关节屈曲，髋部挛缩，神经性疼痛让患者非常痛苦（图2-3-8）。

【病例9】

女性，56岁。右大腿内下段UPS，手术切除术后3个月复发，放射治疗（44.80 Gy）后肉瘤继续增大。患处出现瘙痒、胀痛，难以忍受方才再次求治，此时肿瘤已巨大并伴有骨破坏（图2-3-9）。后续治疗参见第六章。

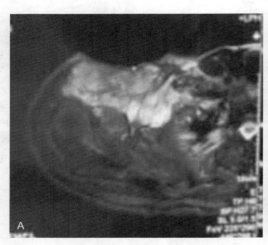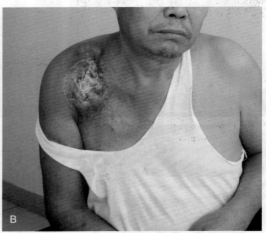

图2-3-5　右肩前至腋窝处UPS，8次手术切除加放射治疗和化学治疗后复发

A. MRI显示肉瘤充满腋窝，挤压或侵犯臂丛；B. 破溃坏死

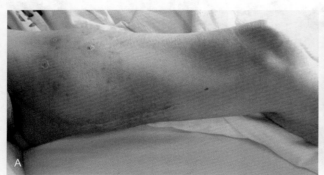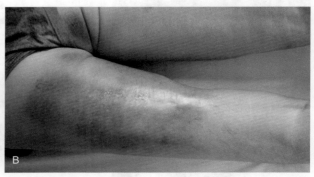

图2-3-6　大腿内后方纤维肉瘤，多次手术切除和放射治疗后复发伴纤维化

A. 内后侧肉瘤复发；B. 后面观复发伴大量纤维化，无法保肢

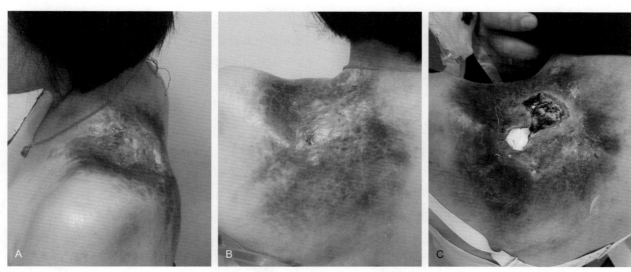

图 2-3-7　肩背部肉瘤，手术切除加放射治疗后复发

A.肩胛冈至锁骨间复发；B.肩胛冈皮肤破溃骨外露；C.另一患者为相同诊断和经历，瘤区焦化，坏死骨不断脱落

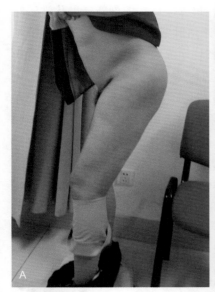
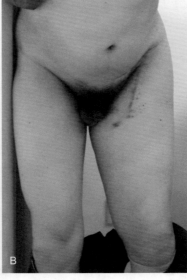

图 2-3-8　左侧腹股沟肉瘤，手术切除加放射治疗后

A.屈髋挛缩；B.水肿

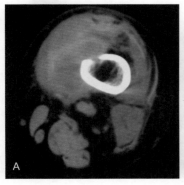
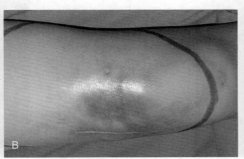
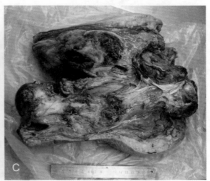

图 2-3-9　右大腿内下段 UPS，放射治疗后复发合并股骨破坏

A.MRI 显示肉瘤复发伴股骨破坏；B.皮肤广泛纤维化复发肉瘤被掩盖而无法触及；C.标本，剖开外观

【病例10】

下腹壁RSTS，多次切除，多次复发，质子重离子放射治疗后肿瘤无变化或稍有增大，多结节破溃（图2-3-10）。

【病例11】

男性，23岁。11岁时因骶尾部纤维肉瘤而行放射治疗，具体剂量不详，之后逐渐出现皮疹、破溃和反复感染。来诊时见全臀部纤维化、破溃、深层组织裸露和无休止的渗出。曾两次扩创（均未见肿瘤生长）后应用阔筋膜张肌皮瓣修复，虽然皮瓣血供良好，但远端终不能与骶中部基底愈着，导致皮瓣的远端最终坏死，双侧皮瓣的转归过程几乎相同。后又经过多次植皮，创面也未全面消灭。另外，儿童期的放射治疗影响了生长和发育（图2-3-11）。

这些STS放射治疗失败病例显示，部分病例疗效甚微或无效，但放射治疗副作用明显，反而会加重病情。

二、化学治疗与STS

1. 短期化学治疗和局灶有效　化学治疗作为恶性肿瘤全身治疗的一种传统方法，目前仍不可替代[7, 8]。对传统化学治疗有效的STS类型，临床也发现了一些问题：①治疗效果仅短期内有效。②局灶有效，却同时出现远隔转移。对于短期有效的病例，

新辅助和辅助化学治疗如何使用？手术何时介入？选择何种术式更适宜？该如何评价这些化学治疗的效果？临床医师应该有总体布局和治疗思路，虽然目前这些问题都不能得到理想的回答。

2. 临床常见化学治疗失败案例　见图2-3-12和图2-3-13。

【病例1】

女性，18岁。左足透明细胞肉瘤，行2次切除术后复发感染，全身转移，化学治疗后原发灶和转移灶明显缩小。原方案继续化学治疗4个月后肉瘤再次复发，缩小的淋巴结再次增大。调整方案再行化学治疗，但未看到效果，患者半年后死亡（图2-3-12）。

【病例2】

男性，14岁。右肘胚胎型横纹肌肉瘤。MRI显示肉瘤浸润广泛，尺骨破坏。即刻新辅助化学治疗VAC方案2轮，评估肿瘤明显缩小，决定行手术切除肉瘤。肘部整块切除肉瘤，行异体半关节置换和动力平衡术。切口愈合后继续8周期的VAC化学治疗，后两轮用阿霉素类替换更生霉素。4个月后发现屈戌关节和腋窝有淋巴结（2 cm×1.5 cm和2.5 cm×2 cm）。采用MAID方案化学治疗＋腋窝淋巴结清扫和上臂截肢术。术后继续前方案化学治疗。化学治疗期间胸壁和腋窝再次出现肿块并迅速增大。再次行肩胛带离断术，患者半年后死亡（图2-3-13）。

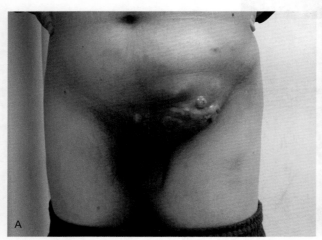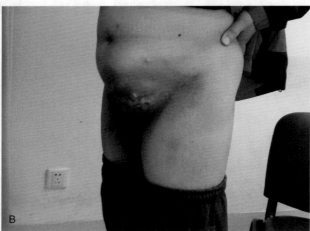

图2-3-10　下腹壁RSTS，质子重离子放射治疗后
A. 正面多发瘤节破溃；B. 切口瘢痕和放射治疗反应区

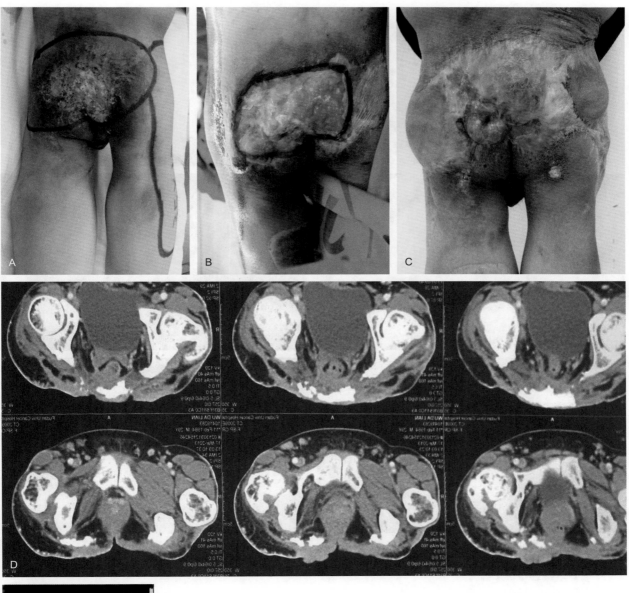

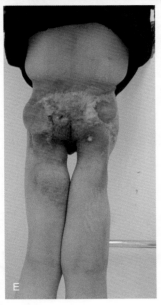

图 2-3-11 儿童期骶尾部纤维肉瘤，放射治疗后溃疡经久不愈，生长发育障碍

A. 骶尾部纤维肉瘤放射治疗后 12 年大量纤维化伴破溃；B. 第二次术前创面；C. 两次术后皮瓣仅近端成活，中央区皮瓣无法愈着；D. 深层组织变性；E. 骨盆段瘦小

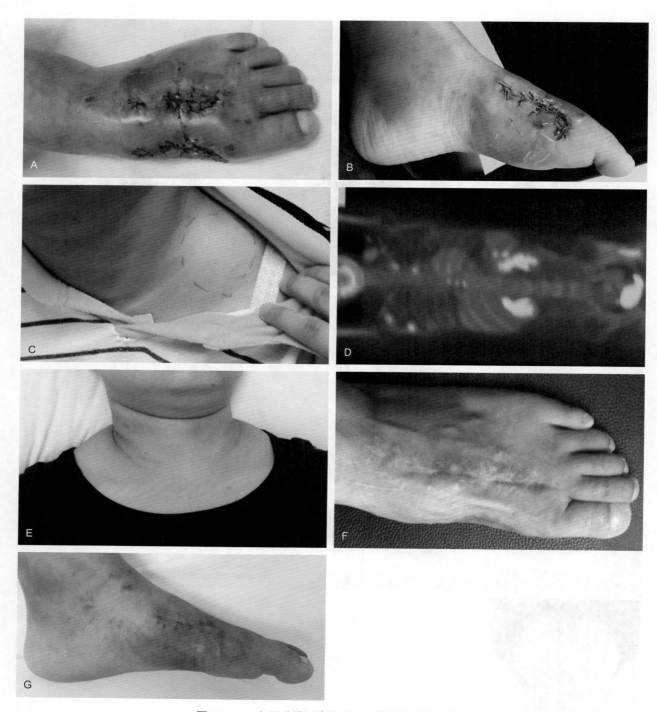

图 2-3-12　左足透明细胞肉瘤，近期化学治疗有效
A、B. 化学治疗前肉瘤广泛浸润前足；C. 右侧锁骨上淋巴结转移；D. 全身多处转移；E. 化学治疗后肿大淋巴结消失；F、G. 前足肿块消退

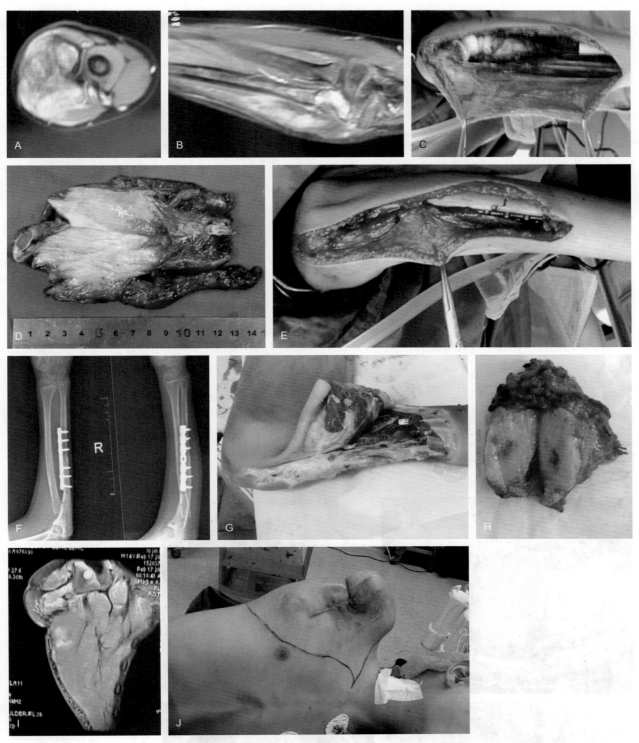

图 2-3-13　肘部胚胎型横纹肌肉瘤，化学治疗加手术切除后复发

A、B. MRI 显示肉瘤浸润广泛，尺骨破坏；C. 尺骨近端整块切除；D. 切除标本；E. 异体半关节置换；F. 1 年后骨愈合尚可；G. 高位截肢后标本剖开显示复发肉瘤；H. 腋窝标本；I. MRI 显示矢状位背阔肌的高信号；J. 背阔肌内多发转移

虽然化学治疗的效果并不尽如人意，但学者仍在不断努力。Issels 等[9]报道，区域热疗集中在热肿瘤区域内进行化学治疗取得了较好的研究结果。虽然许多方面支持新辅助化学治疗，但没有任何单一的研究可以验证新辅助化学治疗的优势。

三、不成熟方法的不合理运用

1.靶向治疗　STS 的治疗是肿瘤学中重要但未被满足的领域之一，许多有意的探索将给患者带来希望[10, 11]。

靶向治疗对于躯干和体壁的 STS，除了隆突性皮肤纤维肉瘤已有阶段性疗效，其余大多仍处于摸索阶段。现阶段对于靶向治疗的选择需慎重，仅限于晚期无法手术治疗的患者。

2.免疫治疗　仍处于研究阶段。

3.局部物理治疗　疗效不确切。

4.失败案例　见图 2-3-14 和图 2-3-15。

【病例 1】

男性，53 岁。左腹股沟至下腹部滑膜肉瘤，多次手术，多次复发。质子重离子放射治疗后效果不明显，后又采取靶向药物治疗（帕唑帕尼）。服药后局部出现短期反应，1 个月后坏死破溃，溃疡面肉瘤如雨后春笋般再次复发，并出现肺转移和双侧胸腔积液（图 2-3-14）。

【病例 2】

女性，38 岁。右肘部内侧纤维肉瘤，曾 5 次手术复发，最长的复发间期为 11 个月。为了不复发，尝试过许多奇异疗法，包括熏灼治疗，结果肉瘤仍然复发。接受了屏障切除术后复发势头被抑制，功能恢复正常维持了 6 年。6 年多以后患者子宫出血，被诊断为子宫肌腺症，口服避孕药（优思明）3 个月后发现肘部出现小结节，经影像检查和手术证实肉瘤复发（图 2-3-15）。患者体内环境改变或免疫力下降出现的复发，应该是非外科原因的复发。

不管是外科的失败还是放射治疗或化学治疗等的失败，都是这个领域疗效的真实反映，包括科技发展、技术掌握、认识和管理上的诸多因素。如果我们在现有条件的基础上，加强认识和管理，不断地总结经验，摒弃无效的（即使是我的专业），发扬有效的，不断地精准和改进技术，疗效的提高定会跟进。

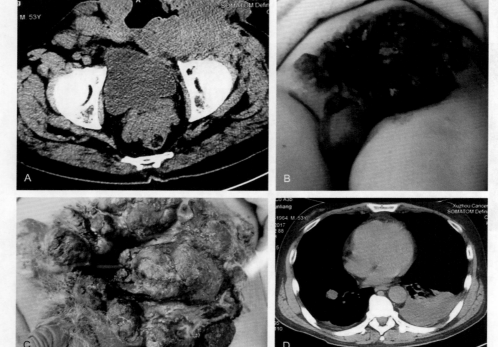

图 2-3-14　左腹股沟复发性滑膜肉瘤质子重离子放射治疗加靶向治疗后
A. 左下腹壁到腹股沟区巨大复发肉瘤，与深部组织无界限；B. 大片坏死溃烂，黑变；C. 溃疡面大量新瘤节；D. 肺转移并双侧胸腔积液

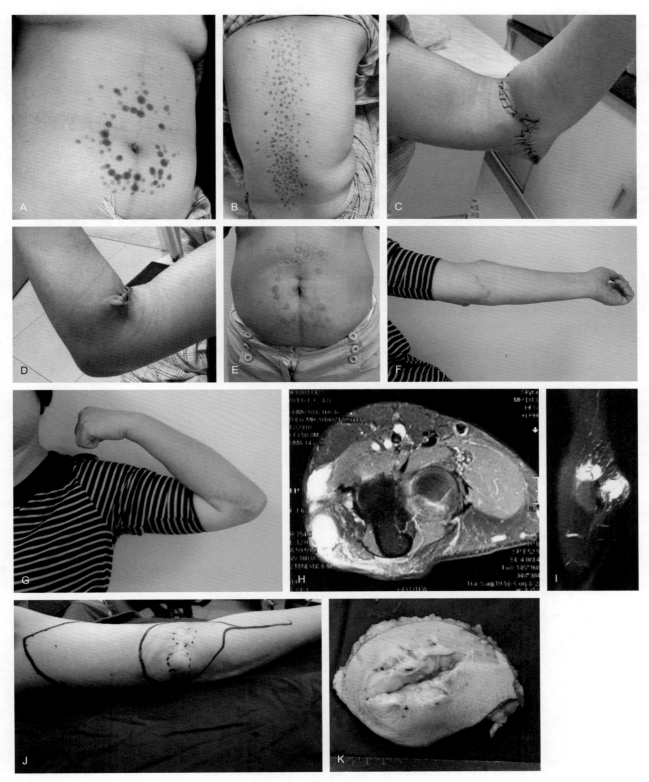

图 2-3-15 不确切的物理治疗

A. 脐周熏灼；B. 后背中线熏灼；C、D. 接受屏障切除后局部皮肤成型；E. 4 年后烧灼的瘢痕褪色；F. 肘部无复发，伸肘正常；G. 屈肘正常；H、I. MRI 显示 6.5 年后复发；J. 原术区可及 2 枚结节（1~1.5 cm）；K. 标本，证实肉瘤复发

（张如明　郑必强）

参考文献

[1] Wang D, Abrams R A . Radiotherapy for soft tissue sarcoma: 50 years of change and improvement[J]. American Society of Clinical Oncology Educational Book, 2014, 34: 244-251.

[2] Cassidy R J, Indelicato D J, Gibbs C P, et al. Function preservation after conservative resection and radiotherapy for soft-tissue sarcoma of the distal extremity: utility and application of the toronto extremity salvage score (TESS)[J]. American Journal of Clinical Oncology, 2016, 39.

[3] Kamada T, Sugahara S, Tsuji H, et al. Carbon ion radiotherapy in bone and soft tissue sarcomas[J]. National Institute of Radiological Sciences, 2009, 50: 56.

[4] Bowden L, Booher R J. The principle and techniques of resection of soft parts of sarcoma[J]. Surgery, 1958, 44: 963-977.

[5] Clark M A, Fisher C, Judson L, et al. Soft-tissue sarcomas in adults[J]. N Engl J Med, 2005, 353: 701-711.

[6] Kandel R, Coakley N, Werier J, et al. Surgical margin and handling of soft-tissue sarcoma in extremity : a clinic practice guideline[J]. Curry Oncol, 2013, 20(3): e247-e254.

[7] Wöll E. Neoadjuvant chemotherapy for soft tissue sarcoma[J]. Memo-Magazine of European Medical Oncology, 2014, 7 (3): 169-171.

[8] Maruzzo M, Rastrelli M, Lumachi F, et al. Adjuvant and neoadjuvant chemotherapy for soft tissue sarcomas[J] . Current Medicinal Chemistry, 2013, 20 (5): 613-620.

[9] Issels R D, Lindner L H, Verweij J, et al. Neo-adjuvant chemotherapy alone or with regional hyperthermia for localised high-risk soft-tissue sarcoma: a randomised phase 3 multicentre study[J]. Lancet Oncology, 2010, 11 (6): 561-570.

[10] Rajendra R, Jones R L, Pollack S M. Targeted treatment for advanced soft tissue sarcoma: profile of pazopanib[J]. OncoTargets and Therapy, 2013, 6: 217-222.

[11] Cranmer L D, Loggers E T, Pollack S M. Pazopanib in the management of advanced soft tissue sarcomas[J]. Ther Clin Risk Manag, 2016, 12: 941-955.

上
篇

第三章
屏障切除术

复发性软组织肉瘤周围毗邻各式各样，再次切除时的切缘要遵循一个客观的原则，屏障切缘可以满足不同个体化需求，而不管局部有否间室的存在以及间室的完整与否。

60 年前，Bowden 和 Booher[1] 继 Cade[2] 后，首次描述了 STS 局部形态特点，包括被假包膜包裹的肿瘤向心性生长和局限于解剖间室内的发展，明确了局部复发与外科切缘有关。Simon 和 Enneking 根据 Bowden 和 Booher 的描述，发展了间室切除术，被称为保守的外科方法，使截肢率从 1988 年的 29.3% 下降到 1993 年的 9%。间室切除可以使局部复发率下降 15%~20%。然而，间室切除术虽然获得认可［1984 年美国国立卫生研究院（NIH）大会一致推荐］，但获益者不超过 20%，特别是对于错失了首次规范手术的病例 [3, 4]。肉瘤的生长部位千差万别，与间室的匹配不规则性明显存在，这就需要寻找另外一种理论上的类似于间室的切缘 [5]。张如明等在 2001 年出版的《软组织肉瘤现代外科治疗》比较完整和系统地提出了屏障切除术的概念，用以代替以距离为标准的切除方法，取得了良好的疗效。术前确定的屏障影像学上看得见，临床解剖学上分得清，外科手术中辨得明，从而奠定了本法操作性强的特点。借助于 MRI、CT 和 3D 模型等技术的高分辨率，精准外科时代来临 [6-9]。

国际抗癌联盟（UICC）用 R 分级来评价手术质量是有意义的，但该分级方法的不足也是显而易见的，正如 Azzarelli[10] 等证实，10 cm 大小的肿瘤不可能在各个方向上都获得 2 cm 的切缘。Mckee[11] 报道，只有 47% 的病例可以获得 1 cm 的切缘。Dickinson 等 [12] 报道，仅在 54% 的病例中获得超过 5 mm 的切缘，切缘的数据都来源于病理科医师的测量。当肿瘤标本的皱缩，特别是原来包裹在肿瘤上的肌肉回缩，使肿瘤表面暴露，可能被误认为切缘污染。另外，取材的不一致性也会出现差异。由此可见，切缘 R_0 的结果存在着非客观性因素。通过大量文献数据的推测：应用保肢手术，甚至在专科治疗中心，10% 的局部复发率也是非常难以突破的底线。由此对 R_0 的质疑是有道理的。理论和镜下相结合的 R_0 切缘是可靠的，而单独的镜下 R_0 不可靠，就像切缘阳性也会有 2/3 以上不做任何辅助治疗也未见复发 [13]。

Steinau 等 [14] 报道，阴性切缘在多模式的治疗概念中，在预防局部复发中起着关键的作用。对于长期预后的相关性仍有争议。尽管许多建议和指南已经存在了 100 多年，来自前瞻性随机研究的强有力的基于证据的数据目前仍然不可用，这些研究应该包括定位、亚型和生物侵袭性等参数。有关手术治疗的建议分歧很大，范围从截肢和间室切除到厘米和毫米的外科边缘。他们认为：在没有外科标准的情况下，目前正在进行的研究和多中心试验的有效性还需进一步验证。

RSTS 再治疗后的疗效评价是一件困难的事情，只有患者的直接受益度这个标准是可信的。多年来，张如明等一直在用不复发和复发间期延长这个自身比较方法来评价屏障切除的疗效，这是患者实际获益程度的统计资料，许多学者不乏相同认识[15]。复发间期延长以至于不再复发，将受惠面直接面向了每一个患者，排除了许多不真实的、无法获得因素的干扰，还医疗之本来面目。患者的直接获益更是各类、各种科学研究的宗旨，STS 的多样性、复杂性和难重复性，显示传统的统计分析方法很难获得客观结果。在更注重社会性的前提下，局部外科治疗后不复发或复发间期长显然是最好的。

第一节　软组织肉瘤的生长方式

一、STS 的生物学原则

1. STS 的发生和局部行为

（1）发生：在后基因组时代，已经充分认识了 DNA 的某些异常、缺陷或突变形成了原始肉瘤。这些来源于肌肉、筋膜、神经鞘和脂肪等活跃增生的病灶，不同程度的像父代细胞。

（2）假包膜（反应带）的形成：这些新生物由于没有包膜，而与周围正常组织直接接触，像其他恶性肿瘤一样直接侵犯这些组织。处于这个界面的某些快速生长的细胞被推、挤、压成扁平包绕着肉瘤形成类似胞膜，被称为反应带或假包膜。假包膜内不可避免地遗留下分散的无核的瘤细胞灶。反应带的成分包括被压缩了的肉瘤细胞和增生的纤维血管组织，与良性肿瘤的包膜完全不同。反应带的厚度，依肿瘤组织学的类型和恶性程度不同而各异。

恶性程度越高反应带越薄，有的甚至残缺不全。反应带越完善，可能对肿瘤的约束越有效。可见肉瘤是没有胞膜的，反应带完全要归属于瘤体本身（图 3-1-1）。

（3）卫星结节：卫星结节一般认为位于反应带内，存在于肉瘤肉眼界面外 2~2.5 cm 内的瘤灶，低度恶性的肉瘤更容易看到此现象。而高度恶性的肉瘤尚来不及完成这一过程就与主瘤体融合在一起了。因此，这种提法也不应拘泥，与跳跃转移不是同一概念。有学者研究卫星结节与预后关系认为，可能是一个不良征兆（图 3-1-2~ 图 3-1-4）。

2. STS 沿着组织平面蔓延　软组织肉瘤倾向于进入肌束内，沿着神经鞘或连续的筋膜面扩展，因此临床发现的肿瘤仅是突出的一部分。临床发现肿瘤的证据是肌腹内的多中心病灶，特别是复发的病例更多见。Stout[16] 早就发现了这个问题，因此提出

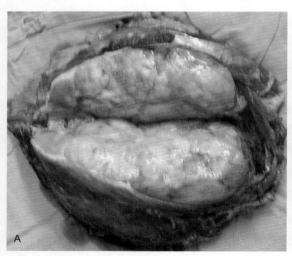
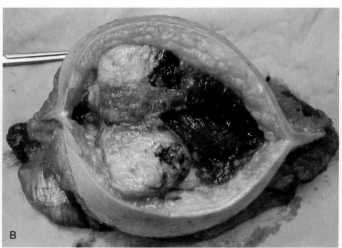

图 3-1-1　反应带（假包膜）

A. 反应带较厚而完整；B. 肌肉和肉瘤间反应带较薄，其他部分多与瘤体融合

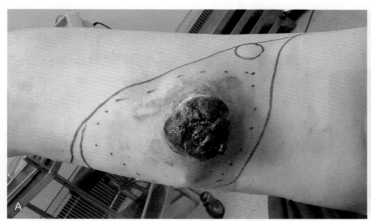
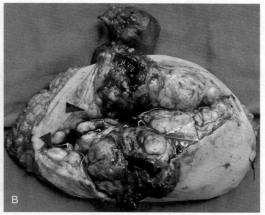

图 3-1-2 卫星结节
A. 大腿内侧主瘤体周围可见小结节；B. 标本剖开：大箭头指主瘤体，小箭头指卫星结节

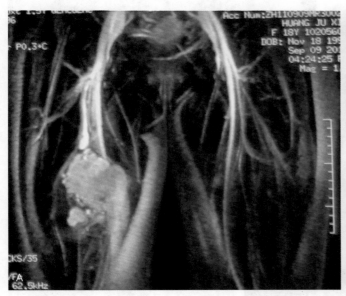
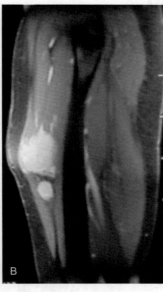

图 3-1-3 卫星结节（大腿内侧）
A. 血管、主瘤体和卫星结节；B. MRI显示原结节与主瘤融合，新结节再次出现

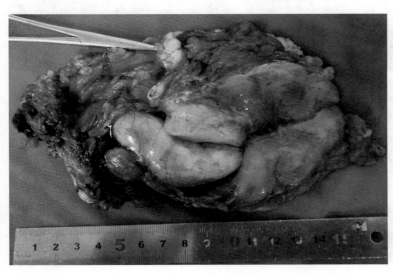

图 3-1-4 卫星结节（上臂前外侧）
钳子尖所指为出现的时间不长，左下方的结节已并入主瘤体

切除要求一个广泛的范围，包括周围大量正常组织，如围绕肿瘤的肌肉必须切除起止点等（图3-1-5）。

3. 间室内低阻力　某种原因引起的肉瘤碎屑穿过假包膜在同一个解剖间室内形成转移，称为"跳跃性转移"。一般认为，这些局限性的显微转移，瘤细胞并未进入血液循环，仍属于局部损害。这种情况多见于高分级的肉瘤。而低分级的肉瘤，虽然也可以出现有规律的像双手指交叉样进入反应带，但很少形成超越反应带的跳跃性结节。这也解释了高分级的肉瘤易局部复发，即使是切缘阴性。其实跳跃性病灶应该理解为一个局部或间室内转移灶（图3-1-6、图3-1-7）。

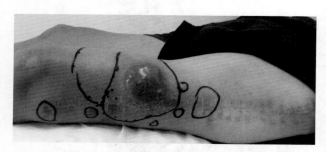

图3-1-5　切口瘢痕的远端股四头肌内多发瘤节

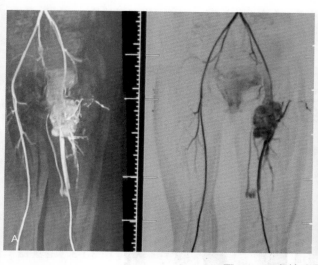
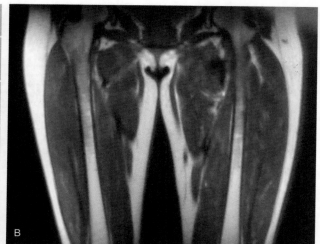

图3-1-6　血管造影显示远端小病灶
A. 血管造影显示左大腿内侧主瘤远端有一个小瘤节；B. MRI显示相同部位低信号

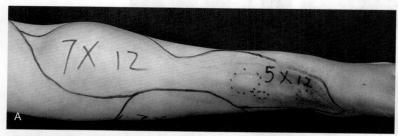
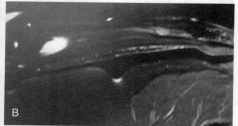
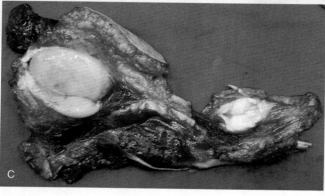

图3-1-7　左前臂浅层屈肌内的跳跃性病灶
A. 跳跃性病灶；B. MRI显示跳跃瘤灶；C. 标本剖开

4. STS"尊重"解剖边缘

（1）肉瘤与解剖边缘的关系：Shmookler 用尊重（respect）来形容肉瘤与解剖边缘的关系。当肿瘤的扩增遇到解剖性障碍时，如主要的筋膜结构、骨皮质和关节软骨等，短期内并不破坏这些结构，生长张力的抵消是对周围组织的推挤（图 3-1-8、图 3-1-9）。

（2）癌早期侵犯解剖边缘：相比较癌性肿块结果正好相反，后者穿透性极强，早期即破坏周围组织，很难看到肉瘤样屏障的形成（图 3-1-10）。

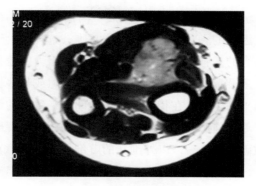

图 3-1-8　推挤和尊重边缘现象

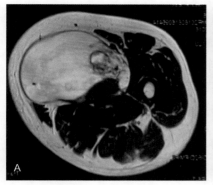 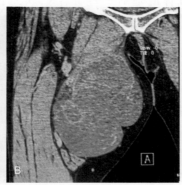 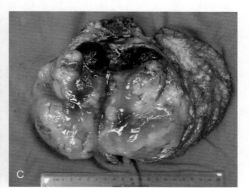

图 3-1-9　肉瘤与屏障的关系

A、B. MRI 显示间室内肌肉的侵犯，间室外结构的推挤；C. 标本的深面剖开，可见有完整清晰的屏障包绕

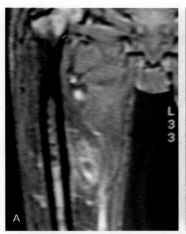 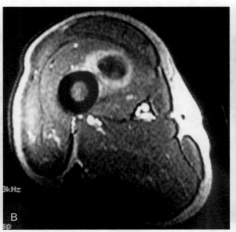 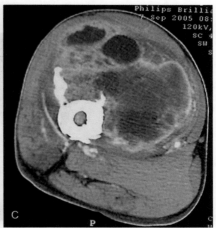

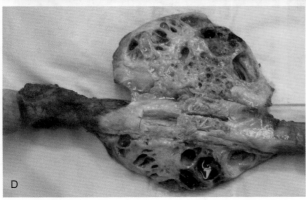

图 3-1-10　胃腺癌股中间肌转移局部演变

A、B. 早期侵犯骨膜；C. 1 年后肿瘤增大，骨破坏加重，股骨干成骨性破坏；D. 标本剖开无屏障结构

5. STS 向低阻力区发展　肉瘤形成后，在无其他因素的影响下，增殖扩增是唯一选择。由于其与边缘的亲善特性，只能选择一条低阻力的途径生长，多沿着肢体长轴、肌内、组织间隙或某些较疏松的平面生长。在相对的一定时间内，致密的结缔组织等对肉瘤生长的约束作用相当强，直到解剖边缘被破坏。之后，以外围新的解剖层次（屏障）为替补，以此方式直到突破体表。在此过程中肉瘤的多维径会不断增大，瘤体大多向着低阻力区呈长梭形生展，阻力的不均衡可能是不规则瘤体的基础（图 3-1-11）。

二、STS 生长的阻力组织

1. 屏障组织和屏障系数　肉瘤不管其生长在什么位置，周围总有组织包被，这些包被的组织被称为屏障。它们可以致密或疏松，可以无限厚或很薄，也可以坚硬或柔软，但它们是自然的存在，而不是人为的测量拟定（mm~cm）。屏障结构是 STS 无节制生长的障碍，从微观到宏观，无处不在。这些组织几乎包罗万象。

（1）肌性屏障：从肌纤维到肌束、肌膜、腱膜、肌肉的起止点、肌腱等，即易被累及，又起着各种屏障作用（见第五章）。

（2）致密性屏障：筋膜、关节囊、韧带、骨膜等，是最容易理解也是术中最好辨识的屏障。

（3）骨性屏障：软骨和骨，特别是骨皮质。术中不好确定，常被姑息而至复发。

（4）结构性屏障：如血管神经束、骨关节、某些脏器等，取舍困难。

2. 距离屏障　皮肤的、阔肌的肉瘤，或发生于非肌肉的肉瘤，缺乏生理性屏障包绕，主瘤体与卫星结节、跳跃性转移灶之间只能以距离为屏障。按照屏障理念，参考广泛切除术的思路，就阔肌而言，按照肌纤维的方向横 3 cm 纵 5 cm 的切缘是理性的。总之距离切缘是不得已而为之，仅用在没有生理性屏障的部位。

3. 屏障组织系数和屏障系数

（1）屏障组织系数：各种类型的屏障组织对肉瘤的阻挡作用显然是不一样的，其中应该有一个系

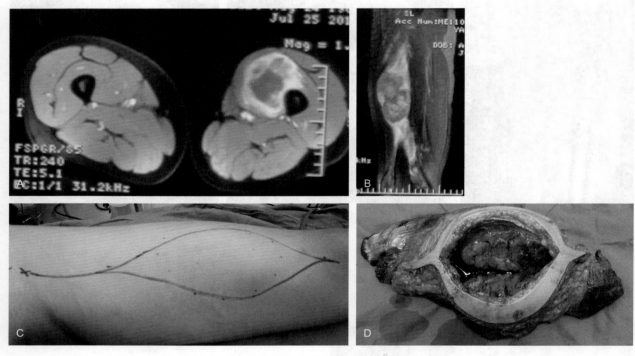

图 3-1-11　STS 呈长梭形生长

A. 翻转形成的股中间肌被突破，股内侧肌成为新的阻挡；B. 低阻力方向发展呈长梭形；C. 外观呈长梭形；D. 标本，剖开呈长梭形

数用来评估复发的概率，目前没有找到理想方法。日本对屏障组织的测量比对距离的方法，似乎是要把距离切缘和屏障组织之间联系起来，术中执行的是屏障而想到的切缘是几厘米。没有摆脱距离切缘的束缚[15]。

(2) 屏障系数：就某一肉瘤的三维屏障而言，大多时候是非同一类组织，不同组织对肉瘤浸润的抗性不可能相同，不同组织相加的和就是屏障系数，数值小的维度可能是高发区，重点关注高发区可使复发早期被发现。

4. 发现保留的原始屏障

(1) 原始屏障存留：实践中发现 RSTS 之前切除肉瘤，大多是非计划性、非专业人员、局部深入瘤内的切除，原始屏障结构有些仍存在并在起着作用，设计切缘时应该考虑，仍可以作为再次切除的边缘。

(2) 原始屏障崩溃：以前手术的入路是主要受干扰的部分，另外还有些以前的屏障瘤化，经过其他局部治疗特别是放射治疗后，自然屏障结构消失，重新选择屏障切缘成为必须，受干扰的组织全部在切除之列。

5. RSTS 新屏障的形成

(1) 形成新的屏障：肉瘤携带屏障组织被切除后，局部产生了新的比邻关系，一旦复发必然有周围组织防御和包裹，从而形成新的屏障。

(2) 新屏障形成不完全：新的三维包裹很少看到全部是正常组织。原来分离出来的血管、神经、骨关节、皮肤和瘢痕可能杂居，再次切除相当困难。

(3) 新屏障内包含重要结构：在繁杂的组织中，客观地找到新的屏障，确立新的切缘。当相邻的血管、神经和骨关节成为新屏障的一部分时，手术前必须做出取舍及选择恰当的重建手段。

第二节　复发性软组织肉瘤屏障性切缘分析

三个切缘的统一

1. 外科切缘的理解

(1) 切缘与局部控制相关：RSTS 外科治疗中切缘的状态与局部控制直接相关已成为业界的共识。

(2) 标本切缘：切缘的分析历来是病理科医师面对切下的标本而做的一项工作，这种分析方法产生一个瘤外正常组织厚度的距离概念无可厚非。这种局限于标本的分析，仅代表标本的边缘状态。即使做了屏障结构和距离切缘的比照换算，仍未脱离人为的主观臆造[17-19]。

(3) 活体切缘：屏障切除后经过清洗和补充切除后，在关闭创口前的活体遗留切缘（真正的外科切缘）可称为活体切缘。对活体切缘进行分析，摒弃了中间环节，代表了真实的外科切除后状态。

2. 三个切缘的统一

(1) RSTS 外科治疗需要关注三个切缘：①理论切缘：术前设计的屏障切缘。②实际切缘：术中执行的屏障切除切缘。③活体切缘：镜下验证的经过清洗和必要的补充切除后，关闭创口前的切缘。

(2) 三个切缘的综合：三个切缘的有机统一，才是肿瘤切除后切缘的真实状态，而并不包括标本切缘。

3. 活体切缘的分析

(1) 屏障切除后的 R 分析：外科治疗的宗旨是局部根治后终身不复发。UICC 提出的 R 切缘状态的描述方法和 R_0 切缘的低复发率已经获得了共识，在屏障切除后切缘评价中可以继续使用。我们的临床研究结果，自然天成的屏障切除获得了 100% 的切缘 R_0，令人振奋。

(2) 瘤床切缘分析　表 3-2-1 和表 3-2-2 分析了 2014 年 7 月至 2016 年 10 月，笔者所在医院 104 例 RSTS 病例的组织病理学分型。

表 3-2-1　104 例 RSTS 病例组织病理学分型

病理学分型	病例数	比例（%）
未分化多形性肉瘤	21	20.2
黏液纤维肉瘤	21	20.2
脂肪肉瘤	14	13.5
纤维肉瘤	9	8.7

（续表）

病理学分型	病例数	比例（%）
滑膜肉瘤	7	6.7
隆突性皮肤纤维肉瘤	6	5.8
上皮样肉瘤	4	3.8
横纹肌肉瘤	3	2.9
尤因肉瘤	2	1.9
恶性周围神经鞘膜瘤	2	1.9
平滑肌肉瘤	2	1.9
其他类型软组织肉瘤	13	12.5

表 3-2-2　104 例 RSTS 临床资料分析

临床资料	病例数	比例（%）
性别		
男性	62	59.6
女性	42	40.4
年龄		
≤ 50	41	39.4
> 50	63	60.6
既往手术次数		
原发	18	17.3
复发	86	82.7
术前放射治疗		
有	10	9.6
无	94	90.4
术前化学治疗		
有	9	8.7
无	95	91.3
肿瘤大小		
≤ 5 cm	55	52.9
> 5 cm	49	47.1
肿瘤位置		
四肢	82	78.8

（续表）

临床资料	病例数	比例（%）
躯干	22	21.2
肿瘤深浅		
浅	38	36.5
深	66	63.5
肿瘤分期		
Ⅰ 期	11	10.6
Ⅱ 期	50	48.1
Ⅲ 期	43	41.3
骨、神经、血管、脏器侵犯		
无	91	87.5
骨侵犯	6	5.8
主干神经侵犯	3	2.9
主干血管侵犯	4	3.8
修复重建		
无	34	32.7
功能重建	36	34.6
邻近皮瓣修复	15	14.4
肌皮瓣修复	10	9.6
骨重建	5	4.8
血管置换	4	3.9
存活情况		
存活	72	69.2
死亡	9	8.7
不确定	23	22.1
末次手术术后复发情况（笔者所在医院）		
未复发	67	64.4
复发	14	13.5
不确实	23	22.1
末次手术术后转移情况（笔者所在医院）		
肺转移	9	8.7
肝转移	1	1.0
淋巴转移	1	1.0

1）活体切缘：按照设计切除整块肉瘤，仔细检查创缘或增加补充切除，冲洗全部创区后再切取标本，视为活体切缘。

2）方法：三层立体切取，即皮肤层、肿瘤基底层和位于两层之间的中间层。切除时机在肿瘤或瘤床切除后，于术野3层分别切取之（皮肤上切缘、皮肤下切缘、皮肤内切缘、皮肤外切缘；中上切缘、中下切缘、中内切缘、中外切缘；基底上切缘、基底下切缘、基底内切缘、基底外切缘、基底正中切缘），常规制作石蜡切片，由软组织肿瘤专科病理医师确定状态。

3）结果：104例患者三层立体切缘均阴性，1 352个标本无一肿瘤残留。

4）结论：屏障切缘不但达到理论上阴性，镜下也是100%的阴性，是完全可以信赖的。从而在执行屏障切除时，术中切缘鉴定步骤可以省略。

第三节　屏障切除术

RSTS的屏障切除，所力争的是结构性切缘，既是一种原则，也是一种术式。本法摸索应用了数十年，规律性强，看得见，操作时心中有数，受益面广[9]。

一、屏障切除术定义

在能阻挡肉瘤生长或能改变肉瘤生长方向的致密结缔组织外，对肉瘤实行完全的整块切除。切除的组织中除了肉瘤之外，还可能包括骨、软骨、神经、血管、肌肉、筋膜和皮肤等重要结构，获得的活体切缘阴性。

二、屏障切除术的理论依据

（1）STS在相当时段内，可被致密的结缔组织阻挡和封闭。

（2）STS沿低张力区生长和扩展。

（3）时限内跳跃性转移灶仍维持在解剖间室和一定的屏障内。

（4）STS沿着肢体长轴的生长速度超过横轴。

（5）屏障切除后，活体切缘 R_0。

三、屏障切除术的内容

1. RSTS切缘的判定

（1）完整的屏障切缘：深部的肉瘤可以生长在骨肌之间（骨膜或相邻骨皮质是屏障）、肌肉之间（相邻的肌是屏障）、肌内（肌筋膜/腱膜和起止点是屏障）、神经和血管间隙（外膜不受累时可视为屏障）等。复发增加了一处或多处瘢痕，多与肉瘤粘连，周围相邻结构同样粘在一起，统统被视为肉瘤。确定复合瘤块外缘之后，皮肤3 cm以上，深部根据立体影像确定可信赖的间隙，三维的可信赖间隙即是可操作的切缘。

（2）部分的屏障切除：如肌肉的起止点、阔肌的某一局部等。在肉瘤的周围无法落实完整屏障，可选择部分屏障切除术，将复发因素降到最低，复发范围降到最小。切缘不足的部位，可以选择其他补救措施（不得已而为之）。部分的屏障切除完全是人性化的，而绝非为了保持屏障切除的低复发率。

2. RSTS外科术式化就是规范化

（1）完整的术式化：RSTS外科只有原则没有术式的时代必须终止，过度的随意性造成了大量的非计划性切除，大量复发病例的出现便不足为奇。再次外科的切缘要遵循肉瘤生物学特性和新屏障形成的现实，以三维影像和局部解剖为基础设计出切缘。术式化为横向比较和疗效评价提供了条件。

（2）完整术式包括：①完成治疗目的同时必须获得阴性切缘。②损毁功能的修复重建。

（3）杜绝随意切除：非计划性的零敲碎打是复发的重要原因之一，必须被杜绝。

3. 术式化举例

（1）大腿前外侧半间室切除，股二头肌前移术

1）适应证：肉瘤位于大腿外侧（可以位于皮肤、皮下组织、股外侧肌内、股中间肌外侧、二肌间和骨膜等），肉瘤的前内缘距股骨干中线3 cm以上。

2）切缘：梭形入路皮肤、股外侧肌的起止点、外侧肌间隔和股骨干外侧半骨膜或骨干皮质。

3）手术过程

• 切除：股直肌外缘分离股外侧肌内缘，股骨干中线纵向切开股中间肌全长，起止点切断股外侧肌和股中间肌，解剖外侧肌间隔保留或切除，会师移除标本。

• 修复重建：原切口内分离股二头肌远端1/3~2/5，腓骨头切断止点前移，与膝关节外侧扩展部编织缝合。术后膝关节伸直位固定4~5周（见第十二章）。

（2）前臂背侧长肌切除，伸腕、伸指功能重建术

1）适应证：肉瘤位于前臂后外侧，长肌深面正常，肉瘤内、外侧缘在长肌的包裹之内，皮肤正常或部分受累。

2）切缘：梭形入路皮肤，桡侧伸腕长肌前缘－尺侧伸腕肌的尺侧缘－肌起点－肌远端腱性部分，旋后肌的浅面。

3）手术过程

• 切除：桡侧伸腕长肌前缘分离到旋后肌前面，切断肌起点，保留桡神经（必要时处理）。分离尺侧伸腕肌的尺侧缘，相同平面向外侧会师，远端在腱性部分切断，完整移除标本。

• 修复重建：切取桡侧屈腕肌转向后，与桡侧伸腕长、短肌吻合；切取尺侧屈腕肌转向后，分别与诸伸指肌腱吻合，背伸位固定3~4周（见第九章）。

注：皮肤受累者可以结合各种的创面覆盖（见第四章）。

4. 不定形部位的原则术式　在肉瘤的多维接触面上确定屏障结构，结构外即切缘。无屏障可依部位，以3~5 cm为安全距离设计切缘，然后将设计的多维切缘连接起来施行切除。功能损毁部分相应重建。

（张如明）

参考文献

[1] Bowden L, Booher R J. The principle and techniques of resection of soft parts of sarcoma[J]. Surgery, 1958, 44: 963-977.

[2] Cade S. Soft tissue tumours, their natural history and treatment[J]. Proc R Soc Med, 1950, 44: 19-36.

[3] Virkus W W, Marshall D, Enneking W F, et al. The effect of contaminated surgical margins revisited[J]. Clin Orthop Relat Res, 2002, 397: 89-94.

[4] Enneking W F, Spanier S S, Goodman M A. A system for the surgical staging of musculoskeletal sarcoma[J]. Clin Orthop Relat Res, 2003, 415: 4-18.

[5] 张如明, 张允祥, 马玉林, 等. 间室切除术治疗四肢软组织肉瘤[J]. 肿瘤防治研究, 1996, 23: 95-96.

[6] Zhang R M. Barrier resection treatment of the soft tissue sarcomas in the thigh[J]. Hong Kong Journal Orthopedic Surgery, 2003, 8-9: 104.

[7] 张如明, 滕胜. 软组织肉瘤现代外科治疗[M]. 天津: 天津科学技术出版社, 2001.

[8] 张如明, 张琥, 滕胜, 等. 屏障切除术治疗复发性软组织肉瘤的疗效分析[J]. 中华肿瘤防治杂志, 2007, 14(6): 450-451.

[9] 张如明. 屏障切除术治疗软组织肉瘤[J]. 癌症, 2013, 14(6): 450-451.

[10] Azzarelli A, Surgery in soft tissue sarcomas[J]. Eur J Cancer, 1993, 29A: 618-623.

[11] Mckee M D, Liu D F, Brooks J J, et al. The prognostic significance of margin width for extremity and trunk sarcoma[J]. Surg Oncol, 2004, 85: 68-76.

[12] Dickinson I C, Whitwell D J, Battistuta D, et al. Surgery margin and its influence on survival in soft tissue sarcoma[J]. ANZ J Surg, 2006, 76: 104-109.

[13] Brennan M F, Antonescu C R, Maki R G. Management of Soft Tissue Sarcoma[M]. 陆维祺, 周宇红, 侯英勇, 等译. 天津: 天津科学技术出版社, 2015: 27-46.

[14] Steinau H U, Steinstrasser L, Langer S, et al. Surgical margins in soft tissue sarcoma of the extremities[J]. Der Pathologye, 2011, 32(1): 57-64.

[15] Stojadinovic A, Leung D H, Allen P, et al. Primary adult soft tissue sarcoma: time-dependent influence of prognostic variables[J]. J Clin Oncol, 2002, 20: 4344-4352.

[16] Stout A P. Liposarcoma, the malignant tumors of lipoblasts[J]. Ann Surg, 1944, 119(1): 86.

[17] Kawaguchi N, Ahmed A R, Matsumoto S, et al. The concept of curative margin in surgery for bone and soft tissue sarcoma[J]. Clin Orthop Relat Res, 2004, (419): 165-172.

[18] Matsumoto S, Kawaguchi N, Manabe J, et al. Surgical treatment for bone and soft tissue sarcoma[J]. Gan To Kagaku Ryoho, 2004, 31(9): 1314-1318.

[19] Wolf R E, Enneking W F. The staging and surgery of musculoskeletal neoplasms[J]. Orthop Clin North Am, 1996, 27(3): 473-481.

第四章
创面简易覆盖和闭合

经过多次手术或放射治疗，RSTS 再次手术后多有复杂创面的裸露。复发次数越多，受累范围越大，皮肤缺损的范围也就越大，创面多无法直接缝合，皮片移植也多无法胜任[1]。

虽然各种皮瓣和肌皮瓣的游离移植已是无所不能，往往要整形外科或显微外科的配合[2, 3]。耗时费力自不必说，安全性下降，医疗成本升高，并不适合中国的国情。选择既能有效闭合创面，又简单安全的方法其中充满了智慧。几十年来，笔者以随意皮瓣为基础，借鉴整形外科的一些传统方法进行嫁接或改良，取得了很好的效果。不但减轻患者的负担和医疗成本，同时还为再次复发治疗保留了供区。而且这些方法容易学习和掌握，成活率几乎是 100%。在当今世界，RSTS 切除后对皮瓣的依赖可能超过了创伤[4, 5]。

第一节　松弛区三角皮瓣

松弛区三角皮瓣是一个随意皮瓣，将皮瓣制成三角形，利用身体皮肤不同部位的松、紧度差异转位。即避免了矩形皮瓣的外角坏死，供区又可直接缝合，体现了随手拈来、瞬间闭创的原则。

一、定义

以皮肤松弛区为底，创缘的一部分为一边，切线位切开另一边，可向相反方向旋转 60° 左右的三角形随意皮瓣。

二、方法

在类圆形缺损的 360° 缘上，选择皮肤松弛度合适区域的皮瓣的部分为供区的底，在约 60° 的切线位向底做切口，在深筋膜的浅面游离皮瓣，也可在深筋膜下游离，然后掀起皮瓣向受区旋转，牵拉皮瓣的尖并定点缝合到创缘的中点附近，然后全部缝合创面。愈合后仅为一线性瘢痕。

三、优点

简单快捷，无须供区修复，外观好，较矩形皮瓣无边角坏死。与直接缝合相比，由于张力分散愈合率高，可以全身任何部位使用。还可以利用关节、体位等增加修复范围。

四、部位选择

【病例1】　胸前三角皮瓣

男性，27岁。肩前方隆突性皮肤纤维肉瘤局部切除，皮片移植后切缘阳性。瘤床切除，局部三角皮瓣覆盖。瘤床标本组织学诊断为切缘阴性（图4-1-1）。

【病例2】　腋前皱襞三角皮瓣

女性，42岁。右三角肌前缘隆突性皮肤纤维肉瘤，局部切除后切缘阳性。扩大切除腋前皱襞，形成三角皮瓣转位，术后上肢胸前位固定2~3周（图4-1-2）。

【病例3】　肩前方三角皮瓣

女性，70岁。左肩峰端为中心的纤维肉瘤切除术后2个月复发。扩大切除形成 10 cm×10 cm 的缺损。利用腋前皱襞到上臂近端的松弛形成三角皮瓣，向后上旋转修复缺损，术后肩外展支架固定3周（图4-1-3）。

【病例4】　上臂中段双三角皮瓣

男性，51岁。上臂前外侧隆突性皮肤纤维肉瘤局部切除后，扩大切除交叉双三角皮瓣修复（图4-1-4）。

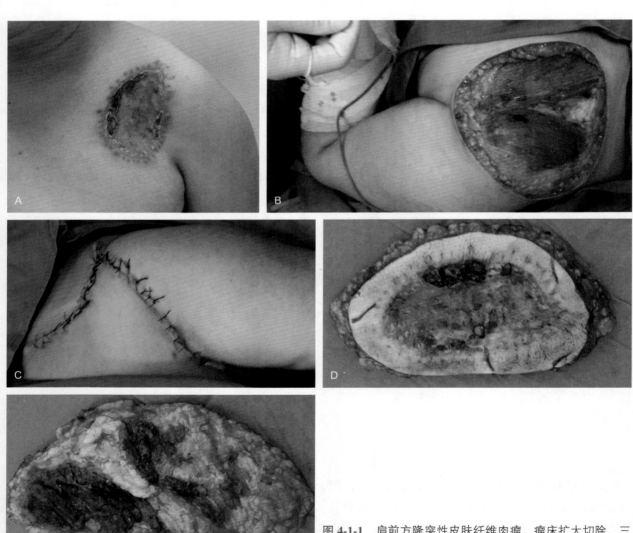

图 4-1-1　肩前方隆突性皮肤纤维肉瘤，瘤床扩大切除，三角皮瓣转位

A. 术后切缘阳性；B. 扩大切除；C. 三角皮瓣转位；D、E. 标本

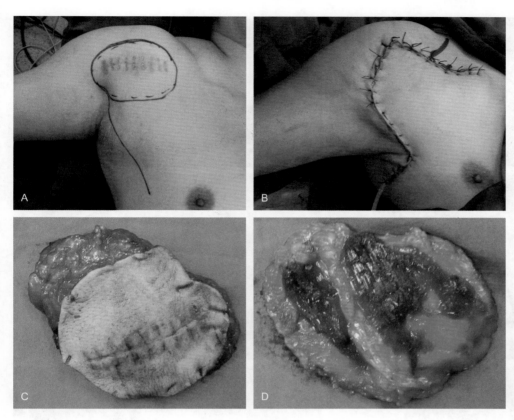

图 4-1-2　肩前方瘤床，扩大切除
A.三角皮瓣设计；B.缝合后；C、D.标本

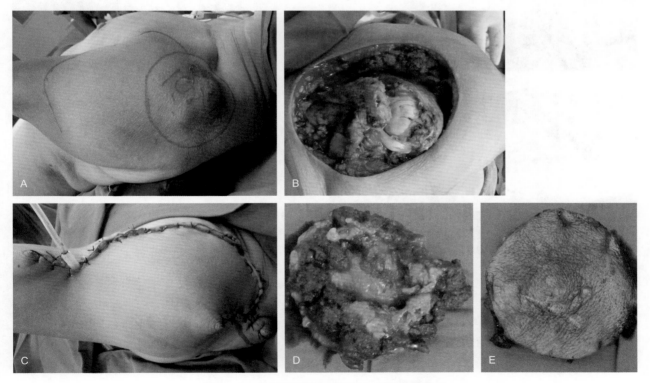

图 4-1-3　肩峰端纤维肉瘤切除，三角皮瓣转位
A.切缘划线；B.肉瘤切除后缺损；C.皮瓣转位缝合；D、E.标本

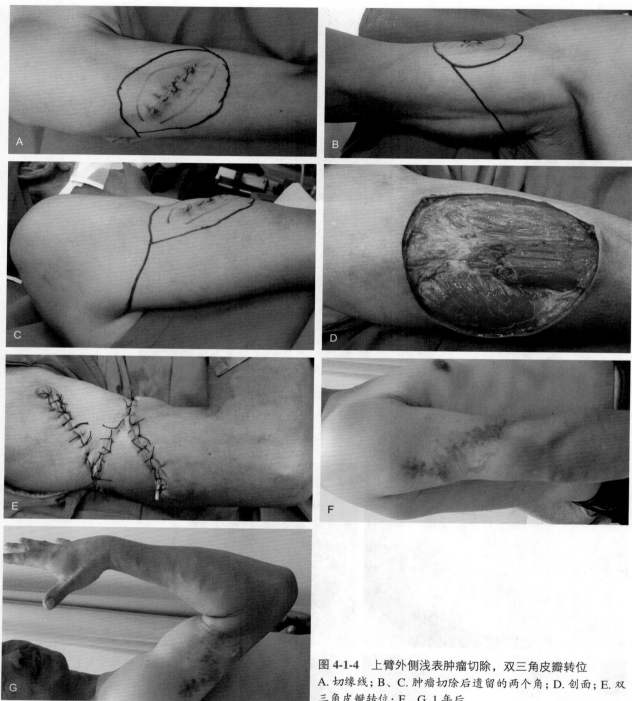

图 4-1-4　上臂外侧浅表肿瘤切除，双三角皮瓣转位
A. 切缘线；B、C. 肿瘤切除后遗留的两个角；D. 创面；E. 双三角皮瓣转位；F、G. 1 年后

【病例5】 肘窝三角皮瓣

男性，50岁。肘部外侧肌纤维母细胞瘤术后2个月复发。扩大切除后，肘窝为皮瓣的底形成三角皮瓣，术后屈肘位固定3周（图4-1-5）。

【病例6】 腰侧方双三角皮瓣

女性，62岁。腰部纤维肉瘤多次、多部位复发。肉瘤切除，腰侧方为皮瓣的底形成双三角皮

瓣修复，制动2~3周。术后3年，切口附近发现0.7 cm直径的结节。B超提示无血流，瘢痕可能，在持续随访中（图4-1-6）。

【病例7】 阴阜区三角皮瓣

女性，42岁。右阴阜区皮肤纤维肉瘤切除后3个月复发。再次屏障切除，三角皮瓣修复（图4-1-7）。

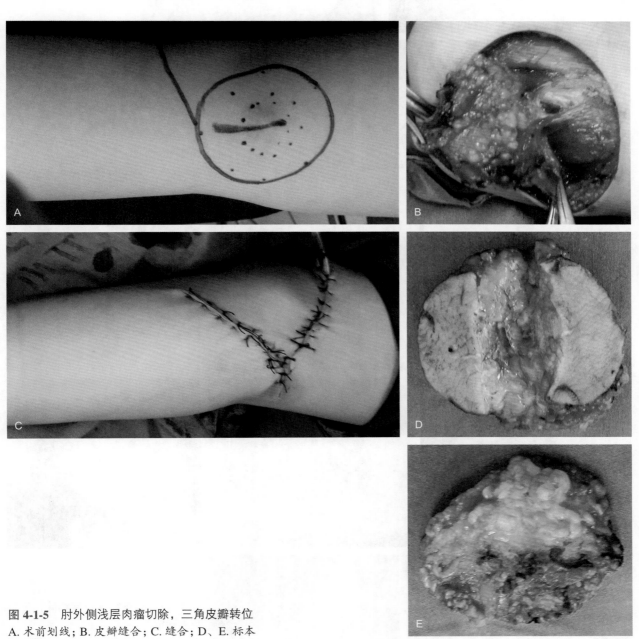

图4-1-5 肘外侧浅层肉瘤切除，三角皮瓣转位
A. 术前划线；B. 皮瓣缝合；C. 缝合；D、E. 标本

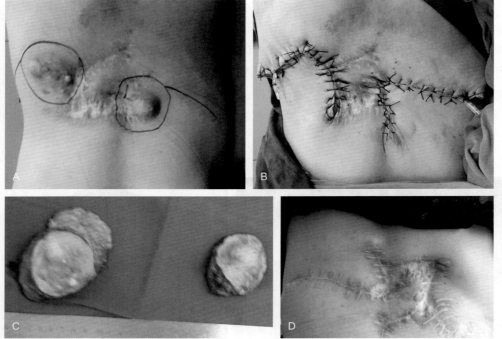

图 4-1-6　腰部双三角皮瓣转位

A. 腰后方浅层多发瘤节；B. 双三角皮瓣转位；C. 标本；D. 3 年后发现皮肤小结节

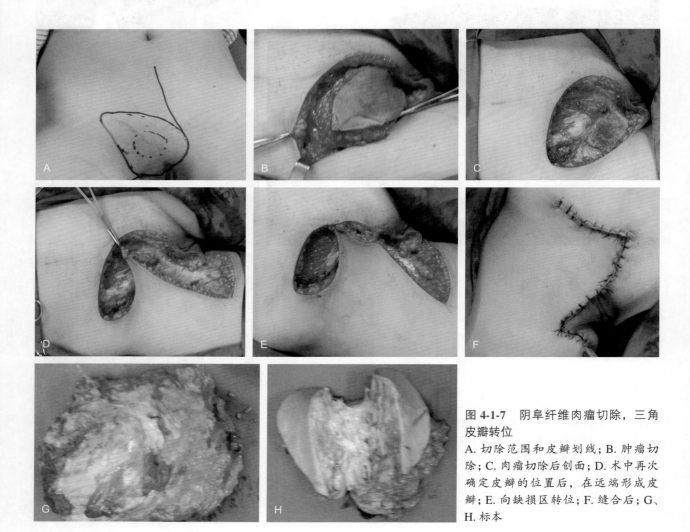

图 4-1-7　阴阜纤维肉瘤切除，三角皮瓣转位

A. 切除范围和皮瓣划线；B. 肿瘤切除；C. 肉瘤切除后创面；D. 术中再次确定皮瓣的位置后，在远端形成皮瓣；E. 向缺损区转位；F. 缝合后；G、H. 标本

【病例8】 大腿近端内侧三角皮瓣

女性，56岁。左阴腹股沟上皮样肉瘤，经两次切除术后5个月复发。扩大切除大腿内侧三角皮瓣转位。术后1年无复发，由于瘢痕牵拉造成阴道黏膜外翻（图4-1-8）。

【病例9】 大腿前侧三角皮瓣

男性，43岁。大腿外侧平滑肌肉瘤术后1个月。瘤床切除，大腿前内侧为三角皮瓣的底形成皮瓣修复（图4-1-9）。

【病例10】 多部位三角皮瓣应用

各种不同形式、不同部位的松弛区三角皮瓣，给术后创面的覆盖带来方便，为后续治疗赢得了时间（图4-1-10）。

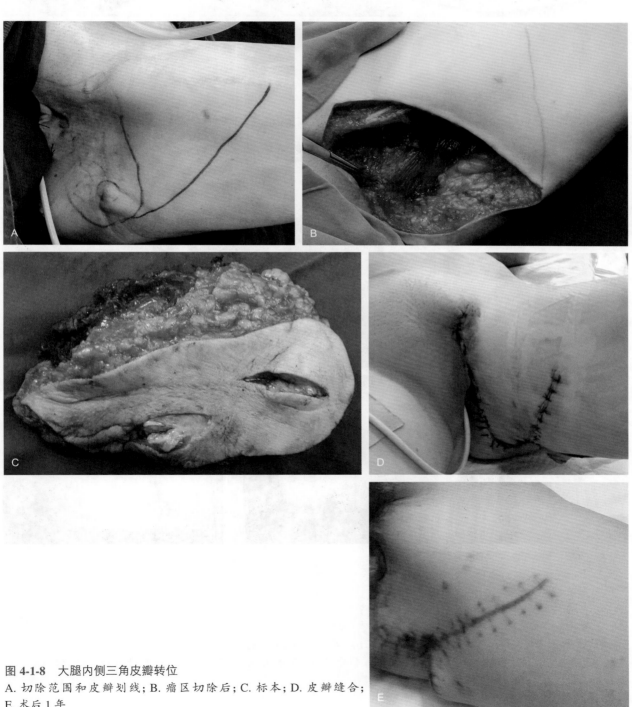

图 4-1-8　大腿内侧三角皮瓣转位

A. 切除范围和皮瓣划线；B. 瘤区切除后；C. 标本；D. 皮瓣缝合；
E. 术后1年

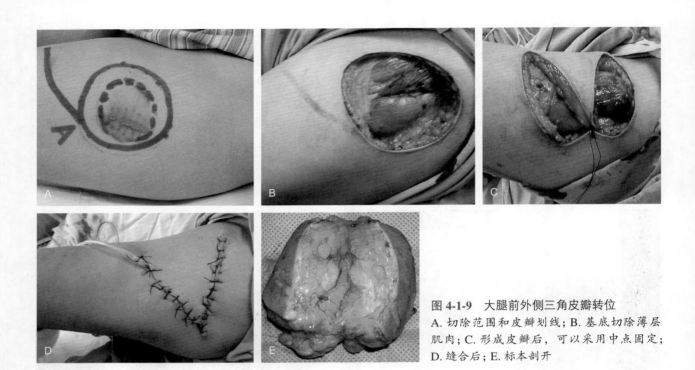

图 4-1-9　大腿前外侧三角皮瓣转位
A. 切除范围和皮瓣划线；B. 基底切除薄层
肌肉；C. 形成皮瓣后，可以采用中点固定；
D. 缝合后；E. 标本剖开

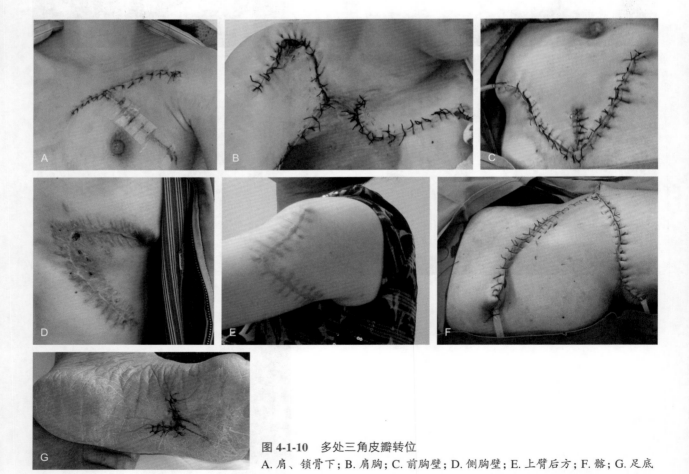

图 4-1-10　多处三角皮瓣转位
A. 肩、锁骨下；B. 肩胸；C. 前胸壁；D. 侧胸壁；E. 上臂后方；F. 髂；G. 足底

【病例 11】 梯级三角皮瓣

女性，38 岁。左髂臀部高级别梭形细胞肉瘤。3 年间行 2 次手术、1 次放射治疗和多次化学治疗，多次复发。复发间期 7 个月。RSTS 伴卫星结节、放射性皮炎、破溃和纤维化等。屏障切除梯级皮瓣转位，沿臀大肌外上缘延长切口，形成臀部三角皮瓣向下旋转，股后中段残留的皮肤上提形成另一个皮瓣。两个三角形梯级皮瓣修复创面外展支架固定 3 周，切口一期愈合（图 4-1-11）。

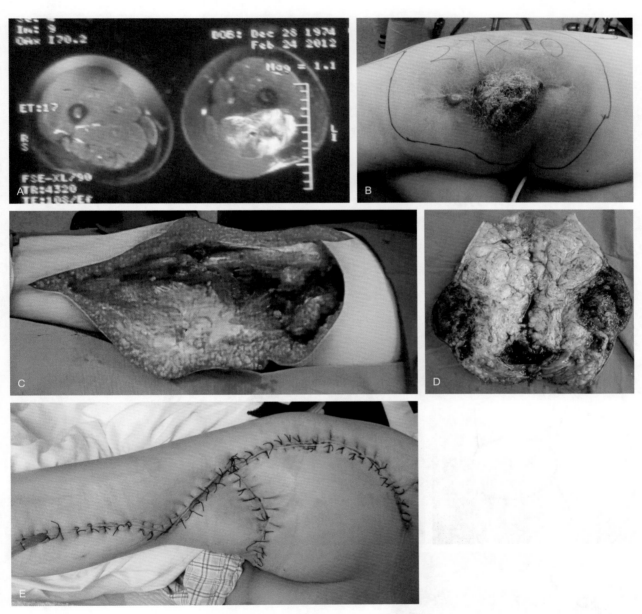

图 4-1-11　大腿后半切除，双三角皮瓣转位

A. MRI 显示肉瘤位于股后至臀部；B. 肉瘤多发，破溃伴放射性皮炎和纤维化；C. 切除臀大肌下部和腘绳肌；D. 标本剖开，肉瘤伴大量坏死；E. 双三角梯级皮瓣 1 周后

第二节　推进皮瓣

推进皮瓣是随意皮瓣的一个类型，以直向推进为主，可以在推进的过程中加入侧方移位或旋转，类似皮肤 Z 字成形。

一、定义

皮瓣除了蒂部的联系，周缘切开，皮下组织与深层组织分离切断形成皮瓣后，利用皮肤的弹性做直向推进，可单侧也可双侧，角形皮瓣可以双侧交叉，推进覆盖创面的皮瓣，属于随意皮瓣类。

二、方法

创区两侧做相应的附加切口，深筋膜的浅面游离皮瓣，向创区推进缝合。

三、优点

创伤小，无供区修复。较旋转皮瓣更平整。

四、常用种类

1. 平行推进　腰、骶中线区的缺损修复比较困难，推进皮瓣可以解决部分缺损的修复。

【病例1】 背部双平行推进皮瓣

左肩胛脊柱间区浅层肉瘤局部切除后，扩大切除双平行推进皮瓣移位。以创面的4个角做辅助切口，筋膜上或下游离两侧皮瓣，拉向中线减张缝合（图4-2-1）。

【病例2】 腰部双平行推进皮瓣

腰部纤维肉瘤非计划性切除。扩大切除平行推进皮瓣修复，皮瓣的中部张力较大处做两针褥式减张缝合，减张缝合线可视局部张力的情况，早于普通缝合线拆除（图4-2-2）。

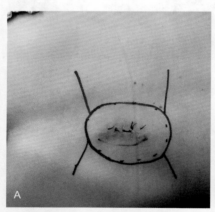 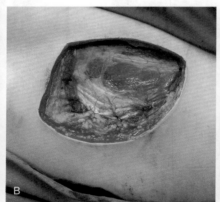 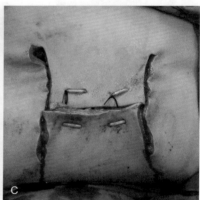

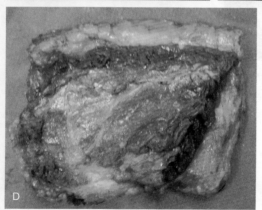

图 4-2-1　背部平行推进皮瓣
A. 肿瘤的位置和切口线；B. 肿瘤切除；C. 减张缝合；D. 标本深面

【病例3】 胸腹交界双平行推进皮瓣
右肋弓隆突性皮肤纤维肉瘤，局部切除后切缘

阳性，扩大切除平行推进皮瓣（图4-2-3）。

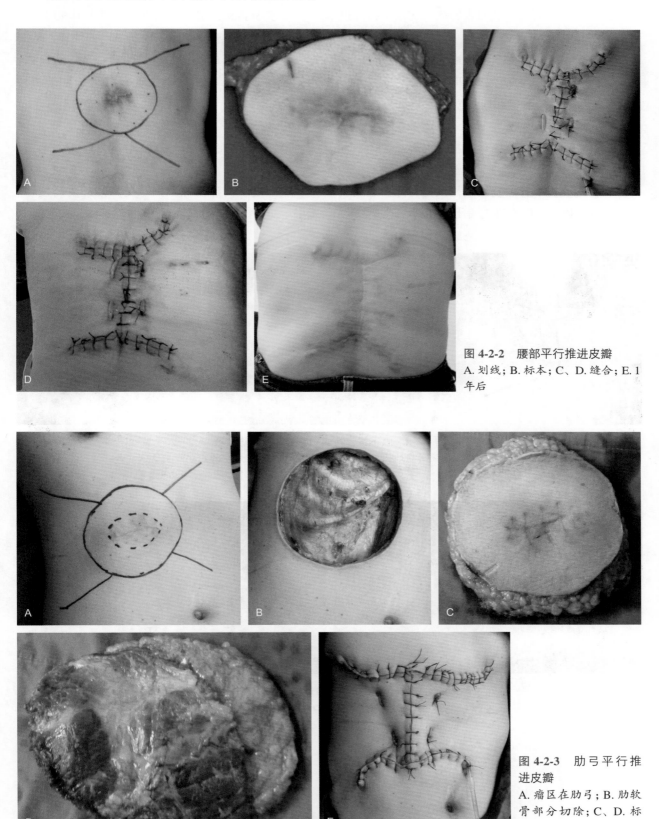

图 4-2-2　腰部平行推进皮瓣
A. 划线；B. 标本；C、D. 缝合；E. 1
年后

图 4-2-3　肋弓平行推
进皮瓣
A. 瘤区在肋弓；B. 肋软
骨部分切除；C、D. 标
本；E. 缝合后

【病例4】 腋窝平行推进皮瓣

右腋下皮疹、破溃伴渗出1年，对症治疗无效，经活组织检查诊断为皮肤佩吉特病。切除平行推进皮瓣覆盖（图4-2-4）。

【病例5】 胫骨前方双推进皮瓣

胫骨前方纤维肉瘤局部切除后复发，扩大切除双推进皮瓣修复，瘤灶的宽度在4cm以内（图4-2-5）。

【病例6】 足底中部双侧推进皮瓣

左足底中部透明细胞肉瘤，局部切除后1个月。影像检查提示肿瘤复发或是没能切除。足底肌全部切除，横行双侧推进皮瓣闭合创面。随访2年，

无复发，胫骨远端转移。转移灶切除，持续随访中（图4-2-6）。

2. 交叉推进皮瓣　交叉推进皮瓣不但利用了皮肤横向弹性，还充分发挥了皮肤纵向的弹性，从而增加了一些皮瓣的长度。角部的缝合要注意血供，否则容易坏死。有交叉单推进和双交叉推进两种方式。

【病例1】 单交叉推进皮瓣（利用圆形创面的两侧分别形成三角形皮瓣，然后横向紧缩缝合）

腰部复发肉瘤切除，拟双交叉推进皮瓣覆盖。术中单交叉推进皮瓣以满足覆盖要求（图4-2-7）。

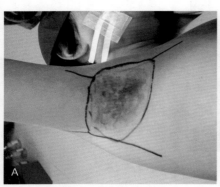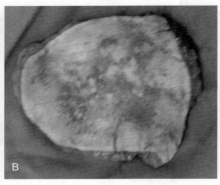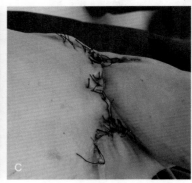

图 4-2-4　腋下佩吉特病切除，平行推进皮瓣
A.腋窝瘤灶位置和切口；B.切除标本；C.缝合后

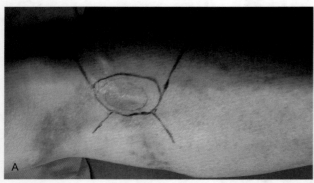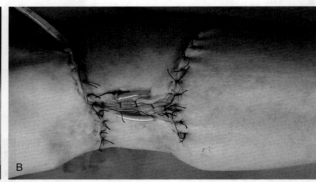

图 4-2-5　胫骨前方双推进皮瓣
A.瘤灶位置和切口；B.缝合后

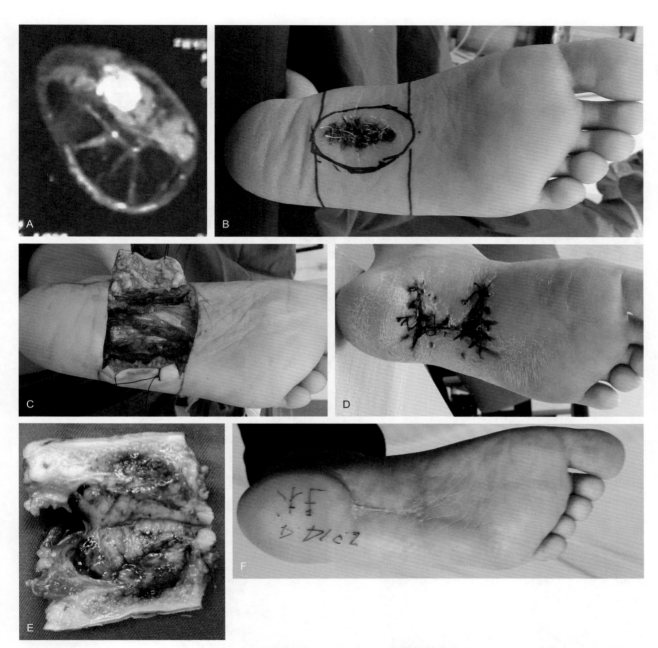

图 4-2-6 足底透明细胞肉瘤切除，双侧推进皮瓣覆盖

A. MRI 显示足底肉瘤；B. 肿瘤位置；C. 肉瘤切除，形成皮瓣；D. 缝合；E. 标本剖开，显示肉瘤；F. 2 年后，无复发

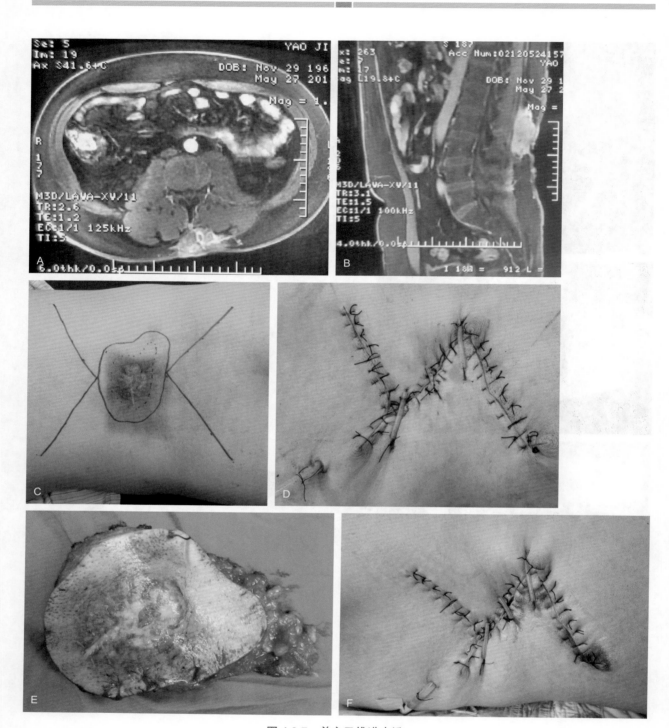

图 4-2-7　单交叉推进皮瓣

A、B. MRI 显示肉瘤的位置和层次；C. 切除范围和皮瓣划线；D. 减张缝合；E. 标本；F. 术后 3 天，皮瓣情况

【病例2】 双交叉推进皮瓣（利用圆形创面的4面形成4个三角皮瓣交叉推进缝合）

腰部隆突性皮肤纤维肉瘤局部切除后切缘阳性。扩大切除行双交叉推进皮瓣覆盖（图4-2-8）。

3. 讨论 推进皮瓣可以根据肉瘤位置、切除后缺损范围、周围皮肤弹性等内容充分评估，要点是皮瓣充分、松弛，减张缝合，引流充分，制动可靠并酌情制动2~3周。

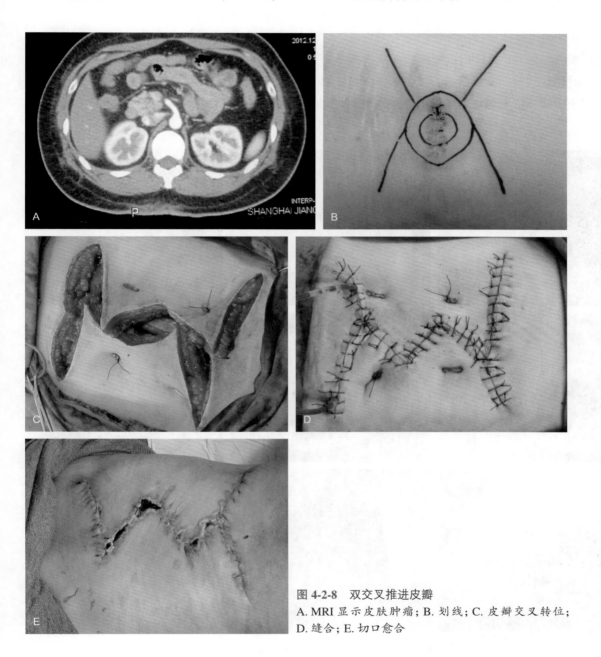

图4-2-8 双交叉推进皮瓣
A.MRI 显示皮肤肿瘤；B. 划线；C. 皮瓣交叉转位；
D. 缝合；E. 切口愈合

第四章

第三节　V-Y 软组织蒂皮瓣和 V-Y 双蒂皮瓣

一、软组织蒂皮瓣 V-Y 成形

V-Y 成形是利用肢体周径的弹性，带着基底部的供血软组织蒂，做 90° 的转位或短距离的推移覆盖创面，同时供区瘦身，直接缝合[6]。在创伤骨科中本法多用于肢端，特别是指端和趾端。在体表软组织肿瘤的治疗中也有适应证，但因为供区少、面积和移动范围有限，应用范围较窄。

【病例 1】　单侧 1

女性，82 岁。左足跟基底细胞癌切除植皮后复发。再次扩大切除，创面前方软组织皮瓣移位覆盖，切口愈合，皮瓣成活（图 4-3-1）。

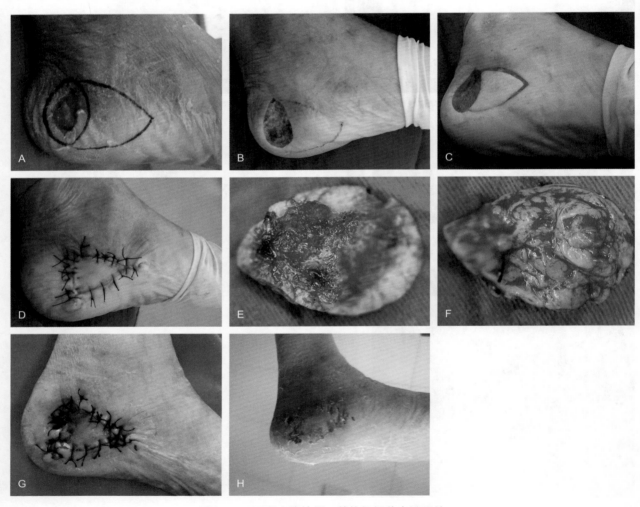

图 4-3-1　足跟内缘缺损，单软组织蒂皮瓣覆盖

A. 足跟内缘基底细胞癌复发切口设计；B. 切除后创面；C. 切取软组织蒂皮瓣；D. V-Y 缝合；E、F. 标本；G. 皮瓣缝合 4 天后；H. 1 个月后，拆线后

【病例2】 单侧2

女性，60岁。会阴左侧上皮样肉瘤，多次切除，反复破溃。再次扩大切除包括尾骨，对侧臀部V-Y软组织皮瓣移位覆盖，切口愈合，皮瓣成活（图4-3-2）。

【病例3】 双侧

骶尾部UPS切除后2个月复发，CT显示切口下瘤节与皮肤混杂。屏障切除，双侧软组织蒂皮瓣转位（图4-3-3）。

二、双蒂皮瓣V-Y成形

双蒂皮瓣V-Y成形嫁接了V-Y成形和随意皮瓣的基本原理，借用软组织蒂皮瓣V-Y成形的形式和双蒂皮瓣相组合，仍是一种随意皮瓣。皮瓣覆盖创面，V-Y成形关闭供区。

1. 定义　以上下或左右相连的皮肤为营养的V形双蒂随意皮瓣。

2. 方法　做底边朝向缺损区的V形切开，游离

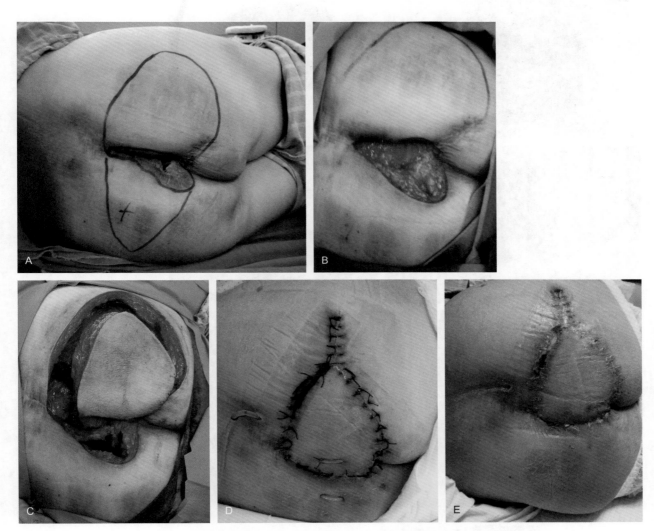

图4-3-2　会阴区反复性上皮样肉瘤切除，单软组织蒂V-Y皮瓣覆盖
A.瘤区和切口设计；B.切除后的创面；C.切取软组织蒂皮瓣；D.V-Y缝合后5天；E.愈合

第四章

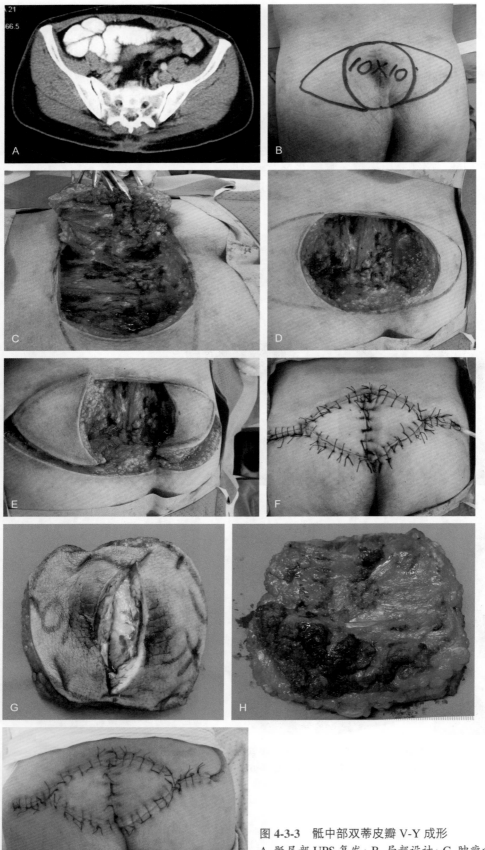

图 4-3-3　骶中部双蒂皮瓣 V-Y 成形

A. 骶尾部 UPS 复发；B. 局部设计；C. 肿瘤向近端掀起；D. 切除后的创面；E. 切取皮瓣；F. 移位缝合；G、H. 标本；I. 2 周后，皮瓣愈合

皮下组织形成双蒂皮瓣。

3.适应证 屈戌关节的上下、肢体周径较松弛和规律的部位，有可能形成实用性皮瓣。可以一次性消灭创面，供区不用再次修复。

4.单侧皮瓣 见图4-3-4~图4-3-8。

【病例1】 肩上方

左肩上方神经源性肿瘤，2次切术后复发。肿瘤范围7 cm×7 cm，设计切缘8 cm×10 cm V-Y皮瓣转位。外展位缝合后4周左右可以去除外固定，逐渐练习功能。2周左右可达自然下垂（图4-3-4）。

【病例2】 腋前

腋前皱襞隆突性皮肤纤维肉瘤术后复发，再次切除V-Y皮瓣覆盖创面（图4-3-5）。

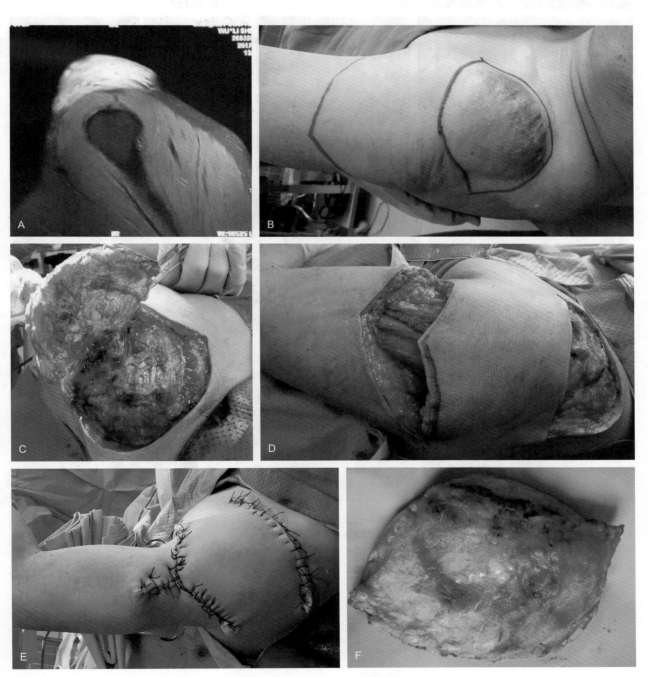

图4-3-4　肩前上方 V-Y 皮瓣转位
A. MRI 显示肿瘤侵犯的深度；B. 肿瘤外观；C. 肿瘤切除；D. 皮瓣形成；E. 外展位缝合；F. 标本深面

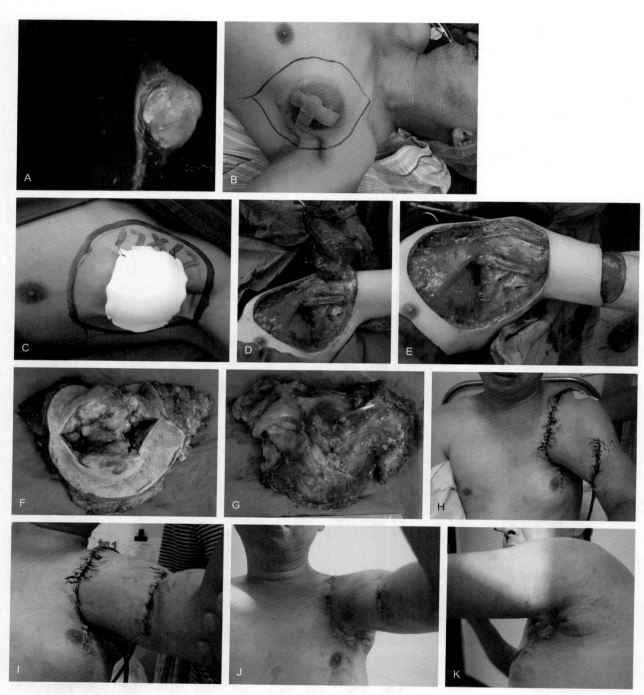

图 4-3-5　腋前皱襞隆突性皮肤纤维肉瘤切除 V-Y 皮瓣转位

A. MRI 显示皮肤肉瘤浸润胸大肌；B. 肉瘤外观；C. 切除范围 17 cm×17 cm；D. 包括胸大肌的切除；E. 在上臂形成 V-Y 皮瓣；F、G. 标本；H. 前方缝合；I. 腋窝缝合；J. 2 个月后复查，全部愈合，外展 90°以上；K. 前屈

【病例3】 肘窝

左肘窝前内侧恶性神经鞘瘤术后1个月复发。做包括肱动静脉的屏障切除，人造血管移植上臂前内侧皮肤V-Y皮瓣覆盖。术后屈肘位固定，3周后去除外固定，练习伸肘功能。随访2年，无复发，功能恢复正常。原拟做双V-Y皮瓣移位，由于上臂内侧至腋窝是松弛带，可以充分利用，单侧已经满意覆盖（图4-3-6）。

【病例4】 会阴

会阴部鳞癌术后复发破溃，成多结节状。广泛切除在阴股沟的大腿侧形成V-Y皮瓣覆盖创面（图4-3-7）。

皮瓣要携带全部深层的皮下组织，横缝易紧，尽量将脂肪推向大阴唇以使局部饱满，避免瘢痕对阴道的牵拉。

【病例5】 膝前方

髌骨上方纤维肉瘤术后复发。屏障切除，大腿远端前方V-Y皮瓣转位。术后伸直位固定，3周后去除外固定，练习屈膝功能（图4-3-8）。

皮肤厚、韧，或油性皮肤者常缺乏弹性，慎用。

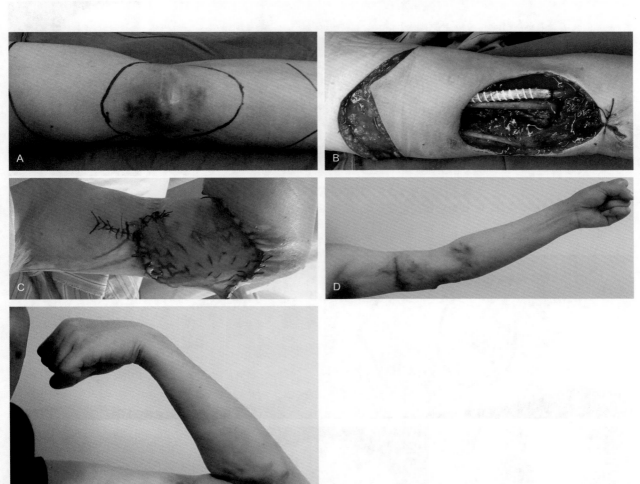

图 4-3-6 肘窝肉瘤切除人造血管移植 V-Y 皮瓣覆盖
A. 切口设计；B. 切除肿瘤，人造血管移植，单侧皮瓣形成；
C. 屈肘位缝合，石膏固定 3 周；D. 伸直；E. 屈曲

第四章

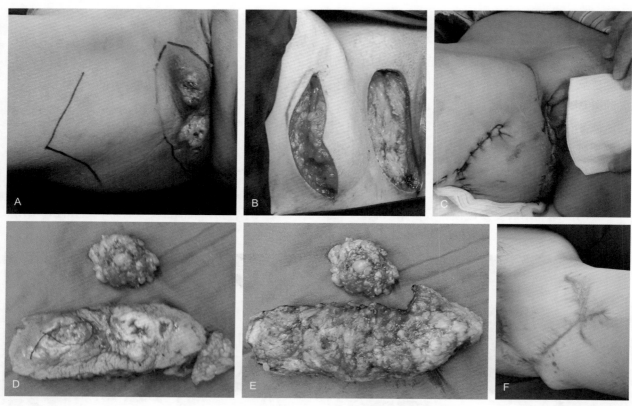

图 4-3-7　会阴鳞癌切除 V-Y 皮瓣推进
A. 瘤区和切口设计；B. 切除肿瘤，皮瓣形成；C. 术后 5 天；D、E. 标本；F. 1 例左侧 V-Y 皮瓣半年后情况

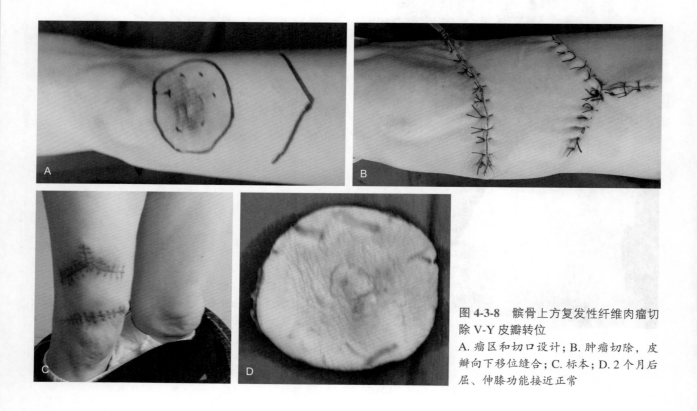

图 4-3-8　髌骨上方复发性纤维肉瘤切除 V-Y 皮瓣转位
A. 瘤区和切口设计；B. 肿瘤切除，皮瓣向下移位缝合；C. 标本；D. 2 个月后屈、伸膝功能接近正常

5. 双侧皮瓣　当单侧皮瓣无法完全消灭创面，而另一侧也有条件形成皮瓣时，可以做双侧皮瓣。

【病例1】　肘后

肘后皮肤转移性神经内分泌癌。切除范围9 cm×7 cm，保留了肱三头肌止点。深筋膜深面游离双侧 V-Y 皮瓣，向中间缺损区转位缝合。术后伸肘位固定3周，创口一期愈合。20个月后随访，无复发，无转移，肘部屈伸功能恢复正常（图4-3-9）。

【病例2】　臀－会阴－大腿后方

右髂臀到会阴到大腿后方近中段单发神经瘤，范围30 cm×25 cm。肿瘤切除后取创面远近端双蒂皮瓣 V-Y 成形，术后伸髋屈膝位固定3周，皮瓣全部成活（图4-3-10）。

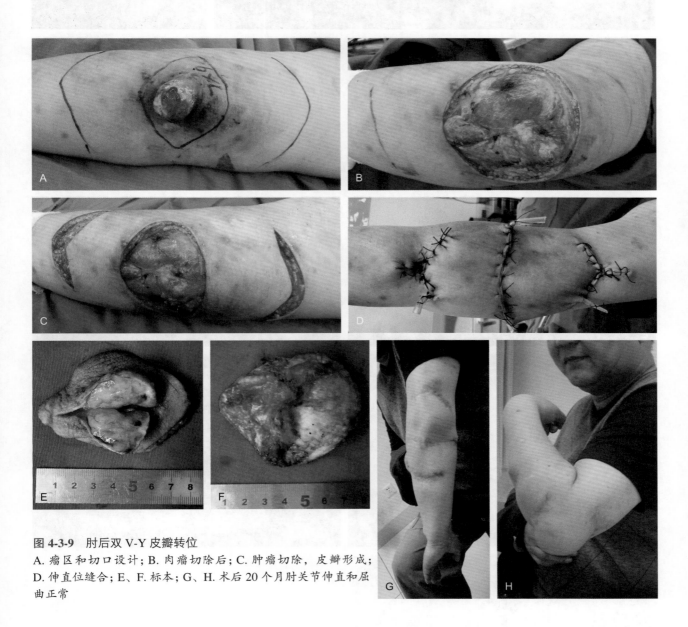

图 4-3-9　肘后双 V-Y 皮瓣转位

A. 瘤区和切口设计；B. 肉瘤切除后；C. 肿瘤切除，皮瓣形成；D. 伸直位缝合；E、F. 标本；G、H. 术后 20 个月肘关节伸直和屈曲正常

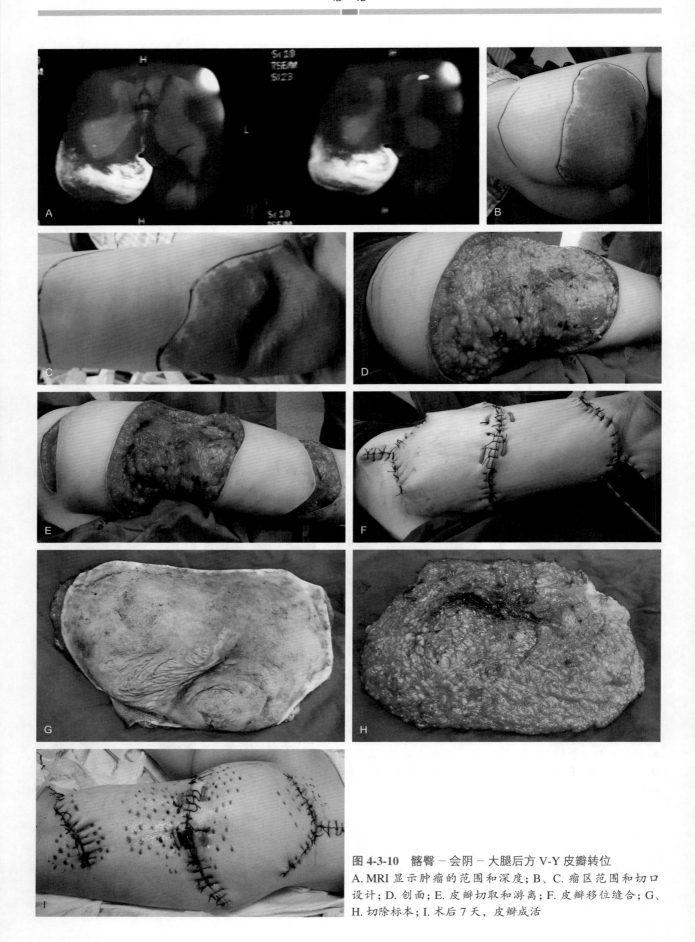

图 4-3-10　髂臀－会阴－大腿后方 V-Y 皮瓣转位
A. MRI 显示肿瘤的范围和深度；B、C. 瘤区范围和切口
设计；D. 创面；E. 皮瓣切取和游离；F. 皮瓣移位缝合；G、
H. 切除标本；I. 术后 7 天，皮瓣成活

【病例3】 腘窝

腘窝双 V-Y 皮瓣转位术后屈膝位固定，3 周后去除外固定练习伸膝功能。该区深筋膜薄弱，应保持在皮瓣上，皮瓣易宽。半年后膝关节功能恢复正常（图 4-3-11）。

三、讨论

利用皮肤的横向弹性和关节屈戌能力，达到即修复了创面又获得供区的直接关闭。方法简单、方便、安全，选准松弛区，术后短期固定，适时解除固定和积极的功能锻炼都很关键。

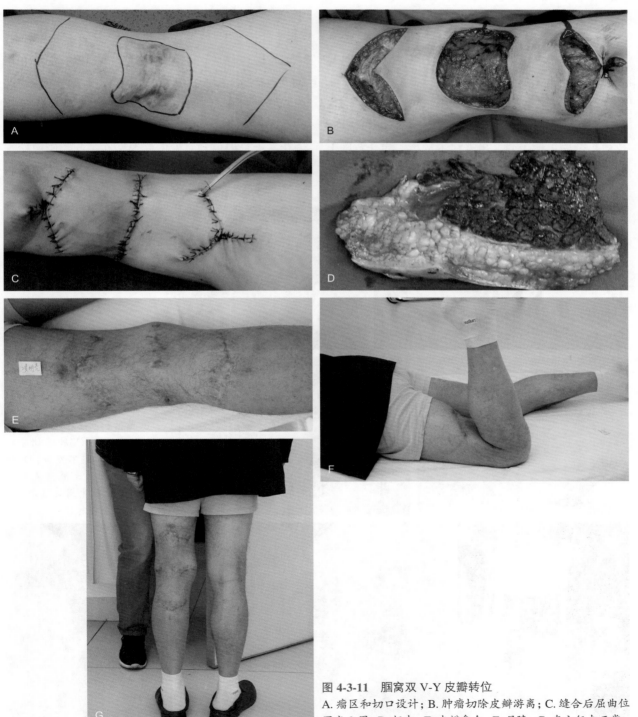

图 4-3-11 腘窝双 V-Y 皮瓣转位
A. 瘤区和切口设计；B. 肿瘤切除皮瓣游离；C. 缝合后屈曲位固定 3 周；D. 标本；E. 皮瓣愈合；F. 屈膝；G. 直立行走正常

第四章

第四节 特殊的随意皮瓣

多次复发、放射治疗、粒子植入或其他物理治疗后的 RSTS，切除不难，修复难。切除后缺损范围巨大，周围的条件不理想是共同特点。安全有效和快捷的治疗方法，随意皮瓣仍然是首选方案。

一、巨大的随意皮瓣

【病例1】 背部逆行

项、背、肩、臂部纤维组织细胞瘤，多次手术，多次复发，破溃，结痂，大量的瘢痕形成和挛缩，致使头颈向患侧歪斜，患者痛不欲生。病灶范围上达发际，下到肩胛骨中部并越过中线，外侧达上臂外侧。由于病变范围大，周围纤维化明显，没有理想的供区。拟对侧背阔肌皮瓣转位 + 皮片移植。肿瘤切除后，无法完成原来的设计，改为更加安全的巨大随意皮瓣 + 皮片移植。术后头、颈、胸石膏固定，2 个月后全部愈合（图 4-4-1）。

【病例2】 腰部巨大顺行

左胸背部从 2005 年脂肪瘤切除开始到 2010 年确诊为脂肪肉瘤，再到 2014 年诊断为去分化脂肪肉瘤，共做过 4 次手术、1 放射治疗和 6 轮化学治疗（ADM/IFO/DTIC），多次复发。局部放射治疗后纤维化、大量瘢痕和复发肉瘤混杂在一起。影像检查显示胸壁和肋骨侵犯。设计屏障切除，包括全层胸

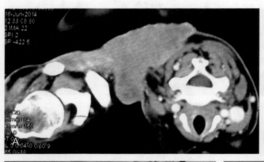
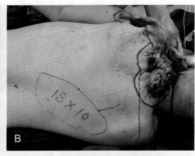
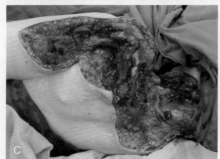
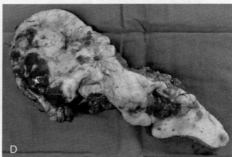

图 4-4-1 项背部巨大肿瘤切除，随意皮瓣转移
A、B. 瘤区和原设计的切口和对侧背阔肌皮瓣；C. 肿瘤切除后对侧背阔肌皮瓣不充分；D. 标本；E. 全背部巨大随意皮瓣转位，头颈胸石膏固定 3 周；F、G. 2 个月后全部愈合

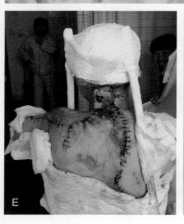
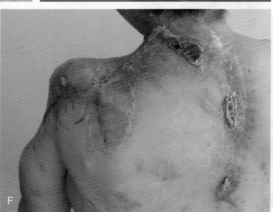
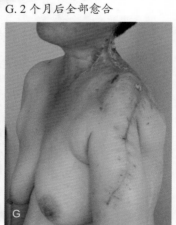

壁和周围皮肤。拟对侧背阔肌蒂皮瓣修复。肿瘤切除后，由于糖尿病史和皮肤的质量较差改为随意皮瓣转位。虽然皮瓣下缘部分坏死，但经换药愈合。2

年后复查，局部包裹性积液，无复发，无处理。又经1.5年后，积液消失，瘢痕软化，无复发，功能恢复良好（图4-4-2）。

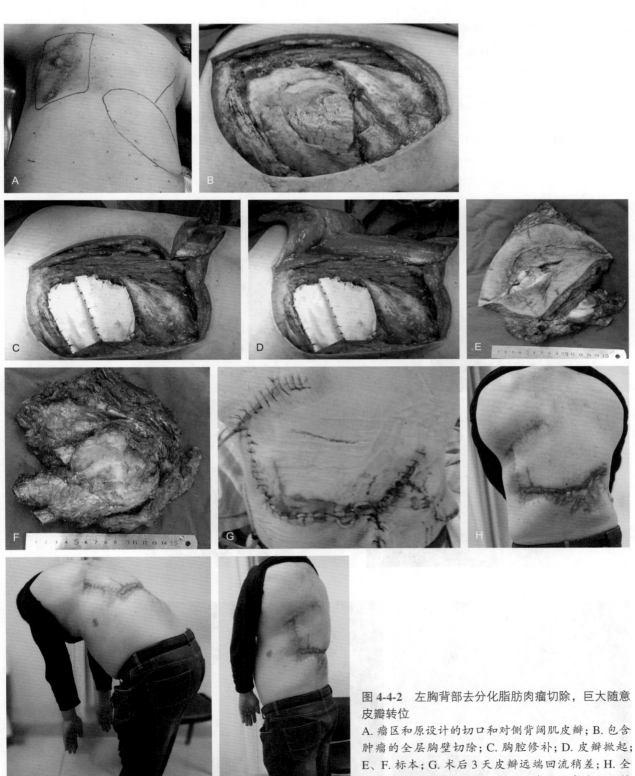

图 4-4-2　左胸背部去分化脂肪肉瘤切除，巨大随意皮瓣转位

A. 瘤区和原设计的切口和对侧背阔肌皮瓣；B. 包含肿瘤的全层胸壁切除；C. 胸腔修补；D. 皮瓣掀起；E、F. 标本；G. 术后3天皮瓣远端回流稍差；H. 全背部巨大随意皮瓣转位，随访4年，无复发，无转移；I. 弯腰；J. 直立

讨论　这些患者肉瘤切除后，除了皮肤缺损之外，深部常有骨的裸露和重要脏器的修复等，覆盖组织一旦坏死，后果严重。虽然创面大，部位困难，但是随意皮瓣的广基底是最安全的，即使边角坏死也多无碍大局。而带血管蒂的背阔肌皮瓣跨越中线，固定困难，患者也生活不便，维持2周的强迫体位是相当困难的。最简单的方法就是最好的方法。

二、利用关节或体位扩大修复范围

【病例1】　上肢携带腋部皮瓣向前

右胸壁肌纤维母细胞肉瘤术后复发，局部多结节和破溃。屏障切除包括薄层胸大肌，做底在腋后皱襞的不规则随意皮瓣，利用肩关节前屈和内收上肢关闭创口。上肢抱对侧肩位固定3周。后功能康复（图4-4-3）。

【病例2】

右胸壁隆突性皮肤纤维肉瘤多次术后复发。右胸壁大量瘢痕和多发结节混杂。涉及面积巨大。屏障切除包括皮肤和大部分胸大肌，做底在肩、腋的不规则随意皮瓣，肩关节前屈和内收关闭创口。上肢抱对侧肩位固定3周（图4-4-4）。

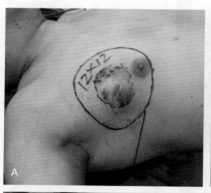
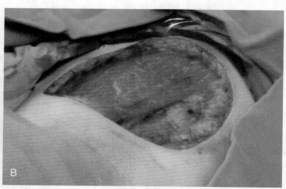
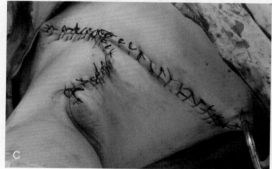
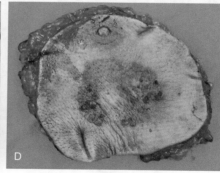

图4-4-3　腋部随意皮瓣转位
A. 瘤区和原设计的切口；B. 肿瘤切除后上肢携带腋窝局部皮瓣转位；C. 缝合；D. 标本

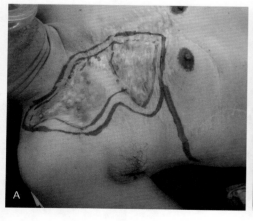
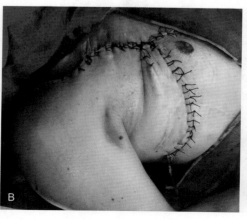

图4-4-4　肩、腋部随意皮瓣转位
A. 瘤区和设计的切口；B. 肿瘤切除后上肢携带皮瓣转位缝合

【病例3】 上肢携带肩胛带、腋部皮瓣向后

女性，48岁。肩胛脊柱间区不典型纤维组织细胞源性肉瘤，切除术后复发。受累深度达背部的全层肌肉，需切除范围达 25 cm×15 cm，包括全部皮肤。做腋部随意皮瓣向背部转位，一起关闭全部创面。术后上臂轻度后身胸带固定。皮瓣全部成活（图 4-4-5）。

三、下肢逆行皮瓣

【病例1】 小腿后方逆行皮瓣

左小腿下 1/3 前外侧上皮样肉瘤，术后复发，切口裂开。再次切除，逆行皮瓣转位向内下旋转覆盖胫骨远端的裸露区，供区皮片移植。术后皮瓣的远端下角淤血坏死，经换药愈合（图 4-4-6）。

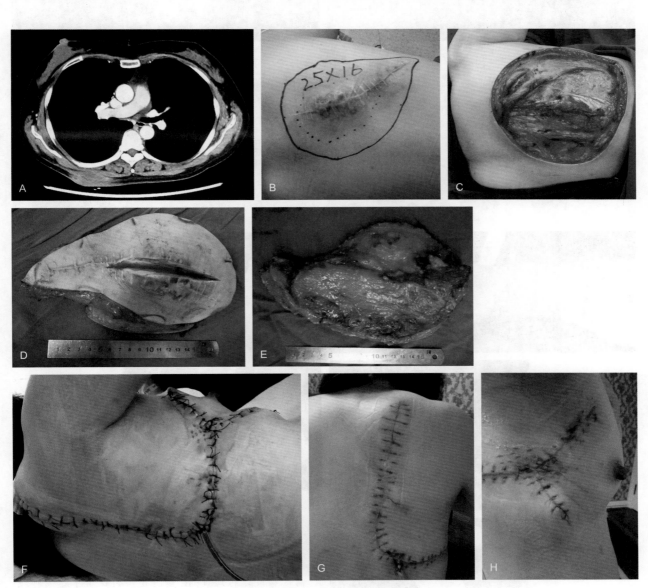

图 4-4-5 肩胛带、腋随意皮瓣转位
A. CT 显示瘤区的侵犯深度；B. 肉瘤外观和设计的切口；C. 肿瘤切除后创面；D、E. 标本；F. 术后 4 天转位皮瓣成活；G、H. 1 个月后复查，切口愈合良好，仍有渗出

第四章

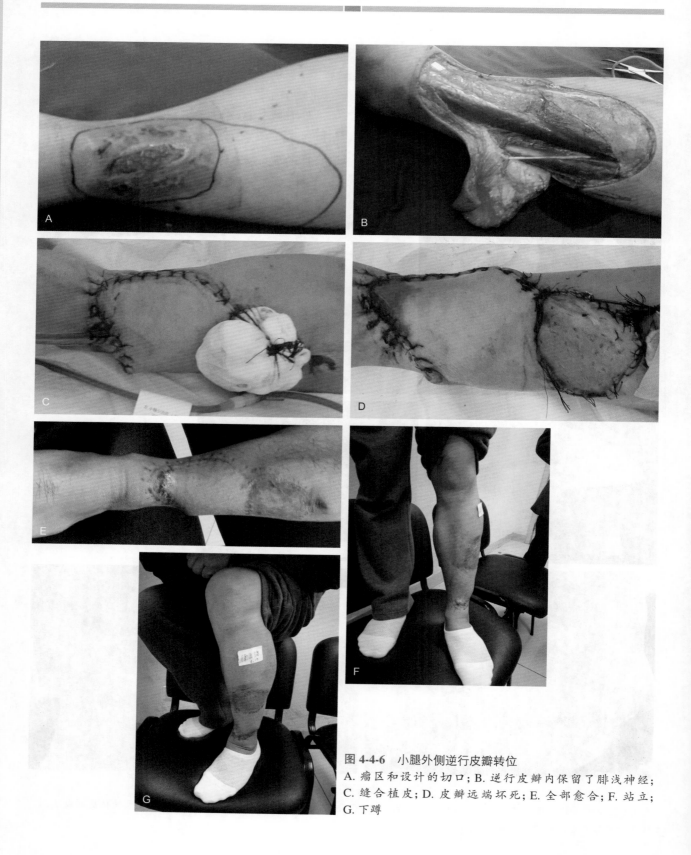

图 4-4-6 小腿外侧逆行皮瓣转位
A. 瘤区和设计的切口；B. 逆行皮瓣内保留了腓浅神经；
C. 缝合植皮；D. 皮瓣远端坏死；E. 全部愈合；F. 站立；
G. 下蹲

【病例2】 小腿内侧逆行筋膜皮瓣

左胫骨中段前方黏液性纤维肉瘤，术后1个月复发，侵犯骨，包括胫前部分骨皮质的屏障切除，小腿内侧中段形成逆行筋膜皮瓣覆盖裸露区，术后远缘坏死经换药愈合（图4-4-7）。

讨论　下肢逆行皮瓣原则上应该禁忌，但小腿下1/3的覆盖很困难，代价也很高。逆行切取筋膜皮瓣，得当效果可以接受，要点是皮瓣基底要宽、体量要短，远端缝合稀疏，包扎不要过紧。术后动脉供血多属充分，但回流影响较明显，必要时远端可以短期放血。逆行皮瓣以不用为好。

不管是哪一种方法，使用时要注意皮瓣低张力、彻底引流，包扎张弛有度，制动正确有效，时限恰当。密切观察，及时调整，及时处置，成功的概率会大大提高。近来穿支皮瓣的进展为这类患者提供了新的供区。

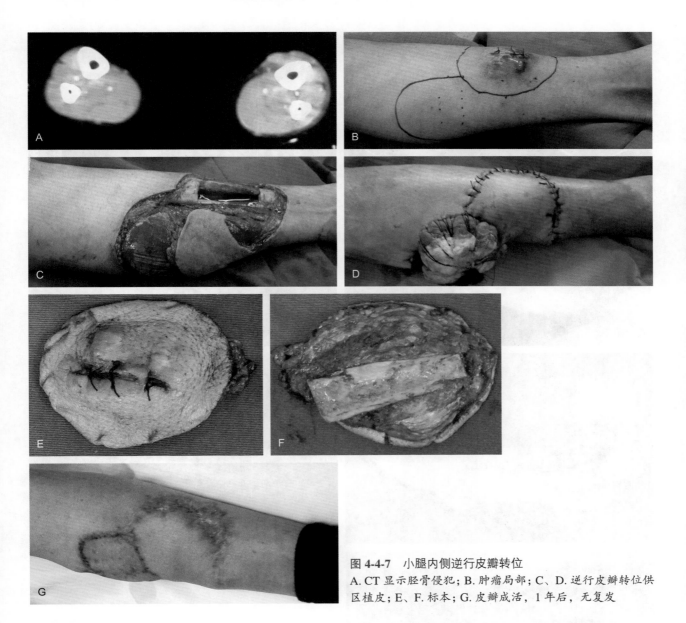

图 4-4-7　小腿内侧逆行皮瓣转位
A. CT 显示胫骨侵犯；B. 肿瘤局部；C、D. 逆行皮瓣转位供区植皮；E、F. 标本；G. 皮瓣成活，1 年后，无复发

四、多点减张

【病例 1】　真皮小切口多点减张

右大腿近端后方 UPS，同时患有脊髓运动神经原病。10 年间做了 11 次手术和 2 次放射治疗，特别是近年来多次复发手术而长期卧床不起，来院时为切口仅愈合 1 个月又见复发。MRI 显示腘绳肌广泛受累，皮肤残留大量的瘢痕和纤维化。

外科设计思路：复发、累及组织和瘢痕虽然广泛，但仍局限在大腿的后间室区域，可行保留坐骨神经的全部后方组织切除。大量皮肤缺损可行腓肠肌皮瓣逆行转位覆盖。实际操作中肿瘤切除后两侧的皮肤弹性尚可，臀下横纹的部分切开，双侧游离形成侧方三角皮瓣，缝合后多点减张，一期愈合。随访 4 年，无复发，步行满意，为其他疾病的治疗提供了条件（图 4-4-8）。

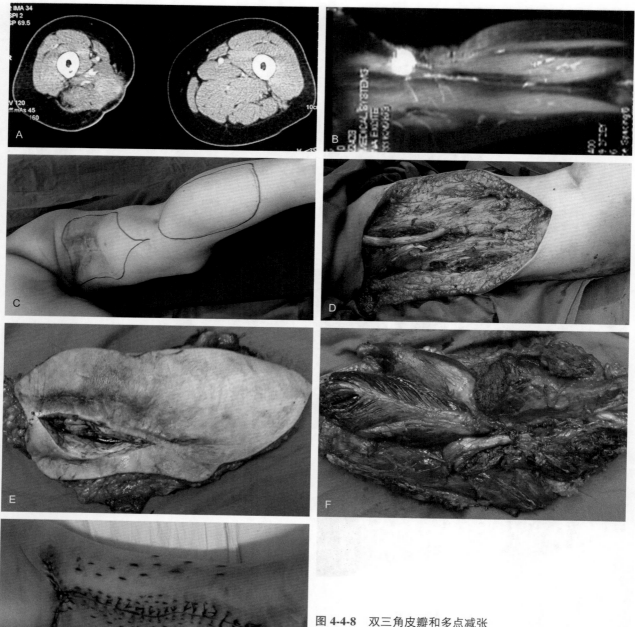

图 4-4-8　双三角皮瓣和多点减张

A、B. 影像检查提示肉瘤侵犯几乎全部腘绳肌；C. 瘤区和设计的切口；D. 肿瘤切除，仅保留坐骨神经；E、F. 标本；G. 多点减张

讨论

（1）一期闭创：就创面的闭合而言，简单、安全而有效的方法是最好的。恶性肿瘤生存第一、功能第二，高质量的生存是永远的追求而无止境。

（2）成功闭创：复杂创面的闭合是一个综合能力的体现，需要不断地努力提高。而再完美的修复，都需要建立在对局部复发的有效控制之上，屏障切除将带领冲出沼泽，呈现良好的局部控制。

（3）安全简单闭创：恶性肿瘤切除后的创面覆盖以简单、安全、解决问题和快速为好，而不拘形式。避免炫耀技法，过度修复。

（张如明）

参考文献

[1] 张如明. 软组织肉瘤手术治疗中的修复重建问题 [J]. 中国实用外科杂志, 1997, 17:326-328.

[2] Townley W A, Mah E, O'Neill A C. Reconstruction of sarcoma defects following pre-operative radiation: free tissue transfer is safe and reliable[J]. Journal of Plastic, Reconstructive & Aesthetic Surgery, 2013, 11(5): 1575.

[3] 张如明. 软组织肉瘤外科治疗中的创面修复 [J]. 中国实用外科杂志, 2007, 27(4): 335-337.

[4] Rashid H, Hafeez K, Abbas K. Use of distally based random flap in the management of soft tissue defects in upper two thirds of leg[J]. Journal of the Pakistan Medical Assoc, 2014, 64 (2): 15-18.

[5] López J F, Hietanen K E, Kaartinen I S, et al. Primary flap reconstruction of tissue defects after sarcoma surgery enables curative treatment with acceptable functional results: a 7-year review[J]. BMC Surgery, 2015, 15: 71.

[6] Cui H, Xiao H, Kuile H E, et al. V-Y advancement of medical gastrocnemius muscle flap for repairing soft tissue defects in middle and lower segments of anterior tibia[J]. Chinese Journal of Reparative & Reconstructive, 2016.

第四章

第五章
肌肉与软组织肉瘤的特殊关系

内脏司生，而四肢司存。肉瘤以四肢为高发，人体质量的 48% 是肌肉，源于肌肉或侵犯肌肉是 STS 主要表现形式，几乎每一例都与肌肉有关系。临床既要考虑如何切除干净，也要同时考虑所保留肢体的功能。

当屏障切除获得理想切缘后，恢复功能的意愿凸显。保肢和保功能是两个概念，单纯强调后者将造成大量复发，完全舍弃功能的做法又失去了保肢治疗的初衷。客观的取与舍，理性的保留与重建相结合是大道[1,2]。

第一节　与肉瘤有关的肌肉解剖

一、肌腹的天然屏障结构

1. 纤维组织横向包被

（1）纤维组织层层包裹：从肌纤维到肌束层层被纤维组织包裹，成为肉瘤屏障的最基本单位[3]。肌肉的屏障作用主要表现在横向，肌内膜（endomysium）、肌束膜（perimysium）直至肌外膜（epimysium）层层叠嶂，使得肉瘤的横径永远比纵径小，跳跃性灶几乎都是纵向的（图 5-1-1）。

（2）编织状双向抵御：肌内这些层峦叠嶂的屏

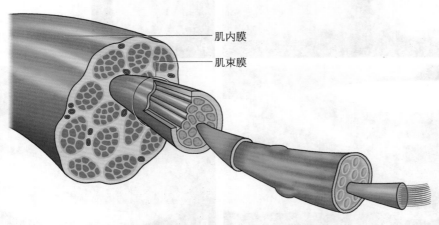

肌内膜

肌束膜

图 5-1-1　层层纤维组织包裹着肌肉、肌束和肌纤维

第五章

障向内约束着原发于肌内的肉瘤生长和向外发展；向外阻挡外来各种侵袭，它们会层层以身殉职，成为人体防御能力的一部分（图5-1-2）。

　　2.纵向无障碍

　　（1）纵向无障碍：四肢肌肉的肉瘤以长梭形多

见，可能与肌纤维都是纵向的，除了横向的血管和神经之外，横向障碍结构完整，而纵向无屏障（图5-1-3）。

　　（2）横向多结节：主瘤体之外的横向小瘤节可能与肌肉的营养神经、血管通道有关。

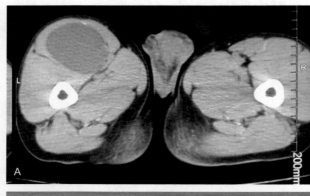

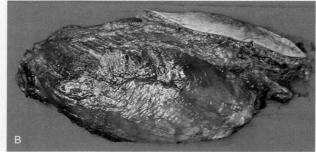

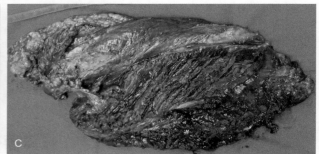

图5-1-2　肌肉包裹约束肉瘤于肌内

A.CT显示股内侧肌内黏液性脂肪肉瘤，肌纤维被层层侵蚀、瘤化和挤压变薄，但仍然顽强地约束着肉瘤；B、C.标本可见无任何肿瘤外露

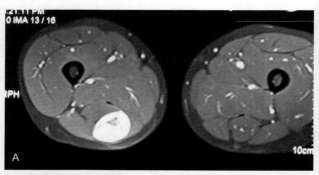

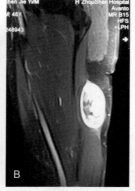

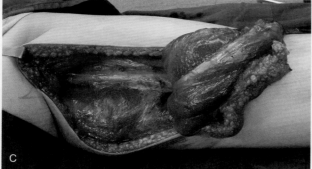

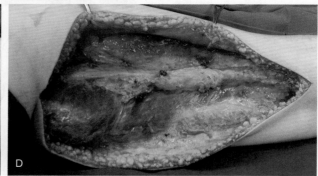

图5-1-3　肌内肉瘤长梭形多见

A.股二头肌内黏液性纤维肉瘤界限清楚，即使浅层也仍在肌膜内；B.长轴生长超过了横轴，两端的喙状瘤体提示继续向长轴松弛区推进；C、D.术中获得证实

3. 肌束内横向屏障作用不强

(1) 肌内切缘不成立：由于肌纤维之间的结缔组织菲薄，应看作显微镜下概念。因此，肌内各级屏障结构不能作为肉瘤屏障对待。普遍应用的是距离性切缘，不可能摒弃肌内切缘，肿瘤细胞的边缘就变成了人为设定，高的复发率可能与其有密切关系。

【病例1】 肌束内肉瘤畅通无阻

左大腿前外侧恶性神经鞘瘤，8.5 年内做了 11 次切除术，包括非计划切除和距离切缘为标准的切除。辅助治疗包括 1 次放射治疗和 6 轮化学治疗，另有一些说不清的植入性治疗。早期复发间期稍长，后来不超过 4 个月，特别是经放射治疗后（总共 40 次，剂量不详），仅 20 天即见复发。

按照屏障原则切除了股四头肌和股二头肌，以及其相应皮肤，半腱肌前移固定于髌骨外缘。裸露区游离植皮。术后 11 个月复查，无复发，无转移，无辅助行走沪复查。术后 19 个月大腿外侧复发伴腹股沟区转移而截肢。而后 2 年双肺转移，患者死亡（图 5-1-4）。

分析多次复发原因应该是肌内切除，达不到一个相对安全的边界使然。屏障切除后获得了超过 1 年以上无瘤生存，复发间期是历次最长的。

(2) 横向切除要超过 3 cm，肌纤维之间屏障作用本就不强，复发后自然结构被手术破坏后屏障作用更弱。不能整束切除的肌肉，应该在肉瘤边缘外不少于 3 cm，如处理股中间肌。切除的范围不够，致使肉瘤横向发展，而且瘤节都与切口瘢痕有关，即使组织学报告切缘未见到瘤组织。

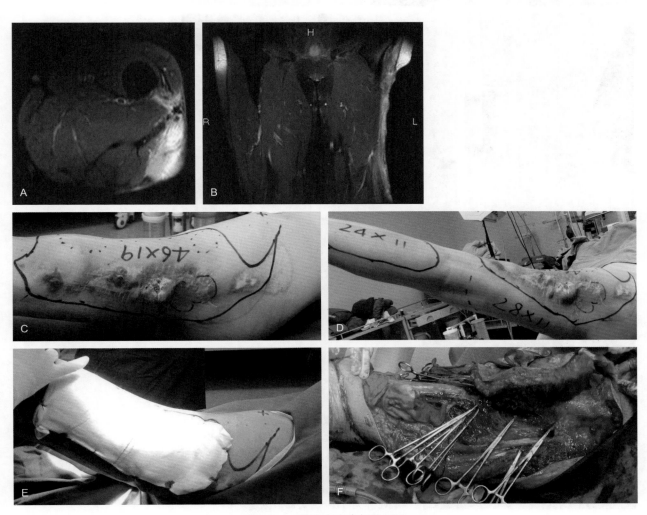

图 5-1-4　肌束内肉瘤畅通无阻

A、B. MRI 显示肌肉内、外多处肉瘤；C. 左大腿前外到后外侧肌内和皮肤多发瘤节、瘢痕及纤维化；D. 拟切除的皮肤范围和修复设计；E. 术前封闭瘤区；F. 寻找屏障，在屏障外切离

第五章

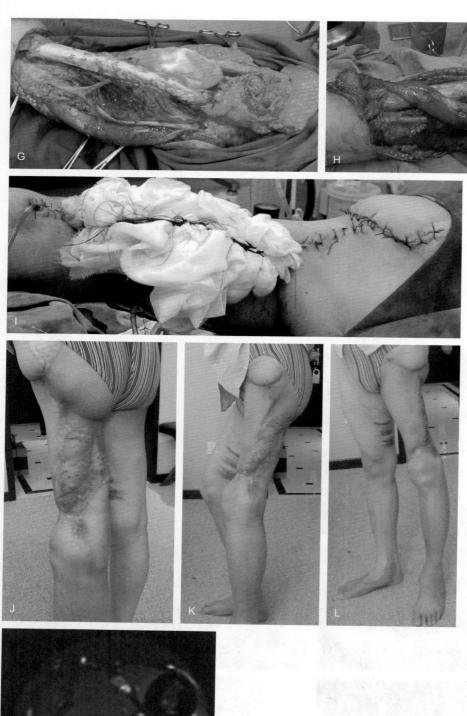

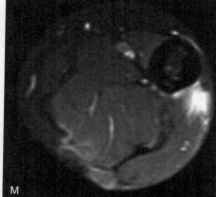

图 5-1-4（续）

G. 股四头肌和股二头肌范围全部起止点切除，还包括臀大肌的下半；H. 内收肌群和残留腘绳肌向前、外方包裹股骨干；I. 关闭所有创口，肌肉表面皮片移植；J. 全部愈合；K. 站立和行走前方稳定；L. 髋、膝完全伸直；M. 术后 17 个月大腿后方复发

【病例 1】 肌内切除造成瘤节累累

左大腿前内侧肉瘤，从第一次手术切除到本院接诊 2 年 5 个月，共做了 4 次切除手术，组织学诊断从低度恶性梭形细胞肉瘤到滑膜肉瘤再到恶性神经鞘瘤。第 3 次手术前经新辅助化学治疗，术后继续共 6 轮，化学治疗结束 1.5 个月后再次复发。第 4 次手术记载肉瘤与股血管和骨干有粘连，并有肌肉切除，组织学报告切缘未见到瘤组织。术后 5 个月来诊已经是瘤节累累了（图 5-1-5）。

（3）分析

1）术者缺乏肉瘤与肌肉之间关系的认识，始终在肌内操作，造成肉瘤在肌肉内、外、纵、横泛滥。术者也陷入泥沼，不能自拔。

2）盲目的肌肉保留似乎有利于功能，短期复发得不偿失。

3）仅在原基础上做近屏障切除后，获得的近期疗效已经超过原复发间期的 3 倍。

二、起止点的屏障结构

1. 肌肉 / 肌腱链接　肌纤维的末端增厚与肌腱的胶原纤维连接，形成了肌和腱的移行。

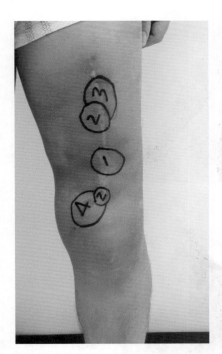

图 5-1-5　复发的瘤节位于股内侧肌、股中间肌和股直肌

2. 肌腱 / 骨连接　肌腱是靠 Sharpey 纤维穿过骨膜包埋于骨。腱性的止点具有屏障作用（图 5-1-6）。而肌性起点多宽阔，缺乏骨膜结构，此处肉瘤易侵犯骨组织（图 5-1-7）。

三、肌肉的分层排列

1. 分层排列　在四肢、膝和肘以远的肌肉有分层排列的特点，如小腿三头肌和前臂的掌侧屈肌。这种分层排列有利于切缘的分辨和选择，从而演化出了重要的分层切除术式（详见前臂章）。

2. 长短排列　四肢肌群还有长短之分，如大腿

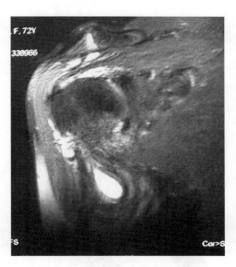

图 5-1-6　腱性止点的阻挡作用

肱二头肌内液状坏死，近肌腱处逐渐变窄呈喙状

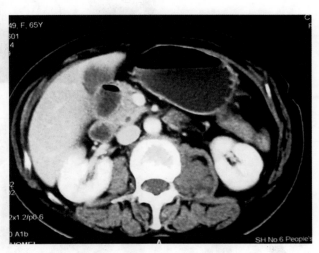

图 5-1-7　肌性起点无屏障作用

左侧腰大肌的肌纤维母细胞肉瘤侵犯椎体和横突

内侧和前臂背侧等，可以根据肉瘤的不同位置，分别设计术式。

四、肌肉的叠瓦式排列

多肌并列呈叠瓦式排列，重叠部分互相形成阻隔，近端密而远端稀疏，也是膝、肘以远的肌肉排列方式之一，如前臂桡侧三块肌肉。近端的屏障作用优于远端。在相当的一段时间内屏障作用完整，直到肉瘤的伪足伸入间隙，固有的屏障被破坏，深部新的屏障后继。对于后继的屏障也可以采用 PET-CT 测定 SUV-MAX 值的方法来帮助确定[4]。

第二节　与肉瘤治疗相关的肌肉生理

人类生活在引力场中，所以产生了肌力，运动来源于中枢通过神经对肌肉的支配，从而使四肢得以运动。肌肉和神经是产生运动的一对关键因素，神经的修复并不能使肌肉再生，肌肉的缺失使运动神经无用武之处，肌肉的调配作用凸显。重建动力的来源众多，肌力的平衡术是本专业的重要内容之一。

一、肌动力的重叠配置

1. 大量的协同肌　四肢肌肉倾向于肌组的形式，肌组成员总体运动方向即近似又各有侧重。因此有主动肌和协同肌之分，与其功能相反的称拮抗肌。肌肉功能重叠、兼项和多肌功能相似等特点，使得损毁的功能可以充分相互弥补。如肱二头肌、肱肌和肱桡肌等都不同程度地具有屈肘功能，但又各有侧重。当肱二头肌切除后即使是主力屈肘和旋后肌，也不需要重建。

2. 肌力的增长　大量的协同肌或主力肌切除后，遗留肌肉可通过主动的锻炼和被动的训练，完全替代主动肌的功能。这项能力为肉瘤治疗提供了极大的方便（图 5-2-1）。

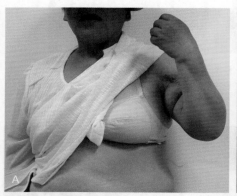
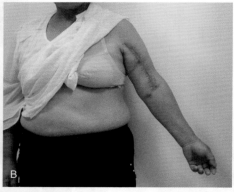
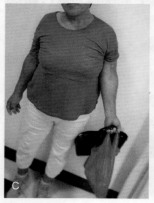
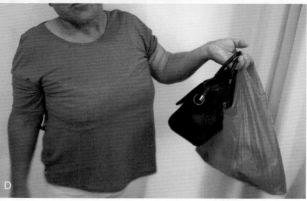

图 5-2-1　单纯肱二头肌切除
A. 屈曲肘关节；B. 伸直肘关节；C、D. 负重

二、肌动力的动态变化

肌力主要指张力和动力。除了失神经支配，肌肉本身的诸多状况也影响着肌力的强弱。

1. 肌动力的增减

（1）肌力下降：废用、制动、起止点的切断和间距缩短或肌本身的损毁等，将使肌力明显下降甚至消失。

（2）肌力增加：主动运动会使肌力增长。肌组内的肌肉部分被切除或调配后肌力会明显降低，但经过训练，肌力会明显增长，从而全部或部分完成原来的动作。

（3）等长收缩：肌肉收缩但长度不变，也无关节运动时称等长运动，对维持肌张力有重要作用。

（4）等张运动：要出现关节的运动，潜力无限。在正常的肢体运动中改变位置和维持位置，两者相辅相成。

2. 肌张力的适度维持　肌肉在起、止点间的长、短、松、紧，与作用力的发挥及其产生的效果密切相关。

3. 肌肉的附丽　肌肉的起止有肌性、腱性和混合性。以附丽于骨为主，像蚓状肌起于指深屈肌的为数极少。

三、肌力方向的改变

肌作用力的方向主要依赖起止点的位置，要满足关节各种运动方向的需要。起止点的任何位移，都可以或多或少地改变肌力的方向，从而改变关节被驱动的方向。利用这一特点可以在肉瘤切除后，对损毁的功能进行肌力再平衡，以弥补缺失。

1. 肌力的替代

（1）协同肌间的替代：相互原始的作用方向一致，平行转位方便且训练容易，年轻成人大多在2个月左右基本可以完成替代任务，年长者时间延长。

（2）拮抗肌间的替代：拮抗肌间替代后，运动周期的完全建立耗时较长，需要3~6个月，有的人可能还需更长时间。

（3）中间状态的替代：90°转位，介于两者之间，如大收肌替代伸肌。

2. 平衡原则

（1）首选主要协同肌，肌腹较大的，以此递减。

（2）最后选择拮抗肌，基本原则是屈肌代替伸肌，反之很少见成功报道。

（3）转位肌要直线行走，保护转位肌的动力营养。

（4）操作由简到繁，功能恢复由短到长。

第三节　肌内肉瘤的切除

肌肉与肉瘤的关系可能有三方面：①肌肉原发。②周围侵犯。③转移。治疗方法也各异。

一、束状肌的全肌切除

当肉瘤位于肌内，周围屏障结构完整时，周围结构完整切除自不必说，但是要坚持肌肉起止点的切除，医师和患者心里都有障碍，顾忌点无非是切口长，然而是必要的。

1. 全肌切除

（1）肌内肉瘤：肌筋膜完整，无浸润，即使肌肉很长，肉瘤较小时也应全肌切除。

（2）大量的断头、断尾或中段肌切除成为复发的重要原因，以至于多次切除、多次复发。再次手术时必须全肌切除。

（3）肉瘤一系列生物学行为提示，对于绝大多数的束状肌，起止点单一规则者都需要做整束肌肉切除。

2. 选择性切除

（1）腱性止点：以较长的腱性结构为附丽的肌肉，可以选择在腱性部分切除，保留部分肌腱。临床发现，真正发生在肌腱的肉瘤很少。

（2）肌性止点：酌情应做包括附丽处骨的一并切除。

第五章

二、阔肌的广泛切除和全切除

1. 阔肌的位置

（1）躯干：人体的阔肌主要位于躯干，上部与肉瘤关系紧密的主要是斜方肌、胸大肌、背阔肌等，下部主要是三层腹壁肌肉。

（2）移行部：位于肩胛带的三角肌和骨盆带的臀大肌。这些肌肉虽然也有束状肌的特点，仍将其看作阔肌。

2. 阔肌的特点

（1）肌肉：扁薄，肌腹宽阔，面积大，具有广泛的起止点，常多源血供。

（2）功能：均非生命或生活所必须。

（3）全肌切除不适宜：当肉瘤偏居一隅时，不适宜做全肌切除。

3. 切除原则

（1）血供系统切缘：肉瘤位于臀大肌两端时，可按臀上血管供给的臀大肌上半切除和臀下血管供给的臀大肌下半切除。

（2）距离切缘：鉴于肌肉纤维的横向阻力大于纵向，肌腹的切除按照肌纤维的方向处理，横 3 cm 纵 5 cm 的广泛切除比较合适。如腹壁肌肉、斜方肌和背阔肌等。

（3）深层屏障切除：由于阔肌的某些部分更显菲薄，认真读片很重要，必要时做深层组织切除。

（4）全肌切除：全肌切除可以使复发机会降到最低，如三角肌和胸大肌。胸大肌的全部切除对功能影响不大。成年人单纯臀大肌切除后的跛行是可以接受的。三角肌全部切除后功能重建与否，对肩关节的功能状态影响明显（外展很难超过 70°~80°）。斜方肌下移，可使肩外展和前屈功能恢复近正常。

4. 典型病例　见图 5-3-1~ 图 5-3-5。

【病例 1】　阔肌的部分切除

（1）病例介绍：右侧背阔肌未分化多形性肉瘤，不同平面浸润深度不同，包括前锯肌。

（2）再次手术设计和疗效评价：做起点以下的大部切除，远端距离肉瘤约 6 cm，深部的切缘在肋骨表面。术后理论切缘和标本切缘均阴性。术后随访 20 个月，无复发，无转移。其间曾因结肠癌而行腔镜切除（图 5-3-1）。血供的末梢，复发机会相对较小。

【病例 2】　残留胸大肌全切除

（1）病例介绍：左胸大肌内脂肪肉瘤，5 年内行 3 次切除术均复发。来诊见胸大肌的外端残留部再次复发。

（2）再次手术设计和疗效评价：行胸大肌的远端和止点彻底切除后，随访 6.5 年未再复发（图 5-3-2）。残留部分距离供血血管很近。

【病例 3】　三角肌全切除

（1）病例介绍：左三角肌中部纤维肉瘤，术后 3 周切口下方复发。

（2）再次手术设计和疗效评价：原切口位于三角肌中部，做三角肌全切除，外展功能重建 1 年后无复发（图 5-3-3）。三角肌内血供丰富，交通支众多。

上篇

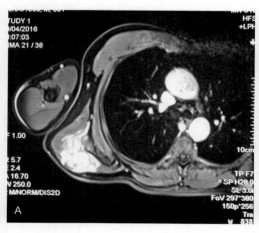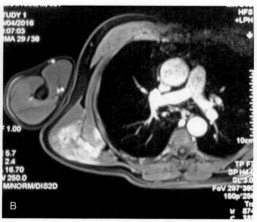

图 5-3-1　背阔肌 UPS 切除

A. 肉瘤位于背阔肌内；B. 前锯肌侵犯

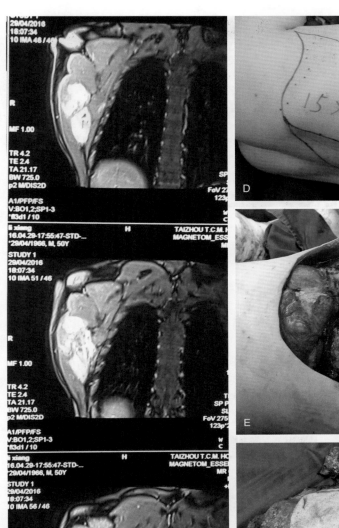

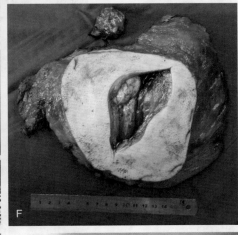

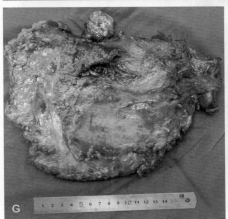

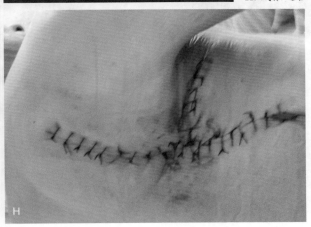

图 5-3-1（续）

C. 不同平面侵犯的深度不同；
D. 切口设计按照背阔肌走行；
E. 紧贴肋骨切除包括前锯肌，近端肉瘤包裹在肌内，中下部已经贴近肋骨；F. 标本剖开；G. 深面切缘为正常组织；H. 减张缝合

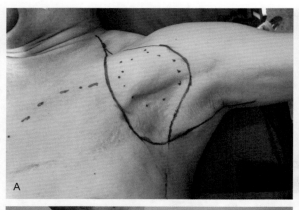

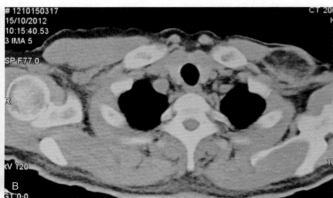

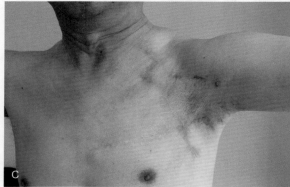

图 5-3-2　残留胸大肌脂肪肉瘤切除

A. 3 次术后，残留的远端复发；B. CT 显示肉瘤仍位于肌内；
C. 残留部分到止点全部切除后 5 年无复发

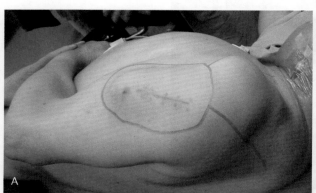

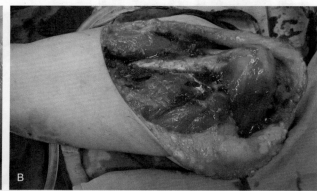

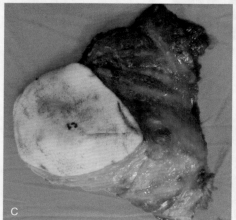

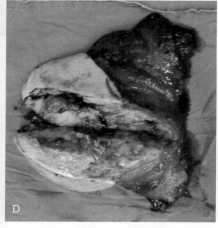

图 5-3-3　中部肉瘤三角肌全切除

A. 原切口；B. 三角肌全切除；
C. 包括皮肤的全三角肌标本；
D. 标本剖开肉瘤广泛

【病例4】 三角肌全切除，斜方肌下移，外展功能重建

（1）病例介绍：女性，61岁。左侧三角肌后份恶性神经鞘瘤，局部切除后确诊，再次瘤床切除。

（2）再次手术设计和疗效评价：腋神经从三角肌后缘入肌，必须做包括神经血管束的三角肌全切除，斜方肌下移外展功能重建。术后2个月功能恢复正常。随访4年，无复发，无转移（图5-3-4）。

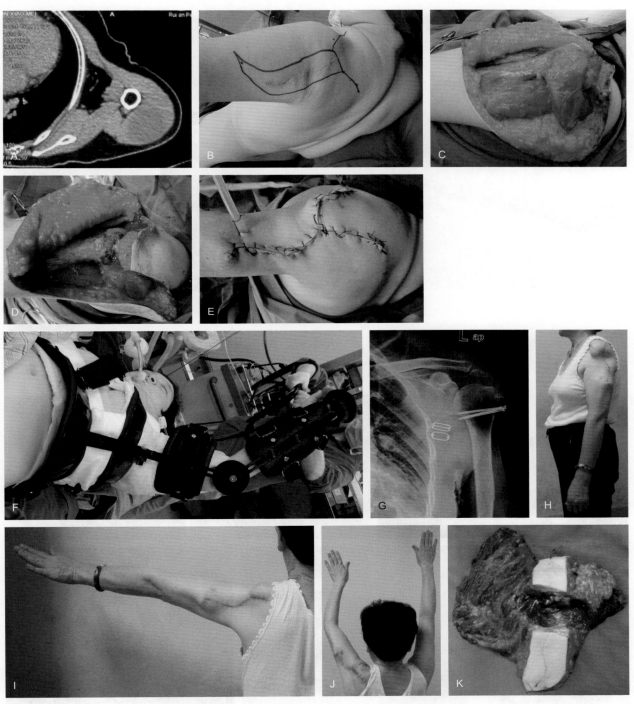

图5-3-4 三角肌切除，斜方肌下移

A. 原始MRI显示三角肌后半肉瘤，肌肉包裹完整；B、C. 局部切除后切口；D. 包括皮肤的三角肌全切除；E. 斜方肌携带皮肤同时修复缺损，空心钉固定肩峰骨块；F. 外展支架固定6周；G. 复查的X线片；H. 外观欠佳；I. 水平外展；J. 上举近正常；K. 标本剖开，肌内残留

【病例5】 单纯三角肌全切除后无功能重建

女性，45岁。右侧三角肌中部黏液性纤维肉瘤，单纯三角肌全切除后9个月，上肢外展基本是肩胛胸壁间关节的滑动，肩胛骨的携带，而盂肱关节的主动运动微弱（图5-3-5）。与病例4斜方肌移位后的功能相差明显。

三、阶段性多起点组合型肌束的切除

1. 原发　腰大肌多见。

【病例1】 腰大肌阶段性切除

（1）病例介绍：女性，64岁。左侧腰大肌内肌纤维母细胞肉瘤。

（2）再次手术设计和疗效评价：行腰大肌阶段性切除L$_1$椎体侧壁切除，自体肋骨植骨。随访3年，无复发，无转移，无痛（图5-3-6）。

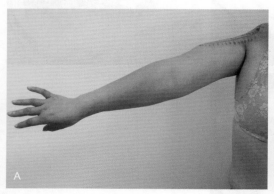
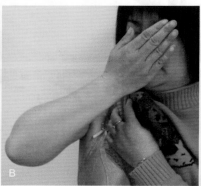
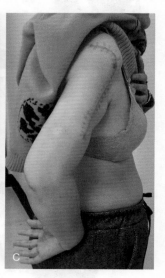

图 5-3-5　单纯三角肌切除后功能
A. 耸肩式外展；B. 前屈和上举；C. 内旋和后伸

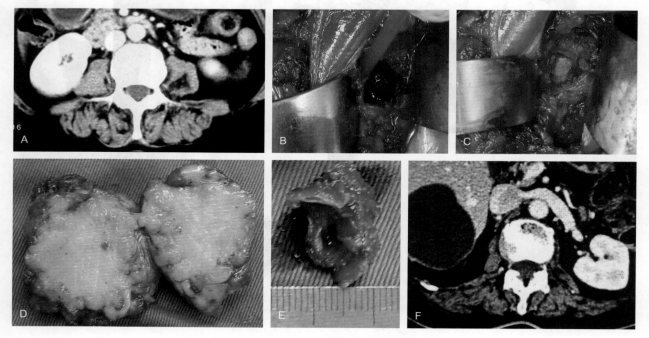

图 5-3-6　腰大肌纤维母细胞肉瘤切除植骨
A. CT 显示腰大肌纤维母细胞肉瘤，肌肉包裹完整；B. 腰大肌切除，椎体侧壁受累；C. 椎体侧壁切除，植入自体肋骨；D. 标本剖开；E. 切除的椎体；F. 随访3年，无复发，无转移

2.继发　骶棘肌多见。

【病例1】　骶棘肌节段切除

女性，58岁。会阴部上皮样肉瘤，行3次手术后7个月，发现背部结节。CT提示骶棘肌内多发瘤灶，考虑多发肌肉转移，切除后获得病理证实，骶棘肌两处瘤灶全为上皮样肉瘤转移灶（图5-3-7）。

3.治疗推荐

（1）阶段性多起点组合肌不管是原发还是继发，全肌切除几乎是不可能的，可以考虑部分切除加放射治疗或新辅助放射治疗。

（2）切除范围：瘤节两端5 cm以上全肌腹切除之外，可以考虑切除起点处的骨皮质。

四、发生于肌间隙肉瘤的相邻肌切除

1.肌间隙肉瘤　发生于肌间隙的肉瘤切除范围，视与周围肌群的关系而定。复发后者多因以前的手术干扰，使浸润范围加大，而应在粘连的范围之外寻找屏障，轻微粘连招致的复发也屡见不鲜。粘连组织常提示自然屏障结构已经遭到破坏是肉瘤

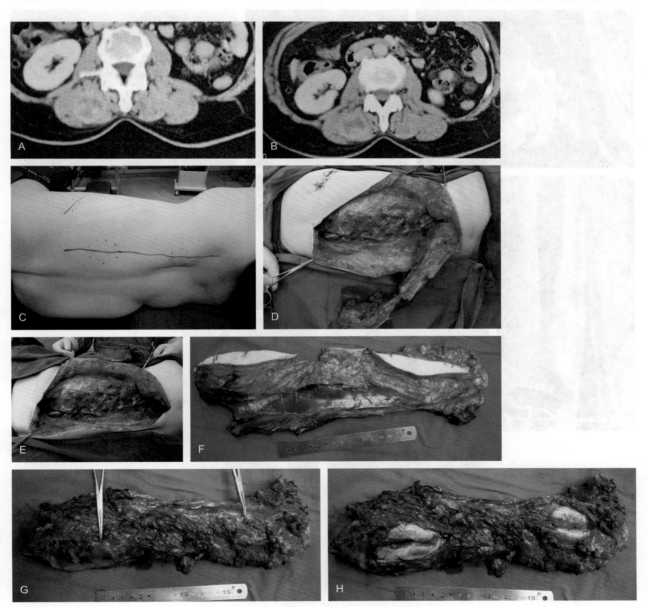

图5-3-7　骶棘肌内多发转移肉瘤切除

A、B.CT显示骶棘肌内多平面肉瘤改变；C.3处病灶；D.骶棘肌内瘤灶连续切除；E.创面；F.标本；G.两处瘤灶均在肌内包裹；H.剖开显示肉瘤

浸润的表现，与放射治疗后复发的局部表现类似。因此，相邻累及肌的切除是必要的。

2. **血供神经受累**　除了肌肉受累之外，当肉瘤与周围的神经、血管或骨关系密切时，应该考虑同时切除，企图用放射治疗弥补是不合理的（详见收肌管肉瘤）。

五、肌内的转移

发生在主干血管附近的肉瘤多次手术后，可能会出现附近肌肉的多灶性转移或多肌束转移。保肢困难。

【病例1】　保留内侧神经和血管间隙，上臂后侧半切除

男性，60岁。7年间因左肘内侧黏液性纤维瘤做了4次切除术和1次化学治疗，再次复发。肘内侧多发结节，影像显示血管间隙肉瘤多肌多灶转移。保留肱动脉切除全部肱三头肌和肱肌。标本显示多肌内多瘤节（图5-3-8）。以选择截肢为妥。

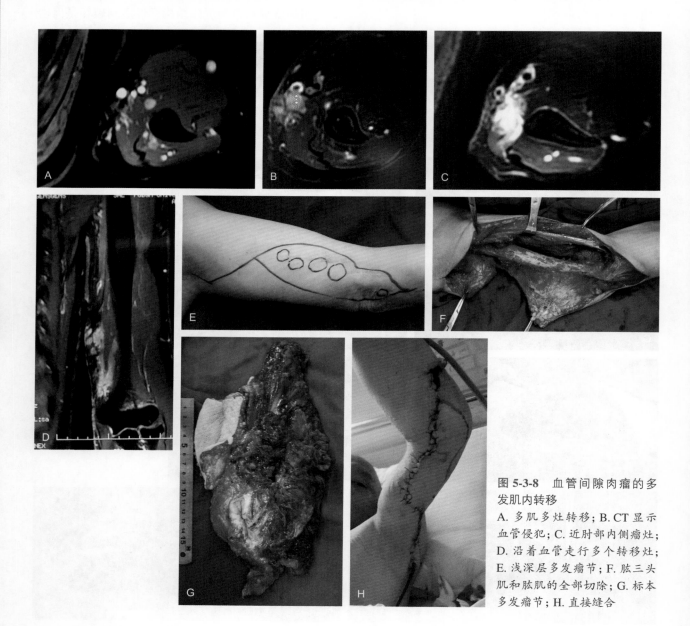

图5-3-8　血管间隙肉瘤的多发肌内转移

A. 多肌多灶转移；B. CT显示血管侵犯；C. 近肘部内侧瘤灶；D. 沿着血管走行多个转移灶；E. 浅深层多发瘤节；F. 肱三头肌和肱肌的全部切除；G. 标本多发瘤节；H. 直接缝合

第四节　受累肌肉切除后的功能状态

一、残留的功能状态

1. 无须重建类

（1）姿态性畸形：如斜方肌切除可出现塌肩，臀大、中肌切除后出现的跛行等，对基本生活需求影响不大，而常用的矫形方法对于成人效果较差，一般不用重建。

（2）肌力下降：如切除肱二头肌、前臂屈侧浅层肌后所致的力量下降无须重建，通过康复训练会逐渐增强。

（3）重力代偿：如腘绳肌和大腿内收肌等。

2. 必须重建类
肌力失衡造成严重的功能障碍，如腓骨长、短肌切除的足内翻，拇长屈肌切除的拇指捏持不能等必须重建，否则基本生活需求受到影响，也会干扰生活信心。

二、动力功能重建方法

1. 肌腱转位
利用四肢动力重叠配置的解剖基础，调配一定的动力到因肌肉的切除而丧失动力的部位，重新达到动力平衡。本法借用了小儿麻痹后

遗症的肌力平衡方法，虽然应用到成年人，同样取得了理想的疗效[5, 6]。具体可参见相关章节。

2. 关节固定
运动某关节的肌肉被切除后，可以利用固定该关节的方法，使动力传导得以延长，虽然灵活性消失但稳定性增强，运动主体不受影响，踝关节和腕关节使用最多。

3. 关节固定结合肌腱转位
为了更多地恢复功能，可以将关节固定和肌腱转位相结合。如踝关节固定后胫骨后肌前移代拇长伸肌和趾长伸肌，如此可以兼顾踝关节的稳定和前足的下垂。

三、需要功能重建的受累肌肉一览

在设计肉瘤切缘的同时要评估肌力的缺失，一并规划动力平横的方案。表5-4-1罗列了全身需要重建动力的肌肉和肌群，供临床参考。

需要重建平衡的仅占1/3，其余2/3单纯切除后仅表现为形态的改变，力量的下降和可以接受的功能异常，经过一段时间的功能康复，肌力会增强，适应性会提高，功能状态会明显改善。

表 5-4-1　四肢肌肉切除后需要功能重建的情况和方法

肌肉名称	起点	止点	功能	切除后功能障碍	协同肌肉（代偿）	重建供肌
上臂						
肱二头肌	长头－肩胛骨盂上结节 短头－肩胛骨喙突	肌腱－桡骨粗隆 腱膜－前臂筋膜	肩关节前屈、肘关节处屈、前臂旋后	屈肘弱	超越肘关节抵止的肌肉	在其他前臂旋后肌存在的情况下，不用重建
肱肌	肱骨前面下半部	尺骨粗隆	上臂向前臂靠拢			
肱三头肌	长头－肩胛骨盂下结节，外侧头－肱骨体后面桡神经沟外上方，内侧头－桡神经沟的下缘	尺骨鹰嘴	前臂于肘关节处伸、上臂在肩关节处伸	伸肘弱，节律改变	肘肌，前臂超越肘关节抵止的伸肌	背阔肌（尽量）
前臂						
指深屈肌	尺骨前面和前臂骨间膜	第2~5指远节指骨基底	屈腕关节、屈掌指关节和第2~5指近及远侧指间关节	远端指间关节屈曲不能	无	桡侧和尺侧屈腕肌，掌长肌，指浅屈肌

（续表）

肌肉名称	起点	止点	功能	切除后功能障碍	协同肌肉（代偿）	重建供肌
拇长伸肌	尺骨后面中 1/3 和前臂骨间膜	拇指远节指骨基底	伸拇指末节	屈拇畸形	无	掌长肌，指浅屈肌
手						
大鱼际肌						
拇短展肌	腕横韧带和舟骨	拇指近节指骨底外侧缘	外展、屈拇指，对掌	对掌不能		掌长肌、指浅屈肌移位
拇短屈肌	腕横韧带、小多角骨和第二、三掌骨基底	拇指近节指骨基底掌面				
拇指对掌肌	腕横韧带和大多角骨	第一掌骨桡侧全长				
拇收肌	腕横韧带、头状骨第三掌骨掌面	拇指近节指骨基底	内收和屈拇指			
大腿						
股四头肌						
股直肌	髂前下棘和盂上结节	4 个头合成一条肌腱包绕髌骨，往下延成髌韧带止于胫骨粗隆	股直肌－收缩大腿髋关节屈整体收缩－小腿在膝关节	伸膝不能	髋关节前屈协同：髂腰肌、缝匠肌、股直肌、耻骨肌、阔筋膜张肌 伸膝协同：缝匠肌	伸膝重建：股二头肌、股薄肌、大收肌、半腱肌和半膜肌
股中间肌	股骨体前面					
股外侧肌	股骨大转子的内下缘和粗线外侧唇					
股内侧肌	股骨转子间小转子半和粗线内侧唇					
小腿						
胫骨前肌	胫骨体上 1/2 外侧面	楔骨内侧面和第一跖骨基底	足在踝关节处背屈、足内收和内翻	马蹄足	趾长伸肌、蹰长伸肌	胫骨后肌
小腿三头肌						
腓肠肌	内侧头：起自股骨内上髁后面；外侧头：起自股骨外上髁后面	三肌形成跟腱止于跟骨结节	小腿在膝关节屈	跖屈无力	胫骨后肌、趾长屈肌、蹰长屈肌、腓骨长/短肌	胫骨后肌或踝关节固定
比目鱼肌	胫骨的腘肌线和腓骨后面上部 1/2		足在踝关节处跖屈			
腓骨长短肌	腓骨外侧面	长肌肌腱：经足底，止于楔骨和第一跖骨底；短肌肌腱：第五跖骨底	足外翻，维持足弓	足内翻	无	跟腱固定 胫骨前肌 踝关节固定

注 1：拇长屈肌的功能解剖和重建动力基本同于指深屈肌。

注 2：肱二头肌和肱肌同时切除后应酌情重建屈肘功能。

注 3：前臂伸肌几乎无法替代屈肌。

注 4：多头束状肌：如肱三头肌和股四头肌，肌腹看似宽阔实则由多条束状肌组合而成，全程有分有合。在切除和重建时也要渗入这种考量。

（张如明 徐 宇）

参考文献

[1] 张如明 . 软组织肉瘤手术治疗中的修复重建问题 [J]. 中国实用外科杂志 , 1997, 17: 326-328.

[2] 张如明 . 动力重建技术 [M]// 张如明 . 软组织肉瘤现代外科治疗 . 2 版 . 天津 : 天津科学技术出版社 , 2010: 169-172.

[3] April E W. Clinical Anatomy[M].3rd ed. New York: Lippincott Williams&Wilkins, 1997: 15-22.

[4] Yokouchi M, Terahara M, Nagano S, et al. Clinical implications of determination of safe surgical margins by using a combination of CT and 18FDG-positron emission tomography in soft tissue sarcoma[J]. First Online, 2011.

[5] Fischer S, Soimaru S, Hirsch T, et al. Local tendon transfer for knee extensor mechanism reconstruction after soft tissue sarcoma resection[J]. Journal of Plastic Reconstructive & Aesthetic, 2015, 68 (5) : 729 .

[6] 张如明 , 张允祥 , 马育林 , 等 . 肌腱转位和皮瓣或肌皮瓣重建四肢软组织肉瘤术后功能 [J]. 中国医学文摘 · 内科学 , 1993, 14: 373-376.

第五章

第六章
复发性软组织肉瘤合并骨侵犯

在一些特定的情况下 RSTS 可以侵犯骨，这种情况与骨原发肿瘤有明显区别。骨侵犯由来已久，充分认识其发生的相关过程和涉及的内容，从而提炼出早期且准确的诊断方法，切实可行的、疗效理想和经得起时间考验的重建手段，是本领域的重要课题之一[1-4]。

第一节　复发性软组织肉瘤骨侵犯原因和机制

常见到 STS 虽然巨大，但并不侵犯骨，骨膜的屏障作用不容低估。众多的病例发现，骨侵犯的前提是骨膜屏障作用的弱化[5]。

一、骨膜的结构病理和生理

1. 定义和位置　除关节面、股骨颈、距骨的囊下区和一些籽骨外，包裹在骨表面和管状骨内表面的致密结缔组织称骨膜，在某些软骨未钙化和骨化前存在软骨膜。

2. 结构和功能

（1）骨外膜浅层：以粗大胶原纤维为主，Sharpy 纤维穿入骨皮质，肋骨膜固定在骨上。细胞成分少。

（2）骨外膜深层：细胞成分为主，富含血管，结构疏松，层状排列，紧贴骨。

3. 骨外膜与肉瘤生物学关系

（1）外层：由于以纤维组织为主，屏障作用明显。结构遭到损毁后，Sharpy 纤维有可能成为骨侵犯的原因。

（2）内层：缓冲、生物调节（免疫应答－对瘤细胞的吞噬清除、修复改建）作用。放射治疗后内层消失，全部纤维化。

4. 骨骼机械性承载正常生理

（1）屈服应变：正常骨骼对机械性承载的反应是暂时性的应变。应力持续作用下，骨骼发生永久性、适应性应变。

（2）极限应变：载荷达到极限应力水平时，矿化骨基质将发生断裂，胶原纤维降解，最终发生骨折。

5. 骨疲劳

（1）骨组织疲劳：当骨刚度和力学强度降低继续承载时，能量和应力的传递和分散功能受阻，造成局部应力集中。

（2）骨疲劳晚期：骨基质内出现长 $30\sim100\ \mu m$ 线形微裂隙，最终致使小梁骨折。

6. 瘤－骨界面的组织学改变　从大体标本观察，由表及里侵犯深度不断加深，可表现为：①骨

第六章

膜与肉瘤粘连。②骨膜结构消失瘤化。③骨皮质形变，呈"雨打沙滩"。④骨皮质出现点片状侵蚀，髓腔水肿等反应。⑤骨皮质崩溃、吸收，肉瘤侵入髓腔。⑥病理骨折等。

二、天然屏障作用消失

1. 高分级 STS 侵袭性强　细胞增生活跃，大量的新生血管穿透力强，形成局部浸润。

2. 肌肉起止点屏障作用差　肉瘤原发于肌肉的骨性起点附近，缺乏骨膜成分或薄弱或被 Sharpy 纤维穿透，尤其在肌性起点部位。

3. STS 巨大　巨大肿瘤对骨膜和骨的挤压使得骨膜变薄，逐渐直接压迫骨实质，骨皮质呈蜂窝状。量到质的演变最终导致骨侵犯（图 6-1-1 和图 6-1-2）。

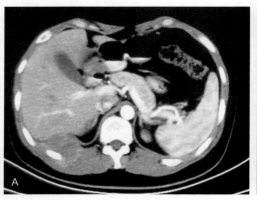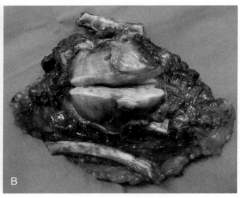

图 6-1-1　右胸壁平滑肌肉瘤包裹和侵蚀 L_{10}
A. CT 显示肋骨侵犯；
B. 肉瘤侵蚀挤压和包裹肋骨

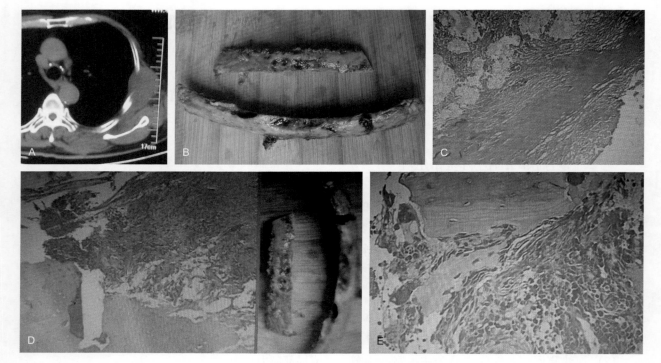

图 6-1-2　胸壁肉瘤对肋骨的挤压和侵蚀
A. CT 显示肋间的纤维肉瘤骨侵犯；B. 标本多处被肉瘤侵蚀；C. 未脱钙骨 40 倍镜下 STS 侵犯板层骨；D. 40 倍镜下肋骨侵蚀和压挤段脱钙后切片；E. 宿主骨结构正常，肉瘤侵入

三、非自然作用下的屏障作用消失

1. 放射治疗　局部放射治疗、粒子植入等使得骨膜纤维化并与肉瘤粘连为一体，屏障作用尽失（图 6-1-3）。

2. 多次手术　邻近骨的肉瘤切除时，手术对骨膜、骨形成干扰，多次手术对骨膜、骨的剥离或刮、切除造成骨本身的防御能力下降（图 6-1-4）。

3. 骨结构创伤　创伤或骨折后，再骨膜化的过程中出现变异。

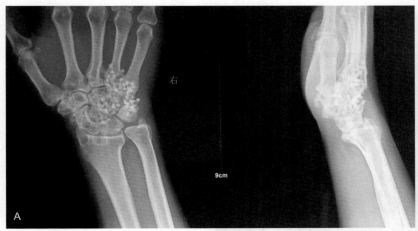
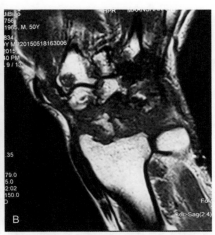

图 6-1-3　腕部腱鞘巨细胞植入放射性粒子
A. X 线平片；B. MRI 显示多骨损害

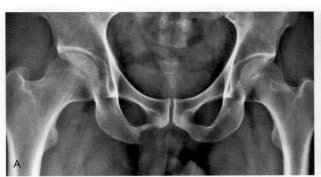
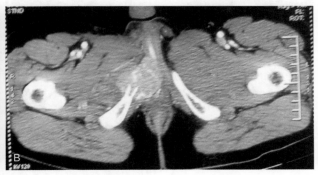

图 6-1-4　坐骨破坏
A、B. X 线片和 CT 显示，多次手术对骨剥离、刮，坐骨支破坏

第二节　骨侵犯的诊断

一、骨侵犯的临床表现

1. STS 病史　局部曾经有 STS 发病，曾经有过手术治疗，或多次手术治疗，或其他方法的治疗史。

2. 出现疼痛　STS 多为无痛性肿块，即使多次复发，与神经无明显粘连，压迫时也无痛。当肉瘤复发伴有固定性疼痛尤其是夜痛时，应怀疑骨受累。

3. 病理骨折　非暴力性或轻微暴力，出现各种类型的骨折。

二、影像学诊断

1. 通过影像获得诊断信息　影像学的使用不应

仅局限在是否有骨侵犯，患者的即时状态，包括局部的和全身的，进一步治疗的选择和预后的评估等均包括其中。

（1）确定存在骨侵犯：局部是否有骨侵犯，当看到骨膜间隙消失、骨压迹、局部骨疏松或致密、骨小梁模糊、骨缺损和病理性骨折等之一时，可以确诊骨侵犯。

1）肱骨侵犯：骨膜水肿，间隙消失（图 6-2-1）。

2）股骨干侵犯：肉瘤与骨皮质紧贴（图 6-2-2）。

3）胫骨侵犯：骨皮质信号改变（图 6-2-3）。

4）跗骨侵犯：MRI 显示大量不规则的高信号（图 6-2-4）。

（2）骨受累的状态：依据肉瘤侵犯程度可表现为：挤压、侵蚀骨膜、骨皮质侵蚀、骨皮质穿透、髓腔破

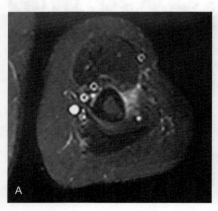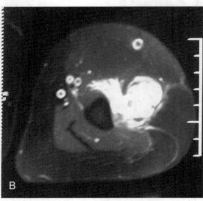

图 6-2-1　右上臂 UPS 2 年，肱骨侵犯
A. 骨膜水肿；B. 骨侵犯

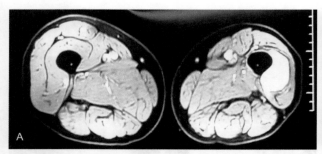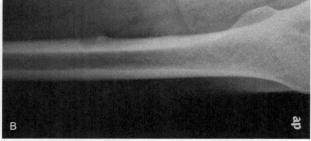

图 6-2-2　左大腿纤维肉瘤术后 3 年，股骨干侵犯
A. MRI 轴位显示肉瘤与骨皮质紧密贴敷；B. X 线片显示骨皮质侵犯

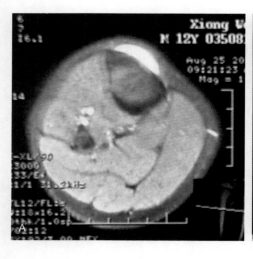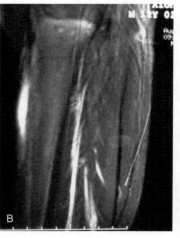

图 6-2-3　右小腿滑膜肉瘤术后 3 年复发，胫骨侵犯
MRI 显示骨皮质侵犯

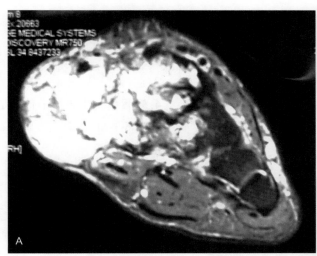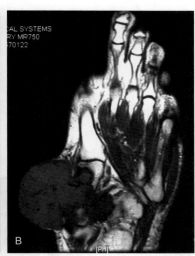

图 6-2-4　跗骨破坏
腱鞘巨细胞瘤跗骨
侵犯

坏、全骨破坏和病理骨折等，受累程度逐步递进。

（3）全身状态的了解：是否并存转移。

2. 影像检查的选择

（1）X 线检查为首选，可以提供骨的整体观和局部情况。历史资料充足，可以充分借鉴。

（2）CT 可以提供多维和重建的更详细资料，更局限化。强化 CT 还可以提供受累骨与周围血管和软组织的关系，但四肢远端效果较差。X 线和 CT 比较，前者更适用于初筛，即简便又经济，确诊率高，是不可替代的常规检查方法。CT 优于 X 线图像，不仅以不同灰度显示其密度的高低，还可用组织对 X 线的吸收系数说明其密度高低的程度，具有一个量的概念。有利于对骨肿瘤混杂的进一步辨识。

（3）MRI 对骨受累的范围显示往往大于 CT，无疑安全性会更强。对神经、血管、肌肉和皮肤的分辨明显优于 CT，特别是膝关节和肘关节以远。然而，对于 RSTS 或放射治疗后 RSTS 及其周围复杂环境，常常无法排除伪影而找不到边界。以血管为例，虽然有流空现象存在，由于压迫、侵蚀、扭曲和变形也很难确定血管的存在和走行。另外，MRI 的信号概念和复杂的读片基础对于外科医师而言难度过大，容易掉入"陷阱"，不如以密度为表示的 X-CT 更直接。而且这些读片必须要主刀医师亲自完成和充分理解。

（4）同位素骨扫描（ECT）是基于骨在出现 X 线所见的结构密度改变之前会有代谢的变化。ECT 是将趋骨性核素或其标记物引入人体使骨骼显影，

它不仅能显示骨骼的形态，而且也可以使局部骨骼的代谢和血流供应轻度异常，表现为局部放射性的聚集异常，这些放射性吸收异常正是骨代谢的反映。因此，可以发现其他骨骼转移或异常。骨扫描比 X 线检查发现的病灶要早达 3~6 个月。然而，对于内脏和软组织的情况了解，它就无能为力了。

（5）正电子发射型计算机断层显像（positron emission computed tomography，PET-CT）将某种生物生命代谢中必需的物质，如：葡萄糖、蛋白质、核酸、脂肪酸，标记上短寿命的放射性核素（如 ^{18}F、^{11}C 等）注入人体，该物质在代谢中聚集，从而反映生命代谢活动的情况。当前主要使用的氟代脱氧葡萄糖，简称 FDG。

PET 机制是人体不同组织的代谢状态不同，在高代谢的恶性肿瘤组织中葡萄糖代谢旺盛，聚集较多，这些特点能通过图像反映出来，从而可对病变进行诊断和分析。PET 与 CT 融为一体，由 PET 提供病灶详尽的功能与代谢等分子信息，可以发现 2~5 mm 的病灶，而 CT 提供病灶的精确解剖定位，一次显像可获得全身各方位的断层图像，可以排除脏器和其他软组织的转移。缺点是相当昂贵，不易普遍使用。

3. 影像诊断与屏障设计的关系　多种和多维的影像学检查是认识屏障和确定肉瘤屏障的主要手段，是切缘设计的抓手。常用的 X 线、CT、MRI 三者结合，可以充分反映出局部总体情况，能为局部手术乃至全身的治疗提供准确的基础。

第三节　复发性软组织肉瘤骨侵犯影像学分型

一、部位分型

1. 长骨型　见图 6-3-1。
2. 扁平骨型　见图 6-3-2。

3. 混合型　见图 6-3-3。
4. 短骨型　主要指手骨和足骨。可分为短管状骨型（图 6-3-4）和短立方骨型（图 6-3-5），短立方骨型常多发。

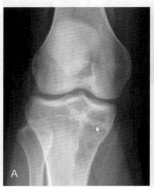
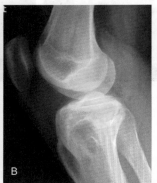
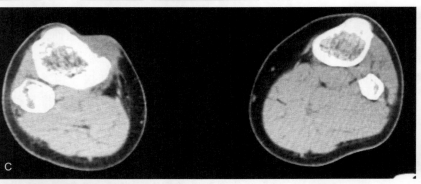
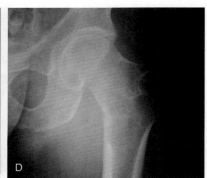
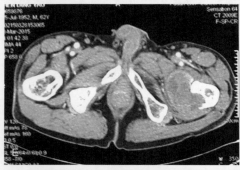
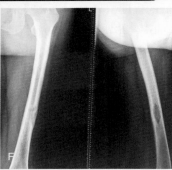

图 6-3-1　长骨型
A~E. 长骨端为主型；A~C. 胫骨内髁；D、E. 股骨近端；F~H. 长骨干为主型，股骨干

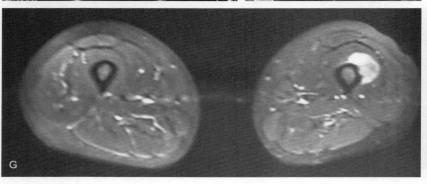
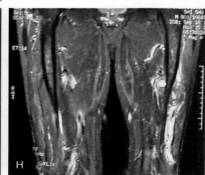

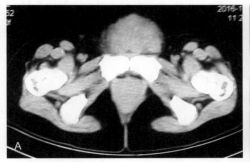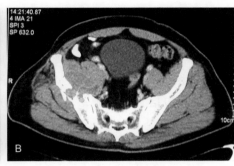

图 6-3-2 扁平骨型
A. 非功能区型，耻骨闭孔受累；B. 功能区型，髋臼受累

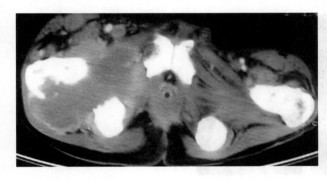

图 6-3-3 髋关节侵犯（混合型）

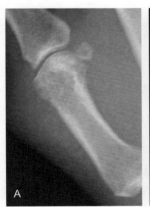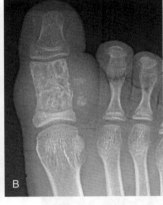

图 6-3-4 短管状骨型
A. 手区的掌、指骨型，腱鞘巨细胞瘤复发，第一掌骨头受累；B. 足区的跖趾骨型，滑膜肉瘤复发，踇趾近节趾骨受累

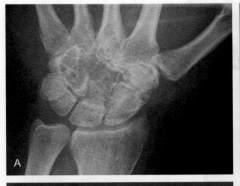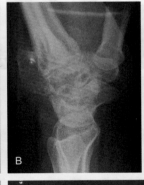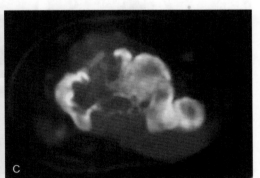

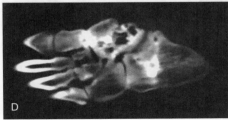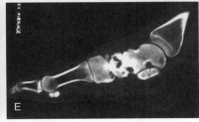

图 6-3-5 短立方骨型
A~C. 腕骨型，腱鞘巨细胞瘤多腕骨侵犯；D、E. 跗骨型，腱鞘巨细胞瘤多跗骨侵犯

二、浸润深度分型

1. 浸润深度分型原则

（1）诊断依据：各种影像技术相结合。

（2）诊断标准：骨结构之一，包括骨和骨膜，软骨和软骨膜受累时。

（3）浸润深度：以整体瘤灶浸润骨部分的最深区，为分型参考主要指标。

（4）髓腔浸润：指 RSTS 贴敷骨的邻近髓腔水肿、浸润和瘤栓。

2. 浸润深度分型

（1）分型：Ⅰ型：骨膜累及可能（轴位影像片见瘤－骨间隙消失）。Ⅱ型：骨皮质累及。Ⅲ型：骨髓腔累及可能（MRI 显示云雾状、片状高信号）。Ⅳ

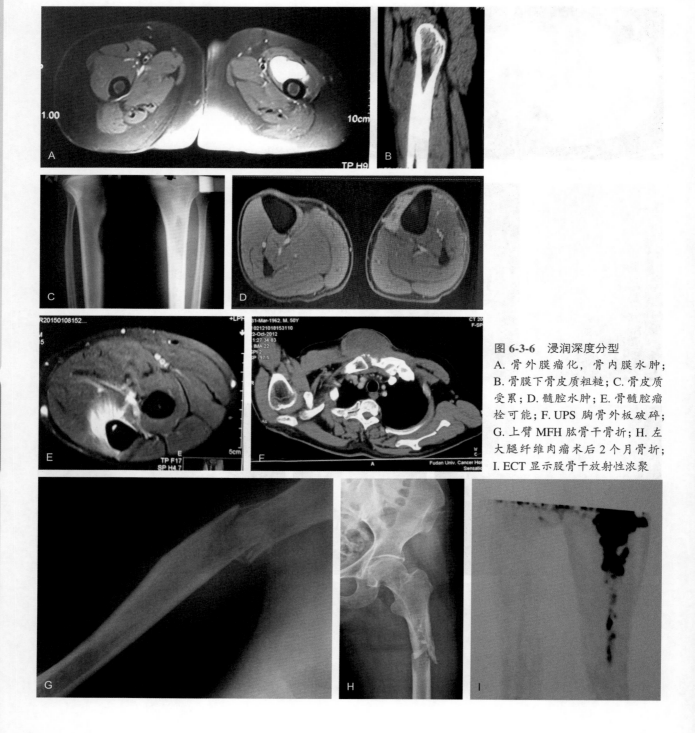

图 6-3-6　浸润深度分型

A. 骨外膜瘤化，骨内膜水肿；B. 骨膜下骨皮质粗糙；C. 骨皮质受累；D. 髓腔水肿；E. 骨髓腔瘤栓可能；F. UPS 胸骨外板破碎；G. 上臂 MFH 肱骨干骨折；H. 左大腿纤维肉瘤术后 2 个月骨折；I. ECT 显示股骨干放射性浓聚型：病理性骨折。见图 6-3-6。

（2）骨膜累及型确定要慎重：坚持肉瘤和骨膜间的间质缝隙在三维面完全消失。关于肉瘤骨膜累及的判断，Lin 等[5] 应用 MRI 和 CT 确定的肉瘤与骨膜接触的病例，6% 被确诊为骨受累。

三、处理原则

Satoshi 等[6] 经过对一组患者的分析得出了如下的结论，肉瘤对相邻间室的入侵（包括对骨和血管），与组织学类型、肿瘤的大小和深度显著相关，切缘应该根据这些因素决定。就骨侵犯而言，还要针对不同的骨和不同的受累部位分门别类。

1. 屏障切除的原则　切除原则重点结合浸润深度分型，然后结合不同部位制订方案。

（1）Ⅰ、Ⅱ型：多是肉瘤局部浸润所致，范围局限可以做碟形切除局部重建。

（2）Ⅲ、Ⅳ型：大多需要做骨段或全骨切除。大段自体骨、异体骨或人工假体的使用常不可避免。个体化分析，不除外截肢。

（3）髓腔内的病灶：除了放射治疗等因素，局部

血行播散是主要的，可能是全身转移的先兆或一部分。

（4）放射治疗史：放射治疗后常常深部骨破坏，如骨皮质侵蚀、皮质洞穿以至于病理性骨折[7]。这类病例常见肉瘤性和放射性损害并存且累及广泛，可涉及大量的皮肤和肌肉，以及重要的神经和血管。处于躯干部位的周旋余地尚可，截肢常常成为不二的选择。从中提示选择放射治疗要慎之又慎。范围较局限者，选择性保肢也可以获得长期存活和功能的改善，但难度大，失败率高。

2. 功能重建的原则

（1）长骨和主要扁平骨型：长骨和主要扁平骨型，要充分考虑功能区和非功能区的差别，以恢复正常生理功能为第一追求。退而求其次的是恢复必需的独立生活能力，最后要阐明保肢优于截肢的差别所在。具体见前臂章。

（2）手、足型：手骨功能区切除需要重建，如腕部多需要稳定和无痛，常以固定为主。拇指要尽量恢复长度，全部切除时，应该考虑示指的拇化。余指切除后要考虑与拇指对掌，完成捏持功能，满足基本需求。足部 RSTS 切除后，稳定、行走和无痛为重建原则，远端义肢和矫形鞋也在考虑之列。

第四节　常用的外科治疗方法

一、常用的骨切除方法

在软组织屏障切除的基础上，参考恶性骨肿瘤的切除范围，做整块切除。对于侵袭性肿瘤以边缘切除为主。

1. 部分切除

（1）适应证：长管状骨某一个方向的骨膜或骨皮质受累的碟形切除，骨端洞穿性破坏的局部切除。

（2）切除方法：确定受累的边界，根据组织学类型和侵犯情况确定骨切缘。

（3）保持骨与 STS 的连续，避免污染。

2. 长管状骨的瘤段骨切除

（1）适应证：超过管状骨周径的 1/2 损害或髓腔转移伴有骨破坏。

（2）切除方法：确定受累的边界，根据组织学

类型和侵犯情况确定骨切缘。

（3）保持骨与 STS 的连续，避免污染。

3. 包括关节的切除

（1）适应证：长管状骨端受累，半关节或全关节受累。

（2）切除方法：评价 RSTS 总体情况，确定受累的边界和软、硬组织的屏障，结合组织学类型确定总体切缘。

（3）保持主要受累骨与 STS 的连续，必要时做补充切除。

4. 全骨切除

（1）适应证：长管状骨受累广泛，或中段受累，植骨重建，估计愈合困难。

（2）切除方法：评价 STS 总体情况和复发的概率。确定受累的边界和软组织的屏障，结合组织学

类型确定切缘。骨切缘是两端的关节离断。

（3）避免勉强切缘，短期内复发。

5. 长骨区瘤段切除

（1）适应证：STS 深度累及部分长管状骨，主要功能单位可以保留营养血管无虞。患者保肢愿望强烈，依从性好。

（2）切除方法：总体评价瘤区的切除、复发、重建和收益的程度，通盘设计并实施。随时做好截肢准备。

（3）切勿勉强，短期内复发。

6. 短骨区瘤段切除

（1）适应证：腕和后足部的多骨受累的侵袭性肿瘤，如腱鞘巨细胞瘤。一般皮肤完好。

（2）切除方法：多骨、多关节及其周围的软组织的切除。术前的影像资料仅为参考，以术中的为准。

（3）皮肤的勉强常致手术失败。

7. 胸廓的多根肋骨切除

（1）适应证：胸壁肉瘤多根肋骨受累。

（2）切除方法：多根肋骨及其胸膜的大块切除，周围的肌肉和皮肤多需同时切除。术前的影像资料仅为参考，以术中的为准。

（3）修复重建常包括胸膜、胸壁和皮肤。

二、常用骨关节修复重建

（1）上肢的短缩术。

（2）自体骨和异体骨移植钢板内固定。

（3）关节融合或多关节融合术。

（4）半关节或全关节置换术。

（5）单骨成型术。

（6）下肢的旋转成型。

（7）全骨置换术。

三、典型病例介绍

1. 碟形切除自体腓骨移植

【病例 1】 碟形切除自体腓骨移植钢板内固定术

（1）病例介绍：男性，61 岁。左大腿中段后外侧肿物发现 2 个月，针吸活检梭形细胞肉瘤。影像资料显示股外侧肌内软组织肿瘤伴不规则钙化，侵犯骨皮质。肿瘤侵犯外侧肌间隔。

（2）再次手术设计：做股四头肌外侧半间室、股二头肌短头和股骨中段的碟形切除。自体腓骨移植钢板、螺丝钉固定（图 6-4-1）。

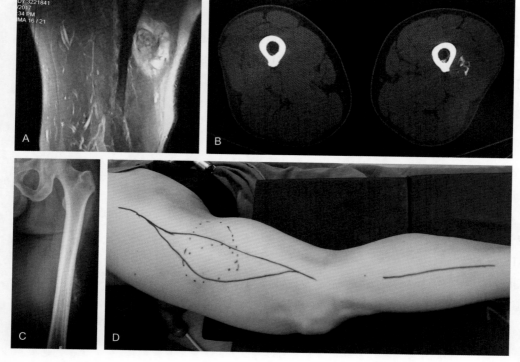

图 6-4-1 左大腿前外侧半间室、股二头肌短头和股骨中段后外侧碟形切除，自体腓骨移植钢板、螺丝钉内固定

A. MRI 显示股外侧肌内肉瘤；B、C. CT 和 X 线片显示股骨中段邻皮质钙化；D. 手术设计

上篇

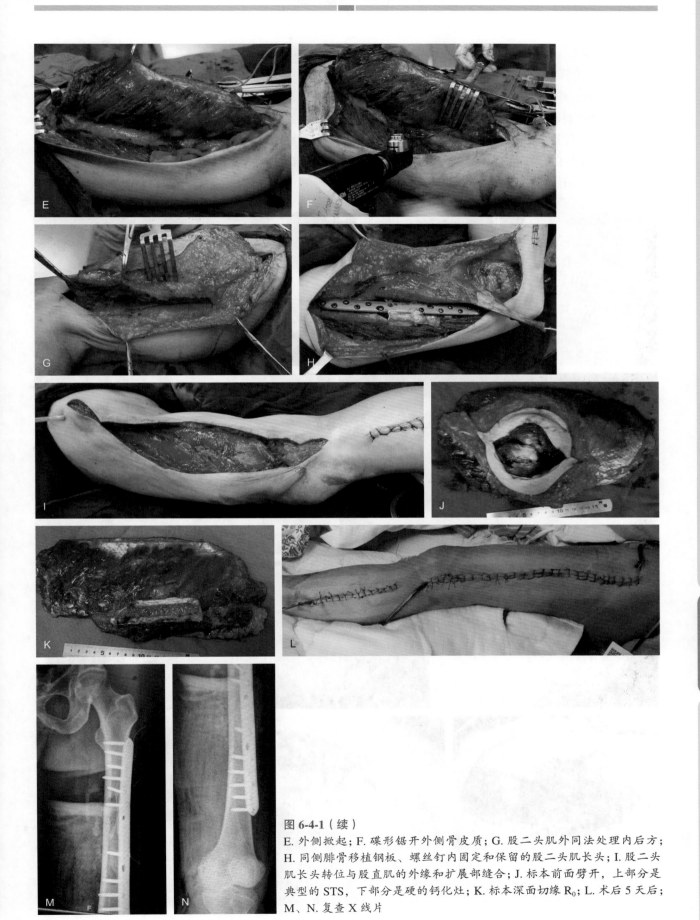

图 6-4-1（续）

E. 外侧掀起；F. 碟形锯开外侧骨皮质；G. 股二头肌外同法处理内后方；H. 同侧腓骨移植钢板、螺丝钉内固定和保留的股二头肌长头；I. 股二头肌长头转位与股直肌的外缘和扩展部缝合；J. 标本前面劈开，上部分是典型的 STS，下部分是硬的钙化灶；K. 标本深面切缘 R_0；L. 术后 5 天后；M、N. 复查 X 线片

【病例2】 股骨头洞穿性破坏边缘切除，髂腰肌蒂小转子转位

（1）病例介绍：女性，32岁。右会阴至臀部胀痛1年，MRI显示股骨颈的下方溶骨性破坏伴周围软组织肿块，针吸活检腱鞘巨细胞瘤。

（2）再次手术设计和疗效评价：为了避免骨折，决定先解决前方病灶。前内侧切口，清除包括病灶骨、滑膜及周围软组织，相应区域化学处理。取髂腰肌蒂小转子上移填补缺损，2枚螺纹钉经股骨颈固定，术后恢复良好。10个月后酸胀症状再次出现，20个月后CT确诊复发。再次后路行全滑膜切除，术中髋关节脱位后见转位骨块愈合良好，彻底切除全部滑膜，螺纹钉取出1枚，全部的滑膜起始缘化学处理。再次术后随访51个月，未见复发，髋关节功能恢复良好（图6-4-2）。

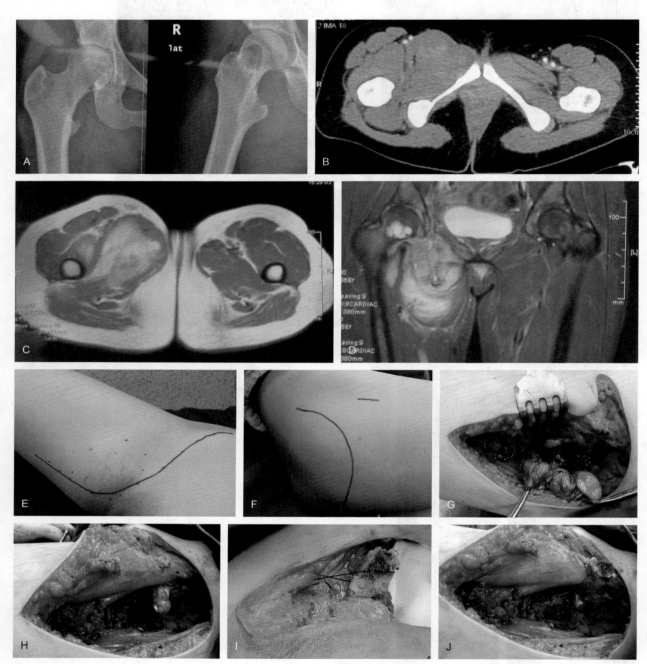

图 6-4-2 单关节的弥漫性腱鞘巨细胞瘤的全滑膜切除

A. X线片显示股骨头经下方溶骨性破坏，不完全的硬化环；B~D. CT/MRI显示股骨头颈内和下方巨大的软组织肿块；E. 前方入路；F. 后方入路，拟在保留关节在位的情况下全滑膜切除，后见肉眼肿瘤全部切除而终止；G. 显露肿瘤；H. 全部切除瘤灶；I. 髂腰肌蒂骨块转位；J. 螺钉穿过转位骨块

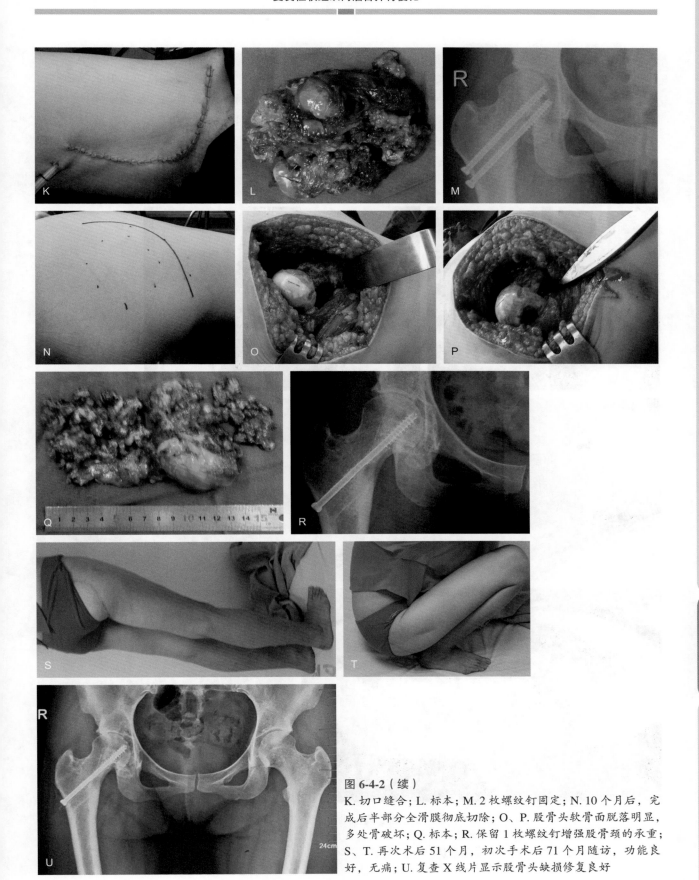

图 6-4-2（续）

K. 切口缝合；L. 标本；M. 2 枚螺纹钉固定；N. 10 个月后，完成后半部分全滑膜彻底切除；O、P. 股骨头软骨面脱落明显，多处骨破坏；Q. 标本；R. 保留 1 枚螺纹钉增强股骨颈的承重；S、T. 再次术后 51 个月，初次手术后 71 个月随访，功能良好，无痛；U. 复查 X 线片显示股骨头缺损修复良好

2. 大块异体骨移植　大段异体骨移植或 APC 法的使用，临床越来越少。不愈合或愈合时间延迟，长期卧床、骨质疏松、关节功能恢复困难等，另外人工假体的优势不断强大，使前者的市场不断萎缩[8,9]。

【病例 1】　大段股骨干切除异体骨移植内固定术

（1）病例介绍：女性，26 岁。左大腿内侧中下段腺泡状软组织肉瘤，术后 6 个月复发。

（2）再次手术设计和疗效评价：给予包括股内侧肌、股中间肌和 13 cm 骨段的切除。同种异体股骨段移植，用钢板和螺丝钉固定。3 年后复查，骨愈合良好。随访 4.5 年，无复发，无转移，功能恢复良好（图 6-4-3）。

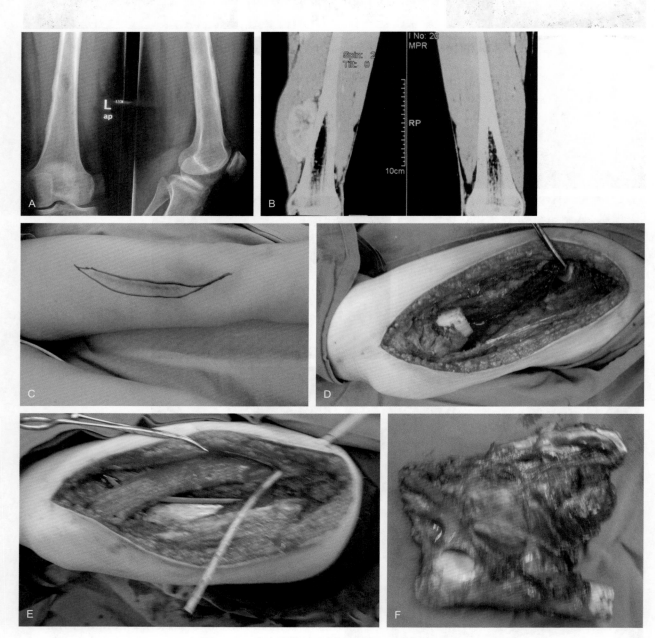

图 6-4-3　左大腿远端内侧腺泡状 STS 切除后复发

A. X 线片显示股骨远端骨破坏；B. 断层片显示内侧骨皮质被肉瘤累及；C. 原切口；D. 大腿内侧大块切除，包括股内侧肌、股中间肌和受累骨段；E. 异体骨段移植，内髁钢板和螺丝钉固定；F. 标本

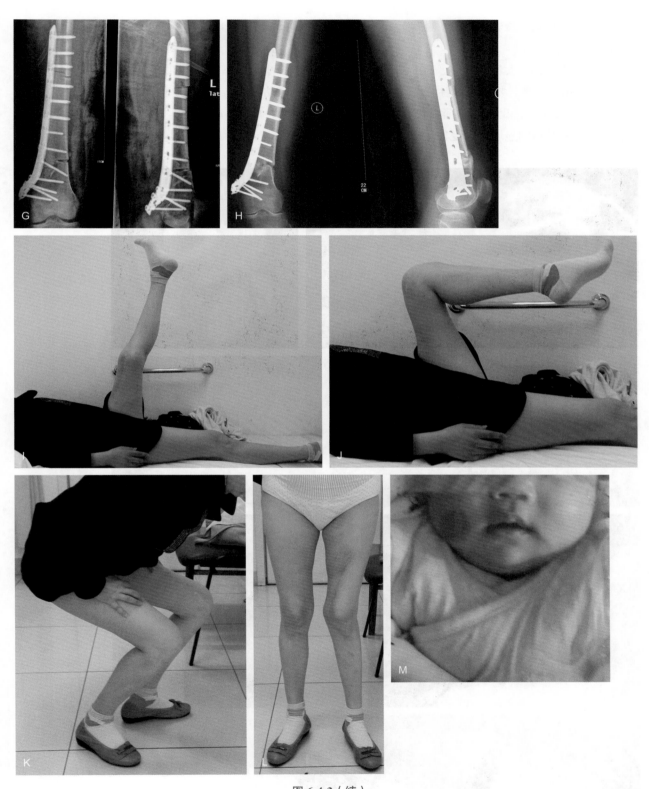

图 6-4-3（续）
G. 术后 X 线片显示复查对位对线良好；H. 3 年后复查，骨愈合良好；I~L. 功能良好；M. 结婚生子

3. 大腿瘤段切除旋转成形术（短缩）

【病例 1】

（1）病例介绍：女性，59 岁。左大腿远端内侧 UPS，切除术后 3 个月复发，放射治疗（44.8 Gy）2 年后肉瘤生长加速，出现胀、痛、痒和行走困难。影像检查显示肿瘤明显增大，侵犯洞穿前侧骨皮质，伴有大腿前方皮肤损害。

（2）再次手术设计和疗效评价：行大腿的瘤段切除，小腿旋转上移成形，行交锁髓内钉固定术。术后随访 8 年，无复发，无转移。借助义肢，手杖行走，在家中移动可弃杖（图 6-4-4）。

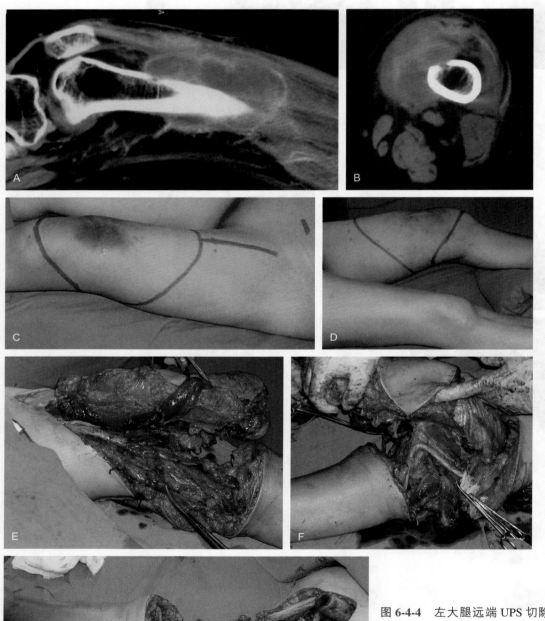

图 6-4-4　左大腿远端 UPS 切除和放射治疗后复发，旋转成形术
A、B. 影像片显示肉瘤包绕股骨远端，前方皮质破坏；C、D. 原切口和皮损，切口设计；E. 解剖和保护前内的营养血管；F. 解剖坐骨神经；G. 瘤段完全切除

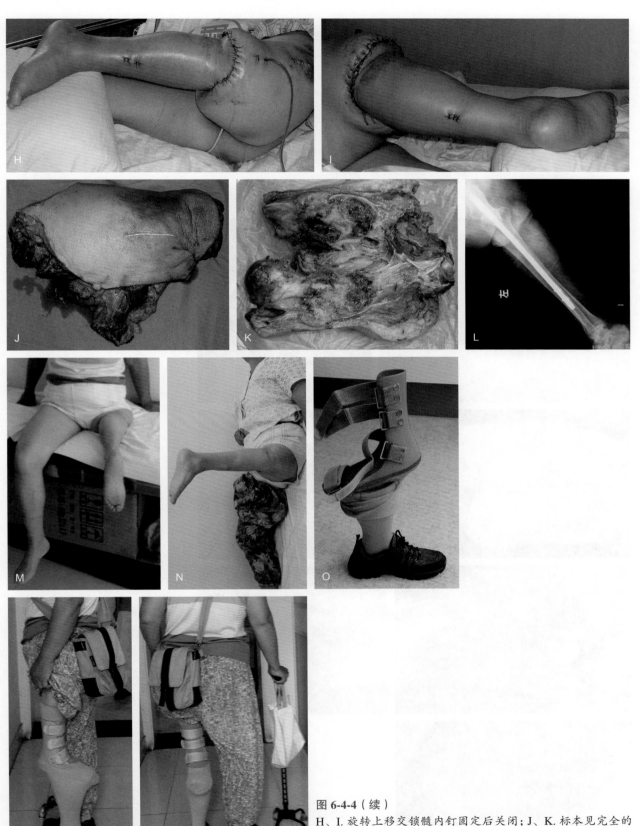

图 6-4-4（续）
H、I. 旋转上移交锁髓内钉固定后关闭；J、K. 标本见完全的骨破坏；L. 完全骨愈合；M、N. 坐位和主动屈髋；O. 特制义肢；P、Q. 步行

4. 整块切除人工假体置换术 骨软组织肿瘤切除后利用人工假体的置换重建功能者越来越多，主要原因包括：①金属材料各方面的性能越来越优秀。②3D 打印技术不断成熟，使得生理精准化和个体差异化越来越完善。③使用越来越简单，安全性更强，定制服务越来越普遍[10, 11]。

【病例 1·半关节置换】 肱骨头骨段置换

（1）病例介绍：男性，58 岁。左三角肌区骨外

骨肉瘤局部切除后 1 个月。术前和术后影像片显示肱骨外科颈骨皮质侵蚀，髓腔内瘤样信号影。

（2）再次手术设计和疗效评价：切除三角肌粗隆以上肱骨段、三角肌和前后相邻软组织，保留关节囊，半肩假体置入，斜方肌携带肩峰下移重建肩外展功能。术后肩外展支架固定（图 6-4-5）。随访 2 年，无复发，无转移。

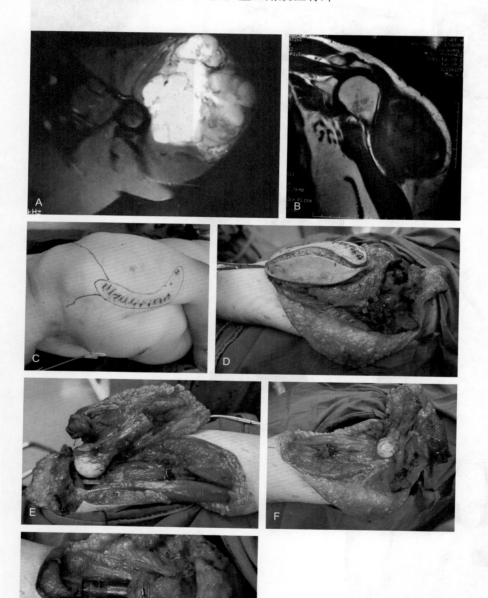

图 6-4-5 左上臂近端骨外骨肉瘤屏障切除，人工肱骨头置换，斜方肌下移外展重建

A、B. MRI 显示肉瘤广泛侵犯肱骨近端和软组织；C. 切缘设计；D. 切断三角肌所有起点；E. 三角肌粗隆下缘截断肱骨干；F. 瘤段切除后髓腔组织冰冻阴性；G. 假体置入，斜方肌下移，钢缆固定肩峰于人工肱骨头的外下方

上篇

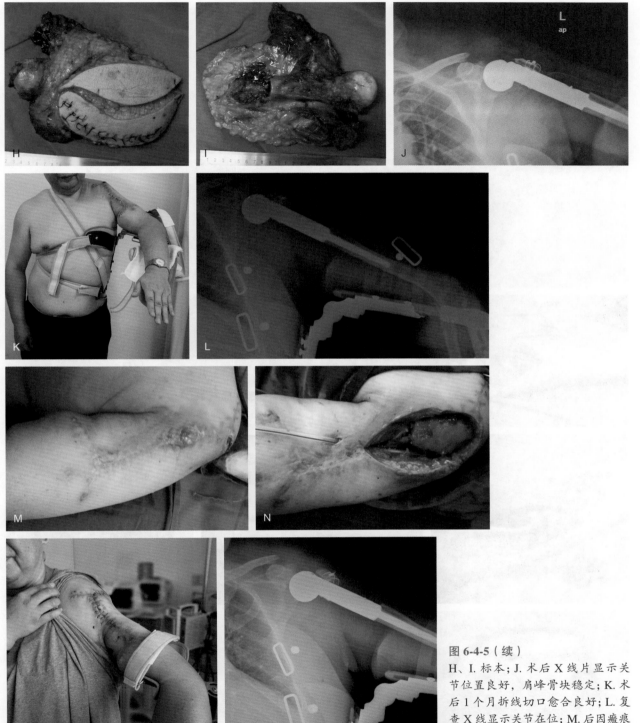

图 6-4-5（续）

H、I. 标本；J. 术后 X 线片显示关节位置良好，肩峰骨块稳定；K. 术后 1 个月拆线切口愈合良好；L. 复查 X 线显示关节在位；M. 后因瘢痕瘙痒抓挠而致皮肤感染以至于创腔感染；N. 扩创清理引流后愈合；O. 3 周后愈合拆线；P. 复查 X 线片关节在位，继续外固定 3 周稳定创区

【病例2·全关节置换】 左肘外侧滑膜肉瘤，整块切除，肱骨型人工肘关节置换

（1）病例介绍：女性，26岁。左肘外侧滑膜肉瘤，2次手术后复发，复发间期1.5年。因第二次术后剖宫产和哺乳而致肿瘤逐渐增大。左上臂远端外侧肿块，垂腕、垂指畸形。MRI显示肱骨后外侧软组织不规则高信号，肱桡关节内、骨皮质和髓腔内点片状高信号。

（2）再次手术设计和疗效评价：诊断肱骨远端后外侧复发性滑膜肉瘤骨关节侵犯，整块切除，肱骨型人工肘关节置换。术后随访3年，局部无复发，肺转移，带瘤生存（图6-4-6）。

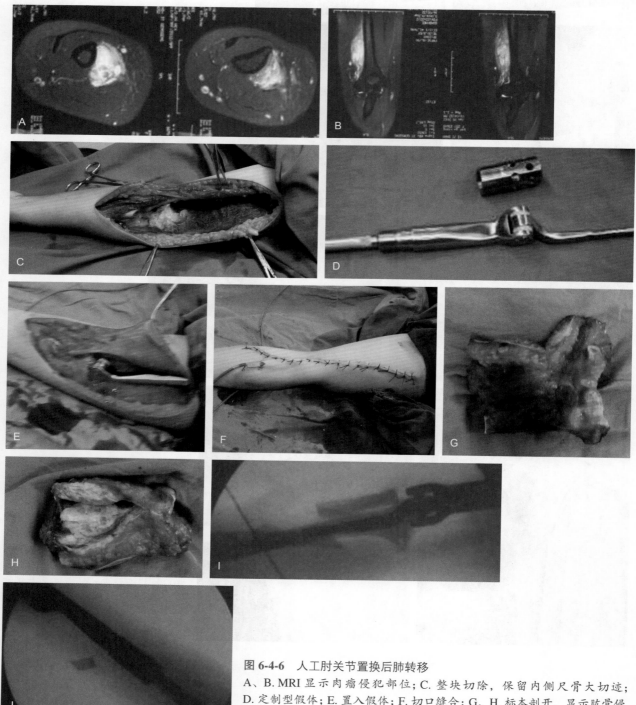

图6-4-6　人工肘关节置换后肺转移
A、B.MRI显示肉瘤侵犯部位；C.整块切除，保留内侧尺骨大切迹；D.定制型假体；E.置入假体；F.切口缝合；G、H.标本剖开，显示肱骨侵犯；I、J.术中的影像

【病例3·全股骨置换】 左大腿上、中段纤维肉瘤整块切除，全股骨置换

（1）病例介绍：男性，59岁。左大腿上、中段肿块2个月，无任何不适。针吸活组织检查报告为间叶源性恶性肿瘤。

（2）手术设计：影像检查显示原发于股内侧肌和股中间肌的肉瘤包裹上、中大段股骨干，髓腔内信号不规则，诊断为STS股骨侵犯，决定行全股骨切除假体置换术。

（3）手术过程和疗效评价：取髂嵴下缘股骨大转子前方到髌骨内缘的切口，切开皮肤皮下组织，在股直肌内缘分离深入到股中间肌间隙向外侧分离。切断股外侧肌的起点，在股中间肌和股外侧肌转折部全部切断2肌的联系。分离切断臀中肌、臀小肌、髂腰肌、后方的外旋肌群等和关节囊，脱位后掀起近端。沿着上述的切缘分离远段，直至全股骨切除。测量全股骨的各种参数，组配全股骨人工假体并置入，股直肌和股外侧肌向前内侧包裹假体缝合，双引流管分层置入并缝合切口。最终诊断黏液性纤维肉瘤Ⅲ级。术后3周分次拆线，5周局部弹力绷带包扎下开始功能锻炼。术后10个月复查，无复发，无转移，功能恢复满意（图6-4-7）。

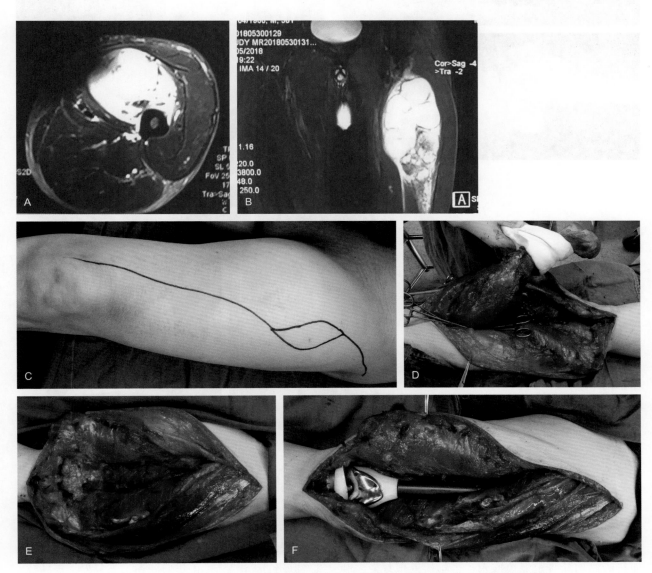

图6-4-7 左大腿上、中段为主的纤维肉瘤全股骨侵犯，全股骨切除人工假体置换术
A、B. 股内侧肌和股中间肌巨大脂肪肉瘤侵犯骨股干中上段的全周径；C. 切口设计；D. 解剖分离瘤骨的近端并掀起；
E. 全股骨切除；F. 假体置入

第六章

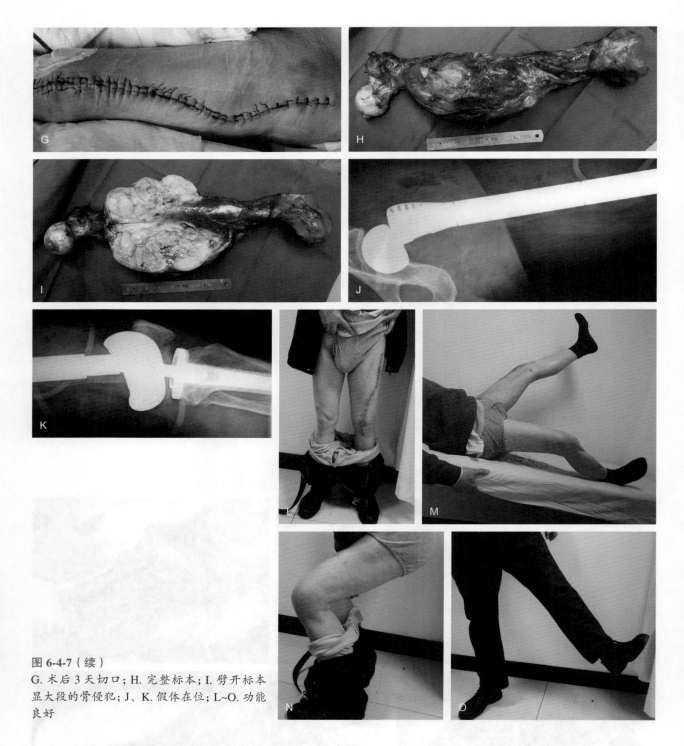

图 6-4-7（续）
G. 术后 3 天切口；H. 完整标本；I. 劈开标本显大段的骨侵犯；J、K. 假体在位；L~O. 功能良好

【病例 4·全股骨置换】骨盆Ⅰ~Ⅲ区切除重建和全髋关节置换术

（1）病例介绍：男性，53 岁。来诊前 18 个月，因右髋部梭形细胞血管瘤型纤维组织细胞瘤侵犯骨，而行肿瘤切除骨水泥填塞术。半年后发现复发，肿瘤逐渐增大，出现病理性骨折。检查可及髂窝包块，压痛明显，严重跛行，止痛性步态。影像显示肉瘤复发，髂骨侵蚀破坏，骨水泥位于髋臼上缘。

（2）再次手术设计和疗效评价：切除全部髂肌、臀中肌、臀小肌和全部髂骨，保留髋臼。利用自体股骨头颈和异体骨重建骨盆Ⅰ区，并与骶骨融合钢板螺丝钉固定[12, 13]。1 年后随访，无复发，无转移。骨愈合良好，下肢等长，轻度跛行，无痛。伸髋达0°，屈髋 90°以上（图 6-4-8）。

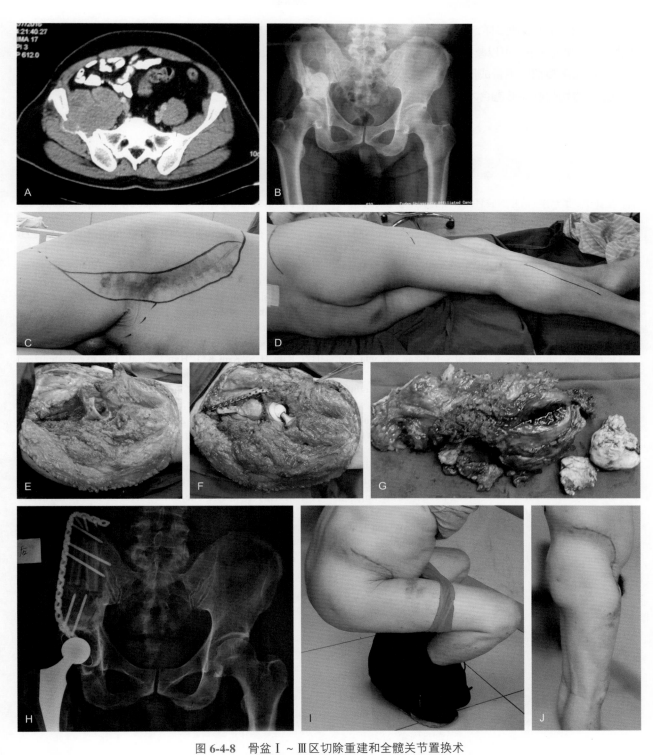

图 6-4-8　骨盆Ⅰ～Ⅲ区切除重建和全髋关节置换术

A. CT 显示复发的 MFH 骨侵犯；B. X 线显示局部切除骨水泥填塞；C、D. 切口设计；E. 肉瘤切除后；F. 假体置入；G. 标本；H. X 线片显示骨愈合；I、J. 下蹲和站立良好骨重建的方法多种多样，应该严格适应证，经验性的方法必须被尊重，可以减少失败，与患者有利[14]。

5. 前臂屏障切除单骨成形术[15-17]　见第十五章。

6. 多骨切除腕关节融合术　见第十六章。

7. 多根肋骨切除胸壁重建术　见第九章。

8. 股骨干瘤段切除人工骨段假体置入术　见第十二章。

（张如明　严望军）

参考文献

[1] 张如明, 张允祥. 治疗四肢恶性肿瘤有关抢救肢体骨组织的处理 [J]. 中国肿瘤临床, 1994, 21(4): 303-306.

[2] Eissa O, Tabashy R, Shoman S, et al. Accuracy of MR imaging in diagnosis of bone invasion by soft tissue sarcomas: experience at NCI, Cairo Egypt[J]. Medical Journal of Cairo University, 2012.

[3] Arya S, Nagarkatti D G, Dudhat S B, et al. Soft tissue sarcomas: ultrasonographic evaluation of local recurrences[J]. Clinical Radiology, 2000, 55(3): 193-197.

[4] Jager P L, Hoekstra H J, Leeuw J A, et al. Routine bone scintigraphy in primary staging of soft tissue sarcoma is it worthwhile?[J]. Cancer, 2000, 89(8): 1726-1731.

[5] Lin P P, Pino E D, Normand A N, et al. Periosteal margin in soft-tissue sarcoma[J]. Cancer, 2006, 109(3): 598-602.

[6] Satoshi T, Yoshihiro N, Hiroshi U, et al. Prognostic significance of histological invasion in high grade soft tissue sarcomas[J]. Springerplus, 2014, 3 (1): 544.

[7] Gortzak Y, Mmath G, Mahendra A, et al. Prediction of pathologic fracture risk of the femur after combined modality treatment of soft tissue sarcoma of the thigh[J]. Cancer, 2010, 116 (6) : 1553-1559.

[8] Donati D, Giacomini S, Gozzi E, et al. Proximal femur reconstruction by an allograft prothesis composite[J]. Clin Orthop, 1998;348: 124-134.

[9] Farid Y, Lin PP, Lewis VO.et al. Endoprosthetic and allograft-prosthetic composite reconstruction of the proximal femur for bone neoplasms[J]. Clin Orthop, 2006, 442: 223-229.

[10] Asavamongkolkul A, Eckardt J J, Eilber F R, et al. Endoprosthetic reconstruction for malignant upper extremity tumors[J]. Clin Orthop, 1999, 360: 207-220.

[11] Cannon C P, Mirza A N, Lin P P, et al. Proximal femoral endoprosthesis for the treatment of metastatic disease[J]. Orthopedics, 2008, 31: 361.

[12] Kim H S, Kim K J, Han I, et al. The use pasteurized autologous grafts for periacetabular reconstruction[J]. Clin Orthop Relat Res, 2007, 464: 217-223.

[13] Hugate Jr R, Sim F H. Pelvic reconstruction techniques[J]. Orthop Clin North Am, 2006, 37: 85-97.

[14] 干耀恺, 戴尅戎, 张蒲, 等. 应用富集骨髓干细胞技术治疗骨缺损 [J]. 中华骨科杂志, 2006, 26 (11): 721-727.

[15] Watson-Jones R. Reconstruction of the forearm after loss of the radius[J]. Br J Sury, 1934, 22: 23-26.

[16] Murray RA. The one-bone forearm: a reconstructive procedure[J]. J Bone Joint Sury Am, 1955, 37: 366-370.

[17] Kesani A K, Tuy B, Beebe K, et al. Single-bone forearm construction for malignant and aggressive tumors[J]. Clin Orthop Relat Res, 2007, 464: 210-216.

上篇

第七章
瘤床切除

第一节　概述

软组织肉瘤常被误认为良性肿瘤而得以手术治疗。对于 3 cm 以下的浅表肿块可以考虑切除活检，但除此以外，未详细了解临床信息，或未获得组织学诊断，或没有根据局部肿瘤解剖位置进行显微镜下切缘阴性（R_0）切除的设计与实施的切除，都是非计划切除。这种非计划切除或切除活检往往按照良性肿瘤处理原则，沿肿瘤边缘将肿瘤剜除，会造成高达 65% 的病例有肿瘤残存，是肿瘤复发的重要原因之一[1]。在再次手术切除的患者中，局部有肿瘤残留会影响生存期[2]。肿瘤的局部控制是评估软组织肉瘤外科治疗质量的首要终点，Eilber 等[3] 报道高级别肉瘤的早期复发预示预后差。虽然放射治疗可减少镜下切缘阳性患者的复发率，但对于肉眼残留（R_2）切除的患者来说，即使根治性放射治疗，5 年局部控制率仍低于 50%，且随着放射治疗剂量的增加，并发症也相应增加[4, 5]。Harati[6] 最近报道，非计划切除后进一步行瘤床切除仍可能获得很好的局部控制，因此瘤床切除在满足适应证的情况下应该是必要的。

一、瘤床切除的定义

1. 瘤床的含义　瘤床的提法见于多种时候，肿瘤生长紧邻的周围组织；肿瘤各种类型切除术后的腔壁等。本节谈到的瘤床特指肉瘤被随意切除后，可能遗留有瘤组织或瘤细胞的腔壁。

2. 瘤床切除的定义　原肉瘤生长所在位置以外的生理屏障以内的结构，包括瘢痕、血肿空隙、引流通道和所有初次手术侵扰到的部位的切除（图 7-1-1）。

二、瘤床切除的范围界定

1. 术前准备　瘤床切除前要确定范围，设计切

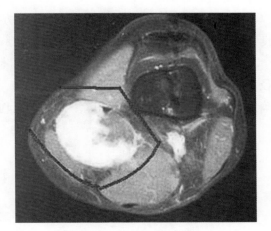

图 7-1-1　瘤床应包括的范围

缘方可实施。

2. 影像学界定　通常建议在初次非计划切除术后 3~4 周进行 MRI 检查，与之前的影像学检查对比（如有），所有水肿及炎性反应的区域都认为是初次手术侵扰过的部位。在所有干扰区之外选择合适的屏障组织设为切缘（图 7-1-2）。原发于肌肉或与肌肉关系密切造成相关肌肉实质性瘤化的类型，应该根据个体情况，参考第五章的相关内容设计切缘。特别是在前期缺乏翔实资料时，避免参照瘤切除后造成的假象，干扰切缘的确定。

三、瘤床切除的时机

通常认为非计划切除后 1 个月内实施与否并不影响预后，但一般不超过 3 个月[7]。

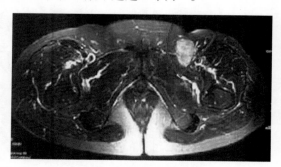

图 7-1-2　瘤床切除范围

第二节　表浅肿块切除活检后的瘤床切除

一、切除活检

当术前的检查显示病灶不能排除肉瘤的可能时，通常需要活检。对于 3 cm 以下表浅的、良性可能大的肿块，可行切除活检。这既是诊断，又是治疗，意味着肿块完整切除并获得 R_0 切缘。推荐如下方法和注意点。

1. 术前充分的临床和影像学检查

（1）通过体检和三维影像，提出一个影像诊断的方向。

（2）通过影像了解肿瘤位置及与重要神经和血管的比邻关系。

（3）通过影像确定入路[8]。

（4）综合影像学检查结果，确定切除的方向：①良性可能的边缘切除。②偏恶性的要设计切缘。

2. 精确的术中实施　对于不除外恶性者，术中路径不一定选择最短，但一定要在屏障内实施，确保确定诊断；努力达到治疗性切除；减少再次切除率，不断提高判断的准确率。

3. 注意事项

（1）肢体肿块的切口一定平行于肢体长轴。

（2）避免污染邻近的神经和血管。

（3）不充分的部位做好标记，提醒病理医师重点观察。

（4）术后放置引流，避免血肿或皮下播散。

二、切除活检或非计划切除后未达理想切缘的瘤床切除

1. 适应证

（1）切除活检病理诊断恶性，而切缘不充分。

（2）术前切缘随意或不确切。

2. 术前检查

（1）复习病理切片明确诊断。

（2）术前 MRI 或 CT 了解瘢痕或水肿区，并与前片（如有）对照，确定瘤床切除的屏障。

（3）术前确定有否转移和手术禁忌证。

3. 切缘设计

（1）广度设计：原切口外做梭形切口，低度恶性肉瘤应在原切口外至少 1 cm，高度恶性适当扩大至 2~3 cm，均需包括引流口在内。如初次手术切除活检后血肿累及皮肤范围较大，切口要将受累皮肤包含在内。皮下切缘建议在皮肤切口外至少 1 cm 以上。

（2）深度设计：要包括非计划性切除时的污染、干扰和未发现的肉瘤累及区。

4. 瘤床切除　皮下表浅肉瘤如未累及深筋膜，可将深筋膜作为屏障，如与深筋膜粘连，或原手术

已突破深筋膜,应在 MRI 上判断手术侵扰的范围,向深部寻找屏障或至少 2 cm 肌肉层。

5. 创面闭合 表浅的瘤床切除后,创面往往可以直接闭合,必要时可邻近随意皮瓣修复或植皮,详见第四章。

6. 典型病例

【病例 1】 股直肌的整块切除

(1)病例介绍:男性,52 岁。右大腿前侧肿块半年,按照良性肿块切除,术前无影像学检查和活检,自述原肿块约 3 cm。术后 2 周病理确诊为黏液纤维肉瘤来医院就诊。

(2)再次手术设计和疗效评价:行 MRI 检查显示股前皮下及股直肌内术后改变,未见明显实质性肿块,考虑非计划手术为肿瘤单纯切除术,建议再次手术。参考 MRI 设计切缘,皮下 2~3 cm 范围的大块切除及股直肌的整块切除,股内、外侧肌直接缝合。术后病理显示局部未见明确肿瘤残留。规律随访 3 年,无复发(图 7-2-1)。

(3)经验:当肉瘤浸润超过了深筋膜后,深面的屏障就是股直肌。

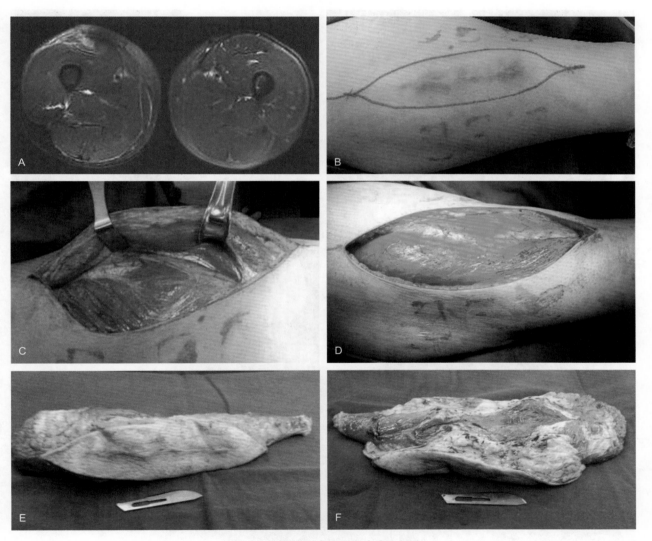

图 7-2-1 股前表浅纤维肉瘤瘤床切除

A. MRI 显示原手术侵扰的范围;B. 切口设计;C. 股直肌连同周边肌膜一并切除;D. 瘤床切除后;E. 标本外观;F. 标本剖开后显示瘤床

【病例2】　左膝外侧阔筋膜、股外侧肌和瘤节外3cm的皮肤切除

（1）病例介绍：男性，56岁。左膝外侧黏液性纤维肉瘤局部切除3周，术前无影像资料。入院后CT显示局部术后改变伴包裹性积液，与皮肤、股二头肌等软组织关系密切，拟瘤床切除。

（2）再次手术设计和疗效评价：切除内容包括皮肤13cm×10cm和股二头肌的下段全部。术后病理报告显示无肿瘤残留，术后改变，清洁切缘和病理切缘均为阴性。术后10个月皮瓣近端下方复发，瘤节约3cm×3cm。影像提示仍是浅层肉瘤，再次扩大切除包括阔筋膜、股外侧肌和瘤节外3cm的皮肤。术后病理诊断同前，肿瘤3.5cm×2.5cm×1cm，切缘阴性。2年后随访，无复发，无转移（图7-2-2）。

（3）复发原因分析：①无原始资料，确定切除范围缺乏依据。②浅表肉瘤的广度切除无屏障可依。③非特异性复发是目前不能充分认识的类型。当克服和摒弃了大量人为的复发因素后，将成为重点研究的类型。

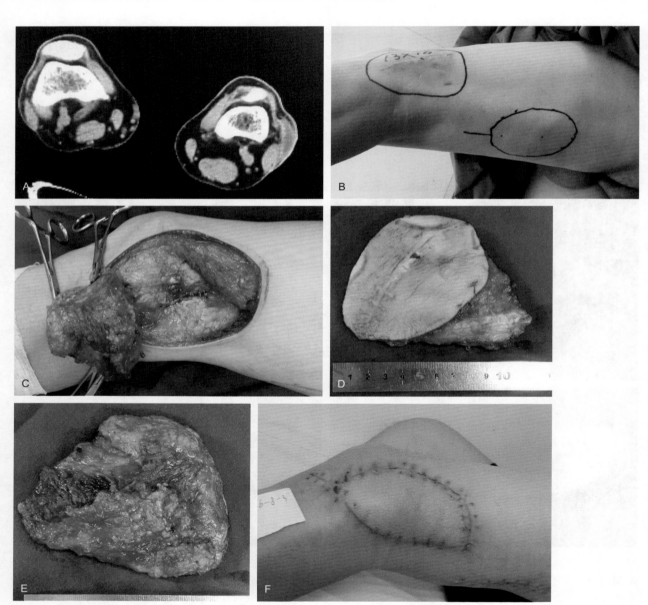

图7-2-2　左膝外侧黏液纤维肉瘤，瘤床切除，股后皮瓣转位，再次复发，再切除
A.CT显示积液；B.切口设计；C.从近端向远端解离；D、E.标本；F.皮瓣成活

上篇

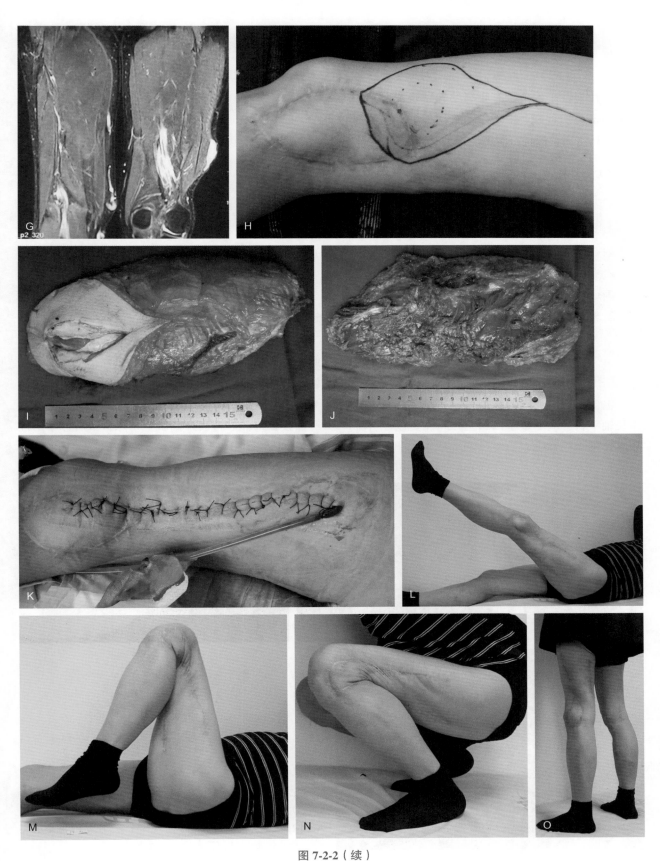

图 7-2-2（续）

G. 11 个月后 MRI 提示紧贴股外侧肌复发；H. 体表可及皮瓣前上方复发；I、J. 再次做皮肤到股外侧肌的全切除标本；
K. 缝合后；L. 24 个月后复查无复发转移；M~O. 功能正常

第七章

第三节　非计划切除后的瘤床切除

非计划性手术由于有较高的肿瘤残留率，往往需要局部再次处理。由于手术时病理不明、解剖不清和盲目草率，侵扰范围可能较大。

一、术前准备

1. 明确诊断　调取原始和历次组织切片或蜡块，病理会诊进一步明确诊断。

2. 确定切缘　再次 MRI 或 CT 了解瘢痕或水肿区，确定瘤床的屏障，从而设计出各层次的切缘。

3. 制订方案　准备修复重建预案。

二、切缘设计

包含原切口在内的梭形切口，原切口如不与肢体长轴平行，应尽量予以纠正，同样要包含引流口和血肿区。

三、瘤床切除

按照术前设计，从一侧开始完成切除，也可以采用会师法。根据术中的实际情况可以做必要的调整。

四、施行必要的修复重建

【病例 1】　股外侧肌全切除

（1）病例介绍：男性，52 岁。大腿近端外侧渐进性肿胀 4 个月。

（2）再次手术设计和疗效评价：B 超显示股外侧肌内肿物，未再进一步影像学检查，术前无病理诊断，即行肌内肿块分块切除。术后 2 周明确诊断为腺泡状软组织肉瘤。入院后 MRI 检查考虑血肿及肿瘤残留可能。行股外侧肌全切除，术后标本阴性（图 7-3-1）。

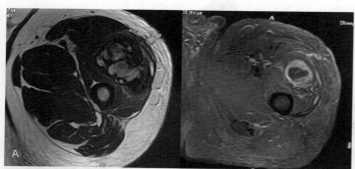
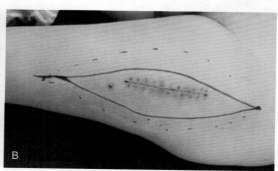
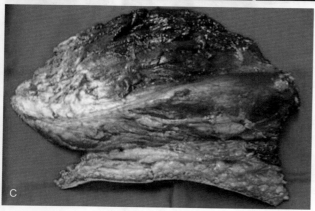

图 7-3-1　左大腿外侧腺泡状软组织肉瘤，非计划切除后瘤床切除

A. MRI 显示肿瘤残留及原手术侵扰范围；B. 包括原瘢痕及引流口的梭形切口；C. 术后标本无肿瘤残留

【病例 2】 腓骨长肌、腓骨短肌和腓骨中段切除，踝关节融合

（1）病例介绍：女性，62 岁。左小腿远端外侧肿块，B 超证实后切除，术前无病理。术后 3 周病理证实肉瘤，切缘不明。

（2）再次手术设计和疗效评价：入院后经 MRI 检查，考虑局部水肿及肿瘤残留可能，行小腿前外侧包括腓骨长肌、腓骨短肌和受累的腓骨中段切除，同期踝关节融合。术后病理证实肿瘤残留，切缘 R_0。规律随访 3 年，无复发，无转移（图 7-3-2）。

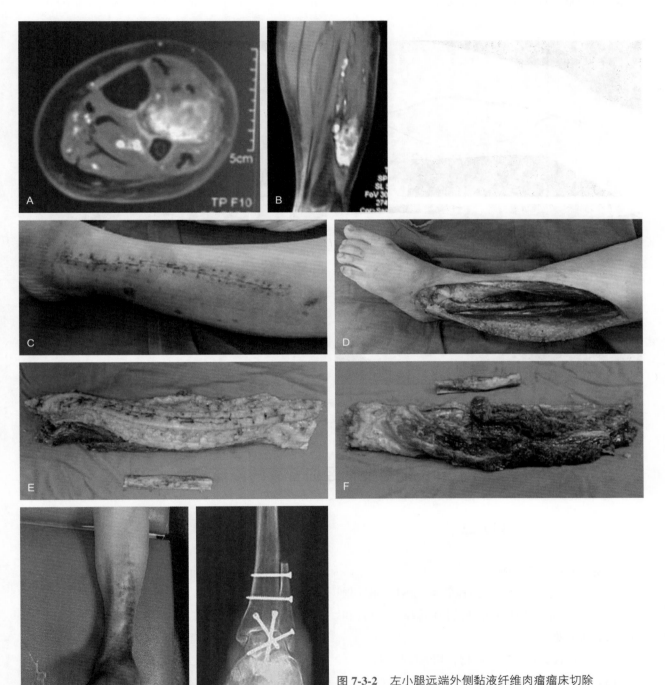

图 7-3-2 左小腿远端外侧黏液纤维肉瘤瘤床切除

A、B. MRI 显示小腿远端前外侧较高和混杂信号，与腓骨前面密切；C. 术前外观；D. 标本移除后；E、F. 标本包括切除的腓骨段；G. 术后 3 年，无复发；H. X 线片显示踝关节融合

第七章

【**病例3**】　外侧肌间隔、股二头肌远端1/2、相应坐骨神经外膜切除

（1）病例介绍：男性，59岁。左大腿远端外侧肿物切除后病理确诊为"UPS，切缘未见正常组织"，2周后入院。术前无任何影像资料。复查MRI显示局部皮肤至股二头肌混杂信号。

（2）分析：混杂信号区应为原瘤区和手术干扰区，判断原肉瘤应该位于浅层，与股二头肌关系较密切，混杂信号应为积液、水肿和残留肉瘤。受累范围应该涉及入路皮肤、皮下组织和股二头肌远端1/3。瘤床切除包括外侧肌间隔、股二头肌远端1/2、相应坐骨神经外膜和所有上述组织。术后病理证实微小残留病灶（图7-3-3）。

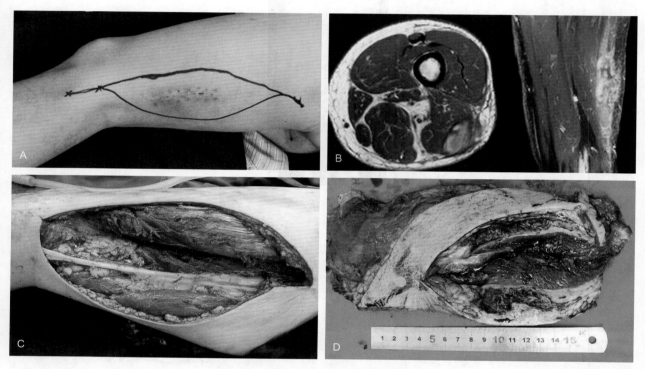

图 7-3-3　左大腿远端外侧 UPS 瘤床切除
A. 切口应与肢体纵轴平行并包括原切口；B. MRI 显示股二头肌受累；C. 标本移除后；D. 标本剖面查见肿瘤残留

第四节　含重要神经血管束的瘤床切除

一、相关思考

1. 是否必要瘤床切除

（1）解剖复杂：紧邻神经血管束的 STS 非计划切除后，瘤床切除往往受解剖结构的限制，血管和神经取舍决心难下。

（2）切缘设计：缺乏参照物，切缘设计困难。

（3）循环重建：风险指数高，后果严重。

2. 术前风险规避

（1）患者和家属有强烈要求，愿意承担风险。

（2）术者具备血管外科技术，且成功率很高。

（3）术后护理配套完善。

二、实施包括血管、神经的瘤床切除

1. 术前准备

（1）病理会诊明确诊断。

（2）MRI 了解瘢痕或水肿区与血管、神经的关系。

（3）汇总资料设计切缘：确定三维屏障，比如切缘应该是血管外膜或神经外膜，还是血管、神经本身。

（4）重建准备：血管移植材料，动力调配设

计等。

2. 瘤床切除

（1）完成设计：按照设计整块切除。

（2）根据实际调整方案：受累轻、范围小的可采用无水乙醇灭活神经血管束，或部分血管壁和神经束的切除[9]。

（3）适宜的重建：①部分血管壁切除后的横缝。②神经的襟式短缩吻合等。

3. 术后 ICU 监护

（1）心肺功能：切除范围广泛，全身麻醉后，需要常规的循环系统和呼吸系统监护。

（2）周围血管：主要供血血管随肉瘤切除后，多需要做血管移植重建循环。术后区域循环的监护是必需的，有利于发现循环危象并及时处理。

4. 典型病例

【病例1】 保留血管的瘤床切除

（1）病例介绍：女性，32 岁。右大腿内侧肿物 4 个月，外院 CT 检查显示股血管后方软组织肿物伴局部钙化，以"血管瘤"行手术切除，术中冰冻显示"梭形细胞肿瘤"，由于紧邻血管，仅行边缘切除。术后病理确诊为滑膜肉瘤。3 周后 MRI 显示，局部水肿，可疑肿瘤残留。

（2）再次手术设计和疗效评价：行保留血管的瘤床切除，术中部分血管外膜和收肌管周围筋膜切除，血管灭活。术后辅助化学治疗 4 周期，MAID 方案。随访 4 年，无复发（图 7-4-1）。

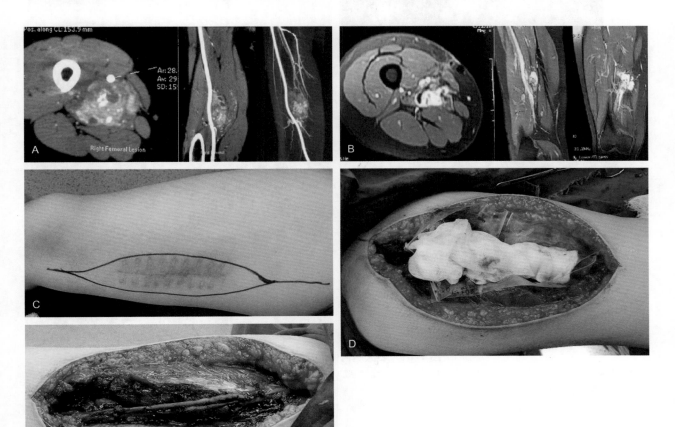

图 7-4-1　紧邻血管的瘤床切除
A. 术前 CT 显示肿瘤紧邻股动脉；B. 非计划切除术后 MRI 显示可疑肿瘤残留，与血管关系密切；C. 包括原切口在内的纵梭形切口；D. 保留血管无水乙醇灭活外膜 15 分钟；E. 灭活后血管情况

第七章

【病例2】　股三角区连同动静脉切除，人工血管移植

（1）病例介绍：男性，35岁。右大腿近端内侧肿块半年，B超证实。手术记录描述为分块切除，术后病理双相型滑膜肉瘤。病变区位于股三角，平行于腹股沟韧带的切口瘢痕下方小结节伴局部红肿。MRI显示积液，血管周围水肿，残留无法确定。

（2）再次手术设计和疗效评价：术中将积液水肿区连同股动静脉一并切除，人工血管重建。术后下肢水肿持续存在。术后24个月复查肺内单发转移，行胸腔镜切除，IFO+ADM化学治疗4周期。36个月时再次发现肺内单发转移灶，再次切除。随访超过4年复发（图7-4-2）。

（3）经验分析：瘤床切除是在详细了解既往发病及治疗情况下，进行充分的病理学和影像学评估，为获得更好的局部控制及预后所进行的补救手术。因此有一定的盲目性，绝非绝对必须[10]。术前应该就局部是否有肿瘤残留，手术可能带来的切缘改善及功能影响，其他辅助治疗的使用与否及序贯，进行多学科讨论，从而制订针对性的治疗方案，最大限度地让患者获益。

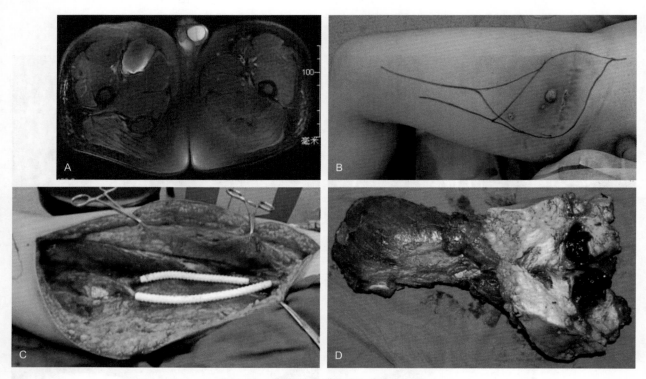

图7-4-2　右大腿内侧滑膜肉瘤瘤床切除

A. MRI显示股血管与水肿积液区紧邻；B. 切口设计；C. 股动静脉一并切除，人工血管置换；D. 病理标本显示局部少量肿瘤细胞残留，血管断端阴性

（陈　勇　张如明）

参考文献

[1] Rougraff B T, Davis K, Cudahy T. The impact of previous surgical manipulation of subcutaneous sarcoma on oncologic outcome[J]. Clin Orthop Relat Res, 2005, 438: 85-91.

[2] Bonvalot S, Levy A, Terrier P. Primary extremity soft tissue sarcomas: does local control impact survival?[J]. Ann Surg Oncol, 2017, 24(1): 194-201.

[3] Eilber F C, Brennan M F, Riedel E, et al. Prognostic factors for survival in patients with locally recurrent extremity soft tissue sarcoma[J]. Ann Surg Oncol, 2005, 12: 228-236.

[4] Alektiar K M, Velasco J, Zelefsky M J, et al. Adjuvant radiotherapy for margin-positive high grade soft tissue sarcoma of the extremity[J]. Int J Radiat oncol Biol Phys, 2000, 48(4): 1051-1058.

[5] Kepka L, Delaney T F, Suit H D, et al. Results of radiation therapy for unresected soft tissue sarcomas[J]. Int J Radiat Oncol Biol Phys, 2005, 63(3): 852-859.

[6] Harati K, Lange K, Goertz O, et al. A single-institutional review of 68 patients with dermatofibrosarcoma protuberans: wide re-excision after inadequate previous surgery results in a high rate of local control[J]. World J Surg Oncol, 2017, 15(1): 5.

[7] Brennan M F, Antonescu C R, Maki R G. Management of soft tissue sarcoma[M]. New York: Springer, 2013.

[8] Wang L, Pretell-Mazzini J, Kerr D A, et al. MRI findings associated with microscopic residual tumor following unplanned excision of soft tissue sarcomas in the extremities[J]. Skeletal Radiology, 2017.

[9] Harati K, Goertz O, Pieper A, et al. Soft tissue sarcomas of the extremities: surgical margins can be close as long as the resected tumor has no ink on it[J]. Oncologist, 2017.

[10] O'Donnell P W, Griffin A M, Eward W C, et al. The effect of the setting of a positive surgical margin in soft tissue sarcoma[J].Cancer, 2014, 120(18): 2866-2875.

第八章
需要手术干预的并发症

RSTS 周围条件差，再次切除往往要承受挑战，因而术后并发症也会比原发者多，有些需要再次手术干预。

第一节　围手术期需要手术干预的常见并发症

本节主要指术后 2~3 周出现的早期并发症。

一、创伤性血肿、出血和坏死 [1-4]

1. 常见原因

（1）肿瘤巨大导致术后残腔巨大，腔隙填塞不理想，外在压迫不利。

（2）术后引流不畅或过早拔出。

（3）术区位于关节附近，术后制动不理想，活动过早、过频。损伤血管未发现麻醉时的低血压、低血容量，术中应用止血带，引流管损伤血管，未能及时发现。

（4）缝合过密、过紧或连续缝合常造成切缘坏死。

2. 处置措施

（1）积极诊断：局部 CT 可以确诊。

（2）判断出血量和进一步发展趋势。

（3）粗针穿刺抽吸，加压包扎，密切观察。

（4）积极探查：做出正确诊断和确实有效的处置。

3. 典型病例

【病例1】　血肿清除

男性，47 岁。右大腿复发性纤维肉瘤，后间室保留坐骨神经的全切除术后依从性差，早期即下地活动，后引流管无液体引出而切口渗出不断，10 天拔除引流管，拆除少许缝线引流无效。诊断腔内血肿，再次清理血肿，并未见活动性出血。切除原切口皮肤，重新缝合石膏托固定，3 周后全部愈合（图 8-1-1）。制动不够，引流过早拔出，探查时机不及时是明显的原因。

【病例2】　切缘坏死切除

女性，55 岁。左大腿复发性多形性横纹肌肉瘤，股四头肌全部切除，引流量持续高位，对症处理后逐渐减少，但皮缘坏死愈加明显，陈旧性血性渗出始终存在。1.5 个月后再次探查扩创，清理残余血肿，切除原切口坏死皮肤和皮下组织，全层缝合后用石膏托固定，3 周后全部愈合（图 8-1-2）。股四头肌切除后，仅剩皮下组织和皮肤，连续缝合致使血供几乎全无，坏死是肯定要出现的。坏死缘切除，皮肤和皮下组织全层间断缝合完全达到皮缘对合直至愈合。软组织肉瘤切除后，创面大多有残腔遗留，如何消灭残腔？如何使切口尽快愈合？何时进入功能康复阶段？都要因人而异，充分体现个体化原则，坚决反对千篇一律的模式化操作。

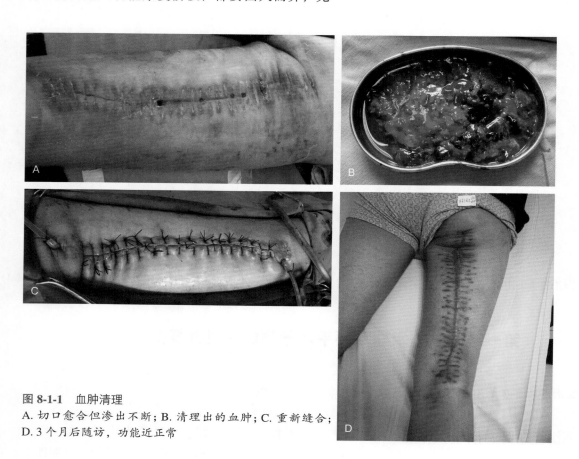

图 8-1-1　血肿清理
A. 切口愈合但渗出不断；B. 清理出的血肿；C. 重新缝合；
D. 3 个月后随访，功能近正常

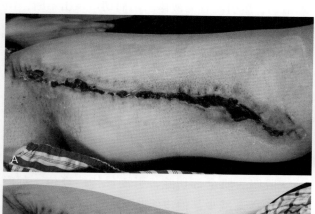

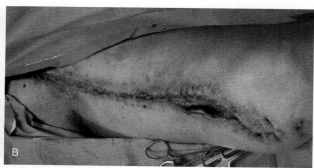

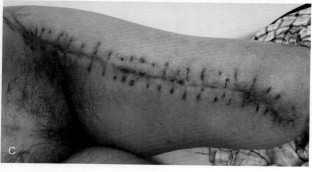

图 8-1-2
A. 切缘皮肤坏死术后 1.5 个月；B. 清除痂皮拆开部分连续缝合的倒刺线，切口裂开；C. 切除坏死皮缘，全层间断缝合后全部愈合

【病例3】 择机皮片移植

男性，69岁。右臀部溃疡伴癌变，广泛切除梯级V-Y皮瓣推进（原拟取双侧，后改为单侧梯级），创面全部覆盖，伸髋、屈膝位固定。术后外固定管理不善，制动不利，皮肤张力加大至坏死裂开。3周后再见患者，外固定松垮无作用，切口裂开臀部皮瓣下坠（图8-1-3）。创面周围的皮肤质量差固然是一个原因，但外固定的伸髋、屈膝制动不利，导致了张力加大从而切口坏死裂开。手术后临床疏于管理是主要原因。

二、循环危象

1. 非循环重建性危象 [1, 3-5]

（1）术中止血失误

1）原因：线结脱落、各种烧灼性止血的裂开等。

2）处理原则：急诊探查，相应处理。

（2）微循环严重损坏

1）原因：肉瘤巨大切除范围广泛，大量的微循环破坏。

2）处理原则：切除无循环组织，同时做必要的血供丰富组织移植。必要时截肢。

（3）自发血管破裂

1）原因：主要血管被肉瘤包裹或粘连，分离后切除肿瘤而保留了血管。此类血管外膜损毁，失营养和脆变，可造成自发破裂和结扎线脱落。

2）处置原则：紧急压迫包扎，内置血管支架止血，阻断远近端，探查并做相应处理。血管外科的协助必不可少。

（4）重要血管裸露

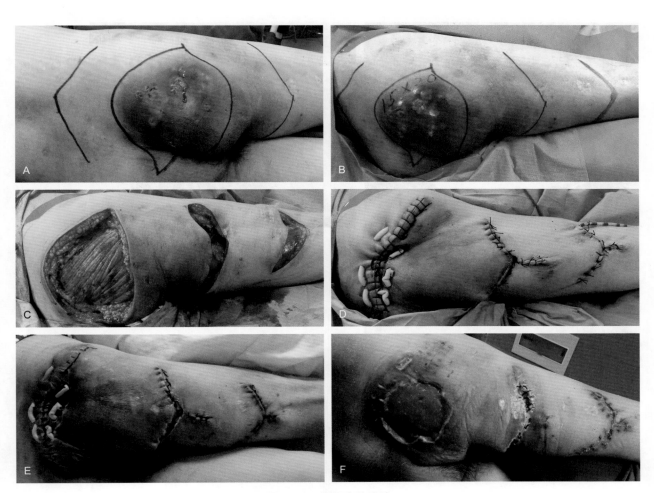

图 8-1-3 择机皮片移植

A. 右臀部溃疡伴癌变；B. 缺损 20 cm×15 cm，梯级 V-Y 皮瓣设计；C. 肿瘤切除和皮瓣形成；D. 缝合；E. 外固定无力，之后张力加大；F. 切口裂开臀部皮瓣下坠

1）原因：切口裂开或覆盖重要血管的皮瓣坏死。

2）处置原则：阻断后探查，并做相应血管修补或更换。

2.循环危象

（1）手术操作不细致，导致肋间血管出血。

【病例1】　止血

男性，21岁。左腰部纤维瘤病，位于季肋部与L_1关系密切，手术切除时同时切除了部分L_{11}~L_{12}。术后4小时出现局部血肿和血压波动。急诊探查为L_{11}下血管出血，远端残留少许肋尖。判断为能量平台钳子尖夹在了肋骨上，致使肋间软组织钳夹不实。清醒后的腹部正常运动使肋间血管再发出血，提示术中知名血管最好钳夹结扎止血（图8-1-4）。

（2）勉强保留被肉瘤损伤的动脉，血管壁的营养低下，脆性增加导致自发破裂[8]。

【病例1】　股动脉覆膜支架血止

男性，79岁。右腹股沟区因UPS而致下肢水肿，因年事已高拒绝根治术而选择了静脉内支架治疗。3个月后肿瘤明显增大而要求单纯减瘤。术后7天局部出血，急诊探查见剥离出来的动脉前壁自发破裂，缝合后3天再次出血，急诊置入股动脉覆膜支架，血止切口愈合。17个月后肉瘤已增至巨大方才要求根治（图8-1-5）。老年患者若瘤内勉强剥离出来的血管脆性大，有自发破裂的可能。介入法止血效果好[7]。

（3）对以滑膜炎为特征的腱鞘巨细胞瘤的认识不足。广泛的粘连分离导致微循环的过度破坏，从而循环失代偿[6, 12]。

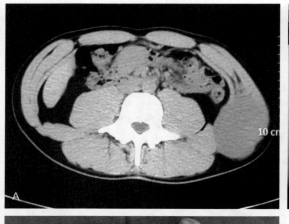
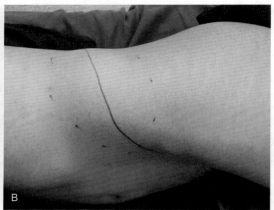
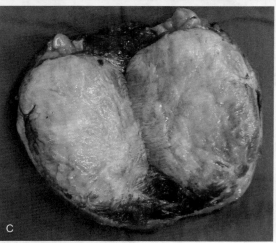

图8-1-4　钳夹烧灼止血不实出血
A.CT显示肿瘤的侵犯层次；B.肿瘤的部位和切口；
C.标本上部可见肋骨断端已被钳夹劈裂

【病例1】 截除残肢

女性，47岁。右髋部腱鞘巨细胞瘤多年，数年来不断地切除，不断地复发，6年前还曾做全髋关节置换术。肿瘤以髋关节为中心累及广泛，多条切口瘢痕，多结节状浸润广泛。拟行骨盆Ⅱ区到膝上15 cm的瘤段切除旋转成形术。由于多次手术多次复发和腱鞘巨细胞瘤的滑膜炎的特征，使得血管和神经的粘连相当严重，分离切除大量的软组织，仅保留2根主要动静脉和神经，致使大量的微循环丧失，广泛的血管分离也会造成血管壁的损伤。术后逐渐出现区域循环衰竭，3天后不得不截除残肢（图8-1-6）[9-11]。

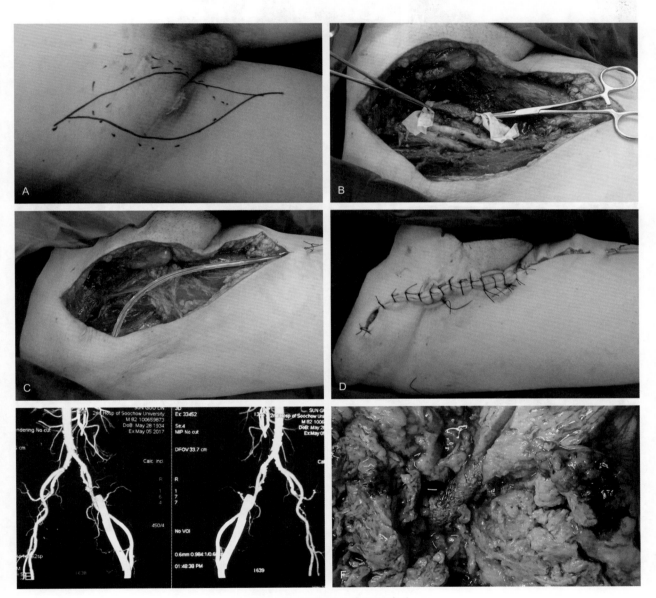

图8-1-5　剥离后动脉自发破裂

A.肉瘤的位置和切口；B.肉瘤切除，保留了血管，股静脉壁残缺不全，依赖支架支撑；C.缝匠肌瓣覆盖血管；D.创口减张缝合后；E.置入覆膜支架止血；F.标本中显示的覆膜支架

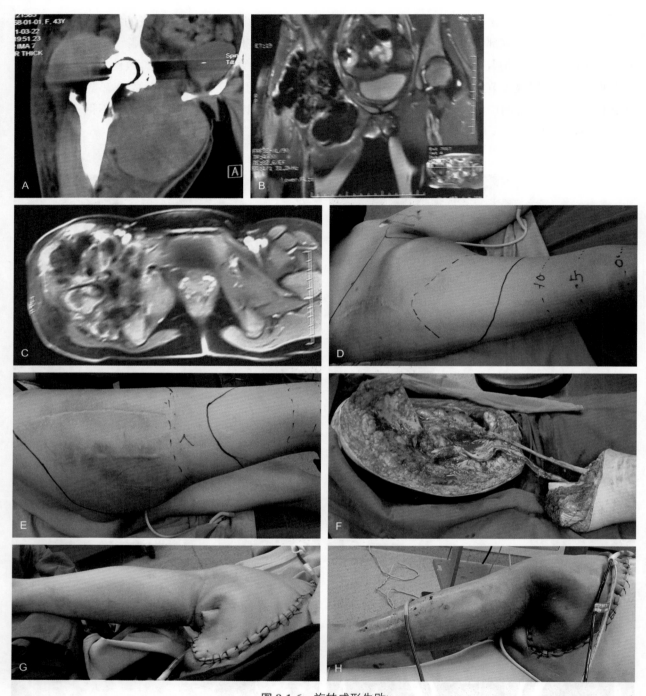

图 8-1-6 旋转成形失败

A~C.影像显示多结节肿瘤浸润广泛；D、E.术前外观和切口设计；F.血管和神经完整；G.残肢上提旋转固定和缝合；
H.区域循环衰竭，立即解脱残肢

3. 循环重建后危象

（1）急性血管栓塞

1）原因：血管口径相差太大、血管吻合质量欠佳等，自体血管移植多见。

2）处置原则：切除吻合口，重新缝合。或更换口径合适的人造血管。

【病例1】 切除栓塞段血管，重新吻合血管

女性，15岁。右大腿近端内侧腺泡状软组织肉瘤术后复发，与股动静脉关系密切。再次做包括股动静脉在内的屏障切除，人工血管重建股动静脉，同时伸膝功能重建。术后第三天出现患侧足部皮温略低，运动和感觉减退，彩超提示血流缓慢。第六天患足出现尸斑样改变，彩超动脉完全堵塞。紧急探查，股动脉无血，静脉大段栓塞。更换人工血管，术中已恢复循环，患足转红润。术后10天可见轻微运动（图8-1-7）。

（2）渐进性血管栓塞

1）原因：血管口径不对称，吻合质量欠佳或周围血肿压迫自体血管端等，人造血管移植多见。常在3~5天出现。

2）处置原则：紧急探查，切除吻合口，重新缝合，或更换口径合适的人造血管。

三、骨筋膜室综合征

1. 与RSTS相关的骨筋膜室综合征 [1-4, 13]

（1）骨筋膜室综合征：指由骨、骨间膜、肌间隔和深筋膜形成的骨筋膜室内肌肉和神经，因急性缺血、缺氧而产生的一系列症状和体征，并进入恶性循环。

（2）RSTS治疗中的常见原因：体外循环热药灌注后组织反应激烈，创口关闭的张力过大，术后高张力性积液和石膏、绷带过紧等。

（3）常见部位：四肢的远端，主要指膝、肘以远。

（4）主要症状：疼痛（pain）；苍白（paleness）；无脉（pulselessness）；感觉异常（paresthesia）；运动障碍（paralysis）。5P征便于记忆。

2. 处理原则

（1）解除诱发原因：终止诱发治疗，解除外在压力等。

（2）终止恶性循环：止痛、脱水、重要脏器的保护等一系列内科治疗。

（3）减压：包括创口拆线、积液抽吸和直接切开筋膜室。

（4）减压要求：及时、压力的彻底释放和最小

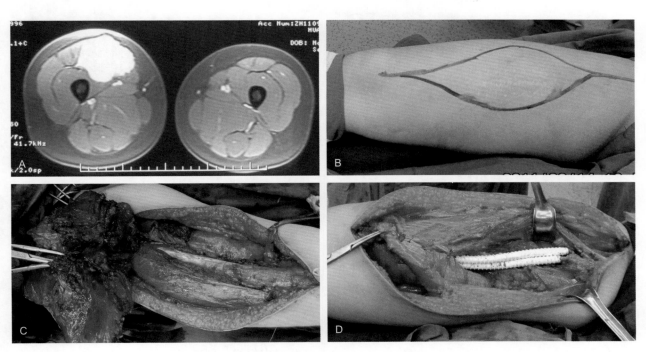

图8-1-7 人造血管栓塞及处置

A. MRI显示大腿内侧巨大肉瘤；B. 切口；C. 屏障切除；D. 人工血管置换

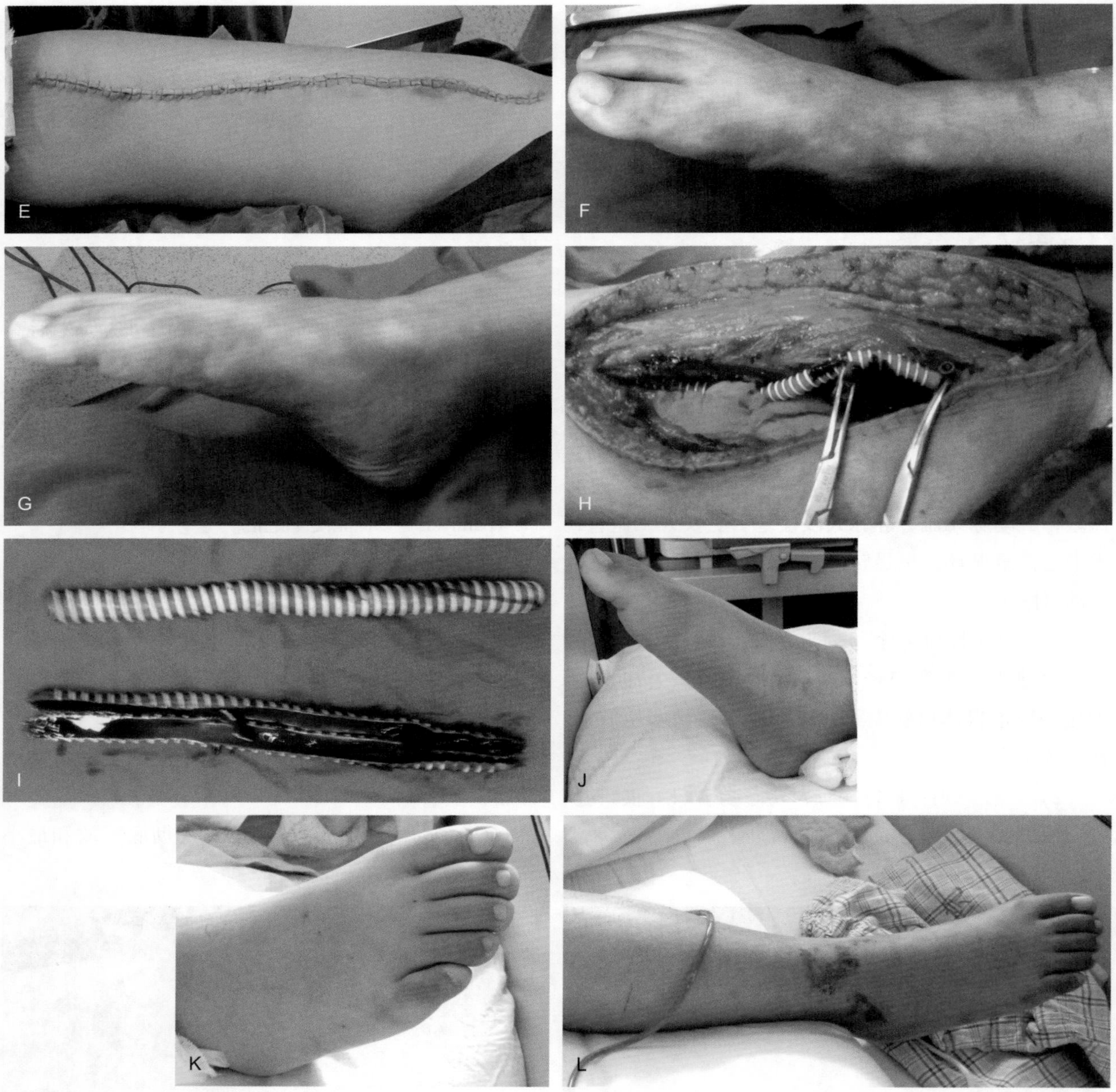

图 8-1-7（续）

E. 闭创；F、G. 术后 6 天出现尸斑样改变；H. 探查静脉栓塞，动脉无血；I. 标本内栓子；J、K. 更换血管 1 天后，红润，瘀斑消退；L. 术后 9 天，循环稳定

的代价达到最充分的减压。

（5）手术方法：通过一个切口达到诸多间室的切开，彻底清除坏死组织，创口开放或非张力下简单闭合，术后制动。

（6）后期处理：恢复期择时修复重建包括闭合诸切口。

【病例 1】　间室综合征的系列治疗

女性，17 岁。右小腿下段胫骨内前方隆突性皮肤纤维肉瘤术后复发。广泛切除小腿内后侧逆行筋膜皮瓣转位，供区直接缝合。术后第 1 天出现患足肿胀、张力性水泡、皮温下降等症状，即给予部分锋线拆除减压和对症治疗。术后第 2 天症状不见改善，更出现感觉低下和牵拉痛等症状，诊断为骨筋膜室综合征。立即拆除皮瓣两侧的所有缝线，清除坏死肌肉组织，创口完全开放，之后全身情况开始好转，坏死界限逐渐清晰。术后第 25 天行二次扩创，清除坏死组织，游离背阔肌皮瓣移植覆盖胫骨前方，后方肌性区植皮。肌皮瓣全部成活，皮片成活近半，3 个月后创面全部愈合。遗留屈肌挛缩和轻度跛行，后期可以考虑进一步矫形（图 8-1-8）[14-17]。

3. 讨论　皮肤肿瘤广泛切除后组织水肿等一系列反应，加上逆行筋膜皮瓣缝合过紧，导致小腿内部压力急剧上升，形成间室综合征。临床对本病认识不足，压力释放不及时、不彻底，从而进入恶性循环。四肢远端肉瘤切除后常需要修复，宽松原则应予坚持，术后严密观察必不可少，及时、彻底的减压是保持肢体存活和功能的关键。

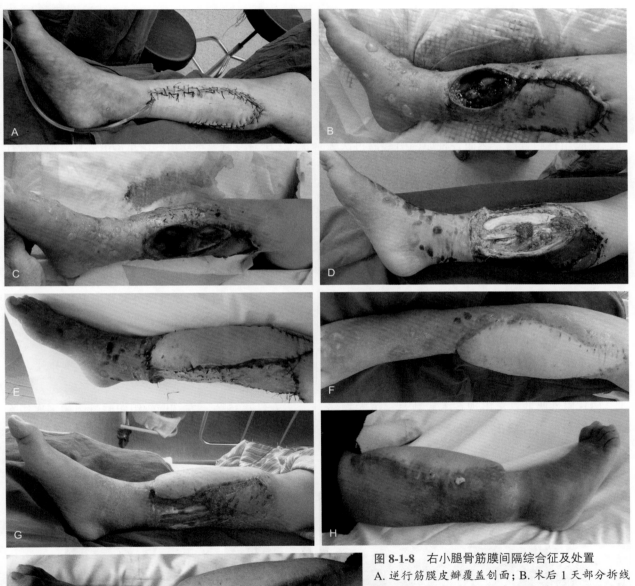

图 8-1-8　右小腿骨筋膜间隔综合征及处置

A. 逆行筋膜皮瓣覆盖创面；B. 术后 1 天部分拆线减压；C. 拆除全部缝线清创减压；D. 4 周后肿胀全部消退创面稳定，死活界面清楚；E. 扩创，背阔肌皮瓣 + 皮片游离移植；F、G. 3 周后肌皮瓣全部成活，皮片成活过半；H、I. 术后 3 个月全部愈合，屈肌腱挛缩，轻度跛行

第二节　出院后需要再次手术干预的常见并发症

除外再次复发，出院后需要再次来院手术治疗的主要表现为重建时的各种自体或异体材料的排异、炎性或损伤性反应。

一、各种软质材料的异物反应

1. 发生原因　体壁 RSTS 切除后通常会遗留组织缺损，较大的，与胸、腹腔相通的，或导致重要组织和器官外露的都需要进行修补。由于人工材料方便、简单、无附加损伤，特别是相容性的不断提高，使应用日趋普遍。然而各种原因引起需再次去除的也时有发生。

（1）排异：排异反应是人体的本能，仅是程度有别。再加上 RSTS 术后残腔大、渗出多和周围组织条件不佳，排异情况会很严重。

（2）吸收：其实也是排异的一种现象，表现的是一种吞噬，也会伴有一些慢性炎症反应。

2. 常见表现

（1）局部缺乏肌肉的覆盖，位于关节附近，缺乏外固定或不宜固定部位等。

（2）排异：常出现在切口已经愈合，后又出现渗出和红、肿、痛以及切口裂开植入物外露等症状。

（3）慢性吸收：常出现在术后数月，植入物部位出现轻微的炎性渗出、切口裂开、皮肤侵蚀和植入物外露。

3. 处理措施

（1）积极处置：非手术的方法鲜有成功者。

（2）植入物取出：手术切除坏死组织，取出植入物。

（3）腔壁的缺损：深部的纤维组织裸露，覆盖选择肌皮瓣为好。

4. 典型病例

【病例 1】　取出补片

女性，55 岁，下腹壁放射性肉瘤复发，再次切除聚四氟乙烯双层补片和腹外斜肌皮瓣覆盖。术后 22 个月复查发现窦道和少量渗液。切开取出补片后愈合（图 8-2-1）。脂肪可能会助推排异反应，而排异反应会使更多的脂肪液化，从而自愈的可能很小 [16, 18-20]。

【病例 2】　取出辅助材料

男性，39 岁，右胸壁复发性 UPS 屏障切除，聚四氟乙烯补片，关闭胸腔肋骨并拢钢丝固定，愈合良好。10 个月后切口出现两处裂开渗出及胬肉形成，患者拒绝治疗。又一年后已形成 3 处窦道。扩创取出补片和钢丝，切口一期愈合（图 8-2-2）[19, 21, 22]。

【病例 3】　扩创术清理坏死组织和补片，腹直肌皮瓣转位

女性，35 岁，左胸壁软组织软骨肉瘤多次切除多次复发。胸前软组织坏死缺损，深部软组织补片外露，影像学并不提示复发。扩创清理坏死组织和

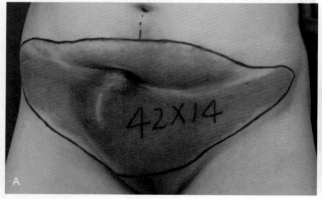
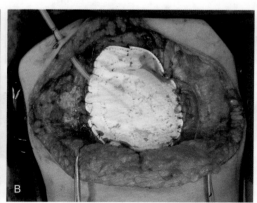

图 8-2-1　异物反应取出
A. 放射性肉瘤切除；B. 补片修补

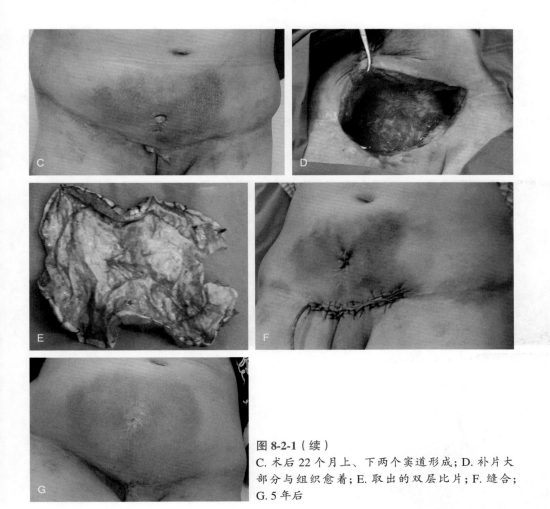

图 8-2-1（续）
C. 术后 22 个月上、下两个窦道形成；D. 补片大部分与组织愈着；E. 取出的双层比片；F. 缝合；G. 5 年后

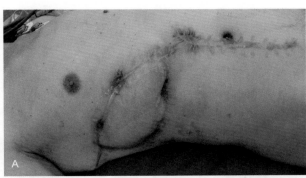

图 8-2-2　胸壁补片和钢丝取出
A. 多处窦道形成；B. 取出的补片和钢丝；C. 全部愈合

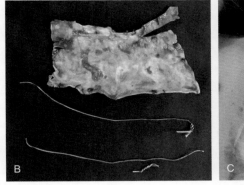

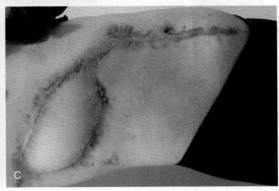

补片，取对侧腹直肌皮瓣转位，创口一期愈合（图8-2-3）。

【病例4】　人工血管取出

女性，17岁，右腹股沟复发性滑膜肉瘤再次切除，人造血管代股静脉。术后给予外照射和化学治疗。后切口反复渗液，发热，患肢肿胀，切口裂开人造血管外露。术后8个月扩创人工血管取出，腹直肌皮瓣转位术后切口愈合（图8-2-4）。人造血管移植后局部放射治疗危险性陡增。另外四肢静脉系统切除后多不予重建。

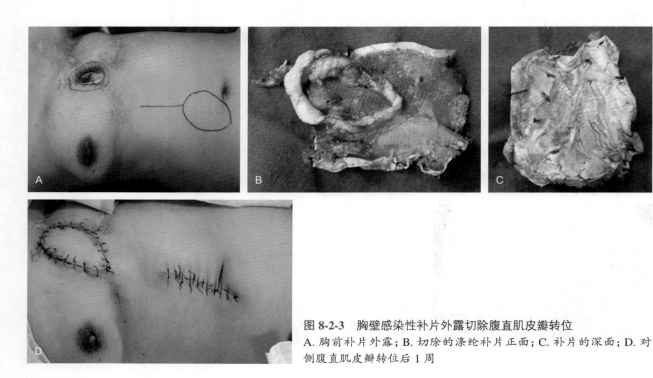

图 8-2-3　胸壁感染性补片外露切除腹直肌皮瓣转位

A. 胸前补片外露；B. 切除的涤纶补片正面；C. 补片的深面；D. 对侧腹直肌皮瓣转位后 1 周

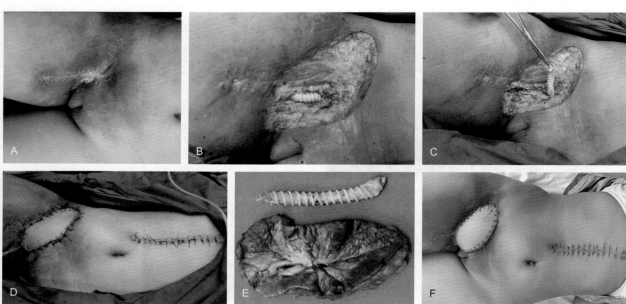

图 8-2-4　右腹股沟复发性滑膜肉瘤人造血管外露取出

A. 切除和放射治疗后 8 个月；B. 扩创显露无功能血管；C. 取出；D. 同侧腹直肌皮瓣转位；E. 标本；F. 术后 4 个月，肌皮瓣成活局部皮肤部分改善

【病例5】 膀胱内人工血管取出

男性，31岁。10年前右髂腹股沟至盆腔的复发性纤维瘤病，侵犯髂动静脉、精索和膀胱侧壁。再次切除，术中勉强分离出髂外动脉和膀胱，连同肿瘤整块切除了髂外静脉、精索和右侧睾丸。直径12 mm的聚四氟乙烯人造血管130 mm重建髂外静脉，对侧腹直肌皮瓣转位填塞残腔和覆盖创面。10年后患者发现膀胱异物，并经影像证实，遂行膀胱切开取出陈旧性人造血管多段。半年后患者将保存的标本献出，实物是几段残缺不全的人造血管和一些钙化的粉末或块状物质，实属罕见（图8-2-5）。膀胱壁移行上皮的能力和能量巨大，清除异物和重建修复的能力不可估量。

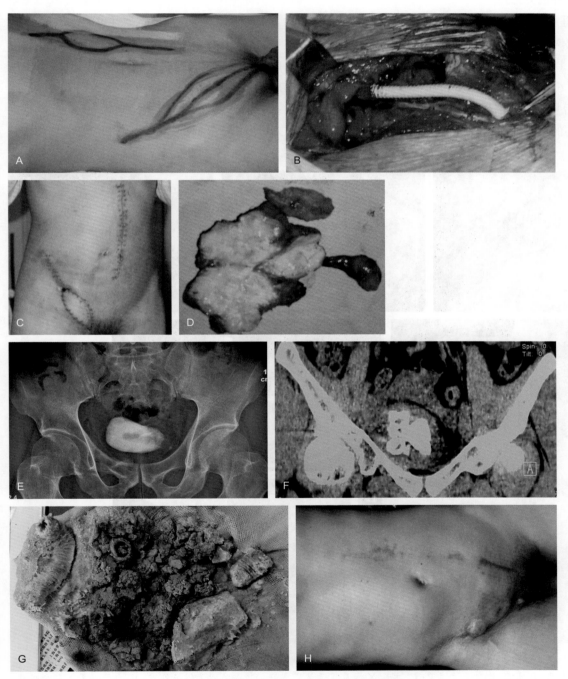

图 8-2-5 人造血管游走于膀胱内

A. 术前设计；B. 人造血管移植；C. 切口愈合良好；D. 切除的标本；E. 膀胱造影可见血管影；F. 断层片可见膀胱内血管影；G. 半年后看到患者保存的标本，包括矿化物和三段破碎的人工血管；H. 切开膀胱取血管术后半年

二、各种硬质材料的异物反应

1. 发生原因　RSTS 的骨侵犯要做相应的切除和修复，骨和链接固定材料的选择，材料之间、人体和材料之间的相容性，残腔、覆盖、制动等诸多因素对愈合的干扰影响等，导致的排异、吸收、松动和切口裂开也会见到。

2. 处理措施　①及时取出，争取短期内创口愈合。②必要时二期修复。

【病例 1】钢板螺丝钉取出

男性，63 岁，左锁骨区平滑肌肉瘤多次切除和放射治疗后复发，局部累及广泛。再次做了以锁骨中段为中心的大块切除，取同侧第五肋 9 cm 替代锁骨中段，双钢板固定。术后 4 个月局部皮肤破溃渗出伴胬肉。影像显示移植自体肋骨被吸收，螺丝钉脱落钢板移位。扩创，取出钢板螺丝钉直接缝合。术后病理报告显示无复发（图 8-2-6）[23]。

3. 讨论

（1）肋骨可能不太适宜做供骨：术后外固定不理想，活动早不利于骨愈合。大块异体骨取出见第九章。大块异体骨骨松质的抗原性可能强于骨皮质，异体半关节也同样，临床应慎重应用。

（2）理性分析、及时处理：不管是院内围手术期出现的，还是出院后出现的这些较严重的并发症，绝大多数是可以避免的，要点是操作到位、严密观察、理性分析、及时处理。

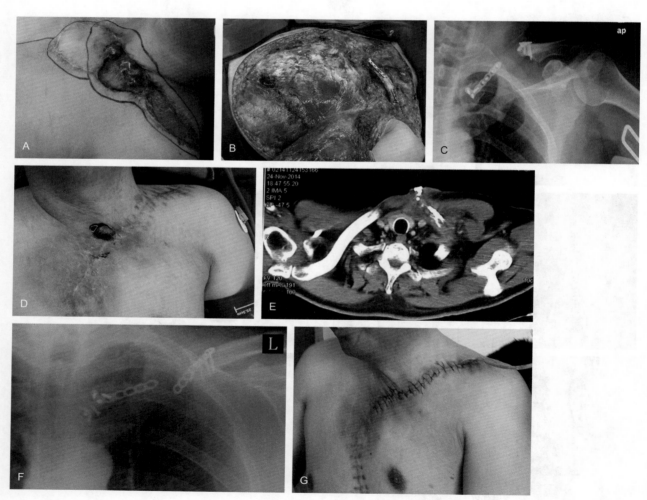

图 8-2-6　自体肋骨代锁骨吸收

A. 术前局部情况；B. 切除肋骨段带锁骨；C. 术后 X 线片显示位置良好；D. 皮肤破溃钢板外露；E. 自体肋骨大部分吸收，遗留残片；F. 螺丝钉脱落，钢板移位；G. 缝合

（王春萌　张如明）

参考文献

[1] Stoeckle E, Michot A, Rigal L, et al. The risk of postoperative complications and functional impairment after multimodality treatment for limb and trunk wall soft-tissue sarcoma: long term results from a monocentric series[J]. Eur J Surg Oncol, 2017, 43(6): 1117-1125.

[2] Schwartz A, Rebecca A, Smith A, et al. Risk factors for significant wound complications following wide resection of extremity soft tissue sarcomas[J]. Clin Orthop Relat Res, 2013, 471(11): 3612-3617.

[3] Moore J, Isler M, Barry J, et al. Major wound complication risk factors following soft tissue sarcoma resection[J]. Eur J Surg Oncol, 2014, 40(12): 1671-1676.

[4] Karthik N, Ward M C, Juloori A, et al. Factors associated with acute and chronic wound complications in patients with soft tissue sarcoma with long-term follow-up[J]. Am J Clin Oncol, 2018.

[5] 王平, 孟庆聚, 宋金纲. 软组织肉瘤受累血管的处理 [M]// 宋金纲, 师英强. 软组织肿瘤学. 天津: 天津科技翻译出版有限公司, 2012: 245-248.

[6] Radaelli S, Fiore M, Colombo C, et al. Vascular resection en-bloc with tumor removal and graft reconstruction is safe and effective in soft tissue sarcoma (STS) of the extremities and retroperitoneum[J]. Surg Oncol, 2016, 25(3): 125-131.

[7] Miyamoto S, Fujiki M, Nakatani F, et al. Reconstruction of complex groin defects after sarcoma resection[J]. Ann Plast Surg, 2017, 78(4): 443-447.

[8] Nishinari K, Krutman M, Aguiar Junior S, et al. Surgical outcomes of vascular reconstruction in soft tissue sarcomas of the lower extremities[J]. J Vasc Surg, 2015, 62(1): 143-149.

[9] McGoldrick N P, Butler J S, Lavelle M, et al. Resection and reconstruction of pelvic and extremity soft tissue sarcomas with major vascular involvement: current concepts[J]. World J Orthop, 2016, 7(5): 293-300.

[10] Brown K G, Koh C E, Solomon M J, et al. Spiral saphenous vein graft for major pelvic vessel reconstruction during exenteration surgery[J]. Ann Vasc Surg, 2015, 29(6): 1323-1326.

[11] 张如明. 循环重建技术 [M]. 2 版. 天津: 天津科学技术出版社, 2010: 173-182.

[12] Poultsides G A, Tran T B, Zambrano E, et al. Sarcoma resection with and without vascular reconstruction: a matched case-control study[J]. Ann Surg, 2015, 262(4): 632-640.

[13] Via A G, Oliva F, Spoliti M, et al. Acute compartment syndrome[J]. Muscles Ligaments Tendons J, 2015, 5(1): 18-22.

[14] Chan L W M, Imanishi J, Grinsell D G, et al. Preoperative radiotherapy and wide resection for soft tissue sarcomas: achieving a low rate of major wound complications with the use of flaps. results of a single surgical team[J]. Front Surg, 2017, 4: 79.

[15] Lozano-Calderon S A, Swaim S O, Federico A, et al. Predictors of soft-tissue complications and deep infection in allograft reconstruction of the proximal tibia[J]. J Surg Oncol, 2016, 113(7): 811-817.

[16] Slump J, Ferguson P C, Wunder J S, et al. Patient, tumour and treatment factors affect complication rates in soft tissue sarcoma flap reconstruction in a synergistic manner[J]. Eur J Surg Oncol, 2017, 43(6): 1126-1133.

[17] Kang S, Han I, Kim S, et al. Outcomes after flap reconstruction for extremity soft tissue sarcoma: a case-control study using propensity score analysis[J]. Eur J Surg Oncol, 2014, 40(9): 1101-1108.

[18] Bodin F, Dissaux C, Romain B, et al. Complex abdominal wall defect reconstruction using a latissimus dorsi free flap with mesh after malignant tumor resection[J]. Microsurgery, 2017, 37(1): 38-43.

[19] 程明, 宋金纲. 补片（网状假体材料）在肿瘤软组织缺损修复中的应用 [M] // 软组织肉瘤现代外科治疗. 宋金纲, 师英强. 天津: 天津科技翻译出版有限公司, 2012: 266-268.

[20] Vairinho A, Al Hindi A, Revol M, et al. Reconstruction of an anterior chest wall radionecrosis defect by a contralateral latissimus dorsi flap: a case report[J]. Ann Chir Plast Esthet, 2018, 63(2): 182-186.

[21] Aghajanzadeh M, Alavi A, Aghajanzadeh G, et al. Reconstruction of chest wall using a two-layer prolene mesh and bone cement sandwich[J]. Indian J Surg, 2015, 77(1): 39-43.

[22] Khalil H H, Malahias M N, Balasubramanian B, et al. Multidisciplinary oncoplastic approach reduces infection in chest wall resection and reconstruction for malignant chest wall tumors[J]. Plast Reconstr Surg Glob Open, 2016, 4(7): 809.

[23] Koulaxouzidis G, Simunovic F, Bannasch H. Soft tissue sarcomas of the arm - oncosurgical and reconstructive principles within a multimodal, interdisciplinary setting[J]. Front Surg, 2016, (3): 12.

常见复发性软组织肉瘤外科治疗

外科治疗仍是 RSTS 的首选，然而，仅仅一个距离切缘的原则，远远不能满足临床需要。大量主刀医师切除肉瘤时，处于随心所欲的状态，没有一个理想模式（术式）支撑。屏障切除原则为这个模式的建立，打下了重要的基础。几十年来笔者把屏障切除和修复重建有机结合，摸索提炼出了 100 多个术式为混沌的领域打开了一个缝隙[1]。更经典的类似 Billroth[2]、Roux-Y[3]、Whipple[4] 和 Miles[5] 等术式，有待于后来者不断地总结推出。

原发的 STS 在《软组织肉瘤的现代外科治疗》[1, 6] 有翔尽的分区、局解、局部肉瘤的认识和外科设计等介绍，RSTS 的再治疗和原发肿瘤的治疗截然不同。复发后原始屏障被破坏，肉瘤深度和广度增加，合并跨界和脏器浸润等，使再次外科治疗的范围和内容都明显增加。

在各论中采用了相对模糊的分区（分章）方法，体表前、后的平面不一定对应，区间有重叠，如此看似混乱，实则更符合实际（图 0-1）。另外，皮肤和皮下组织缺乏阶段性、肌肉交叉抵止、疏松间隙跨区延伸等特点，都被肉瘤复发时所利用，从业者必须加深认识，方能设计出合理的低复发率的切缘。

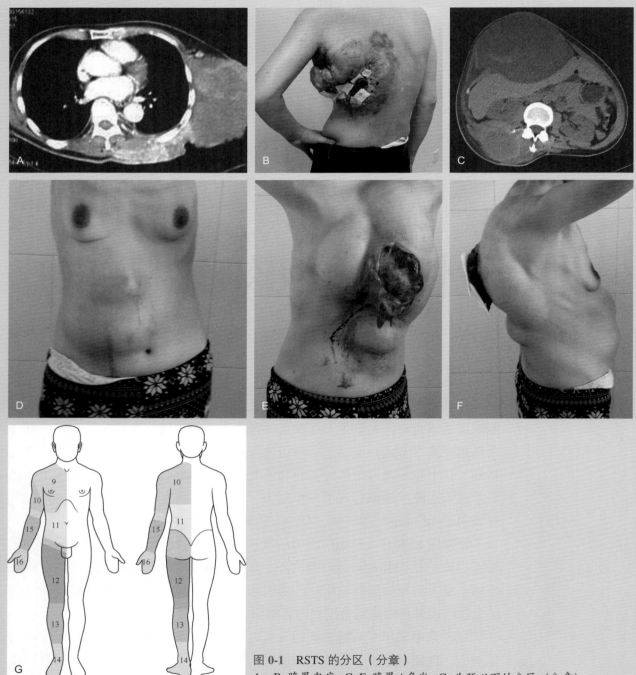

图 0-1　RSTS 的分区（分章）

A、B. 跨界肉瘤；C~F. 跨界 / 多发；G. 头颈以下的分区（分章）

第九章
锁-胸-腋区复发性软组织肉瘤外科治疗

本章主要涉及肩胛带周围的肉瘤。这些肉瘤复发率高，与锁骨、肋骨、肩胛骨和胸壁有千丝万缕的联系[7-9]。结构错搭、RSTS 跨界生长等特点，是高复发率的重要原因之一。如果将锁骨胸壁间、腋窝和肩胛胸壁间的间隙看成是一个通道，RSTS 的生长特点有二：①沿通道内生长和扩展。②围绕通道壁生长。为了叙述方便，将该区分为通道内的上份、腋窝、下份和通道壁分述。另外，因为胸壁和肋弓区与之联系密切，故也放在本章叙述。

第一节 相关解剖基础

一、区域范围

1. 骨性范围 锁骨-肋弓-胸骨，几乎是胸廓的范围（图 9-1-1）。

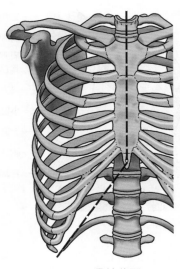

图 9-1-1 骨性范围

2. 潜在范围 经锁-胸-腋通道，肉瘤发展趋向（图 9-1-2）。

3. 动态范围 肩胛带周围（图 9-1-3）。

4. 肋弓到剑突 胸腹移行区主要包括浅层的腹直肌和腹外斜肌，深层主要是肋软骨弓和周围各种结构的筋膜（图 9-1-4）。

二、解剖特点

锁-胸-腋区局部解剖复杂，可以分为锁-胸-腋通道上段、腋窝、通道壁、胸、锁区和胸腹交界。但往往又被肉瘤将它们牵扯到一起，将在各节中详细叙述。

三、功能特点

1. 主导肌群 锁-胸-腋区相关的肌肉众多，

以肩关节外前方的肌肉更显重要。肩关节的运动，可以协助手达头、尾两端，动作多为生活所必须，切除后应该考虑重建。

2. 非主导肌群　肩关节内收、下降和主导姿态

性、稳定性的肌群功能作用相对较弱，切除后多不用重建。

3. 臂丛　臂丛的切除是灾难性的，完全的切除相当于截肢。部分切除可以考虑相应的重建。

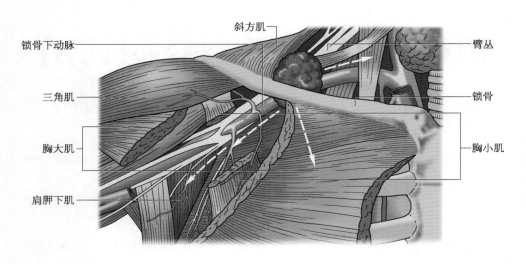

图 9-1-2　潜在通道
左侧第一箭头腋窝，继续下行到肩胛胸壁间；右侧箭头显示，向上可以侵犯颈部各间隙，向下经锁骨到胸壁的浅层或深层

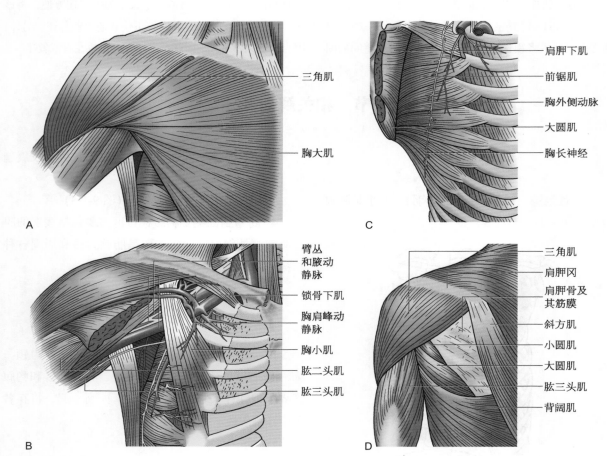

图 9-1-3　通道壁肌肉
A. 前面浅层三角肌，胸大肌；B. 胸小肌，肱二、三头肌的内侧部分、腋血管和臂丛；C. 侧胸壁的前锯肌和后方的肩胛下和大圆肌；D. 三角肌的后部分，大、小圆肌，肱三头肌的内侧部分和肩胛骨

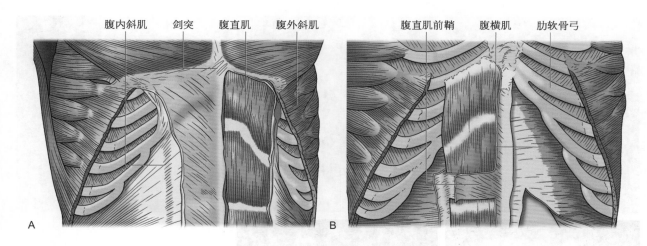

图 9-1-4　胸腹交界

A. 腹外斜肌和腹直肌前鞘，为第一层屏障；B. 肋软骨弓、腹直肌和其他腹部肌肉，为第二层屏障

第二节　锁－胸－腋通道上份复发性软组织肉瘤外科治疗

锁骨后方至肩胛下间隙上下是贯通的，可看成一个通道，肉瘤可在其间畅行。本节讨论以锁骨后方为主的通道上份肉瘤的外科治疗。

一、认识锁－胸－腋通道

1. 通道架构

（1）上肢带构成：肩胛骨－胸骨被锁骨桥接在一起，构成了上肢带的支撑，深面为胸廓的顶部（图 9-1-1）。第一肋、锁骨下动静脉、臂丛及其周围的肌肉为其主要内容（图 9-1-2）。

（2）锁、胸、腋通道：锁、胸、腋区体表标志是锁骨上窝－锁骨后方－腋窝－肩胛胸壁间。从锁骨上窝到腋窝下出口是一个自然间隙，类似一个通道，肿瘤可以无阻力的自由生长，中间并无界限，可称其为锁－胸－腋通道（图 9-2-1）。锁－胸－腋通道可分为上、中、下三段，腋窝居中。

（3）肉瘤浸润：其间的肿瘤可以是原发也可以转移而来。通道内的 RSTS 常累及胸壁、锁骨、喙突、肩锁和胸锁关节等结构。而来自于周壁的更可以累及锁骨下动静脉、臂丛、胸膜顶等。浸润可沿着臂丛上行达颈椎体，下行至上臂内侧，向后可沿着肩胛骨胸廓面形成包绕。

2. 选择屏障组织作为切缘

（1）完整的屏障：肩胛舌骨肌－锁骨和锁骨下肌－喙锁胸筋膜－胸小肌－腋悬韧带构成的前壁和斜方肌－冈上肌和肩胛下肌－大圆肌－背阔肌构成的上后壁围成蘑菇状的穹隆顶，胸廓构成内壁由腋筋膜封底，形成几乎完整的封闭模式（图 9-2-2）。

（2）部分的屏障切除：虽然屏障完整，因为周围有许多重要结构，却很难做完整的屏障切除。各种组织间大多存在可视为屏障结构的组织，可以利用为切缘，有时需以部分重要组织的牺牲换取局部的控制。

3. 浅层肿瘤　颈阔肌也是待选的屏障（图 9-2-3）。

4. 认清肿瘤与周围的关系　正确选择切除入路间隙内多以疏松的脂肪和淋巴组织充填，肿瘤上下穿行容易。由于肩胛骨、肱骨和胸廓的阻挡，肉瘤的早期发现困难。高级别的肉瘤加之发现晚，直径多在 5~8 cm 以上，往往治疗失败。锁骨上、下、后方 RSTS 切除难度更大，正确选择入路会对顺利切除并获得理想切缘有重要的帮助。

二、切除途径

1. 锁骨上提入路

（1）相关解剖：斜方肌／胸锁乳突肌和三角肌／

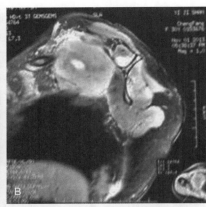
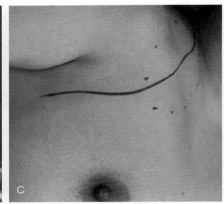

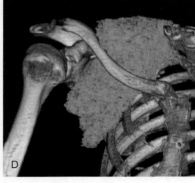
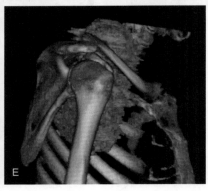

图 9-2-1　锁、胸、腋通道内的脂肪肉瘤
A、B. 肿瘤被屏障约束充满间隙；C. 体表多不能发现或仅显示饱满；D、E. 3D 模型显示通道内肿瘤

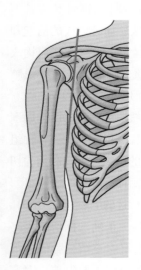
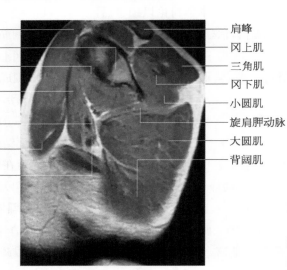

三角肌 —
关节盂 —
肩胛下肌 —
喙肱肌与肱二头肌短头 —
腋神经与旋肱后动脉 —
胸大肌 —
腋窝神经血管束 —

— 肩峰
— 冈上肌
— 三角肌
— 冈下肌
— 小圆肌
— 旋肩胛动脉
— 大圆肌
— 背阔肌

图 9-2-2　MRI 矢状位显示通道间隙

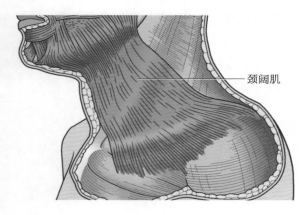

— 颈阔肌

图 9-2-3　颈阔肌

胸大肌是两对分别附着在锁骨上、下缘的拮抗肌，后二肌覆盖着锁骨下间隙。当切断胸大肌锁骨的附丽，上臂上举肩关节达零度位时，三角肌改变作用力的方向，随着肩胛骨的外旋，锁骨会旋后、外端上提，锁骨下间隙即显露并增宽。

（2）体位和切缘：上肢上举肩后垫高位，沿肿瘤走行设计梭形切口。反复阅读影像片确定各个壁受累的情况，必要时可以切除血管，也可以牺牲部分臂丛。锁骨骨膜下、胸壁的肋骨表面和腋窝清扫范围等都可以成为某一局部的切缘。

（3）肿瘤切除：切开上缘皮肤和皮下组织，解剖胸大肌和三角肌间沟结扎头静脉。切断胸大肌肱骨和锁骨的附丽点，骨膜下剥离锁骨下后方切除锁骨下肌，探查肿瘤的上缘。切开下部切口，切断相应胸大肌和胸小肌，沿胸壁向内、下、外将肿瘤与胸壁分离，纱布填塞。掀开胸大肌和胸小肌，解剖臂丛和锁骨下动静脉。探查肿瘤，确认肿瘤的原发处，将神经和血管拉向下，肿瘤翻向上，继续解离

肿瘤的后方，直至锁骨后上方的瘤体全部分离切除。

【病例1】 上提锁骨，通道上段肿瘤切除

（1）病例介绍：男性，56岁。左锁骨后方至腋窝巨大肿瘤，曾在某地胸和乳腺科联手切除未遂。肿瘤的上极位于锁骨近端上方4 cm，斜向外下至腋窝中份约15 cm×12 cm×10 cm。前臂和手的桡神经支配区感觉障碍，肌力部分减弱。影像提示肿瘤位于胸大肌和胸小肌的深面，与锁骨下动静脉和臂丛的锁骨段和腋段紧密缠绕，主体位于后外侧，血供比较丰富。

（2）再次手术设计和疗效评价：术中分离诸神经支，向外牵开锁骨下血管，向上继续牵拉锁骨分离肿瘤的后方。见臂丛的后侧束完全融入了肿瘤的包膜无法保留，遂切断结扎后束的移行部，完整移除肿瘤。标本约13 cm×10 cm，切面浅黄间杂乳白色有硬韧区，术后病理报告诊断为神经鞘膜瘤局部恶变。术后随访6年，无复发，无转移，建议二期功能重建，患者未采用（图9-2-4）。

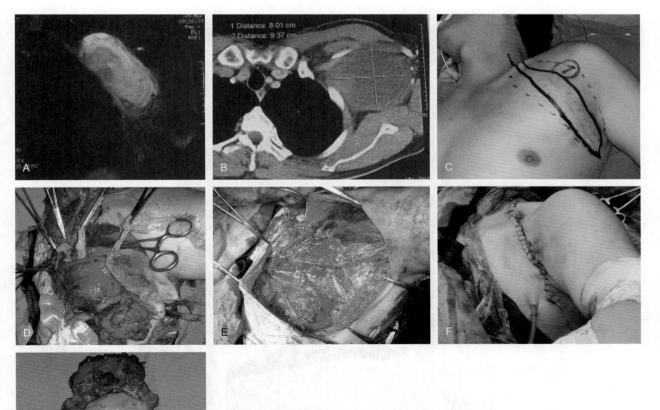

图9-2-4 上提锁骨，切除通道上段肿瘤
A、B.神经源性肿瘤沿臂丛走行，腋血管主体被推向外后；C.臂丛探查切口，上臂外展上举位；D.肿瘤与神经和血管缠绕，逐一分离臂丛各分支和锁骨下血管；E.切除肿瘤；F.直接缝合；G.标本剖开

第九章

（3）讨论：上肢上举也称肩关节的零度位，中立位（自然下垂）—零度位，以锁骨中外 1/3 交点为标准，可以向上提拉锁骨 3 cm 左右，有利于突入锁骨上方不太多的肿瘤的显露。

2. 锁骨切断入路

（1）相关解剖：锁骨上窝 - 腋窝间隙前方锁骨坚硬成拦腰状，后方是硬性胸壁。肿瘤常形成哑铃状，特别是纤维瘤病，不切断锁骨无法切除。

（2）体位和切缘：肩后垫高斜坡 30° 位。沿肿瘤走行设计跨越锁骨的切口。锁骨骨膜下、胸壁的肋骨表面和腋窝清扫范围为切缘。相关的 8 块肌肉和 3 处筋膜要反复分析影像片和电脑上动态观察以确定切除的部分。

（3）肿瘤切除：切开皮肤和皮下组织，切断胸大肌和斜方肌显露锁骨，骨膜下剥离锁骨中内 1/3 切断并牵开。在肿瘤的外侧分离臂丛和血管，分离肿瘤的内下方，切断锁骨下肌第一肋起点和其他联系，从胸廓顶部掀起，上举上肢连带使血管和神经上移分离肿瘤的后方，直至全部移除肿瘤。

（4）修复重建：锁骨复位内固定。

【病例 1】 切断锁骨，通道上段肿瘤切除

（1）病例介绍：女性，21 岁。左锁骨后方上、下哑铃状肿瘤，1 年前曾做部分切除术，病理诊断为侵袭性纤维瘤病。后肿瘤逐渐增大，出现上肢的酸胀麻痛等症状，夜甚。肩部可触及硬韧的肿瘤上极，CT 提示与锁骨和肩胛下肌关系密切。

（2）手术过程：切开皮肤皮下组织，探查锁骨下无法分离，遂切断锁骨中外 1/3 并向上和下牵开，完成分离和切除。术后锁骨复位钢板固定（图 9-2-5）。

【病例 2】 切断锁骨，通道上段肿瘤切除

（1）病例介绍：女性，52 岁。左乳囊肉瘤切除后 4 年出现肺结节和锁骨下肿块，化学治疗两轮无效，要求手术治疗。

（2）手术过程：影像和检查显示肉瘤位于锁骨下，局部固定。锁骨中段切断，完整切除肿瘤。锁骨复位后钢板固定（图 9-2-6）。

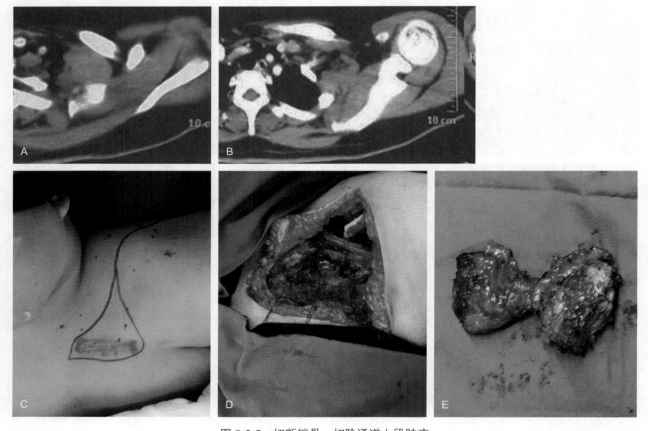

图 9-2-5　切断锁骨，切除通道上段肿瘤

A. 肿瘤的锁骨上部分；B. 肿瘤的锁骨下部；C. 切断锁骨入路；D. 肿瘤切除，显露臂丛；E. 标本呈哑铃状

3. 锁骨切除入路

（1）相应解剖：锁骨前面是皮包骨结构，皮肤受累时锁骨很难幸免。

（2）体位和切缘：取仰卧胸部斜坡30°位。临床检查和读片确定切缘，广度3~5 cm、深度常在胸大肌、胸小肌和斜方肌的深面，锁骨的部分或全部，深度可包括锁骨下肌。切口常为沿锁骨方向的长梭形。

（3）肿瘤切除：用于累及锁骨的肿瘤，切开下缘皮肤皮下，结扎头静脉，切断胸大肌、胸小肌和三角肌相应缘，分离血管和神经。剥离锁骨两端切断，将标本翻向上，切断深部联系。切开上缘切口和深部的斜方肌和胸锁乳突肌，移除标本。

（4）修复重建：①锁骨部分切除可以植骨内固定，全切者旷置。②创面缺损可以旋转胸大肌皮瓣、腹外斜肌皮瓣等闭创。③锁骨下血管切除后，人造血管移植。

【病例1】 锁骨和通道上段肉瘤同时切除

（1）病例介绍：男性，56岁。锁骨上平滑肌肉瘤，9年间做了8次手术和1次放射治疗后复发。多节结状肉瘤包绕锁骨近端表面20 cm×（8~10）cm区段，与前皮瓣和皮片等瘢痕混杂。

（2）再次手术设计和疗效评价：行整块切除包括锁骨8 cm切除。附近自体肋骨段移植钢板螺丝钉固定修复锁骨，旋转胸大肌皮瓣修复创面。4个月后肋骨吸收钢板脱落皮肤破溃。取出钢板螺丝钉，未见复发。随访2.5年，未见复发（图9-2-7）。

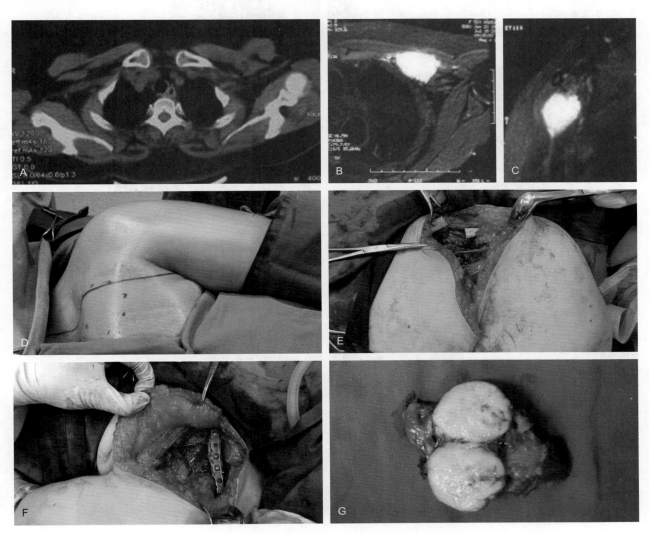

图 9-2-6 切断锁骨，通道上段肿瘤切除

A. CT 显示锁骨区肿瘤；B、C. MRI 显示肿瘤的锁骨下部；D. 体表不明显；E. 切开锁骨，充分显露肿瘤切除；F. 锁骨复位钢板内固定；G. 标本剖开

第九章

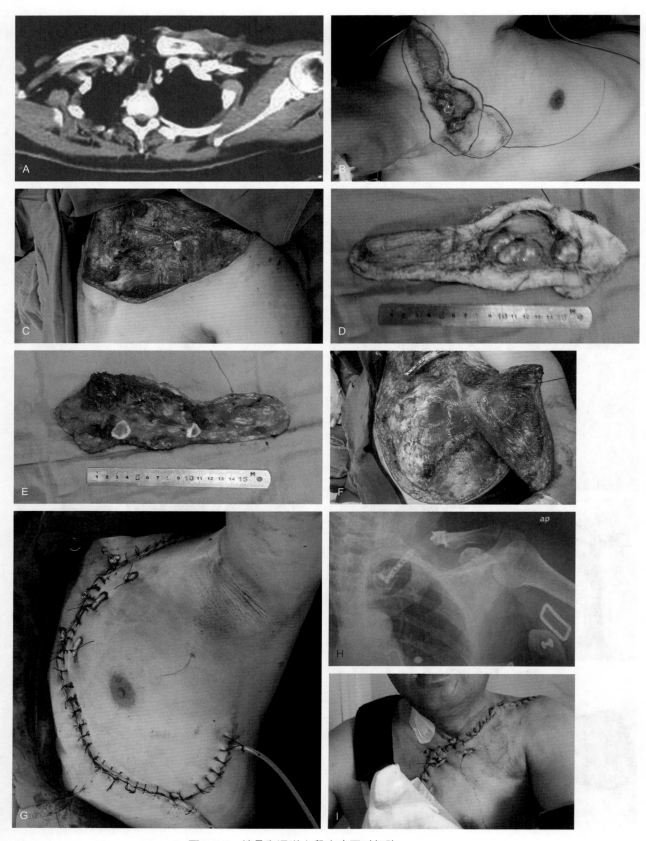

图 9-2-7　锁骨和通道上段肉瘤同时切除

A. CT 显示肉瘤侵犯锁骨；B. 局部外观；C. 大块切除；D、E. 切除后的标本；F. 自体肋骨替代锁骨钢板固定。
胸大肌皮瓣掀起顺时针上旋；G. 部分减张缝合；H. 术后 X 线片；I. 1 周后切口愈合良好

4. 肩胛下入路

（1）相关解剖：肩胛骨上方附着的肌肉和深面前锯肌切除，可出现一些姿态性畸形。全肩胛骨切除会出现严重的功能丧失。但仍以服从肉瘤的治疗为首选。

（2）体位和切缘：取健侧卧位，根据需要拟定切缘。

（3）肿瘤切除：根据需要改良 Kocher 后方弧形入路向后延伸到肩胛骨后上角附近，根据需要可以掀起肩胛骨上或下部分，切除通道下、后部分的肿瘤方便。视肉瘤组织学表现、大小等确定切缘。必要时可以同时切除肩胛骨的任何部分直至全部。

（4）修复重建：可选择肱骨头锁骨外端悬吊或肋骨固定型全肩关节置换。

【病例1】 通道下段肉瘤切除

（1）病例介绍：女性，43 岁。左肩胛区饱满，肩胛内上角瘤性突出，界限不清。MRI 显示肿瘤沿着锁、腋、胸通道下半走行，压指阴性。针吸活检提示纤维源性肿瘤。

（2）手术过程：肩胛骨内缘入路，切断肩胛内侧缘附着的肌群，掀起肩胛骨显露通道下半，肿瘤与前锯肌关系密切，做包括部分前锯肌的整块切除（图 9-2-8）。

5. 肩胛骨切除 通道肉瘤广泛累及肩胛骨和周围软组织，多次手术肩胛骨无法保留时，入路法转为开放的全肩胛骨切除[10-13]。

【病例1】 通道下段包括肩胛骨的肉瘤切除

（1）病例介绍：女性，68 岁。右肩胛下至腋窝脂肪肉瘤，11 年间做了 7 次手术和 1 次放射治疗。5 个月前再次切除，短期内复发逐渐增大。肩背部饱满，沿肩胛骨内下缘大量的瘢痕和纤维化组织，腋窝 10 cm×10 cm 肿块界限不清。CT 显示肩胛骨前后至腋窝广泛肉瘤伴骨破坏。

（2）手术过程：绕腋窝的半环形切口，大块切除包括所有的皮肤瘢痕、全肩胛骨和周围相关的肌肉，肱骨头钢丝悬吊到锁骨外端（图 9-2-9）。

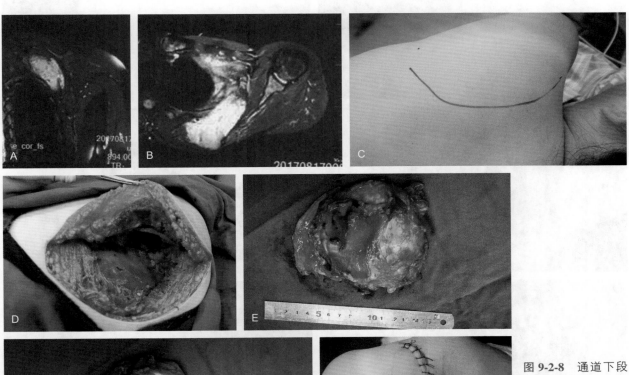

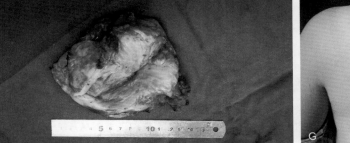

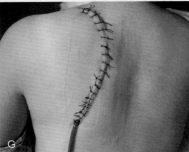

图 9-2-8 通道下段肉瘤切除

A、B. MRI 显示肉瘤位于下通道；C. 切口；D. 肩胛骨掀起整块切除；E. 切除后标本；F. 标本剖开；G. 术后 4 天

6. 讨论

（1）通道内肿瘤：锁、腋、胸通道内肿瘤的存在是显而易见的，由于间隙窄小，结构多重要，处理困难，特别在中上段 R_0 切缘的获得并非易事。

（2）变边缘切除为屏障或部分屏障切除：细致地研读影像片，分清起源判断是侵犯还是挤推，并分别设计切缘，变边缘切除为屏障切除或部分屏障切除是可行的。

（3）是否术后放射治疗：通道内肉瘤术后是否放射治疗，很难确定，放射治疗受益者可能不多，复发再次保肢切除几乎不可能。

（4）锁骨缺损：自体肋骨替代可能不是一个好的方法。

（5）通道内的肉瘤侵犯肩胛骨是由内而外的，由外而内的全肩胛骨受累可参考第十章。同样需要整块切除。

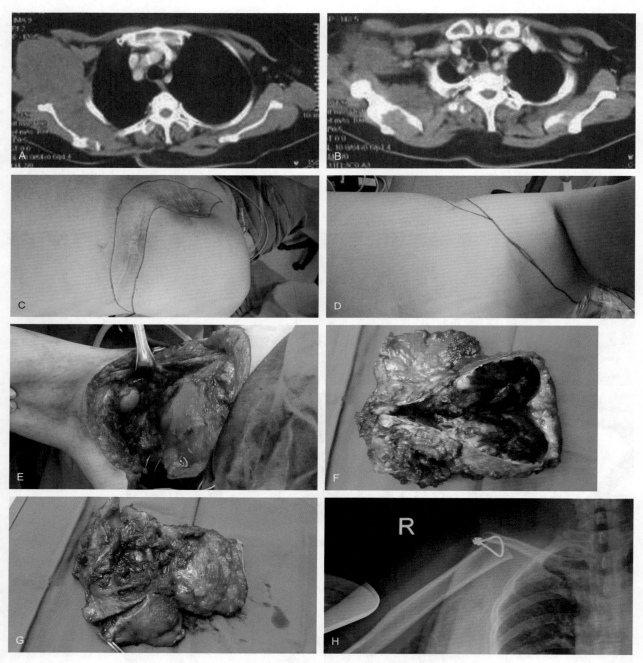

图 9-2-9　全肩胛骨切除，肱骨头锁骨外端悬吊

A、B. CT 显示肩胛骨周围肉瘤组织，多处骨破坏；C. 肩胛内下缘大量瘢痕；D. 腋窝肿块；E. 关节解脱后见大量肉瘤；F、G. 标本剖开呈现多彩的瘤组织；H. 锁骨端悬吊

第三节　腋窝复发性软组织肉瘤外科治疗

腋窝属于通道的中段，四周围绕着的肌群环抱着中心的疏松结构，窝的命名不如通道更准确。除了局部肉瘤高发，锁骨下和四壁的肉瘤也愿意向腋窝发展，也是淋巴组织转移或原发性肿瘤的高集聚区（图 9-3-1）。腋窝的复发肉瘤往往与腋血管和臂丛，有着千丝万缕的关系（图 9-1-2）。强调肉瘤意识，强调屏障意识。强调功能意识，三者有机结合，才是局部外科治疗的要义。而忽略复发，单纯地强调功能，把后续交给放射治疗的思路，最终大多是截肢。因为有两点无法解决：①放射治疗后复发肉瘤与神经血管的粘连。②彻夜难眠的疼痛。

一、腋窝为中心的切除

本节主要讨论原发于腋窝及其向周围扩散的类型，包括通道的上、下段。典型的屈窝肉瘤，大多可以获得 $R_0 \sim R_1$ 的切缘。

1. 解剖结构屏障　从喙突下穿出，进入上臂的腋动静脉和臂丛，常和肿瘤缠绕，几乎无法切除干净。来源于诸壁的肿瘤可以形成对血管和神经的推挤，切缘好于前者。

2. 体位和切缘

（1）体位：取仰卧向前和健侧倾斜各 30°，上肢活动位。

（2）切缘：以腋窝清扫术为基础，再向各个壁

的延展并设定屏障。

（3）切口：由喙突上到腋后壁的长或梭形切口是基础，必要时向需要的部位扩展。

3. 肿瘤切除　依据肿瘤的组织病理学性质，决定切除的范围。

（1）恶性程度较高的肉瘤，淋巴结清扫是基础，即使肉瘤的淋巴转移率不高。再加上原发壁或受累壁的切除，可以形成完整的切缘，以前也有联合根治术的提法。

（2）单纯的血管受累可以切除，血管和神经的同时受累应该考虑神经的选择性切除或截肢。

4. 修复重建

（1）循环重建。

（2）创面覆盖[14]。

5. 典型病例

【病例 1】　腋窝和腋后壁切除斜方肌皮瓣转位

（1）病例介绍：女性，26 岁。右腋下梭形细胞肉瘤 3 次术后复发，末次复发间期 1 年。

（2）再次手术设计和疗效评价：影像和检查显示肉瘤原发于腋后壁，做腋后壁的屏障切除加清扫，同侧斜方肌下部皮瓣转位修复。随访 4.5 年无复发，功能恢复良好。

（3）最终病理会诊意见：皮肤附件或副乳腺的肌上皮来源的中度恶性肿瘤，检出 4 枚腋窝淋巴结，无转移，表现为淋巴结增生（图 9-3-2）。

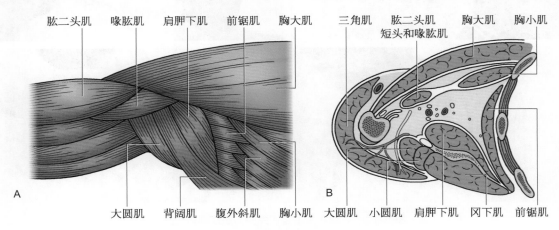

肱二头肌　喙肱肌　肩胛下肌　前锯肌　胸大肌　　三角肌　肱二头肌　胸大肌　胸小肌
　　　　　　　　　　　　　　　　　　　　　　　短头和喙肱肌

大圆肌　背阔肌　腹外斜肌　胸小肌　大圆肌　小圆肌　肩胛下肌　冈下肌　前锯肌

A　　　　　　　　　　　　　　　　　　　B

图 9-3-1　腋窝解剖
A. 行经和 / 或附丽在腋窝的肌肉；B. 腋窝的命名不如通道更准确

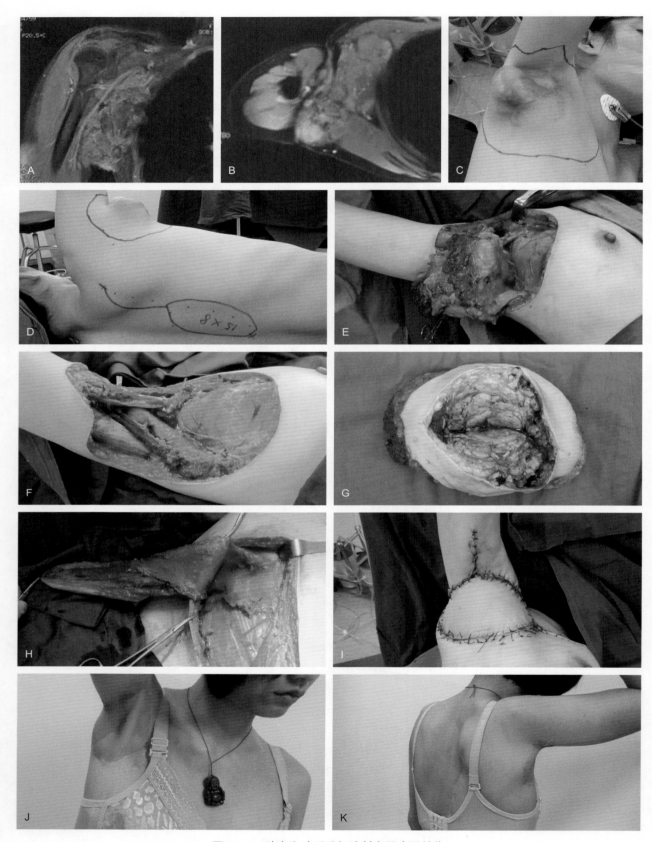

图 9-3-2 腋窝和腋后壁切除斜方肌皮瓣转位

A. MRI 显示肉瘤充满腋窝的长轴，血管被挤压到一侧；B. MRI 显示后壁为主；C、D. 肿瘤位置和皮瓣设计；E. 由内上向外下清扫切除肉瘤；F. 切除后瘤床；G. 标本剖开；H. 斜方肌下部皮瓣掀起；I. 转位缝合；J、K. 4.5 年后随访，功能恢复良好

【病例2】 腋窝到通道下段的切除

(1)病例介绍：男性，67 岁。右腋纤维肉瘤 3 次术后复发。CT 显示腋窝至肩胛下肌的前方广泛的肉瘤累及，肩胛骨内外板附着的软组织不规则钙化和体表皮肤的广泛累及。

(2)手术设计：腋窝清扫和通道下段后壁切除，保留血管神经束（图 9-3-3）。

二、减瘤或肩胛带胸壁间离断

1. 适应证　无法获得 R_1 以上的切缘，合并远隔转移，根据患者的意愿。

2. 减瘤　高龄、肉瘤干扰基本生活质量差，功能尚可，局部条件尚可，患者有强烈意愿，术中和围手术期评估相对安全时，可以考虑酌情减瘤术。

3. 肩胛带胸壁间离断　肉瘤累及广泛，勉强保肢近期复发可能性很大时，肩胛带胸壁间离断的切缘可获得优于或等于 R_1。

【病例1】 通道的根治（肩胛胸壁间截肢）

(1)病例介绍：男性，61 岁。右上臂后方－腋窝－侧胸壁－锁骨上窝巨大黏液性肉瘤行 10 次术，

术后复发。皮肤受累反复破溃出血，高度淋巴水肿伴橡皮样变，深部组织瘤化。右上肢功能全部丧失。既无法保肢，保肢也无意义。

(2)再次手术设计：行肩胛胸壁间离断，寻找好的背部皮肤形成皮瓣覆盖创面（图 9-3-4）。

三、讨论

1. 腋窝解剖复杂　腋窝解剖复杂，特别是多次手术或放射治疗后，臂丛和锁骨下血管处理困难，很难找到理想切缘。血供丰富，术中易出现难以控制的大出血。

2. 腋窝的缺损　以选择带蒂肌皮瓣为好，如胸大肌皮瓣、腹直肌皮瓣和背阔肌皮瓣等修复。循环的改善和柔韧度的增加，会明显减轻术后远端水肿和瘢痕化后的疼痛。

3. 通道的根治切除　肩胛带离断术是上通道的根治术，有不同的屏障切缘供选择。经通道的可以保留前锯肌，完全的通道切除胸壁切缘在肋骨。在施行肩胛带离断术前，要分析和选择路径，从而确定顺行还是逆行法操作。

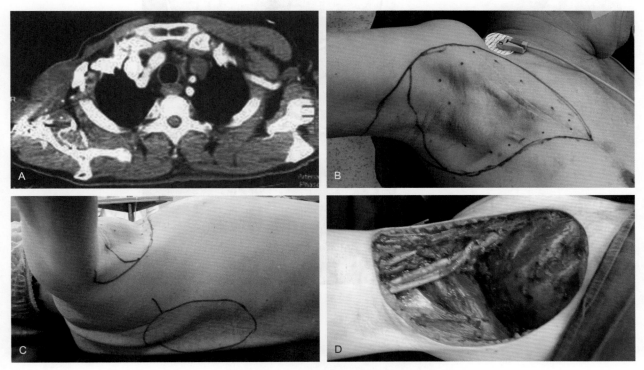

图 9-3-3　腋窝合并肩胛骨的切除

A. CT 显示肉瘤范围深度，肩胛骨不规则钙化；B. 切除范围；C. 拟取斜方肌皮瓣；D. 切除后，仅保留神经和血管

第九章

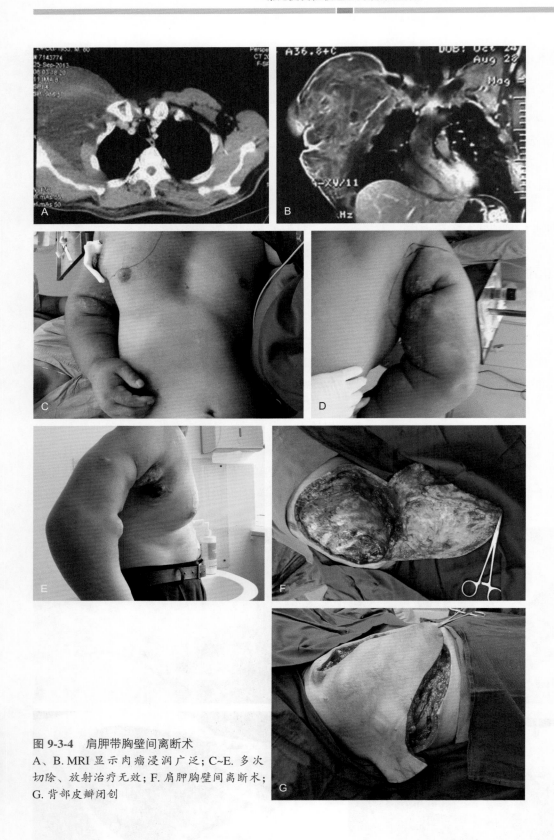

图 9-3-4　肩胛带胸壁间离断术
A、B. MRI 显示肉瘤浸润广泛；C～E. 多次
切除、放射治疗无效；F. 肩胛胸壁间离断术；
G. 背部皮瓣闭创

第四节 通道壁复发性软组织肉瘤外科治疗

喙、肱、肩、锁及其周围软组织可看作通道壁结构，位于通道外。特点是解剖复杂，层次感差，易复发。这些交界区肉瘤，采用屏障和距离相结合确定切缘。

一、外科要点

1. **解剖结构屏障** 主要指锁骨外端、肩胛骨附件（肩峰、喙突和关节盂）为中心的区域。以小的骨突为中心的肌和其他软组织附着为特点，结构紧凑、沟壑林立，随机屏障的利用是降低复发率的关键。

2. **体位和切缘** 取仰卧胸部斜坡 30° 位，可移动上肢。深度切缘常在三角肌、胸大肌和斜方肌深面。广度切缘以距离为原则，涉及肌肉的要 5 cm 以上，其他受累组织 2 cm 以上。因为多有皮肤受累，故常选择图形切口。

3. **肿瘤切除** 尽量完整的屏障切除是常选择的方式，内容可以包括肿瘤、受累骨和周围软组织。

4. **修复重建** 锁骨、肩峰和喙突切除可以旷置。关节盂的缺损可以根据具体情况选择关节固定或成形。大面积的创面裸露常需要做各类皮瓣或肌皮瓣的修复。

二、分区切除

1. **肩上区为主** 见图 9-4-1。

【病例 1】 三角肌全切除，斜方肌皮瓣下移，重建肩外展功能

（1）病例介绍：女性，34 岁。右肩富于细胞的 UPS，9 年内 3 次切除后复发。MRI 显示肿瘤侵犯三角肌。

（2）再次手术设计和疗效评价：全部切除受累的皮肤和全部三角肌。斜方肌皮瓣下移，肱骨近端外侧固定，肌皮瓣修复缺损。肩外展支架固定 6 周后去支架功能锻炼。随访 3 年，功能接近正常，无复发（图 9-4-1）。

2. **肩前区** 见图 9-4-2、图 9-4-3。

【病例 1】 通道前外侧壁切除，斜方肌中部肌皮瓣下移，闭创＋肩外展功能重建

（1）病例介绍：男性，62 岁。右肩前方黏液性纤维肉瘤，3 年间 4 次切除复发。右肩前方多发瘤节伴大量的切口瘢痕，锁骨外下方至上臂的前外侧巨大肿瘤，MRI 显示三角肌侵犯包绕肱骨。

（2）再次手术设计和疗效评价：做包括三角肌在内的屏障切除，斜方肌皮瓣带肩峰骨块下移，肩外展重建同时覆盖创面。外展支架固定 5 周后功能锻炼。随访 5 年，无复发，无转移，功能同健侧（图 9-4-2）。

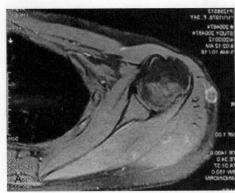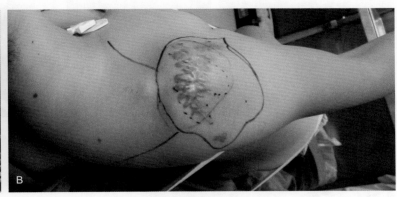

图 9-4-1 肩上方和三角肌切除，斜方肌皮瓣下移肩外展功能重建
A. MRI 显示肉瘤侵犯三角肌；B. 局部外观

第九章

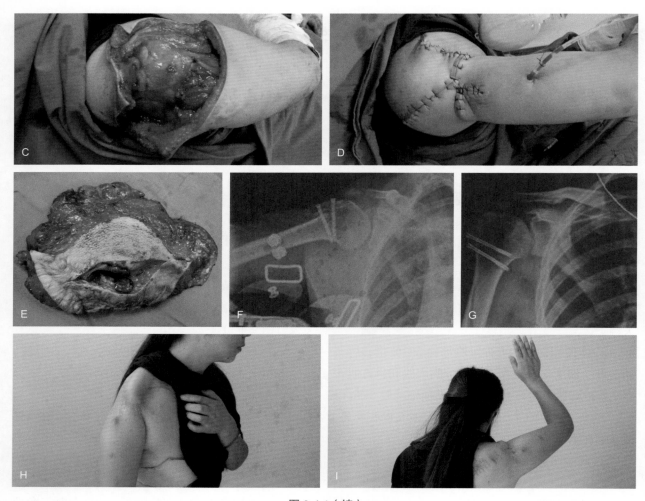

图 9-4-1（续）

C. 瘤区切除；D. 斜方肌下移固定后缝合；E. 切除后标本；F. 外展支架固定；G. 完全骨愈合；H. 自然下垂；I. 外展、上举和内旋

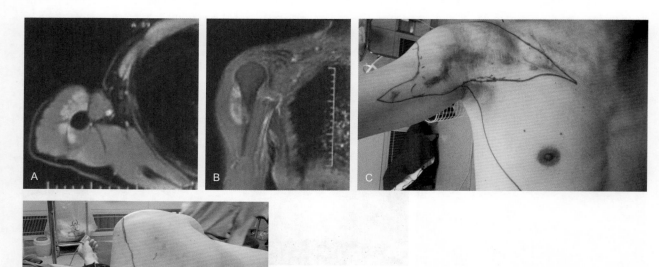

图 9-4-2　通道前外、侧壁切除，斜方肌中部肌皮瓣下移，闭创 + 肩外展功能重建

A、B. MRI 显示三角肌侵犯肱骨近端被包绕；C、D. 肉瘤的位置和各方向的切口

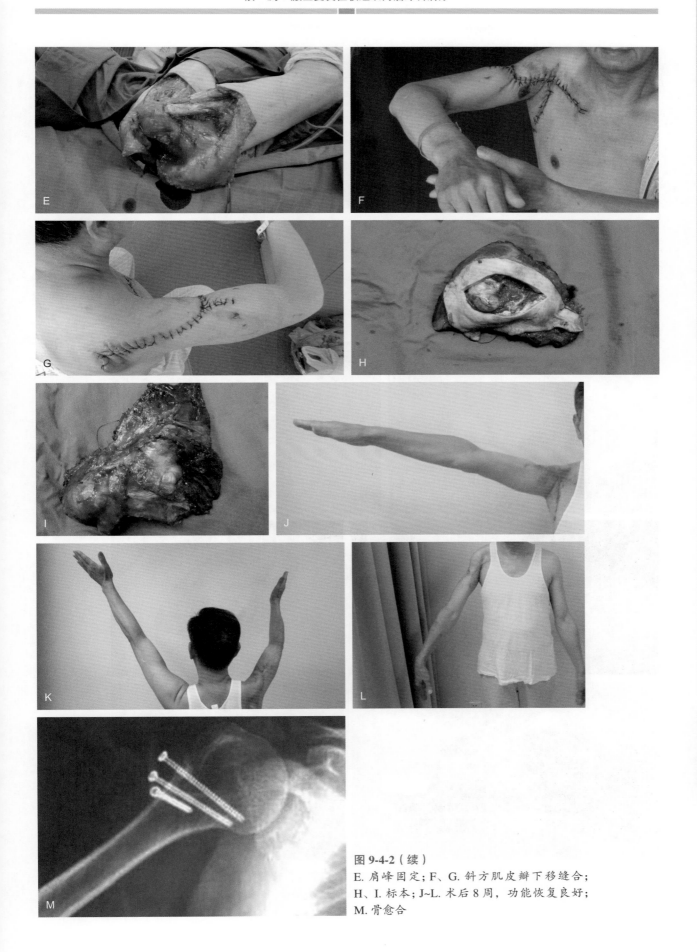

图 9-4-2（续）
E. 肩峰固定；F、G. 斜方肌皮瓣下移缝合；
H、I. 标本；J~L. 术后 8 周，功能恢复良好；
M. 骨愈合

【病例2】 锁骨外 1/3 和三角肌大块切除，肩关节固定，背阔肌皮瓣转位

（1）病例介绍：女性，37 岁。右肩部平滑肌肉瘤锁骨侵犯，锁骨外端切、刮，勾钢板固定，术后 2 个月放射治疗（60 Gy），9 个月后复发来院。缺乏原始资料，CT 显示锁骨残端破坏。

（2）再次手术：

1）再次整块切除包括钢板和锁骨大部，术后给予化学治疗，2 个月后软组织再次复发。

2）再次扩大切除背阔肌皮瓣转位，1 年后再次复发，胸腔内转移（图 9-4-3）。

（3）经验分析：非计划性切除和原始资料的缺乏，使得第一次切除的设计仍然估计不足。平滑肌肉瘤在结构交织、缺乏屏障的部位很难控制，放射治疗和化学治疗无效。

3. 肩后区　见图 9-4-4。

【病例1】 肩上方和肩胛骨外侧部分大块切除，肩关节固定术

（1）病例介绍：男性，16 岁。右肩上方巨大肿块，针吸活检诊断为脂肪肉瘤。影像提示斜方肌、三角肌、冈上肌和肩胛骨等多处受累。

（2）再次手术设计和疗效评价：上述结构的整块切除，肩关节功能位钢板螺丝钉固定。术后外展支架固定 6 周。随访 4 年，无复发，无转移，功能恢复满意（图 9-4-4）。

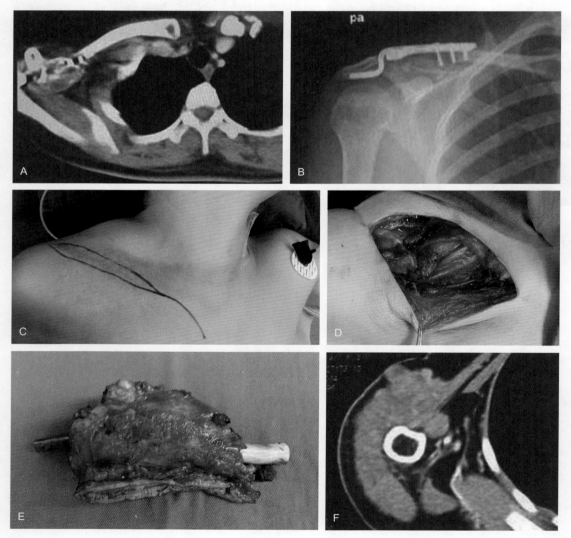

图 9-4-3　锁骨外 1/3 和三角肌整块切除，肩关节固定，背阔肌皮瓣转位

A. 以锁骨外端为中心的瘤变区；B. 锁骨残端吸收；C. 切口；D. 整块切除；E. 标本；F. CT 吸收再次复发，无规律可循

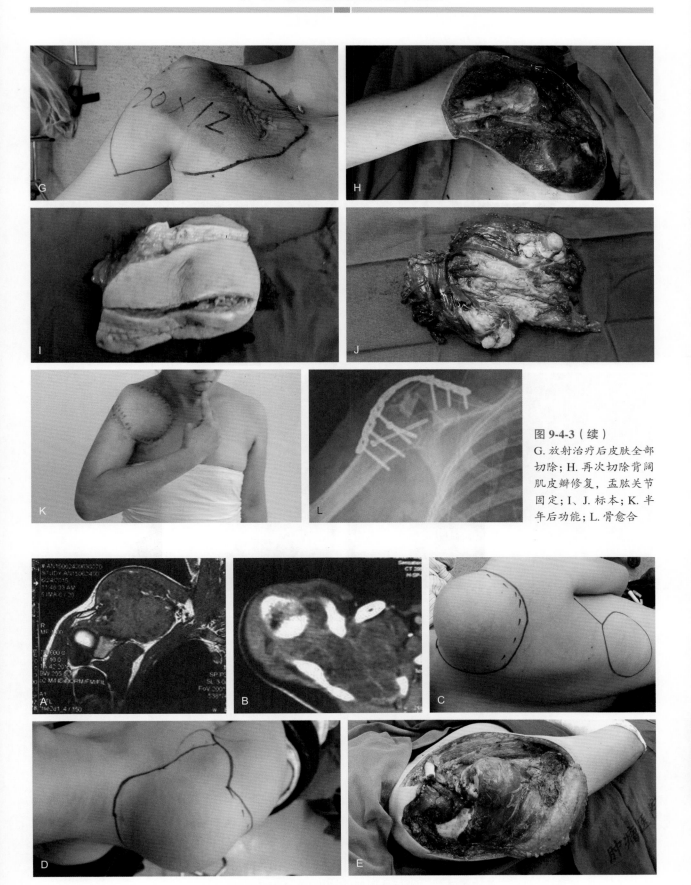

图 9-4-3（续）
G. 放射治疗后皮肤全部切除；H. 再次切除背阔肌皮瓣修复，盂肱关节固定；I、J. 标本；K. 半年后功能；L. 骨愈合

图 9-4-4　肩上方和肩胛骨外侧部分整块切除，肩关节固定
A. MRI 显示肉瘤巨大；B. 累犯肩胛骨多附件；C、D. 肉瘤位置和切口线，原拟背阔肌皮瓣修复；E. 整块切除

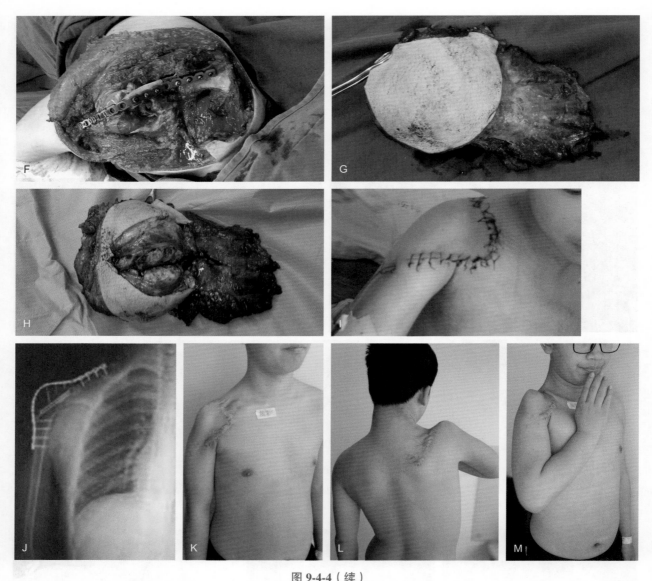

图 9-4-4（续）
F. 重建钢板固定肩关节于功能位；G、H. 标本；I. 切口愈合；J. X 线骨性愈合；K. 肩中立位；L. 外展和前屈；M. 辅助吃饭

4. 肩后下方　见图 9-4-5、图 9-4-6。

【病例 1】　下后通道壁大块切除，肩胛骨体碘酊灭活斜方肌下部皮瓣转位

（1）病例介绍：男性，47 岁。左肩后方纤维肉瘤行 9 次切除术和放射治疗后复发。复发间期 3 个月。MRI 显示肉瘤位于肩后方，浸润性生长，周围不规则与肩胛盂后缘关系密切。皮肤多条瘢痕伴放射治疗后改变。

（2）再次手术设计和疗效评价：沿肩胛骨表面切除冈上肌、冈下肌和部分三角肌及大量皮肤，骨表面做灭活处理，同侧斜方肌下部皮瓣转位。术后 2 周肌皮瓣成活，随访 6 年，无复发，无转移（图 9-4-5）。

【病例 2】　后壁切除复发，肩关节离断再复发

（1）病例介绍：男性，60 岁。左肩胛骨和上肢后方移行区为中心的黏液性纤维肉瘤，2 次手术后复发。CT 显示肉瘤位于腋后壁，累及三角肌、冈下肌、大圆肌、小圆肌等。

（2）再次手术设计和疗效评价：做三角肌和周围肩胛带相应肌肉的切除，范围 16 cm×12 cm。同侧斜方肌下部皮瓣转位，供区直接缝合。术后 2 年上臂再次复发，行肩关节离断。1 年后肩前再次复发（图 9-4-6）。

（3）通道根治性截肢的切缘在肩胛胸壁间。

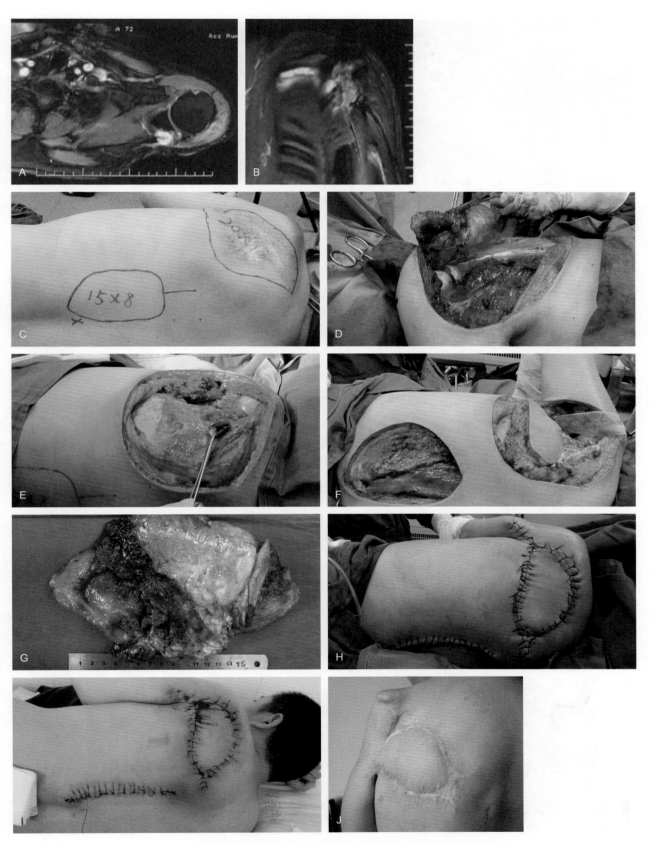

图 9-4-5　下后通道壁整块切除，肩胛骨体碘酊灭活斜方肌下部皮瓣转位

A、B. MRI 显示肉瘤巨大，累犯肩胛骨；C. 肉瘤位置和切口线；D. 肉瘤切除；E. 肩胛骨接触区碘酊灭活；F. 切取斜方肌下部，皮瓣转入缺损区；G. 标本；H. 切口缝合；I. 2 周后肌皮瓣成活；J. 6 年后随访，无复发，功能满意

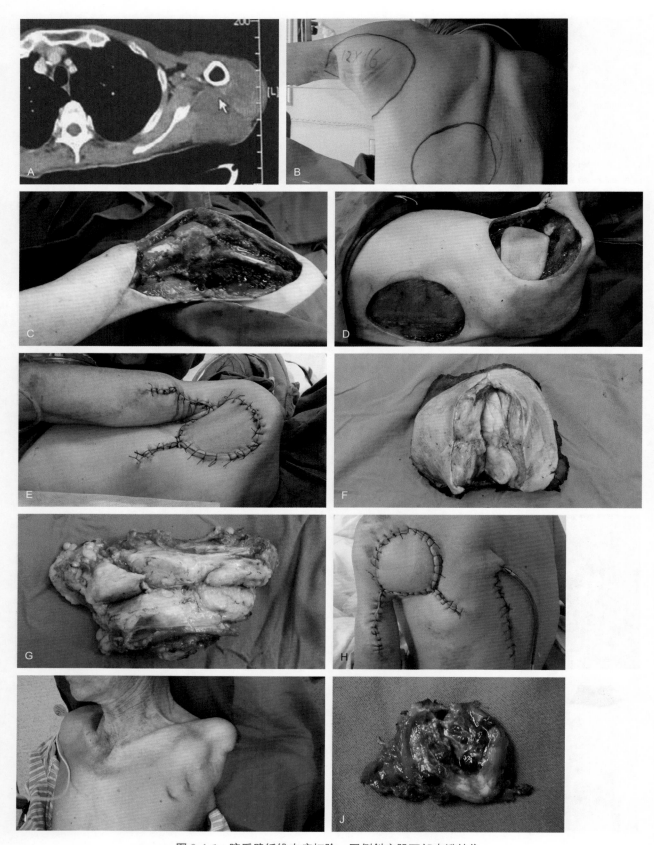

图 9-4-6　腋后襞纤维肉瘤切除，同侧斜方肌下部皮瓣转位

A. CT 显示三角肌后缘为主纤维肉瘤；B、C. 肿瘤的位置和手术设计；D. 皮肤和三角肌等切除；E. 背阔肌皮瓣转位；F、G. 标本；H. 术后 7 天；I. 术后 2 年上臂复发，行肩关节离断，1 年后肩前再次复发；J. 标本

5. 肩胛盂下方肿瘤切除　肩胛盂的下份及其周围软组织的肿瘤少见，由于部位隐蔽，切除困难。腋路可能更方便。

（1）解剖特点：肩胛盂下部被盂肱关节囊韧带、肩胛下肌和肱三头肌的长头包围，从腋窝可见三肌的间隙，切断肱三头肌的长头起点，即可显露清楚。

（2）体位和切缘：取仰卧患侧抬高、胸部前斜各30°上肢零度活动位。腋窝长轴的纵向或梭形切口。恶性者按照屏障理论设计切缘。可以确定深度切缘，常在肩胛下肌的下部、肱三头肌的近端至大圆肌的切除。

（3）肿瘤切除：视组织学的性质决定切除范围。

6. 典型病例　见图9-4-7。

【病例1】　经腋窝的盂下入路

（1）病例介绍：女性，39岁。右腋窝不适，MRI显示肩胛盂下肿物，MRI较高信号，综合临床检查提示为腱鞘巨细胞瘤。

（2）手术过程：腋路沿背阔肌的后缘抵达肩胛下肌，切除肱三头肌的起点，完整切除肿瘤（图9-7-7）。

三、讨论

1. 通道壁肿瘤　喙、肱、肩、锁区是上肢和躯干移行的转折，众多不同结构的链接和神经、血管，集中体现着区域功能之重要。缺乏完整且成体系的屏障结构的特点，要求术前必须做翔尽的个体化分析，切缘设计做到有舍有得。临床实践告诉我们，再美好的愿望都终结于复发。

2. 肩胛盂下方的肿瘤　肩胛盂下方的肿瘤零度位入路，贴着腋后壁进入，血管和神经拉向前。本法方便快捷，出血少，几乎不干扰肩关节功能，特别适合良性肿瘤的切除。

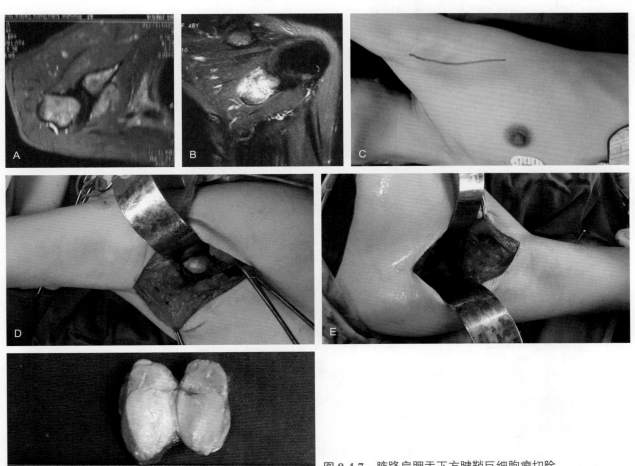

图9-4-7　腋路肩胛盂下方腱鞘巨细胞瘤切除
A. MRI 轴位；B. MRI 冠状位；C. 切口；D. 肿瘤显露；E. 肿瘤切除；F. 标本

第九章

第五节　上胸-锁区复发性软组织肉瘤外科治疗

本节讨论以胸锁关节为中心肉瘤切除和修复问题，涉及锁、肋、胸和周围软组织。

一、肋骨区

1.锁-肋-胸肉瘤切除

（1）解剖特点

1）锁骨内侧 1/3、第 1~2 肋和胸锁关节堆挤在一起。锁骨下肌起于第 1 肋的胸骨端，向外走行至锁骨下方（图 9-5-1）。

2）在第 1 肋骨上缘锁骨下肌起点、前斜角肌和

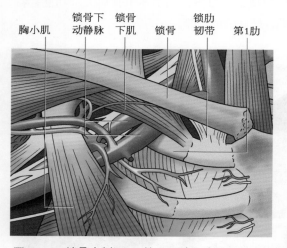

胸小肌　锁骨下动静脉　锁骨下肌　锁骨　锁肋韧带　第1肋

图 9-5-1　锁骨内侧 1/3、第 1~2 肋和胸锁关节堆挤在一起

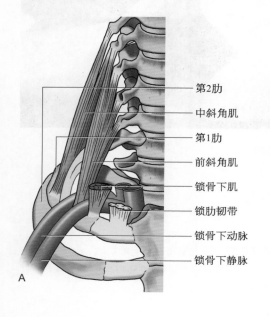

第2肋
中斜角肌
第1肋
前斜角肌
锁骨下肌
锁肋韧带
锁骨下动脉
锁骨下静脉

A

中斜角肌间的止点间形成两个间隙，从内到外分别走行锁骨下静脉和动脉。在前斜角肌、中斜角肌间隙上方还有臂丛经过。锁骨下肌的起点在第 1 肋的骨、软骨交界，肋锁韧带的外侧。肉瘤累及第 1 肋的前部时，切断两结构，有利于暴露第 1 肋。

（2）体位和切缘：取仰卧前倾 30°、头后仰、上肢活动位。横行或沿肿瘤长轴走行设计梭形切口。可以做包括第 1~2 肋、锁骨内侧 1/3 和胸锁关节的切除。

（3）肿瘤切除：切开上缘皮肤和皮下组织，解剖锁骨内 1/3，切断后向上前牵拉，切断锁骨下肌，推开锁骨下静脉，必要时切断前斜角肌，继续向外分离并切断肋骨。总是于拟切除肋的下一根肋骨的上缘分离肋骨，并进入胸腔。探查肿瘤，确认肿瘤的范围，继续解离胸骨侧，直至瘤体全部分离切除[15-19]。

【病例 1】　多根肋软骨和纵向胸骨部分切除

（1）病例介绍：女性，50 岁。右胸壁去分化脂肪肉瘤，多次手术切除后复发。CT 显示锁-肋-胸区不规则去分化脂肪肉瘤影和切口瘢痕，三骨累及。

（2）再次手术设计和疗效评价：横梭形切口完成部分肋软骨的切除。14 个月后再次复发，主瘤体位于前纵隔原瘤体的下方，提示上次手术范围仍小。侵犯相应胸骨和肋骨。再次做包括胸骨部分的切除，补片和钛网修复胸廓，胸大肌及其表面皮肤向创区移位缝合，愈合良好，肺功能未见异常，随访 20 个月，未见复发（图 9-5-3）。

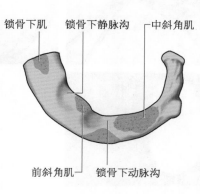

锁骨下肌　锁骨下静脉沟　中斜角肌

前斜角肌　锁骨下动脉沟

B

图 9-5-2　锁肋部解剖

A. 前斜角肌、中斜角肌和锁骨下肌与锁骨下动静脉和臂丛的关系；B. 前斜角肌、中斜角肌和锁骨下肌在肋骨附丽

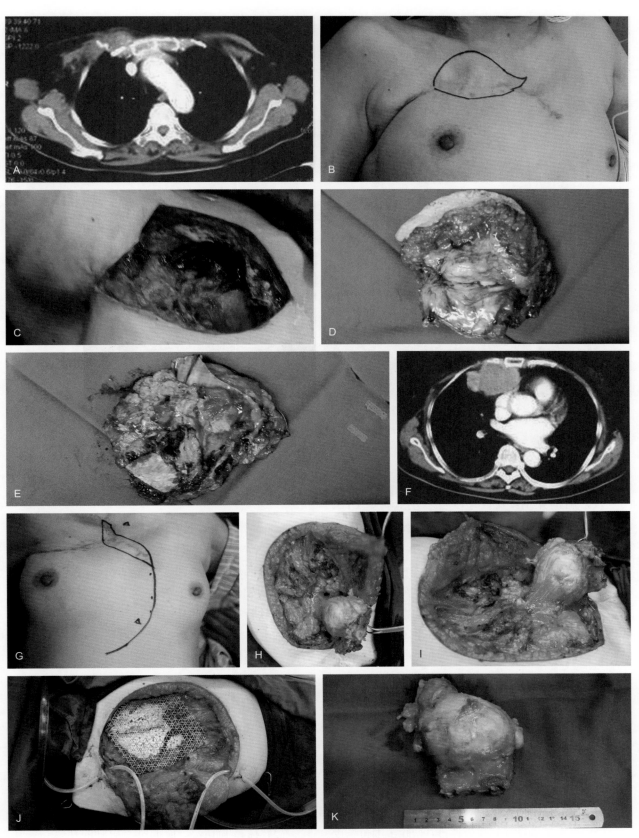

图 9-5-3　多根肋软骨和纵向胸骨部分切除

A. CT 显示肉瘤侵犯锁骨、肋骨、胸骨；B. 瘤体位置和切口；C. 大块切除；D. 肿瘤剖开；E. 标本显示第 1 肋和锁骨；
F. 复发肉瘤位于前纵隔；G. 切口；H. 显示浅层的胸骨；I. 深层与心包粘连；J. 补片和钛网修复；K. 标本

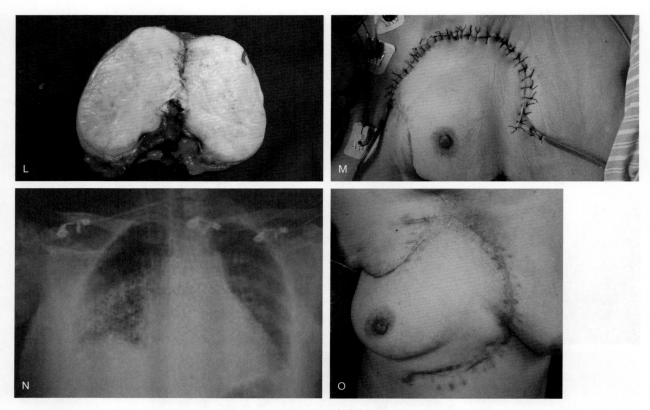

图 9-5-3（续）

L. 标本剖开；M. 缝合；N. 钛网用钢丝和螺钉固定；O. 术后半年

【病例 2】 锁骨、第 1~3 肋和乳房切除

（1）病例介绍：女性，73 岁。左上胸壁 UPS，20 个月间行 4 次切除术后复发。MRI 显示侵犯锁骨内半和第 1~3 肋。肉瘤巨大（约 14 cm×13 cm），同侧乳房受累。

（2）再次手术设计和疗效评价：切除全部胸大肌、乳房、第 1~3 肋和锁骨内 1/3，以及大量的皮肤。补片关闭胸腔，钛网、螺钉、钢丝修复胸壁，同侧背阔肌皮瓣转位覆盖创面，闭式引流。术后经过良好，皮瓣成活。随访半年阴性（图 9-5-4）。

2. 上胸廓前肋的切除　单纯 2 和 3 前肋肉瘤的切除，相关基础同前述，但相对简单。

【病例 1】 2 和 3 前肋肉瘤的切除

（1）病例介绍：男性，51 岁。左上胸壁纤维肉瘤行 5 次切除术后复发，最长复发间期 7 个月。局部呈多结节和瘢痕混杂。

（2）再次手术设计和疗效评价：切除范围包括皮肤（28~12 cm）、第 2~3 肋下前中段整体肋骨和肋软骨。游离腹外斜肌皮瓣上移和腋窝三角皮瓣内旋全部闭合创面。随访 2 年，无复发，无转移（图 9-5-5）。

二、胸骨区

胸骨区从上切迹到剑突上 5 cm，两侧包括胸肋关节和肋软骨。此区的肉瘤可以侵犯胸骨、胸肋关节、肋软骨和向肋间软组织和纵隔突入，肿瘤可以进入前纵隔。

1. 累及胸骨的肉瘤切除

（1）解剖结构屏障：这一区段包括胸骨柄和胸骨体。胸骨舌骨肌和胸骨甲状肌抵止于胸骨柄的后方，是胸骨柄后方的屏障。胸锁乳突肌止于胸骨柄的外上角和锁骨的内端。胸大肌覆盖胸骨两侧缘。胸锁关节的下后方紧贴第一胸肋关节和第一肋，胸骨柄后方可残留胸腺组织，胸廓内动脉沿胸骨两侧缘下行（图 9-5-6）。

（2）体位和切缘：取仰卧、肩胛间垫高位。梭形皮肤切口，切缘在肿瘤外 3~5 cm，前后的屏障是胸骨、纵隔筋膜和肋软骨。

下篇

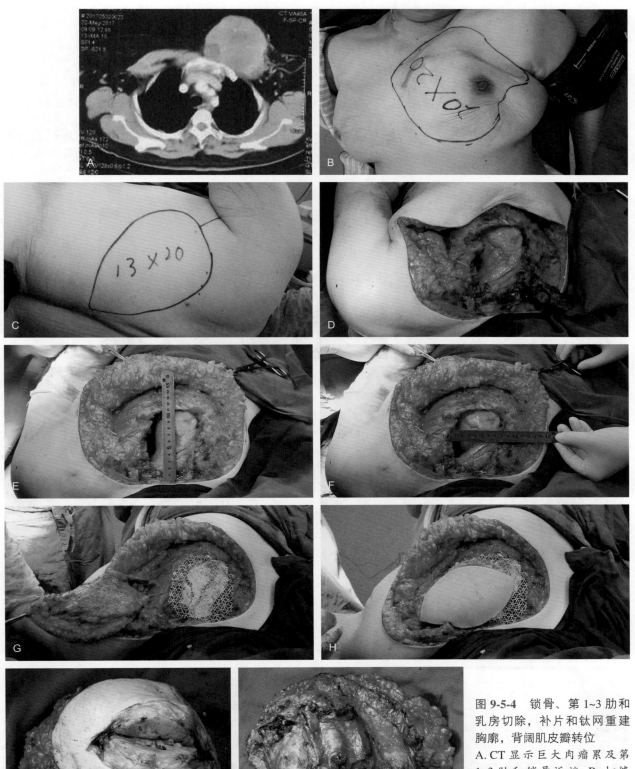

图 9-5-4　锁骨、第 1~3 肋和
乳房切除，补片和钛网重建
胸廓，背阔肌皮瓣转位
A. CT 显示巨大肉瘤累及第
1~3 肋和锁骨近端；B. 切缘
线；C. 背阔肌皮瓣设计；D. 继
续切除第 1 肋和胸锁关节部
锁骨残端；E、F. 切除后遗
留胸廓缺损（12 cm×9 cm）；
G. 补片和钛网修补；H. 背阔
肌皮瓣转位；I、J. 标本

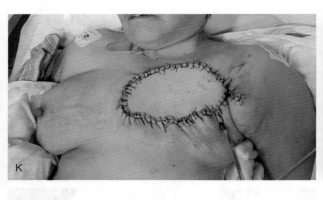

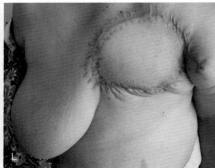

图 9-5-4（续）
K. 3 天后皮瓣颜色正常；L. 半年后随访未见复发和转移

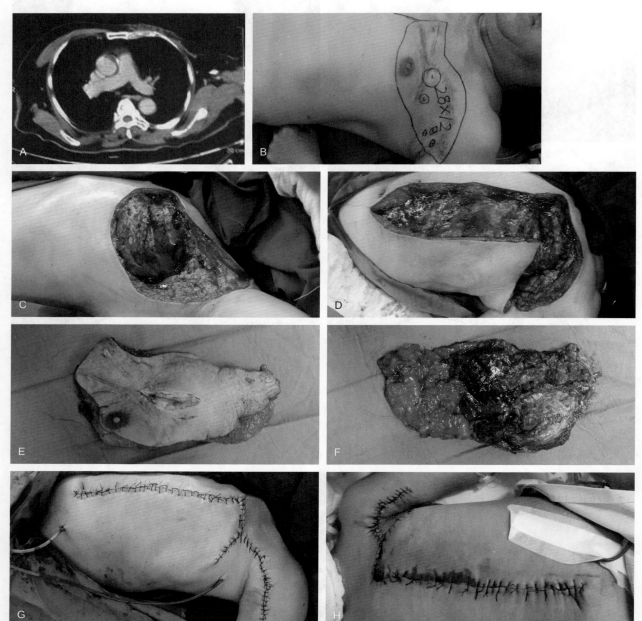

图 9-5-5　上胸廓肉瘤切除，腹外斜肌皮瓣上移

A. CT 肋骨和肋软骨受累；B. 局部瘢痕和多结节改变；C. 包括第 1~2 软、硬肋的大块切除；D. 形成腹外斜肌皮瓣；E、F. 标本；G. 腋窝三角皮瓣辅助完成创面的全覆盖；H. 术后 7 天腹外斜肌皮瓣中线部稍有淤血

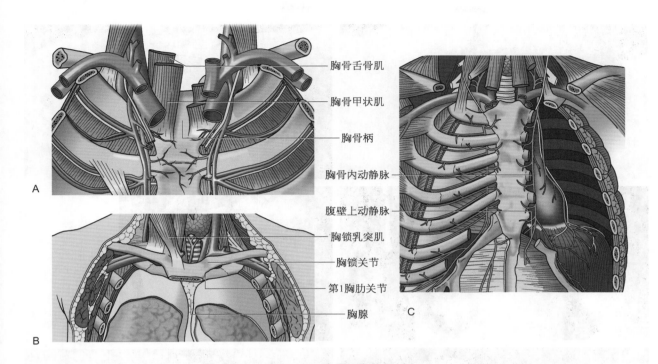

图 9-5-6 胸骨周围的解剖
A. 胸骨舌骨肌和胸骨甲状肌在胸骨柄后方的止点；B. 胸锁乳突肌止点，胸腺位置；C. 胸廓内动脉的走行

胸骨舌骨肌
胸骨甲状肌
胸骨柄
胸骨内动静脉
腹壁上动静脉
胸锁乳突肌
胸锁关节
第1胸肋关节
胸腺

2. 肿瘤切除

（1）胸骨柄切除：切开梭形切口上缘的皮肤皮下，在上切迹上缘切断双侧的颈阔肌、胸骨舌骨肌和胸骨甲状肌，切断双侧的胸锁乳突肌，双侧锁骨外端切断锁骨和第一肋，探查胸骨柄的深面。

（2）保留胸骨柄：切开上缘切口直达肋骨和胸骨表面向外到拟保留肋骨下缘，骨膜下剥离，结扎肋间血管同法处理下切缘，分离胸骨深面会师。切开下缘切口，暴露相应的胸骨体和肋骨上缘，骨膜下剥离切断血管神经束，胸膜外剥离胸骨体的深面双侧会师，分别锯断胸骨和肋骨，提起标本切除深面的脂肪组织移除标本。

3. 修复重建

（1）胸膜腔：两侧的胸膜腔累及可以切除，多能直接缝合，缺损较大时可以利用异体材料修复。

（2）骨缺损：修复材料包括自体骨、异体骨和钛网。胸骨柄的缺如牵扯到双侧锁骨和第1~2肋的附着。自体髂骨段 5 cm×4 cm，4~5 cm 长，髂峰缘向上，弧形缘向内，整体形状酷似胸骨柄。内固定

可以选择微型钢板和螺丝钉，分别固定双侧锁骨和胸骨体。骑缝钉可能更方便。钛网剪裁方便固定、简单、推荐使用。大块异体骨骨松质排异反应和被吸收的概率可能多一些。

（3）皮肤缺损：选择肌皮瓣为主，如背阔肌、腹直肌和胸大肌皮瓣成活率高。

【病例 1】 部分胸骨和锁骨的整块切除，对侧胸大肌皮瓣转位

（1）病例介绍：女性，49 岁。右乳叶状囊肉瘤 4 年，2.5 年前增至 30 cm×30 cm，曾做包括胸大肌的根治性切除和大面积皮片移植。术后化学治疗 6 轮，短期内复发。之后多次切除，多次复发。来诊时表现为瘢痕不愈合处的小结节伴渗出。也曾做过一次小范围的切除和局部皮瓣转位，之后表现基本同前。瘤节位于右侧胸锁关节前面，与深部组织混为一体，周围皮肤质量差，大量的瘢痕。

（2）再次手术设计：拟做包括部分胸骨和锁骨的大块切除，对侧胸大肌皮瓣转位改变局部环境。术后皮瓣全部成活，在随访中（图 9-5-7）。

第九章

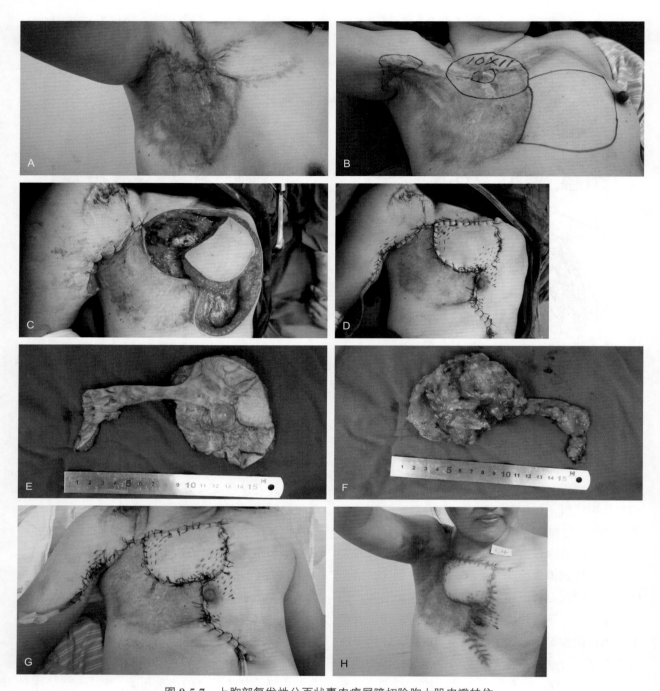

图 9-5-7　上胸部复发性分页状囊肉瘤屏障切除胸大肌皮瓣转位

A. 局部切除三角皮瓣术后瘢痕汇聚处不愈合；B. 4 个月后复发，设计的切口和胸大肌皮瓣；C. 整块切除，外段松解，胸大肌皮瓣转位；D. 供区直接缝合，张力区皮肤减压；E、F. 切除的标本；G. 术后 4 天；H. 术后 2 个月肩关节功能明显改善

【病例 2】　锁骨、第 1~2 肋和胸骨柄的整块切除，对侧胸大肌皮瓣转位

（1）病例介绍：男性，56 岁。右侧锁骨、第 1~2 肋和胸骨柄前方恶性神经鞘瘤多次手术和放射治疗后复发，表面皮肤大面积破溃渗出伴放射性炎症。

（2）再次手术设计和疗效评价：做包括大片皮肤、右侧锁骨、第 1~2 肋和胸骨柄切除，对侧胸大肌皮瓣转位覆盖创面。切口大部分一期愈合，近端由于直立性和颈部活动对愈合的影响迁延，2 个月后愈合。1 年后随访，无复发（图 9-5-8）。

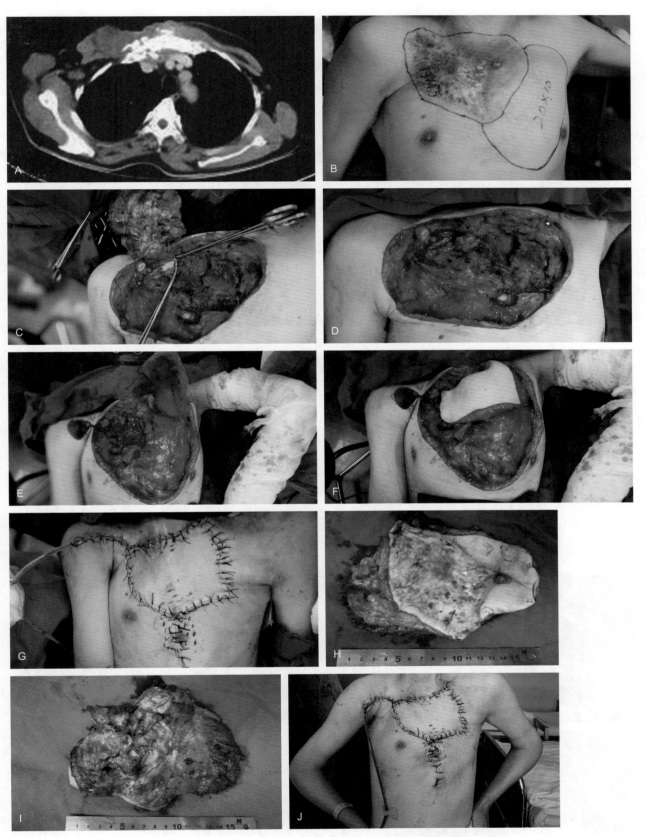

图 9-5-8　累犯锁骨、肋骨和胸骨柄的肉瘤整块切除，胸大肌皮瓣覆盖

A. CT 显示肉瘤累及广泛，锁骨、多根肋骨和胸骨柄破坏；B. 切口设计；C. 整块切除；D. 标本移除后创面；E. 切取胸大肌皮瓣；F. 肌皮瓣转位；G. 切口全部缝合；H、I. 标本；J. 术后 8 天皮瓣成活

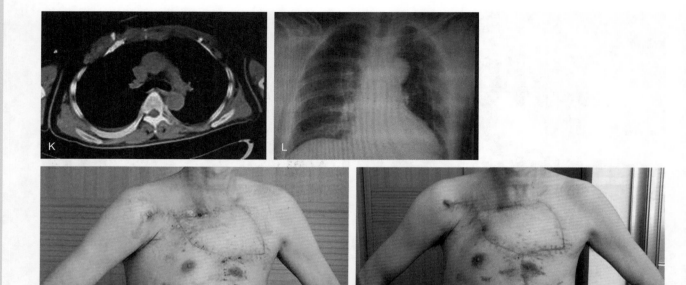

图 9-5-8（续）

K、L. 术后复查的影像片；M. 2 个月后复查基本愈合，全身状态改善；N. 全部愈合，无复发

【病例 3】 累犯第 3~5 肋和部分胸骨纤维肉瘤切除，异体髂骨块移植，背阔肌皮瓣转位

（1）病例介绍：男性，27 岁。左胸前肿块切除诊断不明。5 年后复发逐渐增大。之后的 3 年中连续 3 次切除均半年内复发，病理诊断纤维肉瘤。来院时肉瘤范围 35 cm×25 cm，侵犯胸骨和肋骨。

（2）再次手术设计和疗效评价：做胸大肌第 3~5 肋和部分胸骨的切除，异体髂骨块移植，背阔肌皮瓣转位。10 天后皮瓣上缘红肿渗出，逐渐破溃移植骨外露，术后 3 周取出异体骨后愈合（图 9-5-9）。

（3）经验分析：由于患者年轻所以选择了生物性修复，术后早期的排异反应，不得不再次取出。相比较钛网的效果更理想，数年来的使用尚无早期取出的病例。另外，临床体会异体干燥的大块骨松质移植失败率可能更高。胸壁的肉瘤切除和修复缺乏理想固定的模式。

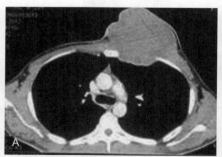
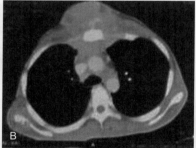
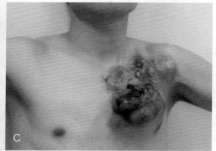
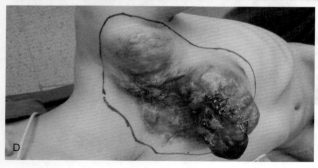

图 9-5-9　胸骨和肋骨的肉瘤切除，异体骨植入，背阔肌皮瓣转位

A. CT 显示胸骨和肋骨侵犯；B. 肉瘤突入纵隔；C. 肉瘤巨大，多处破溃，遍及半侧胸壁；D. 切缘

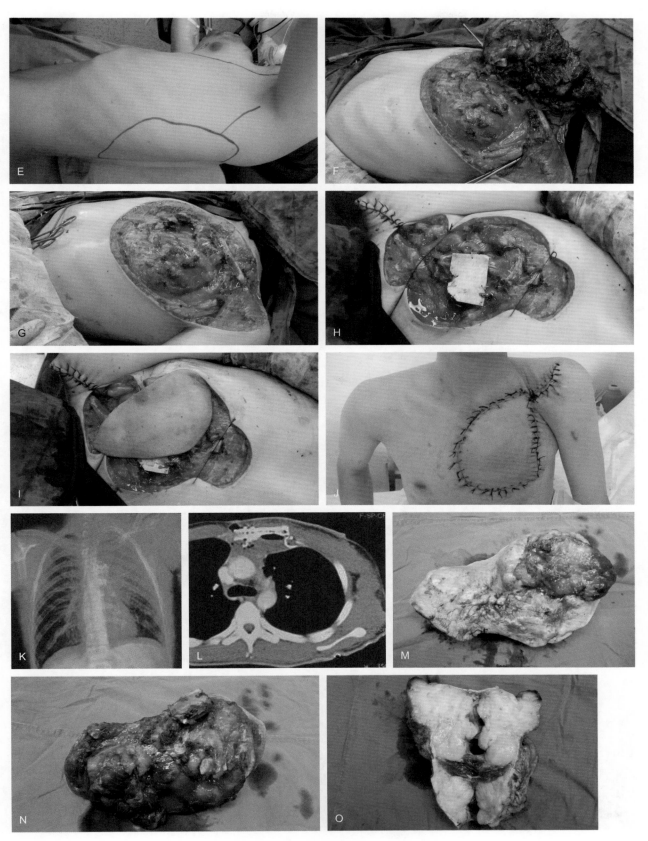

图 9-5-9（续）

E. 背阔肌皮瓣位置；F. 肉瘤由远端向近端解离，包括肋骨、胸骨和锁骨相关部分的切除；G. 肉瘤全部切除；H. 异体髂骨块植入；I. 肌皮瓣转向创区；J. 1 周后皮瓣成活；K、L. 植骨块位置良好；M. 标本的外面；N. 标本的脏面；O. 标本剖开

4. 无骨累及的肉瘤切除　相对简单,以软组织修复为主。

【病例1】

(1) 病例介绍:女性,25 岁。胸骨柄前方平滑肌瘤术后复发,肿瘤 10 cm×10 cm,似第 3 只乳房,基底固定,下方切口瘢痕破裂。

(2) 再次手术设计和疗效评价:MRI 提示与胸骨柄到上切迹紧贴,因组织学提示良性侵袭性,术中保留骨组织,表面灭活。双侧三角推进皮瓣修复。切除后巨大缺损 (13 cm×15 cm)。游离双侧胸大肌内缘形成基底在双腋部的胸大肌三角皮瓣,向中线牵拉减张缝合,头 - 颈 - 胸石膏固定 2 周后拆减张缝线,3 周全部愈合。随访 3 年,无复发,无转移 (图 9-5-10)。

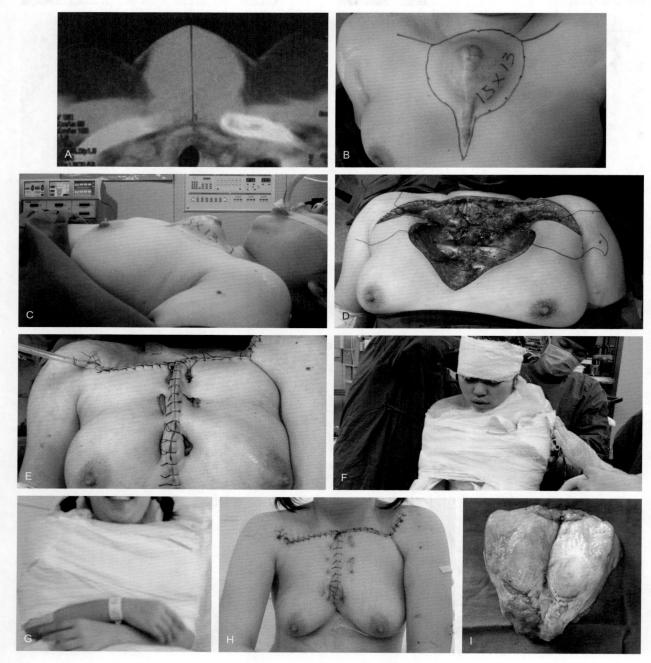

图 9-5-10　胸骨柄前方平滑肌瘤切除

A. MRI 显示肿瘤位于两乳之间,像第三个乳房;B、C. 肿瘤的位置和切口线;D. 切除肿瘤,形成双三角皮瓣;E. 减张缝合;F、G. 头 - 颈 - 胸石膏固定;H. 切口全部愈合;I. 标本剖开

三、讨论

1. 分类　该区的肉瘤还可以分为外突、内突和内外突三类，相对外突的类型手术较容易，即使有骨破坏深面也有正常组织，切除比较容易。内突手术困难，特别是与心血管密切的，应该请相应科室协助。

2. 胸腔镜辅助　内突类肉瘤可以应用胸腔镜辅助，胸腔镜视野开阔，辅助分离向胸腔内突的部分，会使手术变得容易。笔者曾做一例第1~2肋间的内突肉瘤深有体会。

3. 缺损的修补　缺损的修补是必要的，钛网加肌皮瓣应该作为首选，即安全有方便，愈合几乎无忧。

第六节　胸腹交界区复发性软组织肉瘤外科治疗

胸腹交界区RSTS常合并肋弓、膈肌和剑突的侵犯。内脏的侵犯以肺较多，多以小部分粘连和侵犯为多。心包的粘连偶可见到。因此本专业的医师也应该掌握一些相邻专业的知识和处理方法。

一、解剖结构屏障

1. 胸骨远端区域　剑突和胸骨脏面的下部分，有来自第3~6肋的胸横肌附着，是一个很好的屏障结构，在胸膜完整时，可以选择为切缘。

2. 心前区　心脏位于胸骨体和第2~6肋软骨的后方，2/3位于前中线的左侧，因此左侧前胸壁的肉瘤常与心脏紧贴或粘连。切除后的巨大胸壁缺损使心脏裸露于皮下（图9-6-1）。

二、体位和切缘

仰卧位，根据肿瘤的位置设计皮肤的梭形切口。

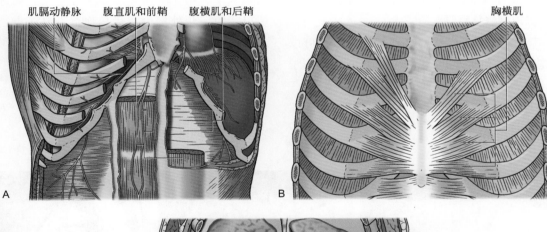

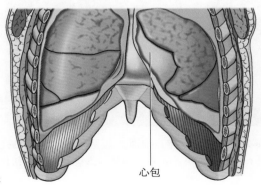

图9-6-1　胸腹交界区解剖要点
A.肋弓区肌肉层次；B.胸骨下部深面与胸横肌、剑突与膈肌的关系；C.胸骨后方心包

第九章

深部切缘包括胸横肌的胸骨远端和剑突、膈肌，以及肋软骨弓等均视受累的情况决定切缘。必要时可以切除相应的肺脏和心包。

三、肿瘤切除

切开上缘切口，锐性解离到深部切缘，按照屏障原则剥离骨组织并向胸腔两侧延展，显露全部拟切除骨的切缘，切开胸膜完成骨切断。切开下缘切口，同法切除前鞘和相应腹壁肌肉，与上缘会师，上提标本探查深部，必要时切除肺脏或心包等。

四、修复重建

1. 膈肌的修复

（1）右侧第6肋以下胸廓切除后，膈肌上提可以直接闭合胸腔，未见呼吸障碍出现。

（2）左侧因有心脏在位，常需要借助异体材料修复膈肌和硬性胸廓以保护心、肺。有条件时腹外斜肌瓣可以内翻修复膈肌。

2. 下部胸廓修复
钛网是理想的材料，可以分别固定在胸骨和肋骨上，保护心前区，远端不予固定。

3. 皮肤缺损
腹外斜肌皮瓣、腹直肌皮瓣等都可以用来闭创。

五、常用手术

1. 中线附近的肉瘤切除

【病例1】　左侧肋弓、部分膈肌、腹壁和部分网膜及腹膜切除

（1）病例介绍：女性，48岁。前胸壁纤维肉瘤术后给予放射治疗和化学治疗，6个月后复发。肿瘤以剑突左侧肋弓为中心，与剑突左缘、膈肌、全层腹壁关系密切。轴位影像片提示与胃壁紧贴。

（2）再次手术设计和疗效评价：保留剑突，切除左侧肋弓、深面的膈肌（保留了胸膜）、腹壁、部分网膜及腹膜。探查腹腔阴性后关闭腹腔。单层补片修复膈肌和腹壁缺损。随访3年，无复发，无转移（图9-6-2）。

2. 左下胸壁整块切除，膈肌修补钛网重建胸廓

【病例1】　左下胸壁梭形细胞肉瘤，第5~10肋、左肺部分下叶、膈肌和胸腹壁切除，下胸廓重建

（1）病例介绍：男性，51岁。左下胸壁梭形细胞肉瘤，第7次切除后6个月复发。局部多处切口瘢痕、两处肉瘤溃烂出血混杂在一起，范围20 cm×20 cm。轴位CT显示第5~10肋和肋软骨侵犯，与肺脏和心包粘连。

（2）手术过程：整块切除包括第5~10肋、左肺部分下叶、膈肌和胸腹壁。补片修复胸壁，双三角皮瓣关闭创面（图9-6-3）。

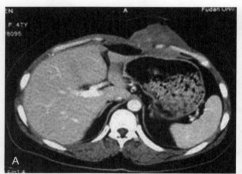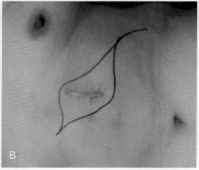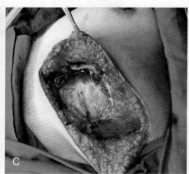

图9-6-2　左侧肋弓、部分膈肌、腹壁和部分网膜和腹膜切除

A. 肉瘤包绕左侧肋弓；B. 切口设计；C. 保留剑突，左前下胸壁和上腹壁切除，包括肋软骨3根、深面的膈肌和相邻的全层腹壁和部分腹膜

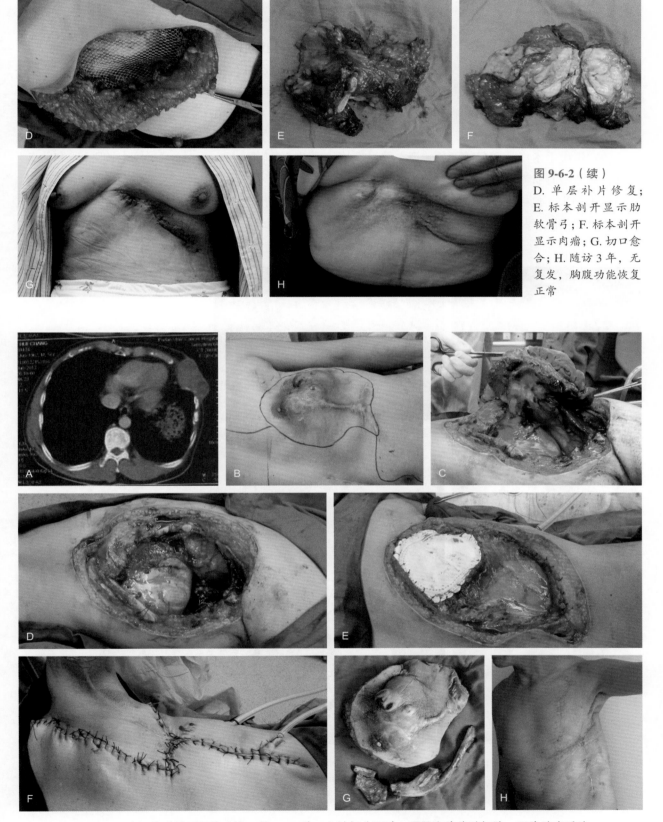

图 9-6-2（续）
D. 单层补片修复；E. 标本剖开显示肋软骨弓；F. 标本剖开显示肉瘤；G. 切口愈合；H. 随访 3 年，无复发，胸腹功能恢复正常

图 9-6-3　左下胸壁梭形细胞肉瘤，第 5~10 肋、左肺部分下叶、膈肌和胸腹壁切除，下胸腔廓重建
A. CT 显示胸壁侵犯和心包粘连；B. 局部外观和切口；C. 肿瘤与肺和心包粘连；D. 切除后内脏裸露；E. 补片修复膈肌关闭胸腔；F. 三角皮瓣覆盖创面；G. 标本包括双侧肋弓和胸骨远端；H. 3 个月后复查，愈合良好，无复发

【病例2】 左侧肋弓软骨肉瘤，第5肋以下肋弓内侧半、膈肌、胸膜及周围软组织切除，腹外斜肌瓣翻转代膈肌

（1）病例介绍：男性，70岁。左侧肋弓的近端包块（10 cm×8 cm），伴疼痛，活检诊断为软骨肉瘤。MRI和CT显示胸骨左旁第5肋以下肋弓广泛溶骨性破坏和不规则钙化。

（2）再次手术设计和疗效评价：拟左肋弓整块切除，对侧腹直肌瓣修复。术中切除了第5肋以下的肋弓内侧半，包括膈肌、胸膜及周围软组织。人造补片修复胸腔，利用完整的腹外斜肌瓣向内翻转

修复膈肌缺损，皮肤直接缝合。随访65个月，近中线区少许软组织块影，外观和呼吸运动正常，进一步观察随访中（图9-6-4）。

【病例3】 左下胸壁UPS，胸骨、肋骨、膈肌和胸腹壁软组织切除，胸壁重建

（1）病例介绍：男性，67岁。左下胸壁UPS术后7个月复发，肉瘤由肋弓向胸骨侵犯，形成以胸肋关节为中心的瘤区（8 cm×8 cm），深部与肺脏和心包粘连。

（2）再次手术设计：大块切除包括胸骨、肋骨、膈肌和胸腹壁软组织。补片和钛网闭合胸腔和重建胸壁，腹外斜肌上提关闭创面（图9-6-5）。

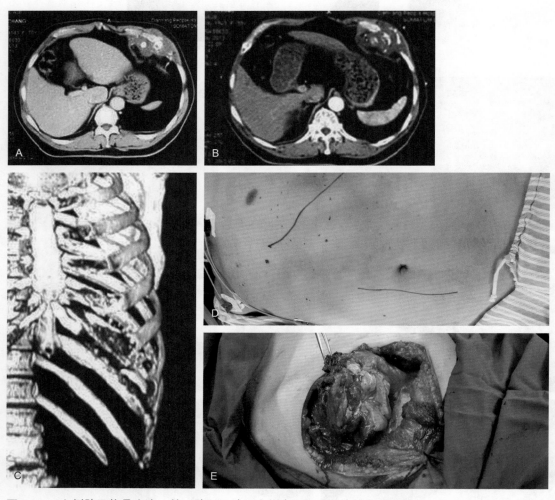

图9-6-4 左侧肋弓软骨肉瘤，第5肋以下肋弓内侧半、膈肌、胸膜及周围软组织切除，腹外斜肌瓣翻转代膈肌
A~C. MRI、CT、三维重建：胸骨左旁肿块，第5肋以下多根肋软骨瘤变；D. 术前设计切口；E. 肿瘤掀起

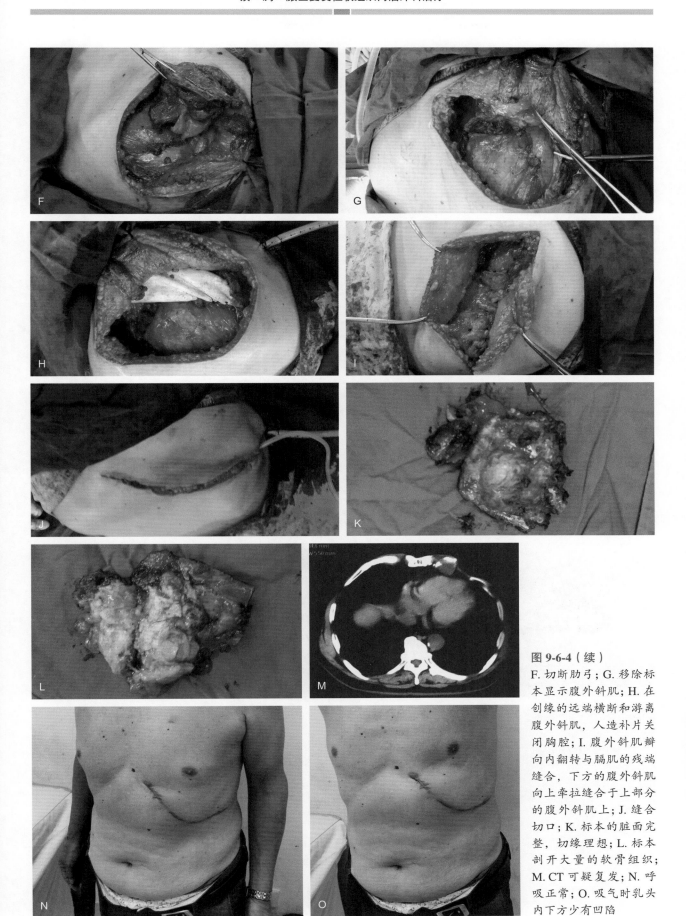

图 9-6-4（续）

F. 切断肋弓；G. 移除标本显示腹外斜肌；H. 在创缘的远端横断和游离腹外斜肌，人造补片关闭胸腔；I. 腹外斜肌瓣向内翻转与膈肌的残端缝合，下方的腹外斜肌向上牵拉缝合于上部分的腹外斜肌上；J. 缝合切口；K. 标本的脏面完整，切缘理想；L. 标本剖开大量的软骨组织；M. CT 可疑复发；N. 呼吸正常；O. 吸气时乳头内下方少有凹陷

第九章

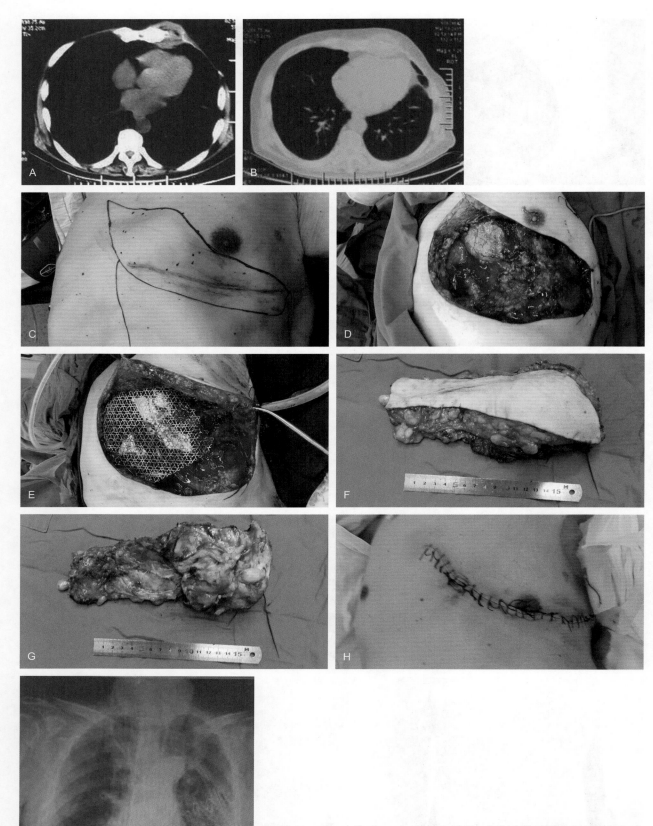

图 9-6-5　中、左胸壁 UPS，胸骨、肋骨、膈肌和胸腹壁软组织切除，胸壁重建

A、B. RSTS 侵犯胸骨、肋骨和脏器紧贴；C. 切除范围；D. 遗留创区；E. 缺损两层修补；F、G. 标本；H. 中段减张缝合；I. 钛网钢丝固定

3. 侧胸壁 RSTS 切除和修补

(1) 上部：多接续腋窝。

【病例 1】 左侧后胸壁恶性神经鞘瘤，屏障切除胸大肌皮瓣转位

(1) 病例介绍：男性，62 岁。左侧后胸壁恶性神经鞘瘤，10 年间 10 次切除再次复发。末次复发间期 1 个月，5 个月后发展为多结节状来院。检查见左肩胛骨内上角到腋前线，上下 18 cm 的范围内 4 个瘤节连成片，无明显骨受累。

(2) 再次手术设计和疗效评价：再次做皮肤 3 cm 的深层屏障切除，胸大肌皮瓣转位术。3 个月后随访，愈合良好，(图 9-6-6)。

(2) 中部

【病例 1】 右胸壁中部纤维肉瘤切除加放射治疗复发坏死，包括第 4~5 肋的全胸壁切除，对侧腹直肌皮瓣转位

(1) 病例介绍：女性，27 岁。右胸壁中部纤维肉瘤切除加放射治疗复发坏死，累及全层胸壁。切除范围包括肿瘤、坏死皮肤 (20 cm × 18 cm)，以及受累的第 4~5 肋。

(2) 再次手术设计：补片关闭胸腔，切取对侧腹直肌皮瓣经皮下隧道转位关闭切口 (图 9-6-7)。

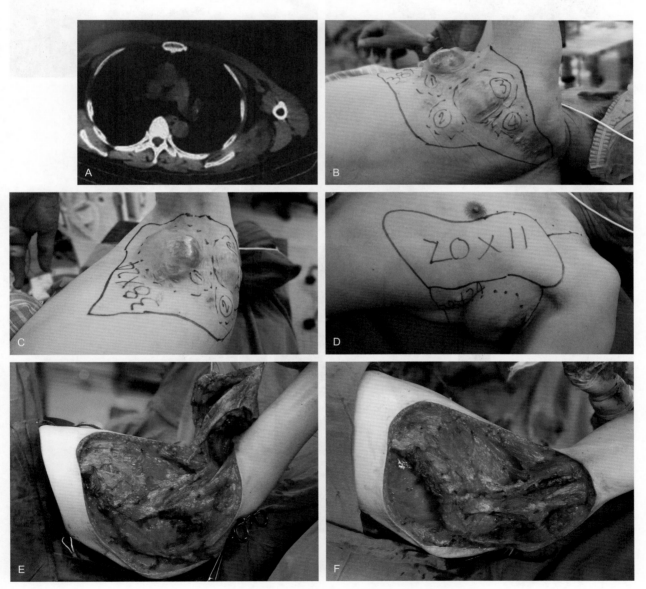

图 9-6-6　中、左胸壁恶性神经鞘瘤，屏障切除，胸大肌皮瓣转位

A. CT 显示侧胸壁到腋窝下缘肉瘤；B. 恶鞘呈多结节；C、D. 切除范围和肌皮瓣设计；E. 肉瘤切除；F. 遗留创面

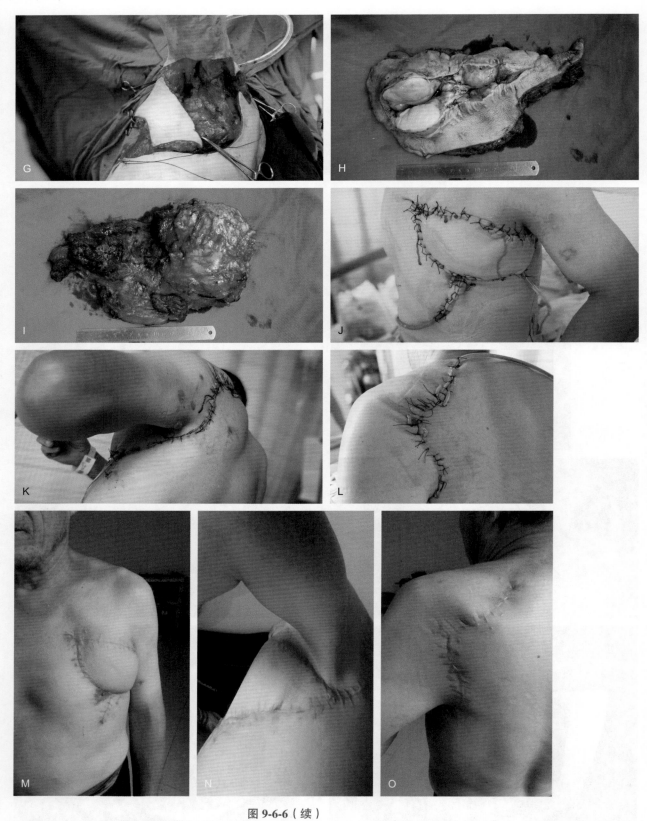

图 9-6-6（续）

G. 胸大肌皮瓣转位；H、I. 标本；J~L. 前下部缝合和后上段减张缝合，术后 4 天；M~O. 术后 3 个月，愈合良好，无复发，无转移

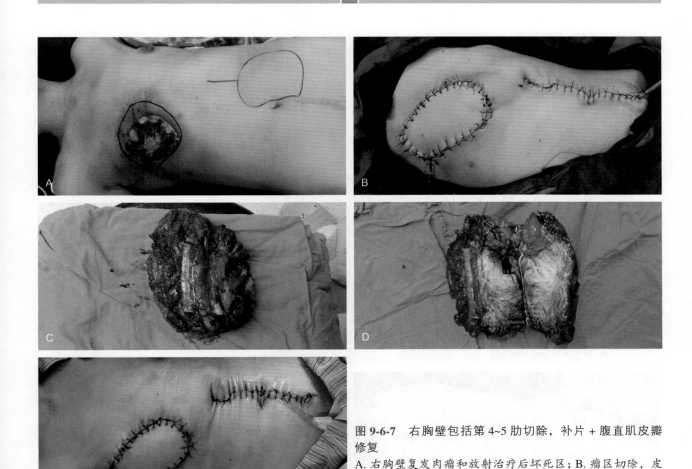

图 9-6-7 右胸壁包括第 4~5 肋切除，补片＋腹直肌皮瓣修复

A. 右胸壁复发肉瘤和放射治疗后坏死区；B. 瘤区切除，皮瓣转位缝合；C. 切除标本，包括第 4~5 肋；D. 标本剖开，提示切缘良好；E. 补片＋对侧腹直肌皮瓣修复后 1 周

（3）下部：下胸壁的肉瘤复发厚多蔓延到腹部，要同时考虑治疗。

【病例 1】 右下胸壁恶鞘复发，第 7~8 肋和放射治疗干扰区的整块切除，胸廓重建，腹直肌皮瓣转位

（1）病例介绍：男性，61 岁。右下胸壁恶性神经鞘瘤行 2 次手术和 1 次放射治疗后复发，合并切口长期窦道不愈。

（2）再次手术设计和疗效评价：影像分析 RSTS 位于第 7~8 肋，再次切除以第 7~8 肋为中心设计屏障切缘，包括两次手术和放射治疗干扰区。补片修复胸膜，第 6~9 肋间钢丝拉拢，腹直肌皮瓣转位。因异物反应切口不愈，16 个月后取出钢丝和补片愈合。随访 3 年，无复发，无转移（图 9-6-8）。

【病例 2】 右中、下胸壁横纹肌肉瘤，第 5~10 前肋及肋软骨弓之胸壁、右肺下叶底部、部分膈肌和胸膜切除，胸廓重建

（1）病例介绍：男性，53 岁。右中、下胸壁内外巨大肿块，强迫体位，贫血外观，端坐呼吸，肿块针吸痕。影像显示胸壁巨大肿瘤突到中线，侵犯多根肋骨，右肺底在第 5 肋平面，伴中等量胸腔积液。肝脏巨大压迹，与肿瘤的界面不清。病理诊断为横纹肌肉瘤。MAID 方案化学治疗两轮后复查，临床症状明显改善，影像和 3D 模型显示：肉瘤缩小 1/3，胸腔积液全部吸收，右肺下叶和肉瘤间的水影提示粘连，膈肌的肝面可能正常。4 周后无反复，决定手术治疗。

（2）再次手术设计和疗效评价：切除 L_5~L_{10} 及肋软骨弓，右肺下叶底部的粘连部分，大片与肉瘤连在一起的膈肌、胸壁和胸膜。钛网修补肋廓下部加长胸廓约两个肋间。同侧创区下部腹外斜肌瓣上移修复膈肌，恢复胸腹间隔。补片修复胸膜，留置胸腔闭式引流管，关闭切口。切口愈合良好，但胸腔渗液较多，胸管延迟拔出。继续化学治疗。8 个月后复查，患者精神状态良好好，呼吸正常，恢复

常态生活。影像学检查显示腹部无异常，右上、下肺肿瘤影。未再继续治疗，带瘤生活，随访（图9-6-9）。肺底的边缘切除应该是复发的原因。

（3）经验分析：有关肉瘤切除加放射治疗的报道不乏见到[20]，然而放射治疗后的复发、坏死或复发坏死频频见到，给再次外科治疗带来众多的困难。笔者认为在摒弃了非计划性切除之后，外科治疗的主刀要把不复发或延缓复发作为第一要务，不应该放纵切缘而去补充放射治疗。这一目标的实现即要改变切除理念，还要学会修复重建的多种技能。

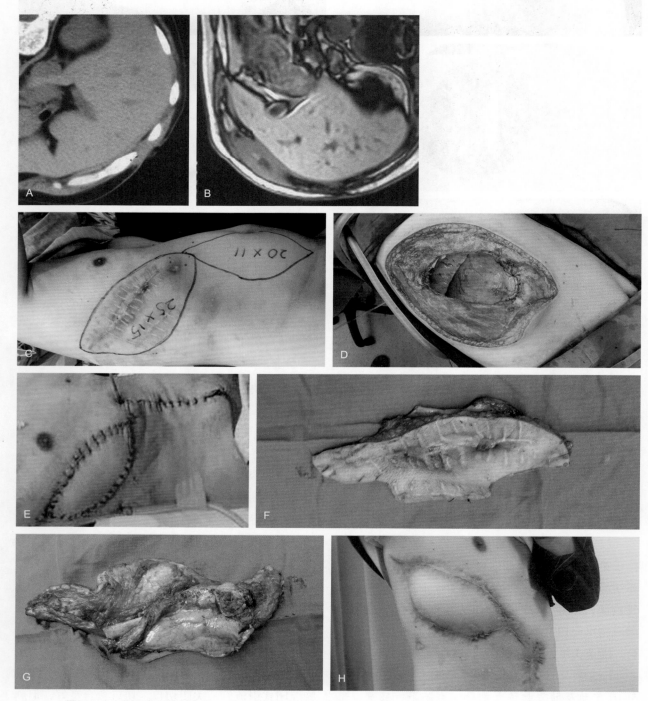

图 9-6-8　右下胸壁恶鞘复发，第 7~8 肋和放射治疗干扰区的整块切除，胸廓重建，腹直肌皮瓣转位
A、B. 肿瘤复发肋骨侵犯，紧贴肝脏；C. 切口瘢痕窦道形成，皮肤切口设计；D. 大块切除；E. 人造补片关闭胸腔，第 6~肋钢丝拉拢，腹直肌皮瓣转位；F、G. 标本可见复发肉瘤；H. 3 年后复查，无复发，无转移

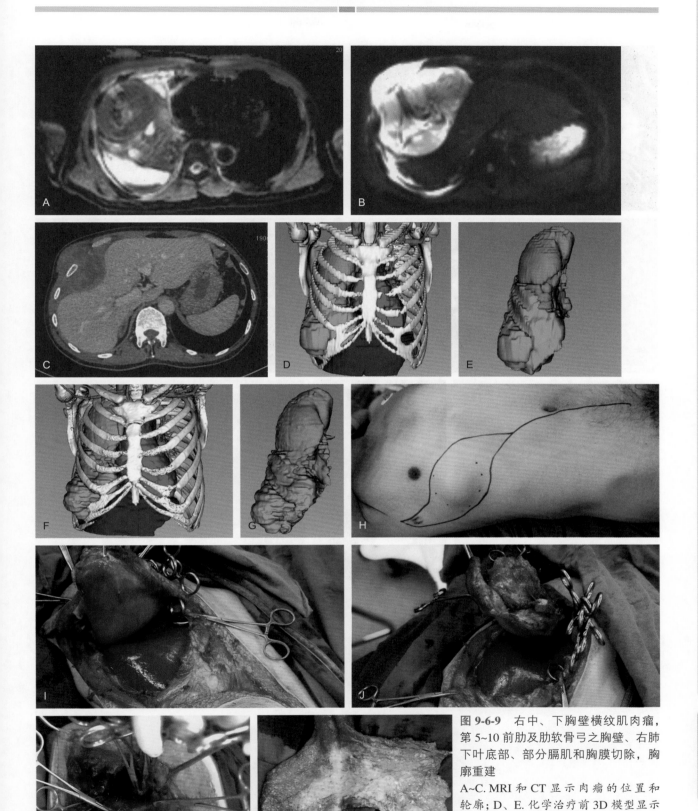

图 9-6-9　右中、下胸壁横纹肌肉瘤，第 5~10 前肋及肋软骨弓之胸壁、右肺下叶底部、部分膈肌和胸膜切除，胸廓重建

A~C. MRI 和 CT 显示肉瘤的位置和轮廓；D、E. 化学治疗前 3D 模型显示肉瘤的范围；F、G. 化学治疗后缩小；H. 肉瘤外观和切口；I. 肝脏隔面正常；J. 分离与右肺下叶的粘连；K. 修补右肺下叶；L. 切取腹外斜肌瓣

第九章

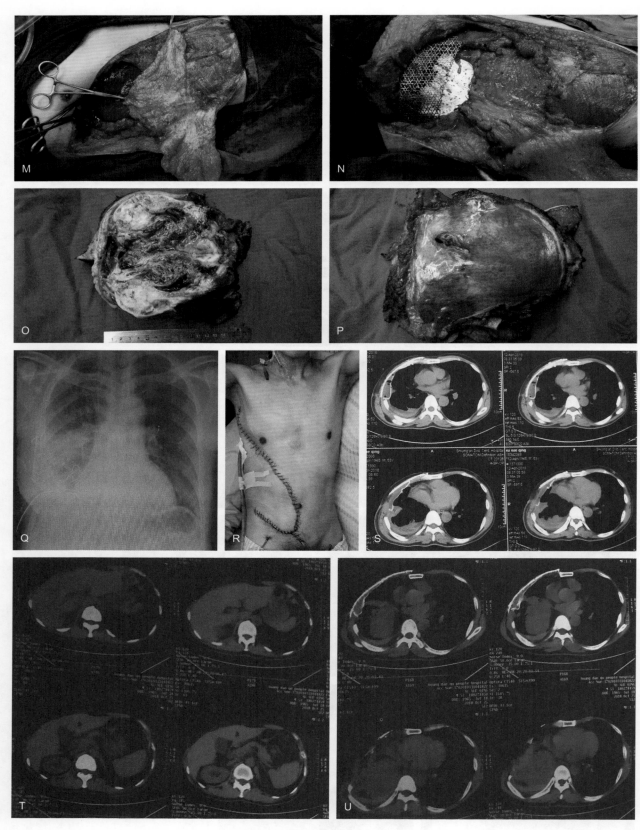

图 9-6-9（续）

M. 修补膈肌；N. 钛网修复胸廓，补片关闭胸腔，标本可见复发肉瘤；O. 标本剖面；P. 标本隔膜面；Q. 术后 1 周 X 线片；R. 术后 3 周，切口愈合，折线；S. 术后 4 周 CT；T、U. 术后 8 个月，复查 CT，显示腹部正常，右肺复发

第七节　关于锁－胸－腋区的修复

一、骨的缺损

1. 关于锁骨

(1) 锁骨的切开：作为入路的锁骨切开，内固定是适宜的，由于锁骨的下方多为空腔，骨愈合需要关注。

(2) 锁骨切除：锁骨外端喙锁韧带以远的切除，还有全锁骨切除均不用重建。锁骨的中段切除应该重建连续性，不愈合，内固定脱落都可以发生。

2. 关于胸骨

(1) 胸骨切除：胸骨切除后是否需要修复意见不一。笔者曾遇到 1 例未修复的患者，胸骨中段缺如 5 cm，常年有气短感，手掌按压后有改善，提示还是修补为好。

(2) 缺损修复：应用像胸大肌皮瓣或背阔肌皮瓣这样厚的组织覆盖，似乎可以不做硬性修复，但病例不多尚需摸索。修复占主导。

(3) 胸骨修复材料：①钛网剪裁方便固定简单推荐使用。②自体髂骨是很好的替代材料，但代价较大，骨量不太充分。③大块异体骨骨松质简单方便，但昂贵，容易排异、感染和被吸收。

3. 关于肋骨

(1) 肋骨的横向切除：肋间肌短小纯肌性，无屏障可言。肉瘤紧贴、包绕或肋间隙突入时，如果肋间肌和骨膜已被侵犯，安全切缘在肋骨的深面或相邻的肋骨骨膜下。

(2) 肋骨两侧切除的长度应在 5 cm 以上，如有可能全长肋骨切除是可行的。曾有患者切除 5 cm，4 年后在近端复发。

4. 肋弓切除

(1) 右侧肋弓：曾有 1 例第 7 肋以下的肉瘤，共切除了 5 根肋骨和肋软骨，之后膈肌上提，与第 6 肋下缘缝合。术后愈合良好，肺功能未见明显异常。

(2) 左侧肋弓：左侧由于心脏的阻碍，膈肌无法提升过多。也曾用钛网修复，但远端游离缘应保证有足够的软组织包裹，避免脱落。

(3) 胸壁修补：3 根肋骨以上的缺损常规修补。肋弓除外。

二、软组织缺损

1. 膈肌缺损

(1) 右侧膈肌缺损：先尝试直接与肋弓缝合，多能满意闭合胸腔。

(2) 左侧膈肌缺损：不能直接闭合时，腹外斜肌瓣向内侧翻转与膈肌残端缝合，然后下部腹外斜肌皮瓣上移（参考其他章节），是一种好的方法。

2. 胸壁缺损　主要包括肌层缺损和皮肤缺损。

简单的方法为首选，特别是中年以后女性多可直接闭合。带蒂皮瓣以腹直肌皮瓣、对侧胸大肌皮瓣和背阔肌皮瓣修复中线更充分。

（张如明　徐　宇）

参考文献

[1] 张如明. 软组织肉瘤现代外科治疗 [M]. 2 版. 天津：天津科学技术出版社, 2010.

[2] Guzzetti A. Gastric resection using Billroth I method: review of the literature[J]. Chir Ital, 1983, 35(1): 112-122.

[3] Earlam R. Bile reflux and the Roux en Y anastomosis[J]. Br J Surg, 1983, 70(7): 393-397.

[4] Brooks J R. Operative approach to pancreatic carcinoma[J]. Semin Oncol, 1979, 6(3): 357-367.

[5] Zolfaghari S, Williams L J, Moloo H, et al. Rectal cancer: current surgical management[J]. Minerva Chir, 2010, 65(2): 197-211.

[6] 张如明, 滕胜. 软组织肉瘤现代外科治疗 [M]. 天津：天津科学技术出版社, 2001.

[7] Gooding G A, Woodruff A. Color Doppler imaging in the subclavian-axillary region and upper extremity[J]. Clin Imaging, 1994, 18(3): 165-172.

[8] Marcover R C, Lewis M M, Hovns A G. En block upper humeral interscapulo-thoracic resection. The Tikhoff-

第九章

Linberg procedure[J]. Clin Orthop, 1986, 204: 266.

[9] Enneking W F, Conrad E U. Tumors of the shoulder[M]. 2nd Ed. Philadelphia, 1988.

[10] 张如明, 滕胜, 李代清, 等. 肋骨固定型人工全肩关节的研制和临床应用 [J]. 中华骨科杂志, 1996, 16(11): 675-679.

[11] Malawer M, Wittig J, Rubert C. Scapulectomy[M]. Netherlands Springer, 2004: 553-568.

[12] Morse B J, Ebraheim N A, Jackson W T. Partial scapulectomy for snapping scapula syndrome[J]. Orthopaedic Review, 1993, 22 (10): 1141.

[13] Wittig J C, Bickels J, Wodajo F, et al. Constrained total scapula reconstruction after resection of a high-grade sarcoma[J]. Clinical Orthopedics and Related Research, 2002, 397: 143-155.

[14] Liu Y, Chen Y, Zhang R M, et al. The lower trapezius musculocutaneous flap for reconstructing trunk and axilla defects after soft tissue sarcoma resection[J]. China Oncology, 2012, 22(9): 706-708.

[15] Tsukushi S, Nishida Y, Sugiura H, et al. Soft tissue sarcomas of the chest wall[J]. J Thorac Oncol, 2009, 4(7): 834-837.

[16] Sullivan B O, Catton C, Panzarella T, et al.394 Outcome in soft tissue sarcomas of the chest wall[J]. Lung Cancer, 1997, 18(Supplement 1): 102.

[17] Kachroo P, Pak P S, Sandha H S, et al. Single-institution, multidisciplinary experience with surgical resection of primary chest wall sarcomas[J]. J Thorac Oncol, 2012, 7(3): 552-558.

[18] Bosc R, Lepage C, Hamou C, et al. Management of chest wall reconstruction after resection for cancer: a retrospective study of 22 consecutive patients[J]. Annals of Plastic Surgery, 2011, 67(3): 263-268.

[19] Maeda S, Yamada T, Watanabe T, et al. Contribution of surgical margin for surgical outcome of the chest wall tumors[J]. Kyobu Geka the Japanese Journal of Thoracic Surgery, 2014, 67(1): 15-20.

[20] Denbo J W, Shannon O W, Wu Y, et al. Timing of surgery and the role of adjuvant radiotherapy in ewing sarcoma of the chest wall: a single-institution experience[J]. Annalsof Surgical Oncology, 2012, 19(12): 3809-3815.

下篇

第十章
肩胛背－上臂复发性软组织肉瘤外科治疗

人体解剖学的基本分区，并不能满足肉瘤屏障切除的需求，特点鲜明的分区是为了有效的外科治疗[1]。C_7棘突与双侧肩峰连线作为上界，T_{12}棘突和双侧肋后缘连线为下界，双侧腋后线间是肩胛背区。肩胛骨即是通道壁成分，内段连接胸背、外端连接上臂。三角肌跨越肩臂，上臂的近端外侧构成腋窝的外侧壁，原发的肩、臂和背部肉瘤即已经互相牵扯，复发后就更难以分开，所以作为一章讨论。特点：①层次屏障可利用度较大，区域的和阶段性的屏障缺乏。②涉及中轴骨的肉瘤控制困难。保留肢体和积极的修复重建成为主要的外科治疗原则[2-5]。

第一节　相关解剖基础

一、区域范围

分为背部和上臂，前者可以视为广义背部的体表投影；而后者为了区别于通道区，仅限于单纯上臂和上半。

1. 范围　C_7棘突与双侧肩峰连线，T_{12}棘突和双侧肋后缘连线为上、下界，三角肌外缘为两侧的虚拟界（图10-1-1）。

2. 虚拟范围　从临床看，由于复发肉瘤的无序累及，锁、胸、腋通道的前壁、后壁以及侧胸壁，都可成为虚拟范围，连带处理（图9-1-3）。锁、胸、腋通道壁章和本章的区别在于，前者以通道为肉瘤的中心向外扩展，而后者则是以胸背和上臂为中心的肉瘤向通道壁扩展。两者的关注点有明显区别。

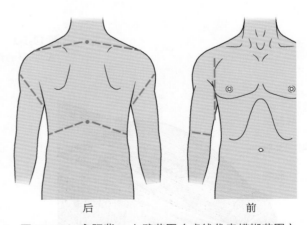

图 10-1-1　肩胛背－上臂范围（虚线代表模糊范围）

二、解剖特点

1. 背部肌层次　肌肉特别是阔肌的分层结构是屏障切除的基础，第五章已经详述。背部浅层肉瘤屏障切除后获益明显，但是骶棘肌的情况另当别论。浅群分成三部分：①斜方肌区。②三角肌区。③背阔肌和前锯肌区。深层仅可看成内侧区和外侧区：两者以骶棘肌外缘为界，前者为骶棘肌区，后者为肩胛骨和菱形肌区。骶棘肌由诸多起源于椎弓、肋骨近端等小肌肉汇聚而成，范围广泛，缺乏层状的结缔组织，即使是椎弓和肋椎关节等的同时切除，仍无法谈及层状的屏障面，因此复发率很高。肋骨和肋间肌层可以看作胸壁的第三层，也是最坚强的屏障层，可以很好地利用（图 10-1-2）。

2. 上臂肌　前方常看成"二托一"，即深层的两块"半肌"：占据上半的喙肱肌和下半的肱肌，托起一块浅层全长的肱二头肌，后者屏障作用明显。后方的肱三头肌间界限含混，分层或分部位切除，复发率高（图 10-1-3）。

三、功能特点

1. **后部胸廓**　大于等于 3 根肋骨切除后多需要重建，软组织覆盖同时跟进。

2. **主导肌群**　三角肌外展肩关节，切除后应考虑重建。

3. **非主导肌群**　上臂前侧诸肌的功能多有代偿肌肉可以完成，切除后多不用重建[2-5]。

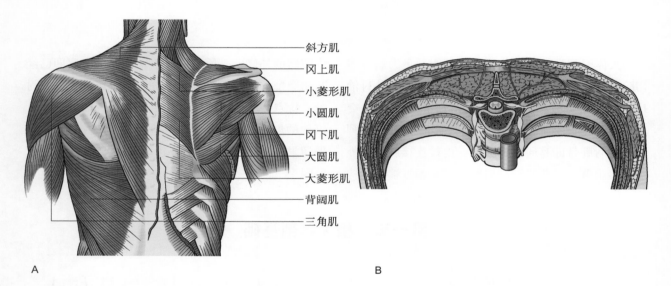

A   B

斜方肌
冈上肌
小菱形肌
小圆肌
冈下肌
大圆肌
大菱形肌
背阔肌
三角肌

图 10-1-2　背部屏障分层
A. 肌群的范围；B. 层次

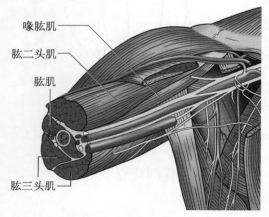

喙肱肌
肱二头肌
肱肌
肱三头肌

图 10-1-3　上臂前、后方肌肉的分层

第二节　肩胛－背区复发性软组织肉瘤外科治疗

背部的体表投影占据了躯干后方的上半，从功能和发病特点分析，上下部分存在明显区别。为了突出各自的特点和治疗关注度的集中，以肩胛骨的下角为界将其分为上方的肩胛背和下方的胸背区，分别叙述。

一、肩胛背区

1. 解剖结构屏障

（1）范围：肩胛骨和项背移行区。

（2）肌肉层次：斜方肌的上部和三角肌的后部分是浅层主要肌肉，冈上肌、冈下肌、大圆肌、小圆肌完整覆盖着肩胛骨，屏障层次明显。肩胛下肌完整覆盖肩胛骨的前面，形成肌包骨的肩胛骨室。

2. 体位和切缘

（1）体位：取患侧在上的侧卧和上肢活动位。

（2）切缘：皮肤受累的图形切口，深部依照影像设计的屏障切缘，阔肌无法全部切除时，按照肌纤维的横 3 cm 纵 5 cm 切除。肩胛骨侵犯可部分以至于全部切除。

3. 肿瘤切除

（1）软组织切除：根据影像提示采用四周会师法，从正常层面切开直达拟切除的层面，并坚持这一切缘完成四周切开，提起标本的一侧探查深层，并做相应的处理。

（2）肩胛骨的切除：根据受累的具体情况决定部分直至全部切除。

4. 修复重建

（1）三角肌后缘的中段有腋神经进入，切除后常需要做肩外展重建。

（2）肩胛骨：关节盂保留相对稳定时无须重建。单纯关节盂切除可考虑关节固定。全肩胛骨切除后，锁骨外端悬吊、RF 假体置换都可以选择[6]。

（3）创面覆盖：由简单到复杂，首先利用上肢的活动携带皮肤修复，术后外固定制动。

5. 典型病例

【病例 1】肩胛、项、背部隆突性皮肤纤维肉瘤切除

（1）病例介绍：女性，24 岁。颈和背移行部位隆突性皮肤纤维肉瘤，4 次切除后复发。检查肉瘤呈多结节状，约 5 cm×4 cm。CT 显示肉瘤侵犯皮肤，多次手术造成深部的斜方肌累及。

（2）再次手术设计和疗效评价：切除皮肤 10 cm×8 cm，深面的切缘在斜方肌深面，棘突到肩胛冈中分，纵向的阔肌切缘 5 cm 以上。直接缝合，头、颈、胸石膏固定 3 周。切口一期愈合，随访 3 年，无复发，已经结婚育一子（图 10-2-1）。

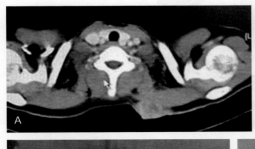
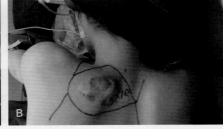
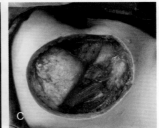
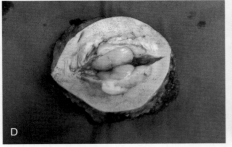
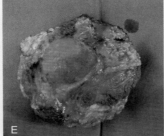
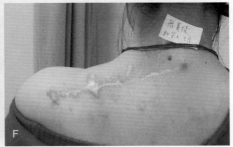

图 10-2-1　肩胛、项、背部隆突性皮肤纤维肉瘤切除

A. CT 显示肉瘤侵犯肌肉；B. 肉瘤范围和切口线；C. 切除后创面；D. 标本剖开；E. 标本深面；F. 3 年后

第十章

【病例2】 棘突肩胛间区瘤床切除

（1）病例介绍：女性，53岁。右肩胛背区 UPS，2次手术切除后复发，再次切除后1个月要求瘤床切除。原始影像学检查资料显示，肉瘤位于斜方肌浅面侵犯斜方肌，部位在脊柱和肩胛间区。

（2）再次手术设计和疗效评价：确定原肉瘤体积后设计长、宽切缘，深部切缘在斜方肌深面。肉瘤切除后，减张缝合。随访3年，无复发（图 10-2-2）。

【病例3】 肩胛冈纤维肉瘤切除，对侧斜方肌皮瓣转位

（1）病例介绍：男性，50岁。右肩胛冈为中心的纤维肉瘤多次复发，侵犯肩胛冈，表面多条切口瘢痕，紫红色 13 cm×13 cm。

（2）再次手术设计和疗效评价：行包括斜方肌、冈上肌、冈下肌和部分肩胛骨的整块切除，对侧斜方肌下部皮瓣转位。随访1年，无复发，无转移（图 10-2-3）。

【病例4】 黏液性脂肪肉瘤全肩胛骨和锁骨外段切除，自体腓骨锁骨/肱骨融合，背阔肌肌皮瓣转位

（1）病例介绍：男性，52岁。左全肩胛区黏液性脂肪肉瘤，3年间6次手术，2次放射治疗（总剂量94 Gy），CVADIC 化学治疗2次，再次复发。检查肩胛区皮肤放射治疗后反应，肩胛冈上下至喙突和锁骨外段可触及多枚结节，表面多条切口瘢痕。影像显示肩胛骨周围肌内大量的瘤节与肩胛骨关系密切。

（2）再次手术设计：瘤区与锁骨下至腋窝的血管、神经关系尚可，决定全肩胛骨和锁骨外段切除，自体腓骨锁骨/肱骨融合，背阔肌肌皮瓣转位（图 10-2-4）。

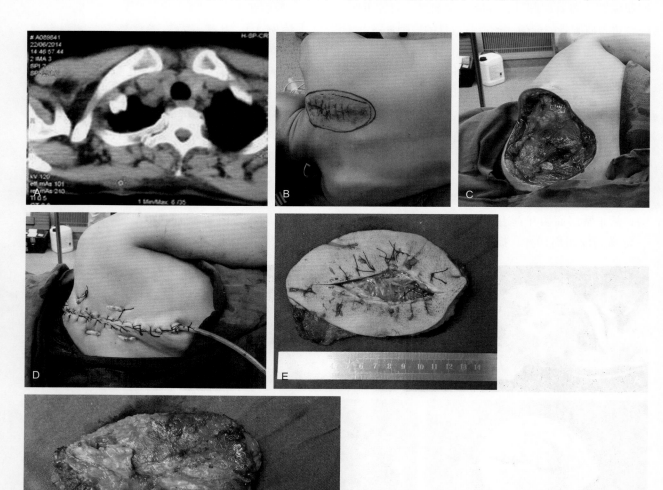

图 10-2-2　棘突肩胛间区 UPS 瘤床切除

A. CT 显示肉瘤位于斜方肌浅面；B. 切缘设计；C. 包括斜方肌的屏障切除；D. 减张缝合；E、F. 标本显示残留

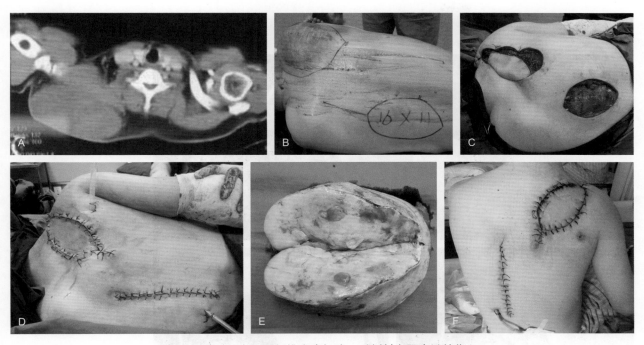

图 10-2-3　肩胛冈纤维肉瘤切除，对侧斜方肌皮瓣转位

A. MRI 显示肉瘤侵犯肌层和肩胛骨；B. 外观和切口线；C. 切除后对侧斜方肌下部皮瓣转位；D. 缝合；E. 标本剖开；F. 1 周后

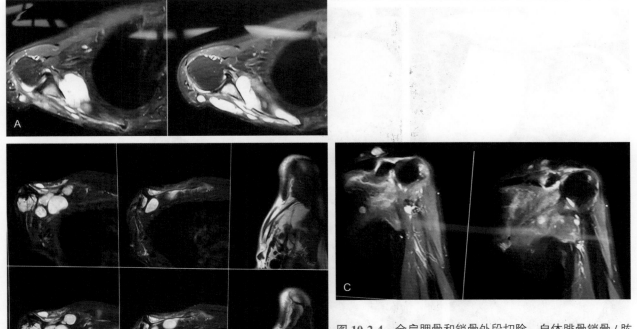

图 10-2-4　全肩胛骨和锁骨外段切除，自体腓骨锁骨 / 肱骨融合，背阔肌肌皮瓣转位

A. MRI 显示肉瘤侵犯肩胛骨周围多肌；B. 锁骨外端受累；C. 肱骨头外缘受累

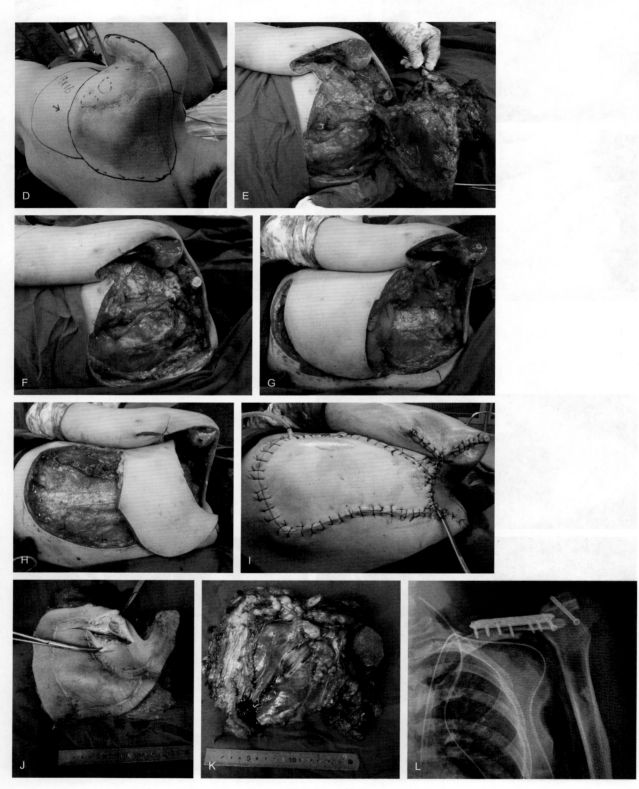

图 10-2-4（续）

D. 外观和切口线；E. En-bloc 切除；F. 标本移除后创面；G. 自体腓骨移植，锁骨和肱骨头融合；H. 背阔肌皮瓣转位；I. 缝合后；J. 皮下瘤节；K. 肩胛下肌内瘤节；L. X 线片见移植段腓骨骨折，但位置尚可

【病例5】 黏液性纤维肉瘤全肩胛骨和锁骨外段切除，肋骨固定型（RF）人工全肩关节置换

（1）病例介绍：男性，52岁，诊断右肩胛背区复发性黏液性纤维肉瘤。2010年2月至2015年12月间曾经5次手术复发。第6次切除后＋放射治疗（60 Gy），4个月后再次复发来本院。由于复发肉瘤主要位于肩胛体的后方，局部皮肤条件差，而选择了保留肩胛骨的局部广泛切除背阔肌肌皮瓣转位。13个月后再次复发。影像检查提示冈上肌、冈下肌和斜方肌等肌内瘤化，肩胛骨破坏。

（2）再次手术设计和疗效评价：决定行以全肩胛骨为中心的en-bloc屏障切除，肋骨固定型（RF）人工全肩关节置换术。术中选择保留前次转位的背阔肌肌皮瓣，切除大量瘢痕的入路，整块移除标本。清洁创区后，暴露L_2～L_3的后外方，在L_2上缘后斜角肌止点的两侧和L_3下方的相应位置固定RF型全肩关节的胸件。然后切除部分肱骨头扩髓，插入假体的肱骨部分，闭创。术后外展支架固定6周后功能锻炼。半年后随访见逆置的头部稍高于对侧，术后2年，无复发（图10-2-5）。

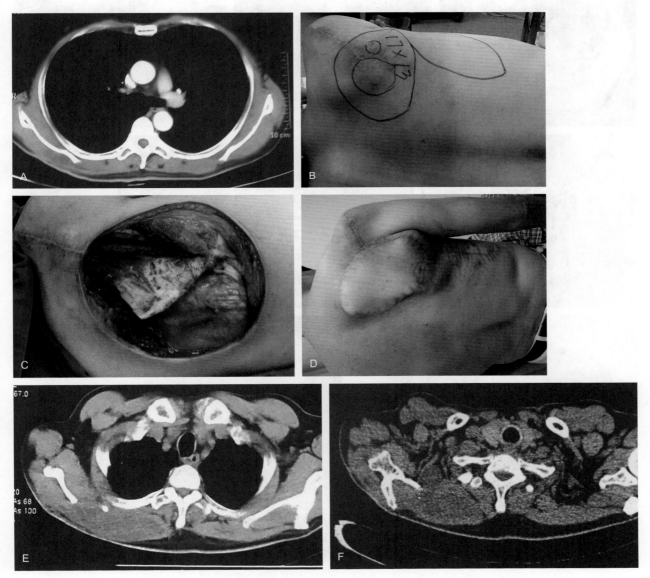

图 10-2-5　全肩胛骨和锁骨外段切除，肋骨固定型（RF）人工全肩关节置换
A. CT 显示肩胛骨后方软组织肉瘤样变；B. 局部放射治疗后改变和手术设计；C. 保留肩胛骨的切除；D. 1 年后复发；E、F. CT 和 PET-CT 肩胛骨体部后方肌群广泛瘤变和骨侵犯

第十章

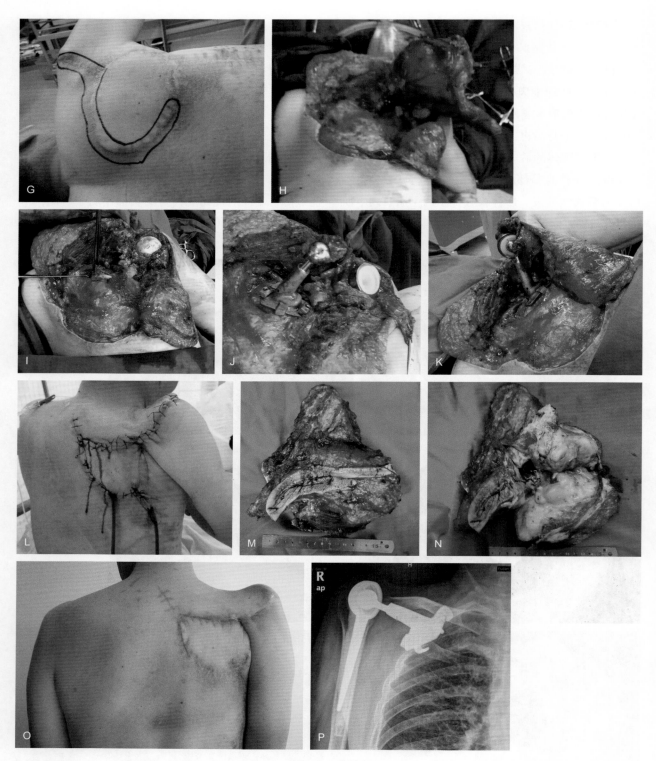

图 10-2-5（续）
G. 再次手术切口；H. 肩胛骨为中心的 en-bloc 切除肉瘤；I. 显露 $L_2 \sim L_3$，认清后斜角肌；J、K. 安装胸件和肱骨部分假体后复位；L. 关闭切口；M、N. 标本显示肌肉完全的肉瘤化；O、P. 半年后随访，愈合良好，外观稍高于健侧

6. 讨论

（1）肩胛背段肌群间多为层状，屏障感明显。然而由于肌肉的起止点广泛，确定是否骨性切除困难。

（2）肩胛骨切除后肱骨头和躯干的连接困难，特别当锁骨外段同时切除后，几乎无处安放。尝试锁骨延长与肱骨头固定，稳定性会比连加式悬吊优越，然而单纯的一根锁骨挑着上肢，骨折的风险明显增加，本病例既为术后搬动时外端骨折（图 10-2-4）。因此，术后如何维持到软、硬组织全部愈合成为关键。

（3）RF 型人工全肩关节置换术是笔者治疗恶性骨肿瘤全肩胛骨切除后的重建方法（图 10-2-6），当肩关节周围的肌肉能获得充分保留时，效果良好[6]。近来也在摸索软组织肉瘤切除后的重建，从单纯悬吊来看，可以克服锁骨短缩、肱骨近端缺损等问题，然而由于大量的肌肉被切除，除了悬吊之外，肩关节的其他功能很难恢复。

二、全胸背区

1. 相关解剖

（1）范围：超出了肩胛骨以外的背区，包括中线部分。

（2）肌肉屏障：斜方肌和背阔肌屏障作用明显。深层肌要视具体部位具体分析。骶棘肌部位肉瘤，原发的体积大者，深面无可靠屏障，侵袭性强的组织学类型更然。骶棘肌缺乏明确的阶段性，纵向的屏障作用几乎不存在。

2. 体位和切缘

（1）体位：取患侧在上的侧卧。

（2）切缘：皮肤受累的图形切口，深部依照影像设计的屏障切缘，阔肌无法全部切除时，按照肌纤维的横 3 cm 纵 5 cm 切除。肋骨侵犯的切缘在正常肋骨正常肋间肌的远缘超过 5 cm。

3. 肿瘤切除

（1）软组织切除：采用阔肌的切除方法。

（2）胸壁切除：①肋间侵犯时：切除相邻的 2 根肋骨，切缘在上、下位肋骨的邻缘。②单肋间侵犯：切除 2 根肋骨和主要受累肋骨相邻肋骨的骨膜或 3 根肋骨。③多肋间侵犯的原则以此类推。④胸腔开放过大时多需要闭式引流，3~5 天后视肺膨胀的情况拔除。

4. 修复重建

（1）胸壁：胸膜腔补片闭合。切除 3 根以上肋骨，可用钛板修复胸廓。

（2）创面覆盖：随意皮瓣、背阔肌皮瓣和斜方肌皮瓣常用。皮片移植固定困难，成活率低。

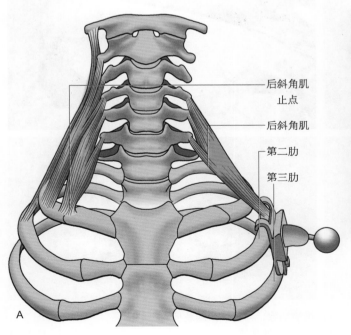

后斜角肌止点

后斜角肌

第二肋

第三肋

A

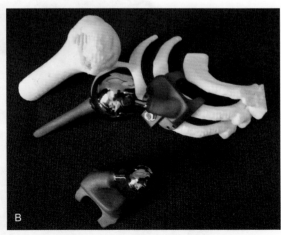

B

图 10-2-6　RF 型全肩关节的模型和固定位置
A. 后斜角肌的起止点和胸件的位置；B. 模型安装

第十章

5. 典型病例

【病例1】 左肩胛冈上、下孤立性纤维瘤切除，同侧随意皮瓣上移

（1）病例介绍：男性，22岁。左上背和肩胛交界孤立性纤维瘤3次切除、1次放射治疗后复发。检查显示肉瘤巨大，涉及范围20 cm×20 cm，伴破溃出血、周围纤维化和炎性浸润。MRI显示肿瘤呈高信号，以肩胛内上角为中心，与骨关系密切。

（2）再次手术设计：切除大量皮肤、冈上肌、冈下肌、骶棘肌和部分骨皮质，保留肩胛骨。巨大随意皮瓣上移修复创面（图10-2-7）。

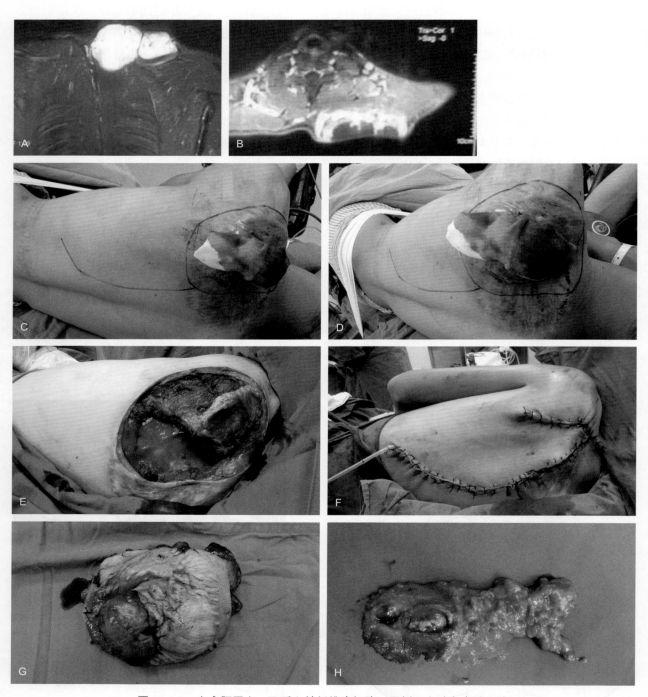

图10-2-7 左肩胛冈上、下孤立性纤维瘤切除，同侧巨大随意皮瓣上移

A、B.MRI显示肿瘤位于肩胛冈内段上下；C、D.肿瘤巨大、出血炎性反应和周围纤维化，切除线和皮瓣设计；E.肿瘤切除保留肩胛骨；F.皮瓣上移缝合；G、H.标本

【病例2】 左锁骨上、项背部梭形细胞肉瘤切除背阔肌皮瓣上移

（1）病例介绍：男性，42岁。左锁骨上、项背部、肩胛骨梭形细胞肉瘤，3次切除后复发，多次破溃出血伴炎性反应。肿瘤巨大，涉及切缘35 cm×32 cm。

（2）再次手术设计和疗效评价：拟双背阔肌皮瓣转位修复。肿瘤切除后，前方推进缝合使创面缩小，后方改为巨大背阔肌皮瓣上移，远端皮片移植，创面完全覆盖（图10-2-8）。

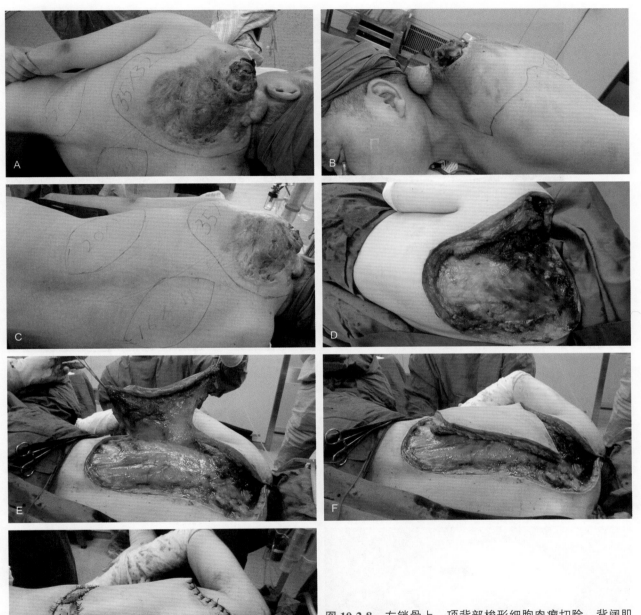

图10-2-8 左锁骨上、项背部梭形细胞肉瘤切除，背阔肌皮瓣上移

A、B.肿瘤位于锁骨上向后延及全部肩胛区，多次破溃出血；C.拟双侧背阔肌皮瓣修复；D.肿瘤切除后创面；E.显示背阔肌；F.皮瓣上移；G.缝合，远端植皮

第十章

【病例 3】　右背部 UPS 切除，斜方肌下部皮瓣上移

（1）病例介绍：男性，82 岁。右背部 UPS 切除后 3 个月复发，逐渐增大破溃。CT 显示肩胛骨无明显破坏，皮损和破溃明显。

（2）再次手术设计和疗效评价：切除肋骨和肩胛骨后方的全部软组织，对侧斜方肌下部皮瓣转位，供区皮片移植。术后皮瓣远端淤血坏死，供区皮片虽然经负引系统仍有部分坏死。后经换药愈合。3 年后死于他病（图 10-2-9）。

（3）经验分析：背部游离皮片移植后局部措施很重要，负压吸引系统漏气导致皮片坏死。

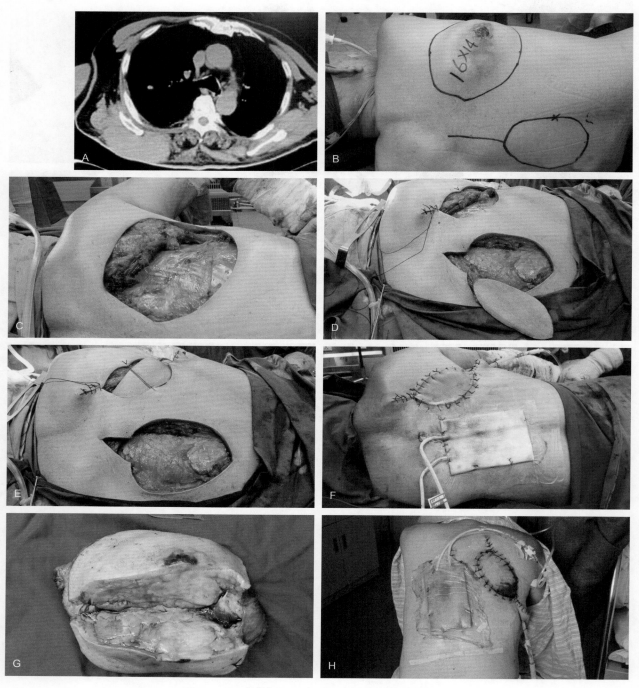

图 10-2-9　右背部 UPS 切除，斜方肌下部皮瓣上移

A. CT 显示肩胛骨无明显侵犯；B. 局部破溃，切缘和肌皮瓣设计；C. 肿瘤切除；D. 切取肌皮瓣；E. 转位创面；F. 缝合，植皮区负引；G. 标本剖开；H. 8 天后皮瓣远端淤血，皮片部分坏死

【病例4】 左背部恶性神经鞘膜瘤切除，双局部皮瓣转位

（1）病例介绍：男性，56 岁。恶性神经鞘膜瘤，8 年间 5 次手术、2 次放射治疗、多次化学治疗，再次复发。大范围肉瘤浸润和多条切口瘢痕、放射治疗溃疡区，多根肋骨侵犯，范围 27 cm×22 cm。

（2）再次手术设计：计划肉瘤切除后三角皮瓣＋斜方肌下部皮瓣修复。肿瘤切除后调整为双侧随意皮瓣转位，创面获得覆盖（图 10-2-10）。

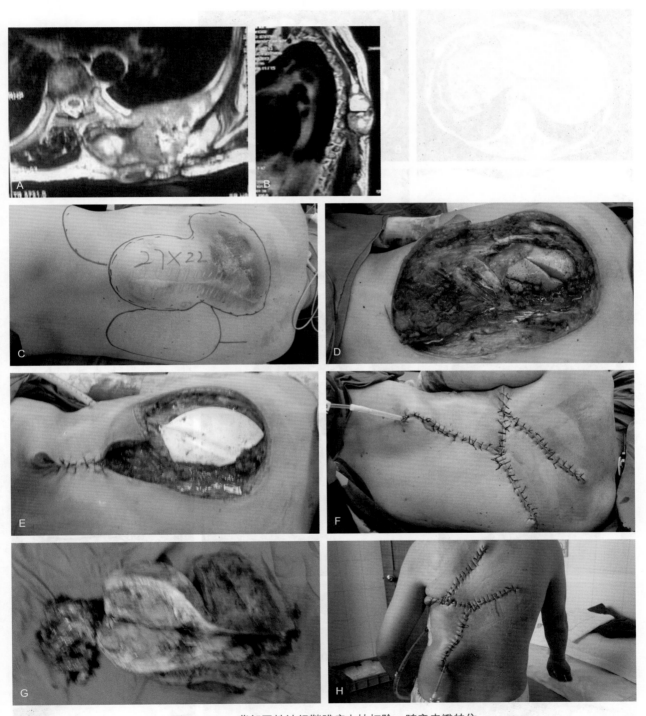

图 10-2-10　背部恶性神经鞘膜瘤大块切除，随意皮瓣转位

A、B. MRI 显示从皮肤到胸膜全层胸壁侵犯；C. 放射治疗坏死伴肉瘤复发；D. 整块切除后肺外露；E. 补片修复胸腔；F. 双随意皮瓣关闭创面；G. 标本；H. 术后 1 周

第十章

【病例5】 右背部恶性神经鞘瘤切除，随意皮瓣转位

（1）病例介绍：女性，55岁。背部恶性神经鞘瘤，17年间曾切除20余次，近期再次复发。背部瘢痕累及中线区瘤节 4 cm×3 cm 和右下方可疑瘤节 1 cm×1 cm，侵犯棘突。

（2）再次手术设计和疗效评价：以肉瘤为中心设计切缘，利于侧胸壁松弛形成2个三角皮瓣，创面全部覆盖。8个月后随访，无复发，无转移（图10-2-11）。

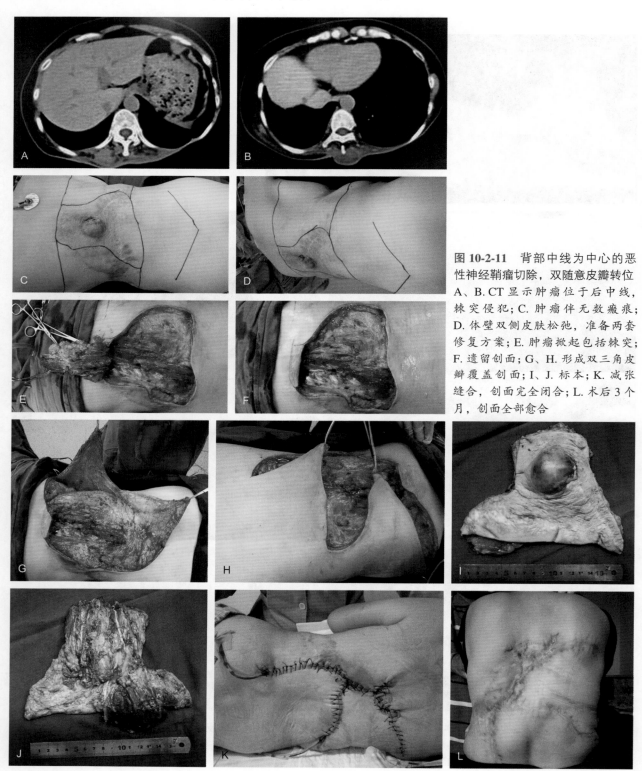

图 10-2-11 背部中线为中心的恶性神经鞘瘤切除，双随意皮瓣转位
A、B. CT 显示肿瘤位于后中线，棘突侵犯；C. 肿瘤伴无数瘢痕；D. 体壁双侧皮肤松弛，准备两套修复方案；E. 肿瘤掀起包括棘突；F. 遗留创面；G、H. 形成双三角皮瓣覆盖创面；I、J. 标本；K. 减张缝合，创面完全闭合；L. 术后 3 个月，创面全部愈合

6.讨论

（1）巨大的肩胛背区的肉瘤：局部浸润广泛，即使 R_0 切除，复发率仍很高。应提倡早诊断、早治疗。

（2）椎弓和椎体的切除＋椎弓根固定的方法应该慎重，屏障破坏之另一面是敞开了肉瘤通往椎管的通道。

（3）随意皮瓣：越大越容易成活，虽然蒂部宽度使用多有不便，但对于频繁移动的背部，更显安全。

（4）斜方肌下部皮瓣：切取方便，转位灵活，修复腋窝以下缺损非常好。安全但体量有限，供区多能直接缝合。

（5）背部的皮片移植成活困难，原因可能包括：①固定困难。②患者不可能不翻身和转动，应该尽量避免植皮。

第三节　上臂复发性软组织肉瘤外科治疗

上臂是肩胛带和腋窝的移行，两者占据上臂近端的 1/2，本节以讨论杂居段为主。远端与前臂关系密切，放在肘部讨论[7]。

一、上臂前侧

1.解剖结构屏障

（1）范围：本节范围从三角肌马蹄缘起点到肱桡肌的起点喙肱肌、肱二头肌和肱肌的部位（图 10-3-1）。

（2）肌肉屏障：从上到下有众多的肌肉进入上臂，呈现两头多为区外肌的起止，中间 5 块认为是上臂的固有肌，即三角肌、肱二头肌、喙肱肌、肱肌和肱三头肌。前方的筋膜和肌间筋膜更趋完善，胸大肌和背阔肌的抵止都为肌腱膜组织屏障作用明显。内侧和桡神经沟内，神经血管区相对集中（图 10-3-2）。

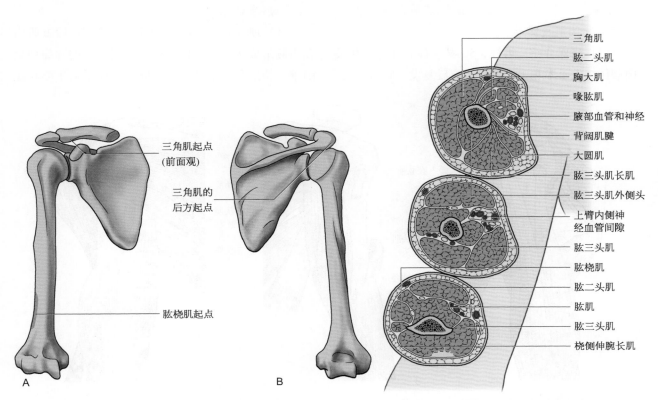

图 10-3-1　上臂前侧的解剖结构屏障
A. 三角肌和肱桡肌的起点；B. 三角肌的后方起点

图 10-3-2　上臂肌群和间隔、筋膜和腱膜不同平面的分布

第十章

（3）三角肌、喙肱肌和肱二头肌的结构相对独立，屏障结构完整。肱肌位于远端深层，外侧有纵向包绕肱骨干部分，接触组织广泛，屏障利用存在困难（图 10-3-3）。

2.体位和切缘

（1）体位：取上肢外展活动位。

（2）切缘：皮肤受累的图形切口，深面寻找屏障确立切缘。

3.肿瘤切除　从内侧或外侧找到所需间隙，即可完成切除。

4.修复重建　很少需要。

5.典型病例

【病例1】　肱二头肌切除

（1）病例介绍：男性，51 岁。左上臂未分化多形性肉瘤局部切除术后 2 个月。检查显示切口位于上臂中段以下中线，术前 MRI 显示肉瘤位于肱二头肌内，肉瘤前面皮肤，深面浸润肌肉。

（2）再次手术设计和疗效评价：拟包括皮肤的肱二头肌切除。术中未见屏障外浸润，未行功能重建。术后功能良好，随访 3 年，无复发（图 10-3-4）。

【病例2】　左前间室 + 血管切除，人造血管移植，背阔肌皮瓣转位

（1）病例介绍：男性，50 岁。右上臂前方纤维肉瘤行 2 次手术和 1 次放射治疗后复发。肿瘤巨大，累及广泛，包括前方肌肉、皮肤、肱血管等。切除全部肱二头肌、喙肱肌、肱肌、肱血管，人造血管移植重建循环，背阔肌皮瓣转位修复前方缺损。术后经过顺利，随访 5 年，功能恢复正常，无复发，无转移（图 10-3-5）。

二、上臂内侧

1.相关解剖

（1）范围：主要指神经和血管间隙，除了肱动脉和正中神经，就肉瘤而言其他组织皆可牺牲。

（2）肌肉：前、后肌群的相邻缘常需要切除。背侧完全被肱三头肌包绕，纵向的屏障作用几乎不存在。

2.体位和切缘

（1）体位：上肢外展位，后方手术胸前比较方便，均取上肢活动位。

（2）切缘：皮肤受累的图形切口，深面的肌肉、动脉和神经要具体分析，结合探查和估计的结果确定。

3.肿瘤切除

（1）神经和血管间隙切除：上臂前、后方肌肉在内侧形成了神经和血管间隙，间隙内的肿瘤切除困难，特别是正中神经的切除，将使手的主要功能

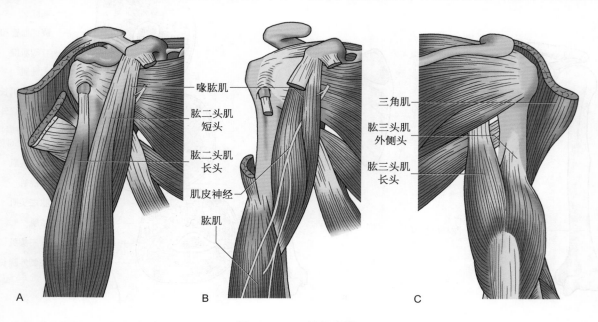

图 10-3-3　五块固有肌

A. 三角肌前缘、喙肱肌和肱二头肌；B. 喙肱肌居前内，肱肌居前外；C. 三角肌后缘和肱三头肌

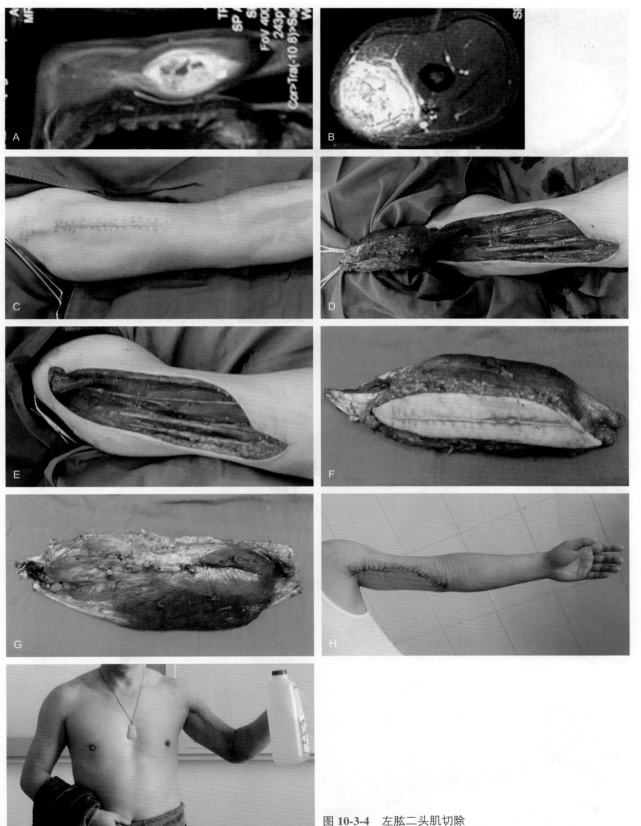

图 10-3-4 左肱二头肌切除

A、B. MRI 显示肉瘤位于肱二头肌侵犯皮肤；C. 原切口；
D. 肌皮神经的前面掀起；E. 全肱二头肌切除；F、G. 标本完
整，界面正常；H. 伸肘正常；I. 屈肘有力

第十章

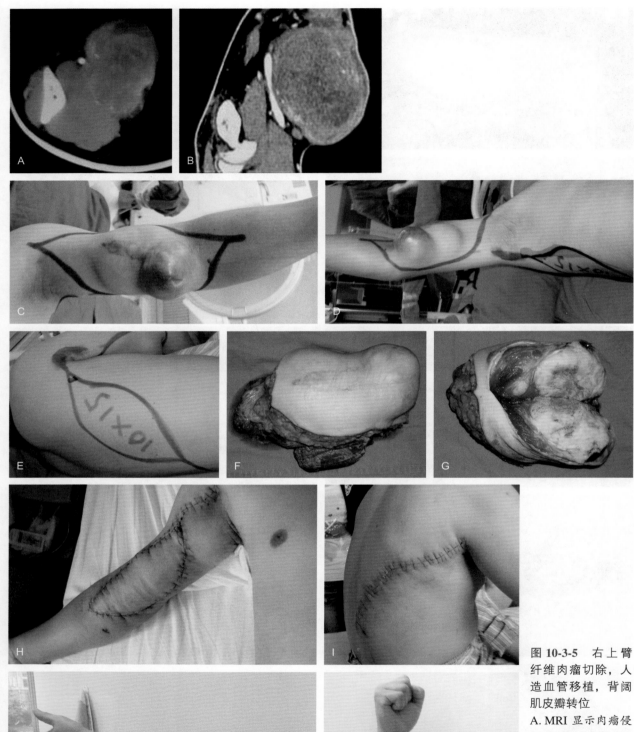

图 10-3-5　右上臂纤维肉瘤切除，人造血管移植，背阔肌皮瓣转位

A. MRI 显示肉瘤侵犯肌肉；B. MRI 显示血管被肿瘤缠绕；C~E. 不同角度的肿瘤大体，切除线和皮瓣设计；F、G. 标本；H. 皮瓣成活；I. 供区愈合；J. 术后 2 年，伸肘；K. 屈肘达到 90°

完全丧失。从切缘一侧进入，明确层面后向远、近端解离到设计点横断，即可完整切除。必要时做血管和神经的处理。

（2）骨侵犯：根据侵犯程度，碟形或瘤段切除均可考虑。

4. 修复重建

（1）循环重建：人造血管移植为主。

（2）骨移植：自体骨或异体骨植骨内固定。

（3）创面覆盖：多能直接缝合。

5. 典型病例

【病例1】 右上臂肉瘤切除腋窝清扫术

（1）病例介绍：男性，55岁。右上臂内侧中段 UPS，切除术后5个月复发。肿瘤位于神经血管间隙（约3 cm×3 cm），腋窝可触及6 cm×8 cm肿块。影像显示上臂、腋窝和左肺结节。诊断为上臂 UPS 复发伴腋窝和肺转移。

（2）再次手术设计：行上臂肉瘤切除腋窝清扫术（图10-3-6）。

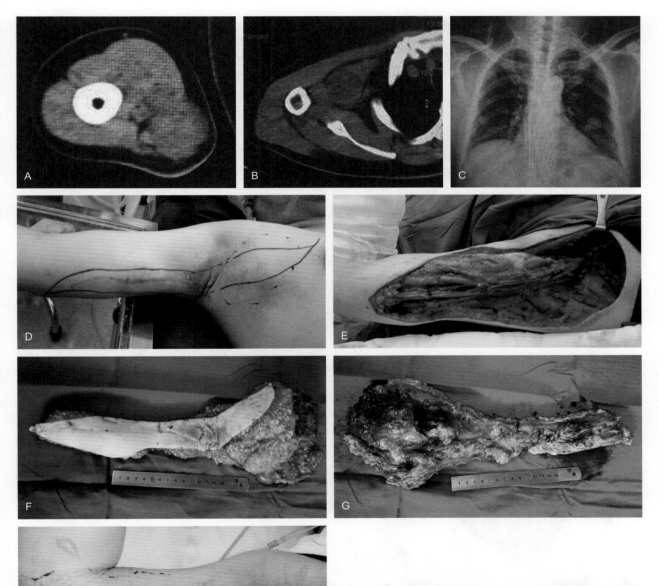

图 10-3-6 右上臂内侧血管间隙复发性 UPS 切除，腋窝淋巴结清扫

A. MRI 显示上臂内侧神经和血管间隙结节；B. 腋窝结节；C. 左肺单发结节；D. 切口线；E. 切除＋清扫；F、G. 标本；H. 术后3天

第十章

【病例2】 上臂内侧保留神经血管的切除

（1）病例介绍：男性，53岁。左上臂内侧上皮样肉瘤。从2002年小指掌侧发现小结节切除开始，8次手术后复发。曾做过小指和第5掌骨截除术、前臂瘤节切除术和肘部淋巴结切除术、腋窝淋巴结清扫术等。本次为第9次手术，术前见复发肿瘤位于上臂内侧中段，皮肤和浅、深组织均见瘤节多枚。

（2）再次手术设计和疗效评价：设计切缘包括2~3 cm皮肤、肱二头肌短头、肱肌内侧部分和肱三头肌的内侧部分，以及血管和神经间室内的所有组织，仅保留神经和血管，10个月后再次见皮肤复发瘤节。之后域外再次切除并游离植皮，4个月后再次复发。第11次手术有选择了多个单纯的复发瘤节切除，3个月后多点复发。而后用安洛替尼治疗2轮无效，PD1抑制剂两次注射同样无效。半年后上臂结节明显增多，部分破溃成火山口样（图10-3-7）。

（3）经验分析：Chase等曾统计过202例上皮样肉瘤，复发77%、转移45%、死于本病者32%、肺

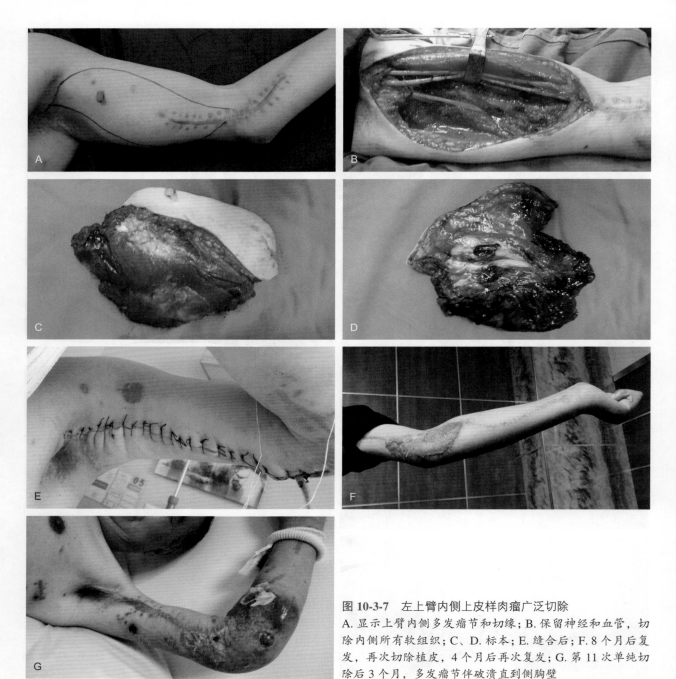

图10-3-7 左上臂内侧上皮样肉瘤广泛切除

A. 显示上臂内侧多发瘤节和切缘；B. 保留神经和血管，切除内侧所有软组织；C、D. 标本；E. 缝合后；F. 8个月后复发，再次切除植皮，4个月后再次复发；G. 第11次单纯切除后3个月，多发瘤节伴破溃直到侧胸壁

转移 51%、淋巴结转移 34%、头皮转移 22%[8]。多发的结节状改变、局部破溃、皮肤和深部结节并存等提示，不管是近端型还是经典型，可能存在特殊的复发机制，并不是外科切除可以解决的。本病例从临床表现看，复发始终沿着上肢的尺侧，从小指直到腋窝，各种的切除方法，包括距离、屏障和截肢等，有向近端发展的趋势。除了小指和尺侧掌部截肢后无复发，其余均有复发，然而却未见远隔转移。由此分析：①带瘤生存，长年化学治疗，除了存在转移的风险之外，是可以考虑[9]。②肩胛带离断，有可能得到一个实际能阻止复发的切缘[10]。近年来的靶向治疗异军突起，如安洛替尼等除了非小细胞肺癌的临床效果显著，也看到了对于某些晚期肉瘤的不同程度缓解，特别是上皮样肉瘤[11-13]。然而，本病例用安洛替尼治疗 2 轮无效，PD1 抑制剂两次注射同样无效。

【病例3】 血管间隙为主的切除，人造血管移植

（1）病例介绍：女性，40 岁。右上臂内侧平滑肌肉瘤第 2 次手术后 7 个月复发。肿瘤位于神经和血管间隙，累及肱肌和肱血管等。

（2）再次手术设计和疗效评价：切除相邻肌肉和肱血管。人造血管移植重建循环，创面直接缝合。手术后愈合良好，功能恢复可。2 年后死于肺转移（图 10-3-8）。

（3）经验分析：上臂内侧肉瘤侵犯神经和血管对预后是有影响的[13]。实践中应该综合分析，确定保肢还是截肢。主要营养血管切除和重建后疗效肯定。当正中神经和尺神经都不能保留时，保肢的意义不大；正中神经的无瘤保留，应该是绝对的保肢

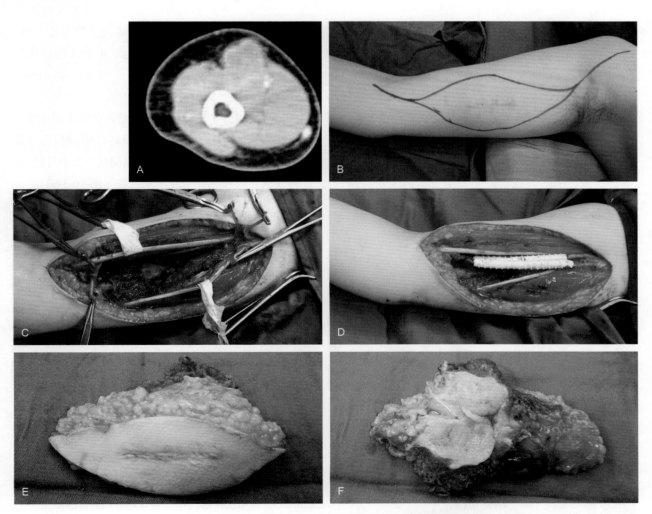

图 10-3-8　右上臂内侧纤维肉瘤切除，人造血管移植

A. CT 显示肉瘤侵犯神经血管间隙；B. 切缘线；C. 保留正中和尺神经；D. 人造血管重建肱动静脉；E. 标本；F. 标本剖开

第十章

适应证。已经有脏器转移无理想措施控制者，以姑息手术较适宜。

三、上臂后方

1. 解剖结构屏障

（1）范围：主要指肱三头肌占据的位置，近端的三角肌区也应考虑。

（2）肌肉：肱骨的背侧完全被肱三头肌包绕，肱三头肌的三个头起点各异，中段间结构紧密，远端融合在一起，相互之间的屏障作用，由近端到远端越来越差。肌腹有一定的宽度，整体屏障作用明显。由于三个头间结构紧密，桡神经始终在深面纠缠，所以分头切除困难。

2. 体位和切缘

（1）体位：取上肢胸前活动位。

（2）切缘：偏一侧的肉瘤可以选择半侧三头肌的全部切除，位于中间的或累及广泛的肉瘤，首先肱三头肌全部切除。深面的桡神经要具体分析，结合探查和估计的结果确定是否保留。因保留桡神经而反复复发的病例很多。

3. 肿瘤切除

（1）后方切除：上臂后方肉瘤，肱三头肌的切除是基础。中下段桡神经受累常见，因为保留桡神经而致肉瘤复发经常看到。包括桡神经的切除复发会明显减少。

（2）骨侵犯：肱骨三角肌粗隆的后下缘向外3~5 cm段即桡神经沟，是肉瘤侵犯骨的多发区段。骨受累后，要充分进行影像学评估，按照不同的类型（参考第六章），选择不同的处理方法，包括受累骨接触面的碟形切除，以及骨段、半肩关节或全肱骨切除等[14-17]。

4. 修复重建

（1）桡神经切除后：需要前臂背伸功能重建。

（2）骨重建：单纯植骨内固定，人工半关节和全肱骨置换。

（3）创面覆盖：多选择背阔肌皮瓣转位，同时重建伸肘功能。

5. 典型病例

【病例1】　保留桡神经的左上臂后方 UPS 肱三头肌全切除，背阔肌皮瓣转位重建伸肘和覆盖创面

（1）病例介绍：男性，64岁。左上臂后方 UPS，6年间行6次切除术和放射治疗，4个月前再次复发。上臂后方大量的切口瘢痕，中段以下6 cm×5 cm 瘤节与瘢痕混为一体。

（2）再次手术设计和疗效评价：包括大量皮肤的肱三头肌全部切除，背阔肌皮瓣转位重建伸肘功能并覆盖创面，术后肘关节伸直位固定。2个月随访，皮瓣成活，肘和前臂功能恢复良好（图 10-3-9）。

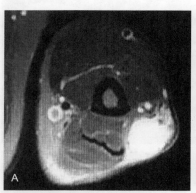
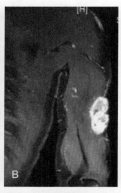
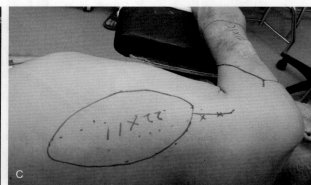
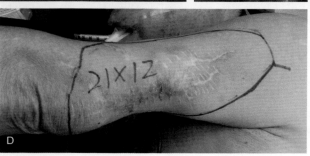

图 10-3-9　保留桡神经的 UPS 整块切除和综合修复
A、B. MRI 显示复发肉瘤广泛侵犯肱三头肌和皮肤；C、D. 瘤灶、切缘和肌皮瓣设计

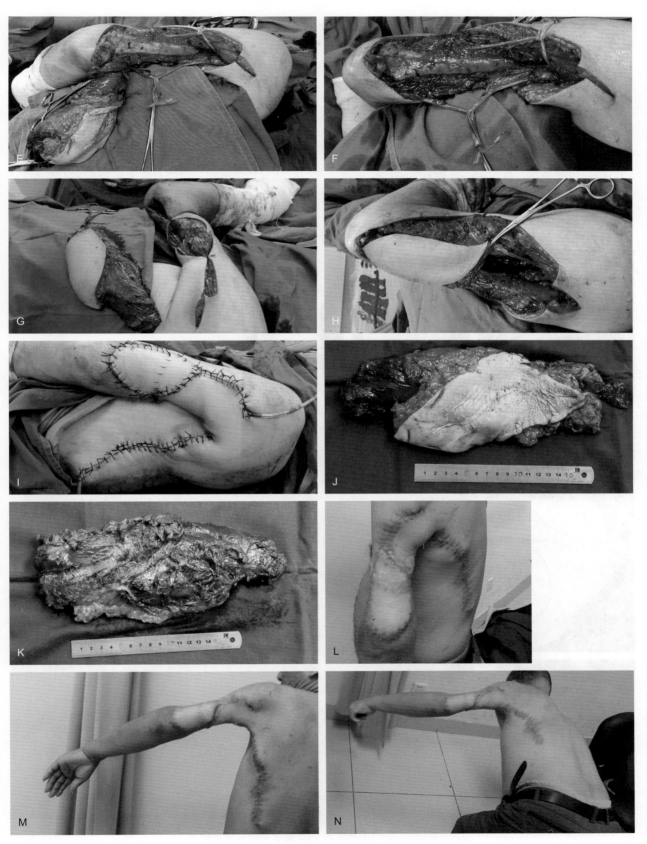

图 10-3-9（续）

E. 肱骨干表面全肱三头肌切除，仅保留桡神经和尺神经；F. 遗留创面；G. 切取肌皮瓣；H. 肌皮瓣转位；I. 创口关闭；J、K. 标本；L. 皮瓣成活；M. 中立位外展；N. 抗阻力伸肘

【病例2】　右上臂后方 UPS，包括桡神经段骨干、桡神经、肱三头肌和皮肤切除，异体腓骨段移植，背阔肌皮瓣转位重建伸肘功能并覆盖创面，二期前臂伸展重建

（1）病例介绍：女性，72 岁。右上臂后方 UPS 术后 1.5 年复发，局部可及 4 cm×6 cm 瘤节，伴前臂疼痛。影像显示骨干中段周径被肉瘤包绕 3/4，桡神经走行段骨破坏，软组织广泛累及。

（2）再次手术设计和疗效评价：行包括桡神经段骨干、桡神经、肱三头肌和大量皮肤切除，异体

腓骨段移植钢板内固定，背阔肌皮瓣转位重建伸肘功能并覆盖创面。术后肘关节和上肢功能位固定。由于异地疗养，9 个月后方获随访。骨愈合，前臂和手功能减退，肘关节伸直负 40°，掌指关节伸直位僵直，但未见复发。经积极的功能康复治疗，术后 13 个月行二期功能重建术。术中桡侧屈腕肌与桡侧伸腕长肌和伸腕短肌、掌长肌与伸拇长肌、尺侧屈腕肌与指总伸肌分别吻合，术后背伸位石膏固定。22 个月后随访，无复发，无转移，手背伸功能部分恢复（图 10-3-10）。

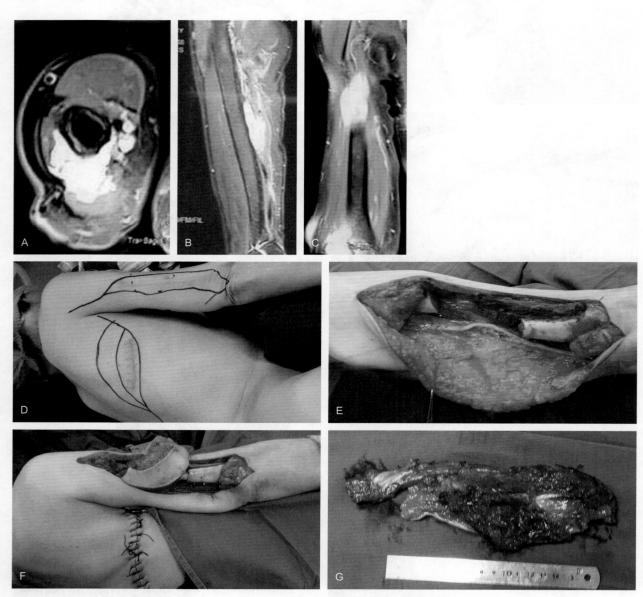

图 10-3-10　包括桡神经的 UPS 整块切除和综合修复
A~C. 复发肉瘤广泛侵犯肱三头肌、桡神经、肱骨和皮肤；D. 切口和皮瓣设计；E. 切除肱骨、桡神经全部肱三头肌和皮肤；F. 自体腓骨段嵌插植骨，背阔肌皮瓣转位；G. 标本

下篇

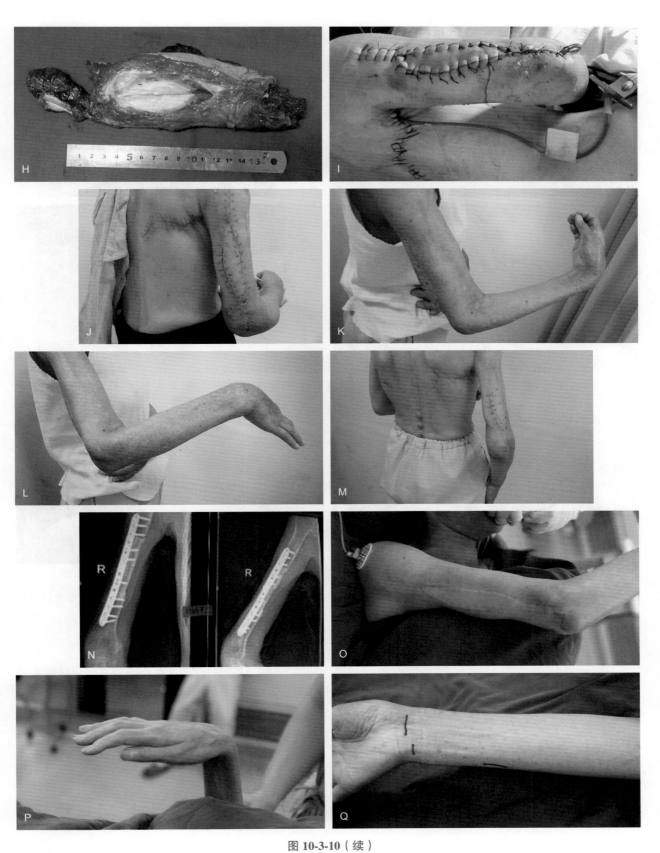

图 10-3-10（续）

H. 标本；I. 术后 3 天；J. 术后 1.5 个月；K~M. 9 个月后垂腕，掌指关节僵硬；N. 骨愈合良好；O. 原术区无复发；P. 术前垂腕和垂拇，掌指关节僵直；Q. 二期手术重建切口

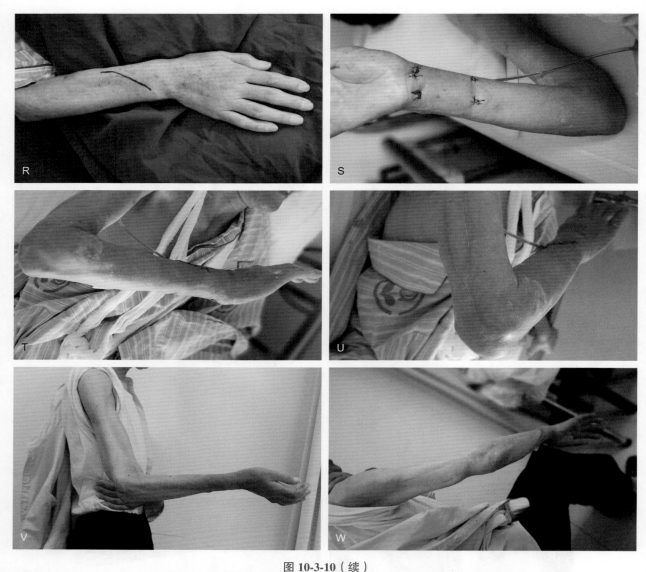

图 10-3-10（续）

R.二期手术重建切口；S~U.肌腱转位后腕关节和拇指被拉起；V、W.22 个月后随访，无复发，无转移，前臂背伸功能部分恢复

【病例 3】 桡神经沟肉瘤术前的判断失误，可能会导致复发机会的增加

（1）病例介绍：男性，60 岁。左上臂桡神经沟复发性 UPS，5 年前做了屏障切除，包括桡神经和肱骨干的部分骨皮质，并植骨内固定，半年后前臂背伸功能重建。4.5 年后局部复发，因瘤节较小仅做了局部切除。5 个月后再次复发，下决心再次整块切除。

（2）经验分析：如果第一次或至少在第二次就选择瘤段切除，复发的机会可能会减少 1~2 次（图 10-3-11）。

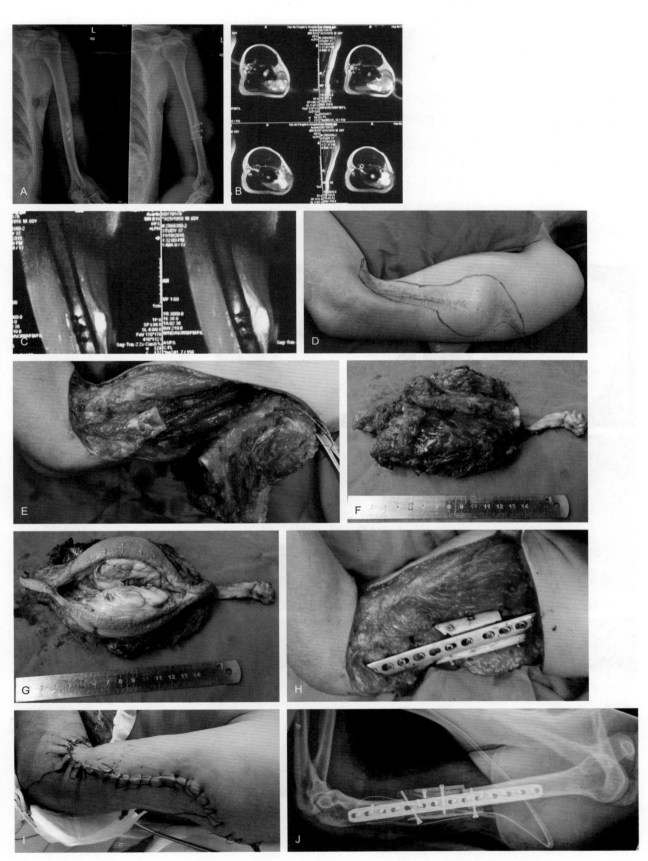

图 10-3-11　右肩纤维肉瘤三角肌和肱三头肌切除，斜方肌皮瓣下移外展重建覆盖创面

A~C. X 线、CT、MRI 显示肉瘤与骨修复处关系密切；D. 肉瘤位置；E. 整块切除；F、G. 标本显示肱骨干的前内侧无肿瘤侵犯，剖开见肉瘤与骨混为一体；H~J. 自体腓骨为主的重建

218

【病例4】 桡神经沟肉瘤保守治疗无效，最终不得不截肢

（1）病例介绍：女性，50岁。左上臂中段后方UPS。5年前第一次切除术＋放射治疗60 Gy，22个月复发，原始影像提示肉瘤位于桡神经沟。

（2）再次手术设计和疗效评价：第二次切除包括肱三头肌和桡神经。9个月后无复发而行前臂屈肌代伸肌，术后功能恢复良好。7个月后复发桡神经沟骨皮质破坏，单纯肿瘤切除包括局部骨清理和化学灭活（患者拒绝瘤段切除）。10个月后病理骨折，再次受累骨段切除，异体骨植骨钢板内固定。5个月后再次复发，截肢（图10-3-12）。

四、上臂外侧（三角肌）

1. 解剖结构屏障

（1）范围：三角肌占据的位置，深部有肱三头肌的外侧头和桡神经。三角肌是一屏障结构完整的单肌。

（2）腋神经：来源于臂丛的后侧束，从三角肌

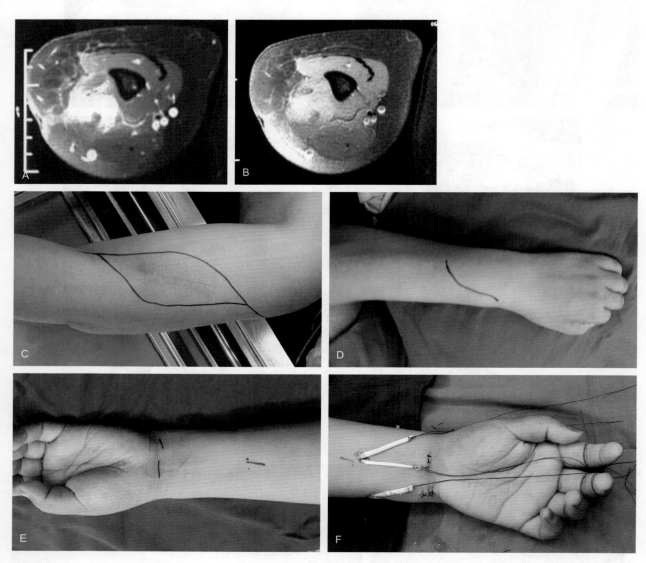

图10-3-12　桡神经沟肉瘤系列治疗
A、B.复发肉瘤侵犯桡神经；C.做包括桡神经的切除；D~F.前臂伸肌功能重建

下篇

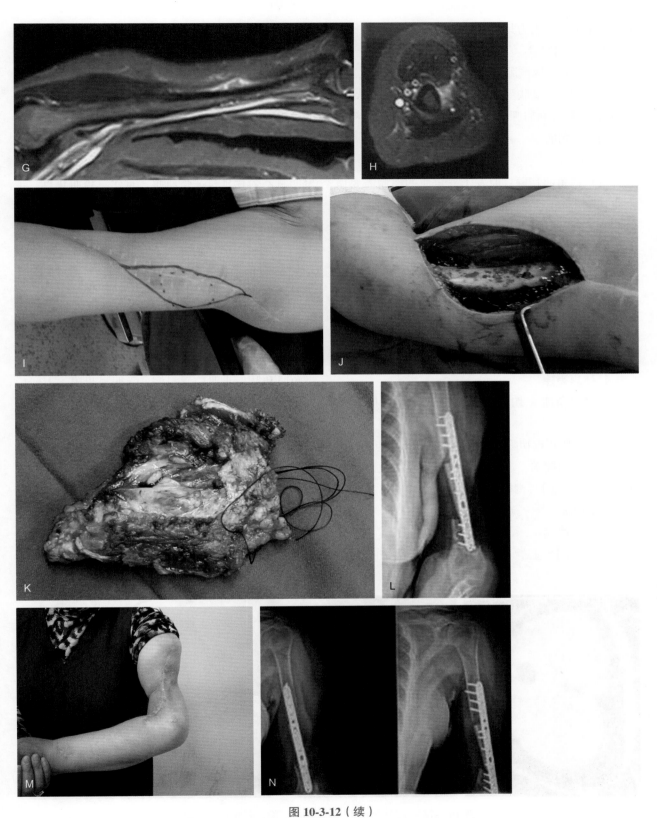

图 10-3-12（续）

G、H. 显示骨破坏和肉瘤累及；I. 切口设计；J. 骨破坏；K. 骨侵犯标本；L. 植骨内固定后 3 个月，X 线片显示远端骨吸收；M. 肿瘤无复发；N. 2 个月后复发，骨吸收加重

的后缘中上份进入为其动力原。

2. 体位和切缘

(1) 体位：取侧卧，躯干摇摆和上肢活动位。

(2) 切缘：皮肤受累以外 3 cm 的图形切缘，锁骨外 1/3、肩峰和肩胛冈的马蹄形起点到三角肌粗隆止点的全三角肌。

3. 肿瘤切除

(1) 三角肌切除：原发于三角肌的肉瘤需要做全肌切除术。多从三角肌和胸大肌间沟开始，头静脉酌情，不一定保留。

(2) 部分三角肌切除：三角肌以外软组织原发累及三角肌者，肌肉切缘横 3 cm 纵 5 cm 设计。腋神经不能保留时，建议做全肌切除。

(3) 三角肌远端切除：三角肌粗隆附近的肉瘤累及远端，如腋神经可以保留则可以做远端切除，重建止点。

4. 修复重建

(1) 三角肌全切除：需要做肩关节外展功能重建。

(2) 下段止点切除：可做三角肌延长止点重建。

(3) 创面覆盖：多选择背阔肌皮瓣转位，斜方肌下移时可以同时携带皮肤。局部、推进、V-Y 成形均有适应证。

5. 典型病例

【病例 1】 上臂外侧和三角肌下段切除，止点延长重建

(1) 病例介绍：男性，43 岁。左上臂外侧平滑肌肉瘤第 2 次切除术后 1 年复发。检查显示三角肌止点为中心的不规则瘢痕和复发瘤节，远端为曾经的植皮区未发现肿物。

(2) 再次手术设计和疗效评价：行上臂外侧皮肤、肱肌和肱三头肌外侧头的切除包括三角肌下段。聚四氟乙烯片延长三角肌腹，重建三角肌止点。半年后随访，功能恢复良好。4 年后再次复发，转移（图 10-3-13）。

【病例 2】 右肩部纤维肉瘤全三角肌、肱三头肌长头和外侧头切除，斜方肌皮瓣下移重建肩外展和覆盖创面

(1) 病例介绍：男性，70 岁。右上臂三角肌和肱三头肌交界的外后缘复发性纤维肉瘤，3 年间曾行 3 次切除术和 1 次放射治疗（56 Gy）。MRI 显示三角肌和肱三头肌广泛浸润，无明显界限。上臂后方可及结节 4 cm×4 cm，皮肤色素沉着，轻度纤维化。

(2) 再次手术设计和疗效评价：切除受累皮肤、全部三角肌、肱三头肌长头和外侧头，保留桡神经。斜方肌皮瓣下移重建肩外展和覆盖创面，术后经过良好。4 周后支架上练习 90° 以上的外展，又 2 周去支架继续功能康复。随访 4 年，无复发，无转移，功能接近正常（图 10-3-14）。

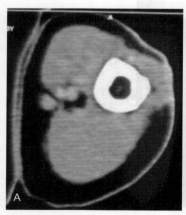
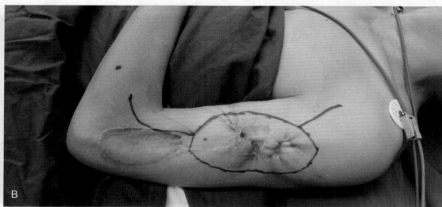

图 10-3-13 上臂外侧和下段三角肌切除，延长止点重建
A. MRI 显示皮肤和肉瘤粘连；B. 切口设计

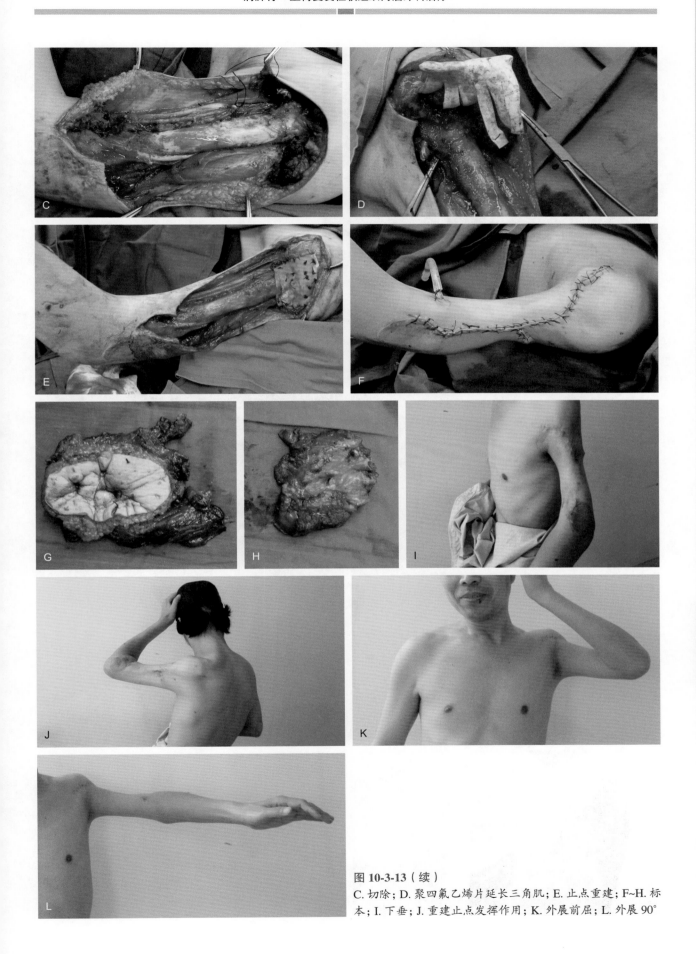

图 10-3-13（续）
C. 切除；D. 聚四氟乙烯片延长三角肌；E. 止点重建；F~H. 标本；I. 下垂；J. 重建止点发挥作用；K. 外展前屈；L. 外展 90°

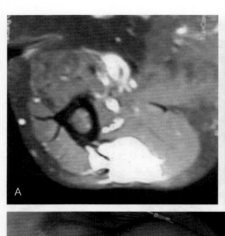
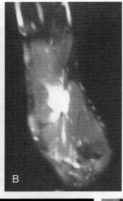

图 10-3-14　右肩纤维肉瘤三角肌和肱三头肌切除，斜方肌皮瓣下移外展重建覆盖创面

A、B. MRI 显示肉瘤侵犯肌肉界限不清；C. 设计切缘和划线；D. 肉瘤切除；E. 标本剖开；F. 标本深面；G. 支架上练外展；H. 自然下垂前方看；I. 侧方切口瘢痕正常；J、K. 外展超过 90°，有力

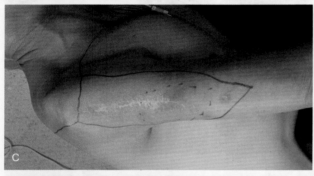
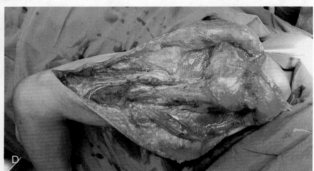
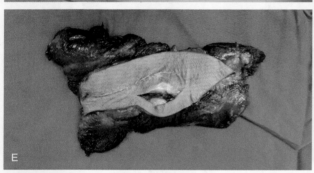
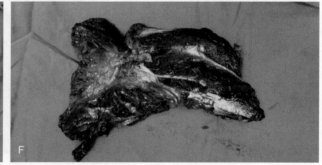
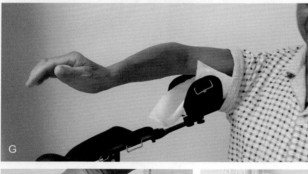
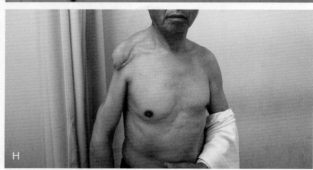
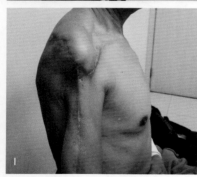
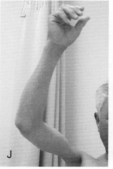
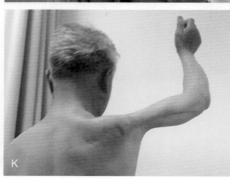

【病例3】 左肩部 UPS 切除，带全锁骨的软组织蒂肩锁关节转位，肩锁关节带肩关节

（1）病例介绍：男性，46 岁。左肩外、后方包块 2 个月，局部发热、疼痛伴渐进性功能障碍。影像检查显示肩关节外下方为主的巨大瘤块，肱骨近端和关节盂缘溶骨性破坏和肿瘤嵌入。活组织检查提示纤维源性恶性肿瘤，转移瘤不能除外。

（2）再次手术设计和疗效评价：以肉瘤为中心切除全三角肌、肱三头肌长头和外侧头、肱骨近段和相应的关节盂。游离全锁骨，保留肩锁关节结构，切除带部分肩胛冈的肩峰段骨约 8 cm，尽量多地保留斜方肌和其他软组织与骨的联系。然后，将肩锁关节向前下外方转位 90°，钢缆和螺钉固定肩峰段骨块于肩胛骨的外缘，锁骨近段与肱骨残端钢板固定，形成新的"肩关节"。术后外展支架固定。术后 1 年随访，重建部位骨愈合，但肉瘤复发（图 10-3-15）。

【病例4】 左肱骨近端切除，带全锁骨的斜方肌蒂肩锁关节转位代肩关节

（1）病例介绍：男性，60 岁。左肩部疼痛半年，逐渐发现腋前、下方肿块，疼痛加重并出现功能障碍。影像显示肱骨近端溶骨性破坏，外科颈周围软组织肿块，伴病理性骨折。活检提示差分化转移性腺癌不能除外。

（2）再次手术设计和疗效评价：经全身的 PET-CT 检查，未发现其他病灶及可疑处，全身也无其他不适，决定先局部治疗，进一步确诊。以肱骨近段为中心的受累组织整块切除，游离带全锁骨的肩锁关节转位重建"肩关节"。切取肩锁关节，肩峰骨块嵌于肩胛盂上方空心钉和微型钢板螺钉固定，锁骨近端与肱骨残端钢板螺钉固定，形成肩锁关节代"肩关节"，术后外展支架固定，8 周后开始保护性功能锻炼。4 个月后复查，骨愈合良好，功能恢复满意。大标本仍不能确定转移瘤来源（图 10-3-16）。

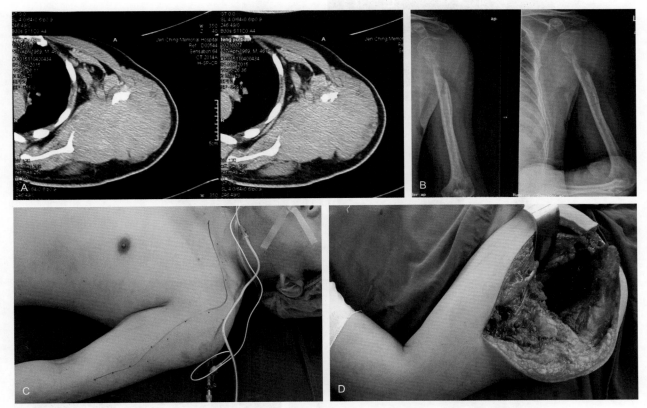

图 10-3-15　肩部 UPS 切除，带全锁骨的软组织蒂肩锁关节转位，肩锁关节带肩关节
A、B.CT/X 线片显示肉瘤巨大，肱骨近端消失和残缺；C.切口设计；D.肉瘤切除

第十章

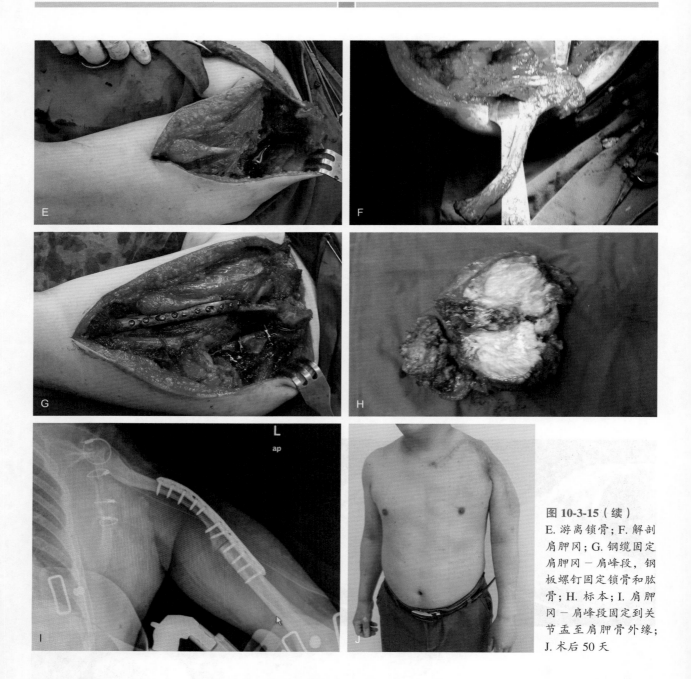

图 10-3-15（续）
E. 游离锁骨；F. 解剖肩胛冈；G. 钢缆固定肩胛冈－肩峰段，钢板螺钉固定锁骨和肱骨；H. 标本；I. 肩胛冈－肩峰段固定到关节盂至肩胛骨外缘；J. 术后 50 天

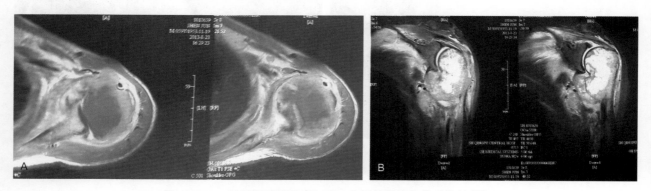

图 10-3-16 肱骨近端转移癌切除，肩锁关节转位代"肩关节"

A、B. MRI 显示肱骨近段骨破坏伴有软组织肿块

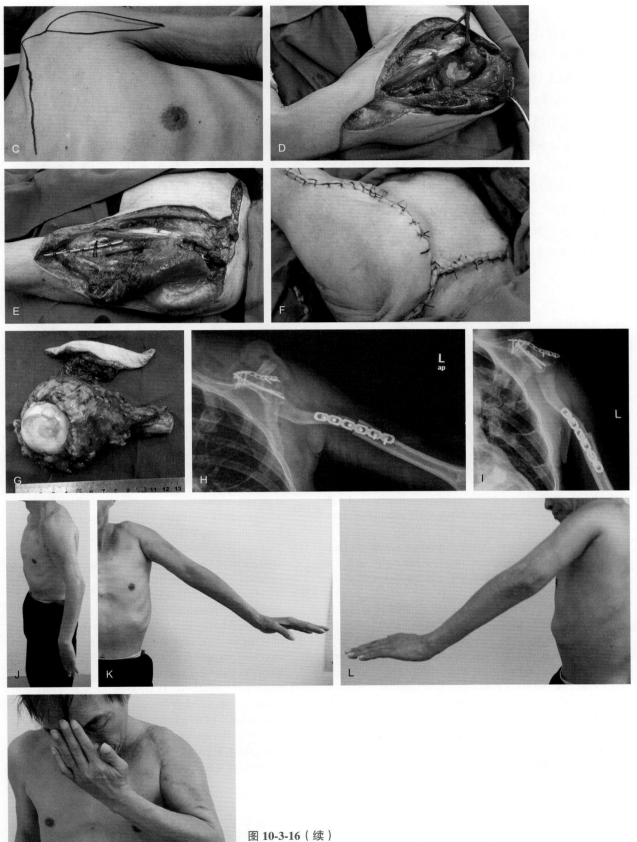

图 10-3-16（续）

C. 切口设计；D. 肉瘤切除；E. 肩锁关节移位后固定；F. 关闭创口；G. 标本；H. 术后 X 线片；I. 4 个月后骨愈合；J~M. 术后 8 个月随访，功能满意

6. 讨论

（1）桡神经和肱骨干中段关系密切，被肉瘤累及后，肱骨是否需要处理，要慎重斟酌，反复阅读各种影像检查资料，以便做出正确的判定。临床往往过于保守，结果是复发。

（2）放射治疗对肉瘤鲜有效果，但却能使骨结构出现改变，屏障层次消失、强度下降而脆性增加。复发后很少看到骨能幸免者。放射治疗对于肉瘤的干预可能仅体现在短期内复发或复发后被发现时间的延迟。然而，这种后续治疗还被广泛地应用着。

（3）在桡神经切除后到功能重建前的间隔期，应加强护理和相关指导，小关节僵硬后 2~3 个月再恢复困难。

（4）斜方肌皮瓣携带肩峰下移，不但能覆盖创面，还强化了肩外展和前屈的功能，明显有益于头、面的生活需求，优于放任。骨块植入点应该放在肱骨头、颈间的前外侧。

（5）肩锁关节转位代替肩关节的方法，对于不能够使用人工关节或仅需上肢悬吊的患者有使用价值。肩峰上缘固定法的外观优于肩胛骨外缘固定，也较方便部分斜方肌蒂的携带。后期所产生的运动可能还是以肩胛骨胸壁间的运动为主，而"盂肱关节"（肩锁关节）的单纯运动不明显。

（张如明）

参考文献

[1] 段坤昌，王振宇，佟晓杰. 系统解剖学彩色图谱 [M]. 北京：人民卫生出版社，2013.

[2] Popov P, Tukiainen E, Askoseljavaara S, et al. Soft-tissue sarcomas of the upper extremity: surgical treatment and outcome[J]. Plastic & Reconstructive Surgery, 2004, 113 (1): 222.

[3] Mundinger G S, Prucz R B, Frassica F J, et al. Concomitant upper extremity soft tissue sarcoma limb-sparing resection and functional reconstruction: assessment of outcomes and costs of surgery[J]. Hand, 2014, 9(2): 196-204.

[4] Megerle K, Sauerbier M. Reconstructive treatment of soft tissue sarcoma of the upper extremity[J]. Journal of Hand Surgery, 2011, 36 (7): 1241-1247.

[5] Georgios K, Filip S, Holger B. Soft tissue sarcomas of the arm-oncosurgical and reconstructive principles within a multimodal, interdisciplinary setting[J]. Frontiers in Surgery, 2016.

[6] 张如明，滕胜，李代清，等. 肋骨固定型人工全肩关节的研制和临床应用 [J]. 中华骨科杂志，1996, 23; 95-98.

[7] Kang S, Kim H S, Choi E S. incidence and treatment pattern of extremity soft tissue sarcoma in korea[J]. Cancer Research & Treatment Official Journal, 2015, 47(4): 575-582.

[8] Chase D R, Enzinger F M. Epithelioid sarcoma. Diagnosis prognostic indicators and treatment[J]. Am J Surg Pathol, 1985, 9: 241.

[9] 穆雷·布伦南，罗伯特·梅基. 软组织肉瘤诊疗学 [M]. 陆维祺，周宇红，侯英勇，译. 天津：天津科技翻译出版有限公司，2015.

[10] Xie C Y, Wan X Z, Quan H T, et al. Preclinical characterization of anlotinib, a highly potent and selective vascular endothelial growth factor receptor-2 inhibitor[J]. Cancer Science, 2018.

[11] Han B H, Li K, Wang Q M, et al. Effect of anlotinib as a third-line or further treatment on overall survival of patients with advanced non-small cell lung cancer[J]. JAMA Oncology, 2018.

[12] Chi Y, Fang Z W, Hong X N, et al. Safety and efficacy of Anlotinib, a multikinase angiogenesis inhibitor, in patient with refractory metastatic soft tissue sarcoma[J]. Clinical Cancer Research, 2018.

[13] Tsukushi S, Nishida Y, Urakawa H, et al. Prognostic significance of histological invasion in high grade soft tissue sarcomas[J]. Sprigerplus. 2014, 22: 544.

[14] 张如明，张允祥. 治疗四肢恶性肿瘤有关抢救肢体骨组织的处理 [J]. 中国肿瘤临床，1994, 21(4): 303-306.

[15] Eissa O, Tabashy R, Shoman S, et al. Accuracy of MR imaging in diagnosis of bone invasion by soft tissue sarcomas: experience at NCI, Cairo Egypt[J]. Medical Journal of Cairo University, 2013.

[16] Arya S N, Agarkatti D G, Dudhat S B, et al. Soft tissue sarcomas: ultrasonographic evaluation of local recurrences[J]. Clin Radiology, 2000, 55: 193-197.

[17] Jager P L, Hoekstra H J, Leeuw J A, et al. Routine bone scintigraphy in primary staging of soft tissue sarcoma is it worthwhile?[J]. Cancer, 2000, 89(8): 1726-1731.

下篇

第十一章
下腹壁－会阴、髂－盆－臀－腹股沟区复发性软组织肉瘤外科治疗

下腹壁－会阴、髂－盆、臀、腹股沟区可以看作人体躯干和下肢的转折。该区内肉瘤有3个鲜明的特点：①浅表型，以下腹会阴多见。②深部原位型，来源于髂－盆、臀和腹股沟或某侧壁。③原发于通道内某一处，经通道蔓延。与肩胛带区通道不同的是，向内的一侧是盆腹松软区，所以当突向盆腔侧时，肉瘤往往很大。区内肉瘤隐蔽、发现晚、瘤体大、与重要结构关系密切，处理困难。切缘常不充分，复发率高。认识局部规律，对寻找切缘、顺利完成切除或主动出击或规避风险均有重要帮助。千头万绪，从局解入手是成功的开始[1, 2]。

第一节　相关解剖基础

一、区域范围

本章概述的范围，双髂嵴和双侧股三角尖部连线经髂前上棘连接起来形成的梯形区（图11-1-1），包括跨越区域内的肌肉、血管、神经、骨和其他间质组织，除外男女内、外生殖器和尿道等器官。腹壁的范围与第九章的下界互相跨越（肉瘤的切除和腹壁的重建）。

二、解剖特点

1. 下腹壁的层次　腹直肌外缘以外，虽然腹壁有3层肌肉，就屏障思维而言应按照腹直肌区的两层对待，腹外斜肌皮瓣前鞘层和以下层。从预防腹壁疝出发，第一层切除不用修复（图11-1-2）。

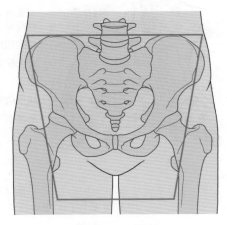

图 11-1-1　范围

2. 会阴区的层次　双侧坐骨结节内缘－阴茎背－尾骨尖的连线为一菱形区，之外是本专业的绝对职责区，之内为相对职责区。后者需要泌尿外科、妇产科和肛肠外科等肿瘤医师完成或共同完成（图11-1-3）。

下
篇

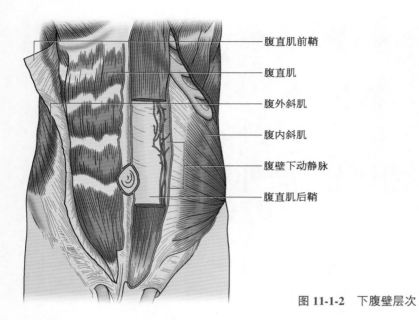

图 11-1-2　下腹壁层次

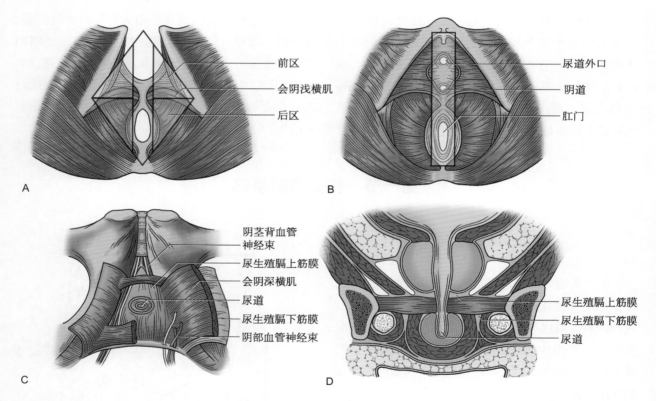

图 11-1-3　会阴区及其层次
A. 菱形区；B. 中心三开口；C. 会阴深横肌；D. 会阴浅横肌上下筋膜

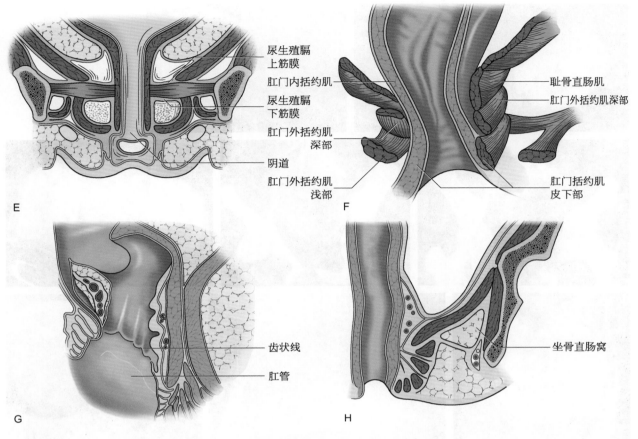

尿生殖膈
上筋膜

肛门内括约肌

尿生殖膈
下筋膜

肛门外括约肌
深部

阴道

肛门外括约肌
浅部

耻骨直肠肌

肛门外括约肌深部

肛门括约肌
皮下部

齿状线

肛管

坐骨直肠窝

图 11-1-3（续）

E. 会阴浅横肌上下筋膜；F. 括约肌和直肠的界限；G. 肛直界限；H. 坐骨直肠窝

3. 髂－盆－臀－腹股沟通道肉瘤走向　原发于不同部位、不同组织的肉瘤走行，有组织结构走向性，如来源于髂肌内缘或深面肉瘤有经坐骨大孔行向臀后的倾向臀。不同的血管间隙可以沿神经和血管通道发展，沿着闭孔束到闭孔，沿着股动静脉束到腹股沟三角。复发的肉瘤由于自然规律受到影响，这些规律也发生变化（图 11-1-4）。

（1）髂－盆通道：盆腔肉瘤除了原发或向松

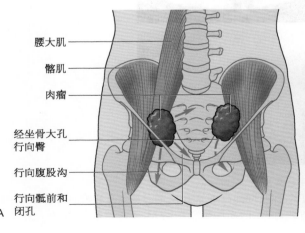

腰大肌

髂肌

肉瘤

经坐骨大孔
行向臀

行向腹股沟

行向骶前和
闭孔

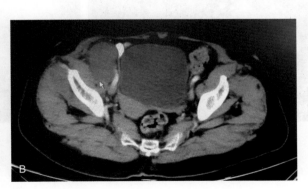

图 11-1-4　下通道肉瘤走向

A. 腰大肌和髂肌与肉瘤关系密切，可以行向腹股沟、骶前和闭孔，或经坐骨大孔行向臀；B. 紧贴髂腰肌肉瘤

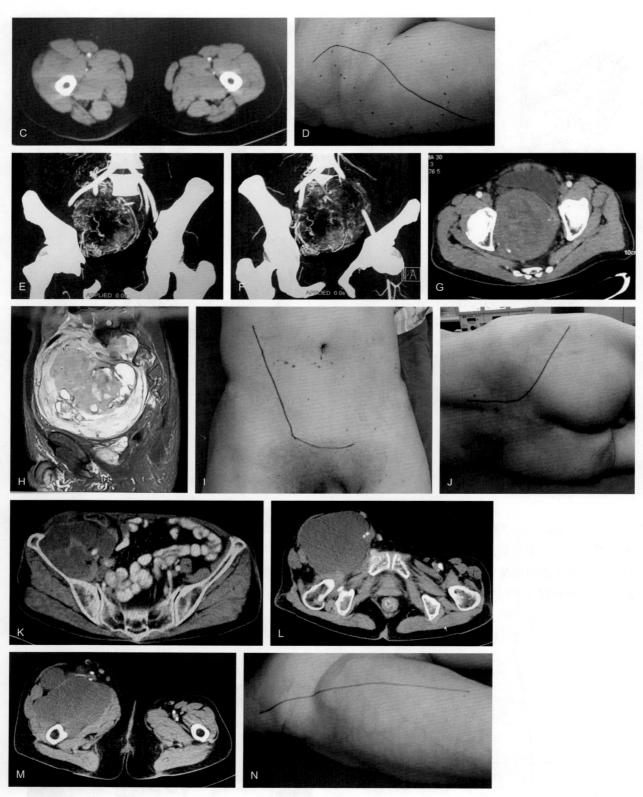

图 11-1-4（续）

C.下行到大腿外侧；D.体表投影；E、F.右盆壁血管肉瘤行向骶前和对侧；G~J.来自 S_1 的神经源性肿瘤，骶骨破坏，手术既要切除肿瘤又要重建骶髂关节的稳定；K.右盆壁黏液性纤维肉瘤；L.发展到腹股沟；M.发展到大腿；N.体表外观

弛区推移之外，髂内到闭孔血管神经束对其有干扰（图 11-1-5）。

（2）髂－臀通道：骑跨性肉瘤多径坐骨大孔行向臀部（图 11-1-6）。

（3）髂－腹股沟通道：从髂窝经腹股沟韧带下到腹股沟区的肌性管道，是最早被认识的天然通道，许多疾病与其有关，比如腰椎结核的流注脓肿、腹股沟疝等。肉瘤也有通道内扩张的特点（图 11-1-7）。

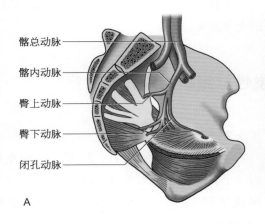
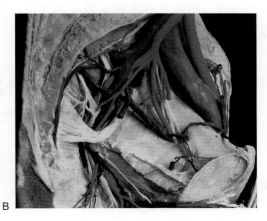

图 11-1-5　髂－盆通道

A. 髂内血管重要的三个分支：臀上、臀下和闭孔血管；B. 闭孔血管神经束经闭孔行向大腿内侧，髂－盆走向的肉瘤常沿此途径顶在闭孔内肌上

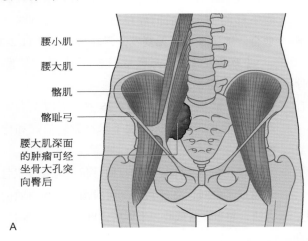
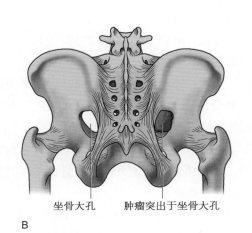

图 11-1-6　坐骨大孔附近肉瘤

髂－臀走向肉瘤常沿着坐骨大孔走行

图 11-1-7　髂－腹股沟窝，肉瘤通道

A. 肌肉和腹股沟韧带通道；B. 血管、神经和髂腰肌间隙

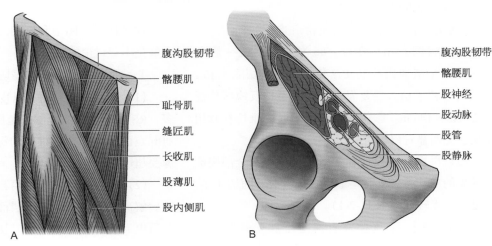

第十一章

三、功能特点

1. 股神经　出 L_2~L_4 椎间孔伴随着腰大肌和髂腰肌一路下行并穿越腹股沟。受到干扰的机会很多，一旦切除，股四头肌的功能将全部丧失。膝关节的伸展障碍，闭孔神经支配的大腿内侧群和坐骨神经支配的后群肌肉的转位重建功能是可行的。即使高位神经切除，后群也有提供动力的肌群。

2. 坐骨神经　跨越坐骨大孔的复发肉瘤的切除，坐骨神经常不能幸免，由此将造成膝以下功能的全部丧失。

第二节　下腹壁 - 会阴复发性软组织肉瘤外科治疗

一、下腹壁

1. 解剖结构屏障

(1) 范围：梯形区的浅层。

(2) 肌肉及其附着：①上组有腹直肌、锥形肌和三层腹壁肌肉的附着区，精索位于其中。②下组的耻骨上下支有收肌起点，内含闭孔神经和血管。

2. 体位和切缘

(1) 体位：取臀下垫高的仰卧位或截石位、下肢活动位。

(2) 切缘：来源于腹壁的肿瘤，屏障常为耻骨和耻骨联合，按照肌肉的层次和广度设定切缘。有时要切除内收肌的起点和骨性闭孔。

3. 肿瘤切除　来源于腹壁的肿瘤从正常的腹壁肌开始，在腹膜和膀胱前分离到耻骨，必要时切除相应的腹膜和膀胱壁。

4. 修复重建　耻骨上下支的切除常不予重建，有皮肤缺损时选择肌皮瓣修复同时可以增强盆壁的张力[3-5]。

5. 典型病例

【病例1】　右下腹会阴平滑肌肉瘤切除

(1) 病例介绍：女性，66 岁。右下腹 - 腹股沟 - 外阴平滑肌肉瘤病史 2 年，行 1 次切除术和 2 次放射性粒子植入后复发。肿瘤和炎性反应区广泛约 20 cm×14 cm。影像学检查显示肿瘤维持在软组织层，无明显骨侵犯。

(2) 再次手术设计和疗效评价：切除全部肉瘤和受累的皮肤，做皮肤整形后直接缝合。随访 4 年，无复发，无转移（图 11-2-1）。

【病例2】　下腹壁放射肉瘤全腹壁切除，双侧全腹外斜肌皮瓣下移

(1) 病例介绍：女性，57 岁。下腹壁放射肉瘤（子宫癌放射治疗）术后复发破溃伴下腹大面积皮肤浸润。脐下瘤节 6 cm×6 cm，浸润范围 40 cm×14 cm。

(2) 再次手术设计和疗效评价：受累全腹壁切除，包括腹膜。补片关闭腹腔，双侧全腹外斜肌皮瓣下移闭创。术后前屈位软固定，3 周拆线，全部愈合。随访 5 年，无复发，无转移[6]（图 11-2-2）。

【病例3】　右大腿近段到下腹壁，复发性脂肪肉瘤，超半盆截除

(1) 病例介绍：女性，25 岁。下腹至右大腿近段复发性脂肪肉瘤，多次手术、放射治疗和化学治疗无效。

(2) 再次手术设计和疗效评价：肉瘤侵犯骨并已经越过了中线，蔓延到对侧腹股沟，再无有效的保肢方法，超半骨盆截肢。半年后，再次复发（图 11-2-3）。

二、会阴

除了尿道、阴道和肛门之外，其他组织来源的肉瘤是本节讨论的内容。

1. 会阴中心腱一侧肿瘤切除

(1) 保留泄、殖道：以皮肤和皮下组织肿瘤为多，RSTS 多为首次切除的范围不够。耻骨表面和收肌起点的腱性部分是很好的深部切除屏障。皮肤切缘要超过 2 cm。

(2) 内收肌群起点肉瘤：常从长收肌的外上缘开始解离，深入到确定的层面并向闭孔推进。到闭孔后电刀在骨上灼出切缘。切开内缘切口，避开尿

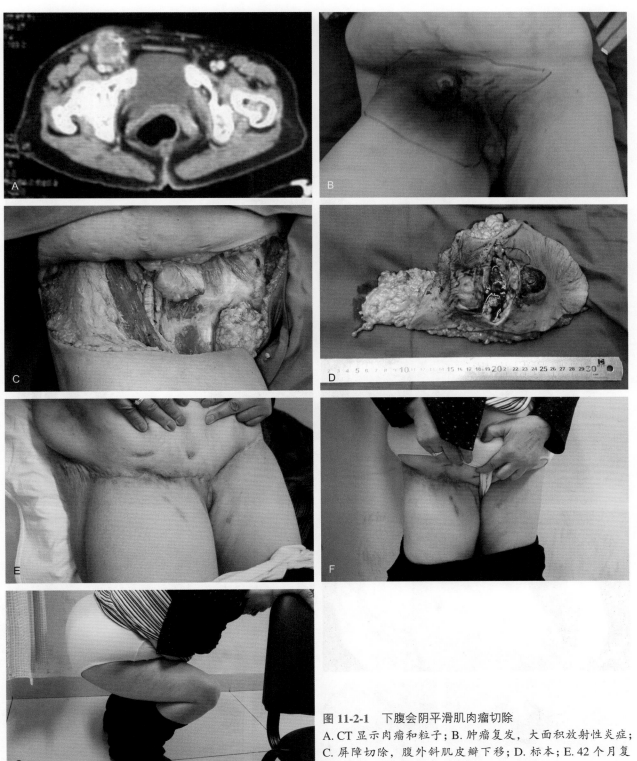

图 11-2-1　下腹会阴平滑肌肉瘤切除
A. CT 显示肉瘤和粒子；B. 肿瘤复发，大面积放射性炎症；
C. 屏障切除，腹外斜肌皮瓣下移；D. 标本；E. 42 个月复查，无复发，无转移；F. 站立；G. 下蹲

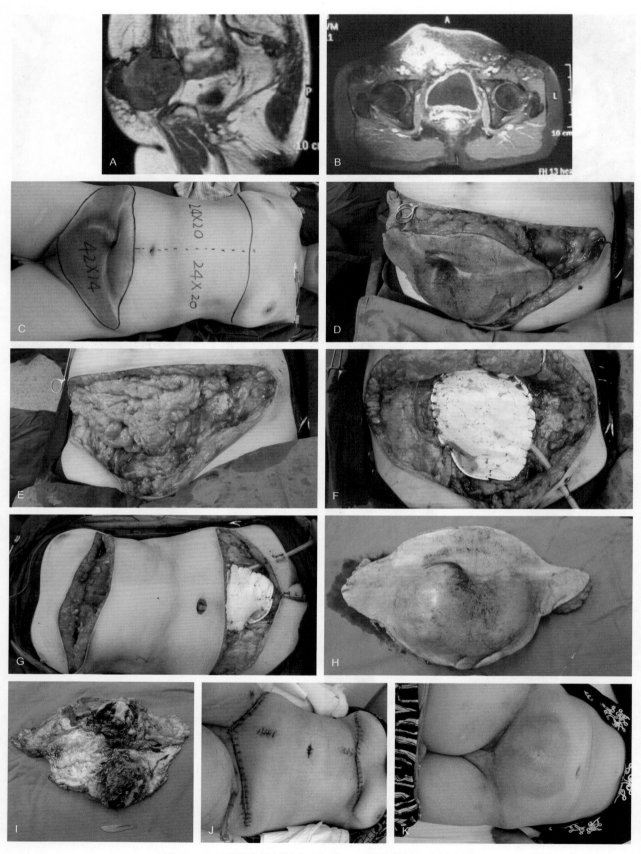

图 11-2-2　下腹壁放射性肉瘤切除，双侧腹外斜肌皮瓣下移

A、B. MEI 显示肿瘤浸润范围；C. 腹壁受累广泛；D. 屏障切除；E. 肠外露；F. 双层补片修复关闭腹腔，切取双侧腹外斜肌皮瓣；G. 皮瓣下移，脐成型；H、I. 标本；J. 术后 1 周，皮瓣成活；K. 随访 5 年，无复发，无转移

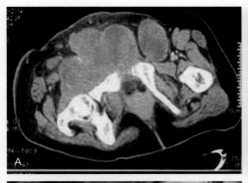
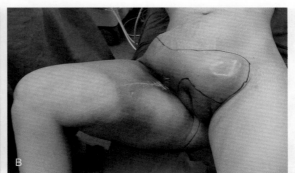
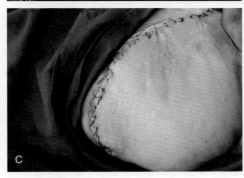

图 11-2-3　超半骨盆截肢
A. 肉瘤侵犯骨盆和髋关节周围广泛软组织；B. 肿瘤巨大，外阴水肿；C. 截肢后

生殖道直到耻骨面会师。同法处理耻骨上支缘，确定所有的切骨线并切断，提起标本切断闭孔外肌标本移除。

（3）生殖道受累：在相应软组织切除时包括尿道、生殖道和肛门，分别做必要的重建。应该由专科医师协助处理。

2. 会阴前、后方肿瘤切除

（1）尿道前方区域：肉瘤常可以累及阴蒂、耻骨和耻骨联合以及两侧的耻骨下支。在彻底切除软组织的同时（包括腹壁肌肉的止点、双侧内收肌的起点等），根据需要可以切除耻骨的前皮质或全部。

（2）肛门后方区域：在保肛的情况下，可以切除肛管部分提肛肌和骶骨、尾骨等。

3. 修复重建

（1）创面的裸露：皮瓣或肌皮瓣是最理想的。

（2）不能保肛：要提前造瘘。尿道同样。生殖道要具体分析请专科处理。

（3）盆底切除范围较广时也要考虑加强。

4. 典型病例

【病例 1】　大阴唇上皮样肉瘤，短收肌切除

（1）病例介绍：女性，20 岁。左侧大阴唇上皮样肉瘤，2 次手术后复发，复发间期 5 个月。MRI

显示短收肌近耻骨起点结节性肿物，与短收肌关系密切，但不支持短收肌原发。

（2）再次手术设计和疗效评价：深部屏障在短收肌，切除短收肌起点段及其周围软组织。随访 2 年，无复发（图 11-2-4）。

【病例 2】　右侧大阴唇上皮样肉瘤多次复发，屏障切除随意皮瓣转位

（1）病例介绍：女性，31 岁。右侧大阴唇上皮样肉瘤多次切除复发，现为末次术后 11 个月。检查在阴股沟到大阴唇的上段瘢痕伴多发结节，结节较深相对固定。

（2）再次手术设计和疗效评价：屏障切除，深部达耻骨表面和收肌的腱性组织，皮肤切除范围9 cm×8 cm，三角皮瓣修复。随访 4 年，无复发（图 11-2-5）。

【病例 3】　左侧大阴唇周围上皮样肉瘤切除，V-Y 推进皮瓣修复

（1）病例介绍：女性，58 岁。左侧大阴唇周围上皮样肉瘤，行 2 次切除术后复发，复发间期 5~6 个月。再次屏障切除，三角皮瓣修复后 17 个月再次复发，病理报告显示切缘 R_0。

（2）再次手术设计和疗效评价：再次扩大切除。V-Y 推进皮瓣修复，半年后随访，无复发（图 11-2-6）。

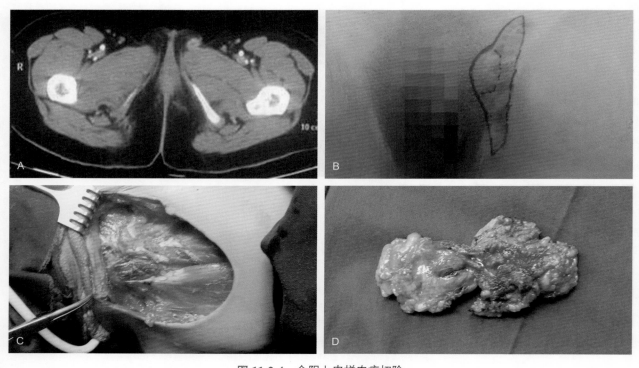

图 11-2-4　会阴上皮样肉瘤切除

A. 耻骨下支附近瘤节与短收肌紧贴；B. 肿瘤位置和切口；C. 短收肌近端切除；D. 标本剖开，肉瘤在短收肌浅面

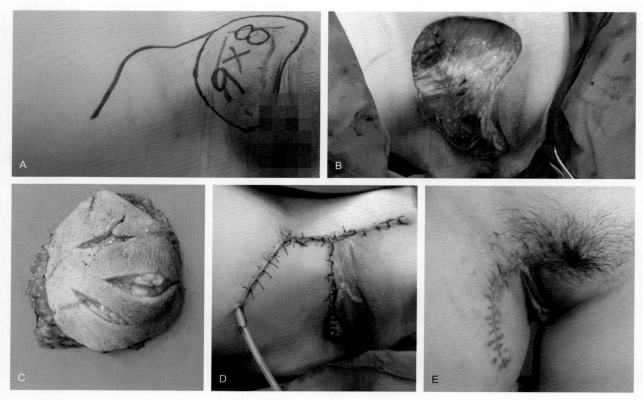

图 11-2-5　大阴唇上皮样肉瘤切除

A. 肉瘤位置和切口设计；B. 肉瘤切除；C. 标本多结节；D. 局部皮瓣转位；E. 1 个月后

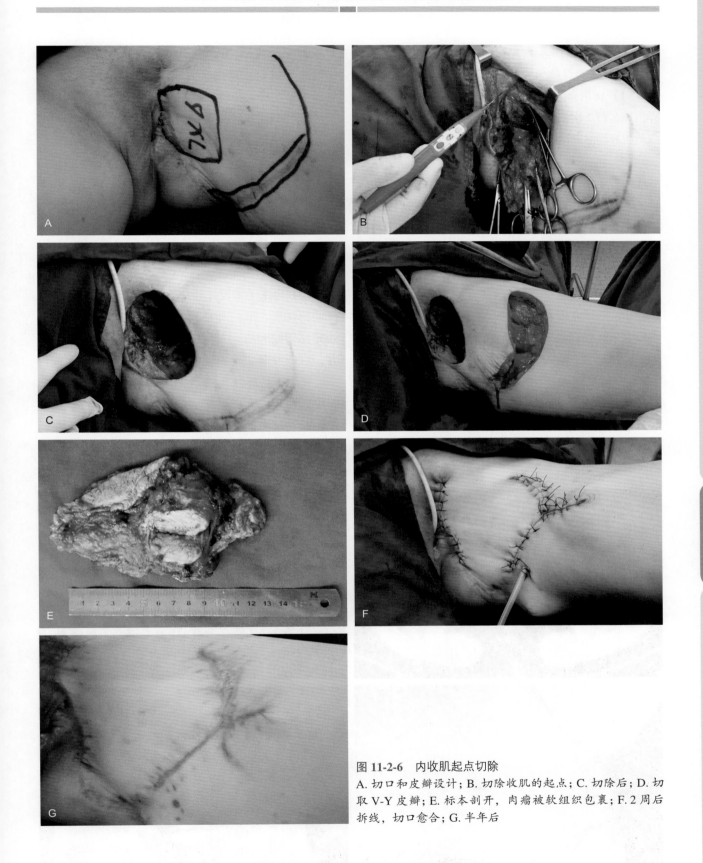

图 11-2-6　内收肌起点切除
A. 切口和皮瓣设计；B. 切除收肌的起点；C. 切除后；D. 切取 V-Y 皮瓣；E. 标本剖开，肉瘤被软组织包裹；F. 2 周后拆线，切口愈合；G. 半年后

【病例4】　阴阜为中心复发上皮样肉瘤切除，右侧腹直肌皮瓣转位

（1）病例介绍：女性，42岁。阴阜为中心的上皮样肉瘤，行2次切除术后复发，复发间期2.5个月，伴双侧腹股沟淋巴结肿大。影像检查显示双侧耻骨破坏。

（2）再次手术设计和疗效评价：大块切除包括皮肤15 cm×12 cm耻骨前2/3，同时双侧髂外淋巴结活检，冰冻切片均提示炎症，右侧腹直肌皮瓣转位覆盖创面。9个月后左侧髂部肿块，行髂外淋巴结清扫术。术后6个月左髂部再次出现肿块（图11-2-7）。

【病例5】　骶尾部畸胎瘤恶变术后复发切除，右股后皮瓣转位

（1）病例介绍：女性，49岁。骶尾部畸胎瘤恶变术后复发，切口裂开，肿瘤逐渐增大。肿物12 cm×9 cm，边缘隆起，呈多结节状，中央凹陷，伴脓性分泌物。CT显示中部向内突出，部分尾骨消失。

（2）再次手术设计和疗效评价：做S_4以下、直肠以后部的大块切除，肌肉包括双侧的臀大肌部分和深面的提肛肌部分。以臀下横纹中点的垂线为轴心设计股后皮瓣16 cm×10 cm，转位修复骶尾部，供区直接缝合。皮瓣全部成活，排便正常。随访3年，无复发，无转移（图11-2-8）[7]。

【病例6】　肛周疣状癌切除，双肌皮瓣转位

（1）病例介绍：男性，81岁。肛周鲍文病导致大面积皮肤溃烂，大量渗出、出血、疼痛，持续17年，多次手术治疗和其他治疗无效。肛周25 cm×25 cm溃烂，表面呈蕈样、菜花样和腐肉状，伴恶臭。肛门口包埋在瘤灶中，左腹股沟可及肿大淋巴结。CT显示左侧臀、会阴部皮肤广泛密度增高影，结节影伴溃疡。

（2）再次手术设计和疗效评价：于肿瘤外1 cm、深筋膜深层、肛门外括约肌浅层、齿状线下0.5 cm处完整切除肿瘤。左侧股后皮瓣向内转位于会阴后方，右侧股薄肌皮瓣转位于会阴前方，两皮瓣间再造肛管。术后静脉高营养7天，第10天排便。股薄肌皮瓣浅层坏死，换药后愈合。术后病理皮肤疣状癌。随访2年，术区无复发，无转移，生活正常。后死于脑血管疾病（图11-2-9）。

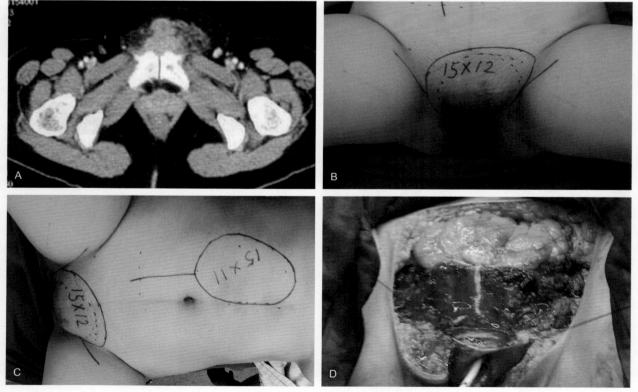

图11-2-7　外阴和耻骨大块切除，腹直肌皮瓣转位

A. CT显示上皮样肉瘤双耻骨受累；B. 肉瘤位置；C. 切缘和皮瓣设计；D. 大块切除包括耻骨前方2/3

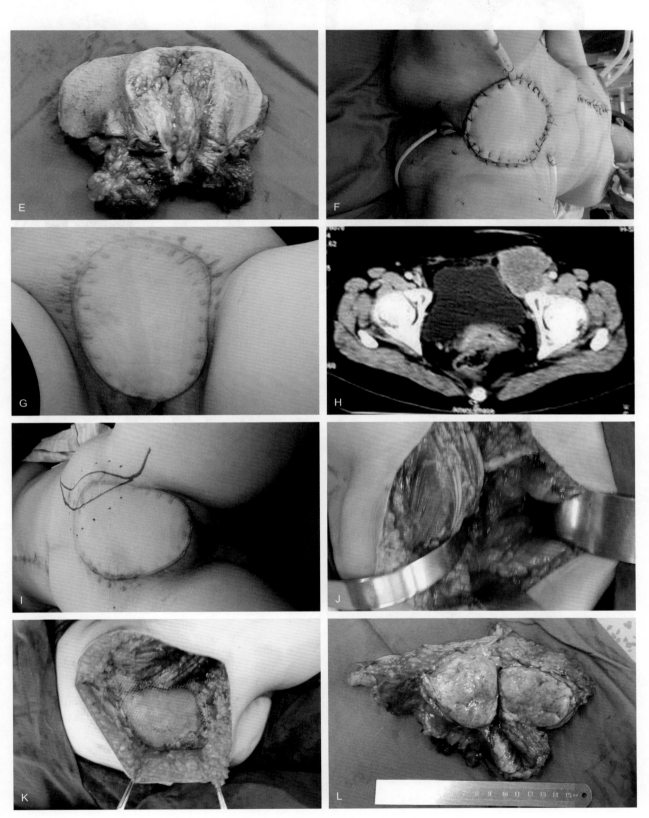

图 11-2-7（续）

E. 标本；F. 肌皮瓣转位缝合；G. 3 个月后复查；H. 髂外淋巴结转移；I. 体表位置；J. 淋巴结清扫后；K. 补片修复；L. 标本断面

第十一章

下
篇

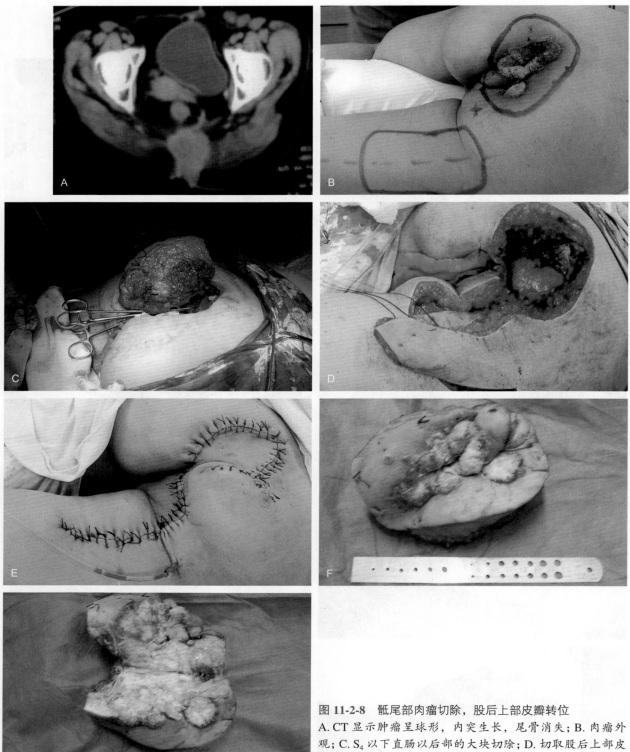

图 11-2-8　骶尾部肉瘤切除，股后上部皮瓣转位
A.CT 显示肿瘤呈球形，内突生长，尾骨消失；B. 肉瘤外
观；C.S₄ 以下直肠以后部的大块切除；D. 切取股后上部皮
瓣；E. 股后上部皮瓣直接转入缺损区，供区直接缝合；F. 标
本切缘；G. 标本剖开

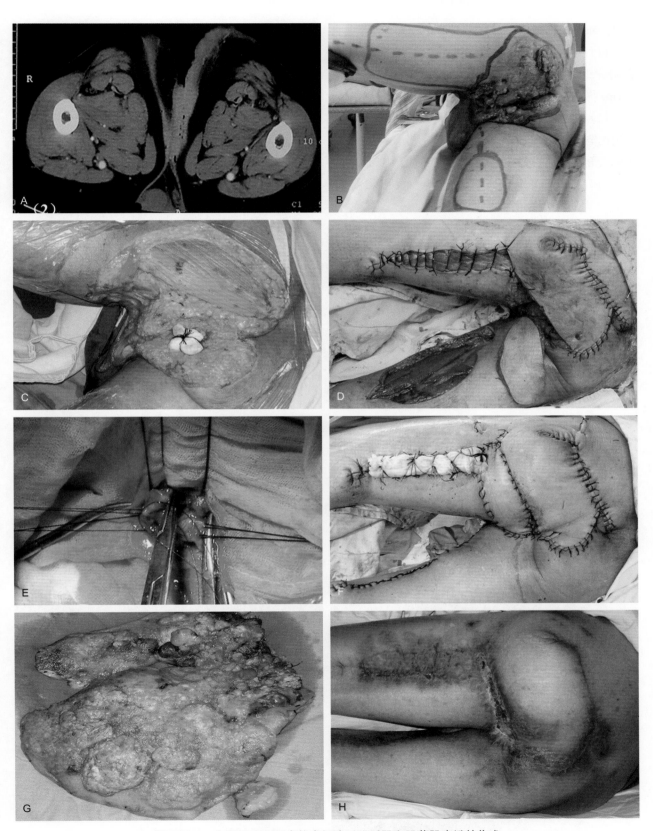

图 11-2-9　会阴区大面积疣状癌切除，股后肌和股薄肌皮瓣转位术

A. CT 显示皮肤肿瘤侵犯皮下组织，局部呈结节状；B. 肿瘤外观，切除范围和股后皮瓣、股薄肌皮瓣的位置；C. 切除后遗留创面；D. 股后皮瓣已固定，股薄肌皮瓣经隧道转入；E. 利用双皮瓣的相邻缘成型肛门；F. 创面全部闭合，股后皮瓣供区皮片覆盖；G. 标本；H. 股薄肌皮瓣的浅层坏死，经换药愈合

【病例7】 会阴纤维肉瘤切除，三角皮瓣修复

（1）病例介绍：男性，50岁。左坐骨结节－会阴纤维肉瘤多次切除后复发破溃，范围14 cm×14 cm，外突多结节状，破溃脓性分泌物中等量伴出血。

（2）再次手术设计和疗效评价：切除受累皮肤周围肌肉达坐骨结节和会阴深横肌，保留后尿道，切取大腿内侧三角皮瓣转位修复，供区直接缝合（图11-2-10）。

【病例8】 左侧坐骨直肠窝恶性神经鞘瘤切除，臀大肌下部肌皮瓣转位填塞

（1）病例介绍：女性，51岁。左侧坐骨直肠窝恶性神经鞘瘤切除1个月后复发。CT显示闭孔内肌、臀大肌相邻缘侵犯，与直肠侧壁关系密切。

（2）再次手术设计和疗效评价：行保肛恶性神经鞘瘤包括全闭孔内肌、部分臀大肌切除，远端臀大肌皮瓣移位。术后愈合良好，9个月后再次复发（图11-2-11）。

三、讨论

1. 屏障缺乏

（1）屏障缺乏：下腹会阴区复发性肉瘤很难找到屏障，再切除的效果大多不理想，特别是深在的肉瘤。

（2）近端型上皮样肉瘤：手术效果与切除的范围直接有关，由于放射治疗、化学治疗均鲜有效果，必要时要想到弃肛扩大切除范围。

（3）肌骨链接部易复发：耻骨支和闭孔缘可以利用，彻底切除骨的肌起止点，可能对控制复发有帮助。

2. 创面覆盖

（1）肌皮瓣可以同时填塞死腔：垂直的腹直肌皮瓣修复的位置更低，腹外斜肌皮瓣修复的范围更广阔，但是移动性差。臀大肌远端肌皮瓣填塞坐骨直肠窝理想，同时还可以覆盖创面。

（2）随意皮瓣简单方便：大腿内后方皮肤松弛，形成的皮瓣成活率高。

（3）会阴和臀部巨大创面虽然表浅，但皮片移植很难成活，因为无法固定，患者也无法忍受7~10天的制动。而皮瓣或肌皮瓣修复对局部稳定要求降低。病例9仍造成股薄肌的坏死，因股后皮瓣的成活为换药愈合创造了条件[8]。

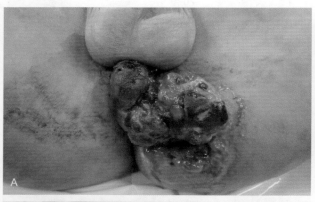
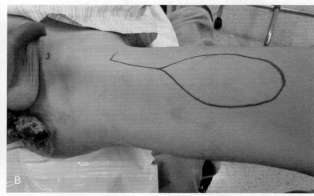
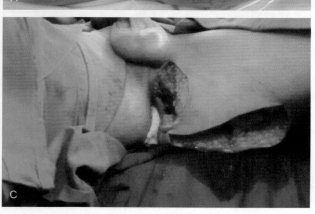

图11-2-10 会阴区－坐骨结节肉瘤切除

A.会阴－坐骨结节瘤节破溃出血；B.切缘和皮瓣设计；C.肉瘤切除，三角皮瓣转位

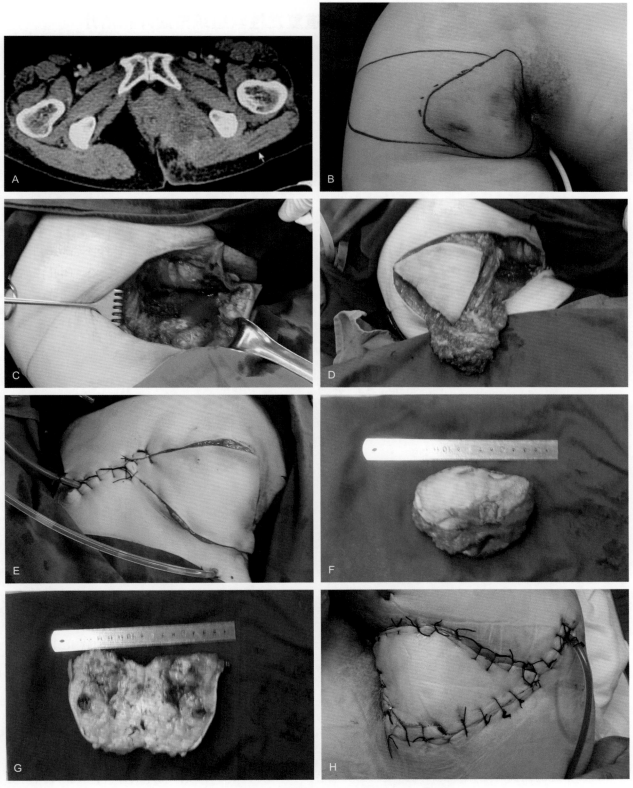

图 11-2-11　坐骨直肠窝恶性神经鞘瘤保肛屏障切除，臀大肌皮瓣移位

A. 坐骨直肠窝恶性神经鞘瘤侵犯臀大肌、闭孔内肌与直肠密切；B. 切口设计；C. 标本移除后的创面，切取臀大肌肌皮瓣；D、E. 移位后缝合；F、G. 标本；H. 3 天后拔管

第十一章

第三节　髂－盆－臀－股通道复发性软组织肉瘤外科治疗

复发或复发蔓延至盆－臀－股三角的肉瘤经常看到，以前很少联系起来看待。像锁－腋－胸通道一样，可以局部原发，也可以上下流窜。通道的认识有利于正确而全面地诊断和完整的规划切除，同时规避术中的风险。

一、髂－盆－臀

髂－盆－臀通道的肿瘤不少见，特点是间隙窄小、解剖复杂、切除困难和复发率高。神经源性和转移性肿瘤多见，有一定的规律可循。

1. 解剖结构屏障

（1）髂窝：外侧为大骨盆壁或髂腰肌的前方，内侧界应该在髂血管的内缘，输尿管和膀胱外缘的腹膜后空间。

（2）闭孔神经通道：肿瘤偏髂窝的内侧，常沿闭孔神经向小盆腔下降到闭孔附近或直接突向闭孔。与髂内、外血管的关系更密切。

（3）骶神经根－坐骨神经通道：腰骶干（$L_4 \sim L_5$）和 $S_1 \sim S_3$ 神经根下行，经坐骨大孔入臀形成坐骨神经。肿瘤常位于髂腰的内缘，随神经行向下后方跨越者，可形成骨盆内、外的哑铃状。位于骨盆内的肿瘤与臀上、下血管的关系相当密切，术前应设法栓塞或结扎髂内血管。

（4）腹股沟通道：髂窝肿瘤经腹股沟韧带下方入股三角。

2. 体位和切缘

（1）体位：取臀下垫高的仰卧或侧卧摇摆、下肢活动位。有利于显露和必要的前后切口。

（2）切缘：除了髂腰肌的切除之外，大多为边缘切除。有时要切除内收肌的起点和骨性闭孔。

3. 肿瘤切除

（1）单纯的髂窝肿瘤：腹膜后入路是髂窝肿瘤切除的基础入路，简单而方便。切开三层腹壁肌肉，推开侧前方腹膜、髂血管和输尿管，肉瘤已经充分显露。

（2）髂－臀肿瘤：神经源性肿瘤多见，常为骶髂关节前方、腰骶神经干、诸骶神经或坐骨大孔附近的原发肿瘤。髂血管常位于肿瘤的外前方。首先分辨和理清各种组织和肿瘤的关系，寻找最接近正常的部位作为入路。先结扎髂内血管，髂外血管向外牵拉之后，可以清楚地触及坐骨大切迹，骨膜下分离大切迹，严密止血。有时不得不先切除肿瘤再止血。术前认真读片决定是否做后方的附加切口，有利于肿瘤的迅速切除，减少出血。

（3）髂－盆肿瘤：与腰骶神经不密切的肿瘤，更喜欢突向闭孔，因为小盆腔更疏松。闭孔内肌的脏面是很好的屏障，贴着闭孔缘可完整切除，但闭孔神经和血管几乎无法保留。

4. 修复重建　血管重建偶可用到。

5. 典型病例

【病例1】　髂腰肌脂肪肉瘤切除

（1）病例介绍：男性，63 岁。左髂窝至髂峰脂肪肉瘤曾行 3 次手术均复发，复发间期 10 个月。左下腹部可及 3 cm×5 cm 肿块，质地硬，活动度差，边界较清。腹部纵行线性瘢痕 30 cm，另一梭形皮瓣 8 cm×25 cm，从外上斜向内下。术中见肿瘤仍呈脂肪瘤样，多结节状数枚，分别位于腰大肌外缘、髂腰肌内。

（2）再次手术设计和疗效评价：肿瘤包裹股神经，约 10 cm×8 cm 和卵圆形 7 cm×4 cm 等。内侧与腹膜粘连紧密。给予推开腹膜后，切除含肿瘤的髂肌大部分和部分腰大肌，以及约 10 cm 股神经。用软组织补片修补于腹膜和髂峰间的软组织缺损处。1 年后再次复发（图 11-3-1）。

【病例2】　转移性黑色素瘤切除

（1）病例介绍：女性，54 岁。左髂窝肿物伴下肢水肿 3 个月。MRI 显示椭圆形肿物内不规则信号影，针吸活检诊断为恶性肿瘤。

（2）再次手术设计和疗效评价：腹膜外入路切除肿瘤，术后病理诊断转移性黑色素瘤。术后 5 天曾疑输尿管损伤，再此次探查未见异常。术后 PET-CT 检查无第二处病灶可见。干扰素和白细胞介素—2 治疗，随访 6 年，无转移，无复发（图 11-3-2）。

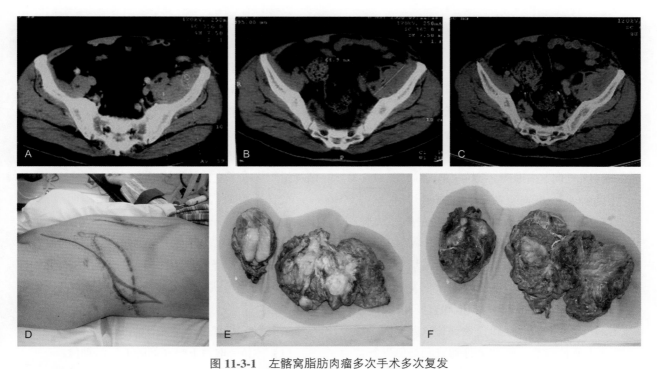

图 11-3-1　左髂窝脂肪肉瘤多次手术多次复发

A~C. CT 显示髂窝脂肪肉瘤与肠管、血管和股神经等关系密切；D. 切口；E、F. 标本剖开，多结节状有肌肉和纤维组织包裹

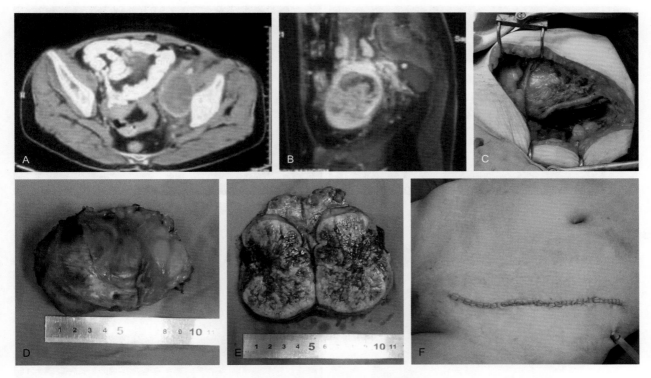

图 11-3-2　髂窝转移性黑色素瘤切除

A、B. MRI 显示不规则信号的髂窝肿物；C. 肿瘤切除后髂血管和腹膜归位；D. 标本最大径近 10 cm；E. 标本切面黑色素明显；F. 切口缝合

【病例3】 突向坐骨大孔的肿瘤切除

（1）病例介绍：男性，33岁。左下肢疼痛2个月，MRI、CT显示髂窝肿瘤向坐骨大孔突入。髂血管位于肿瘤的前方，诊断为神经鞘瘤。

（2）再次手术设计和疗效评价：取侧卧位，腹膜后入路，先结扎髂内血管，然后分离髂外血管向前外牵开，分离周围软组织显露肿瘤。分离坐骨大孔，于臀部欲切开处向盆内推挤，继续完整切除（图11-3-3）。

【病例4】 突向会阴的脂肪肉瘤切除

（1）病例介绍：女性，40岁。左侧外阴肿物，误诊为巴氏腺囊肿，无法手术切除，仅切检关闭。术后病理报告诊断为脂肪肉瘤。阴道填塞后影像资料显示肉瘤原发于盆腔，并逐渐向下发展增大，达坐骨直肠窝即会阴左侧，与阴道和直肠间尚存界限。

（2）再次手术设计和疗效评价：做会阴中线左旁切口达坐骨结节，紧贴坐骨和直肠外侧壁解离直到盆腔侧壁，完整切除全部肉瘤。随访1年，无复发（图11-3-4）。

二、髂-腹股沟

髂-腹股沟区域肿瘤非常多见，由于特殊的瓶颈结构，复发率相当高，再次外科难度大。

1. 解剖结构屏障

（1）髂腹股沟界限：耻骨上支-髋关节前方-腹股沟韧带形成了一个完整的环形结构，最致密的结缔组织构成了立体的髂腹股沟界限。

（2）髂腹股沟通道：界限两侧结构明显疏松，咽喉段可视为另一个通道。结缔组织形成的通道壁有内、外的屏障作用。通道内可分为内侧的血管腔隙和外侧的股神经腔隙两部分（图11-1-7）。复发性肉瘤常常呈跨越式，造成整个区域的受累，再治疗相当困难。

2. 体位和切缘

（1）体位：取臀下垫高仰卧下肢活动位。

（2）切缘：除了髂腰肌原发的肿瘤切除之外，大多为边缘切除。

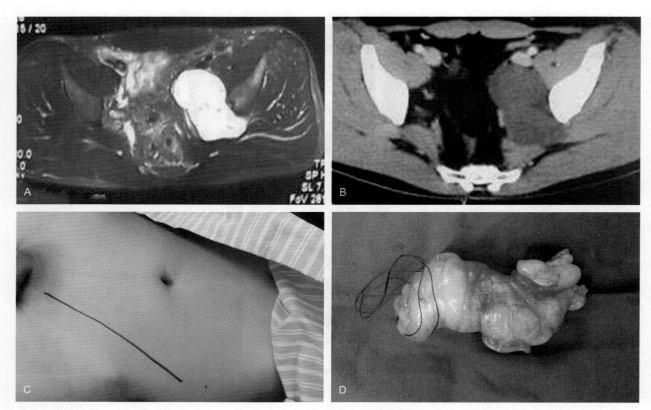

图11-3-3　髂臀通道神经鞘瘤切除

A、B. MRI和CT显示髂臀通道肿物；C. 肿瘤不能触及，腹膜外入路；D. 标本最大径近10 cm

下篇

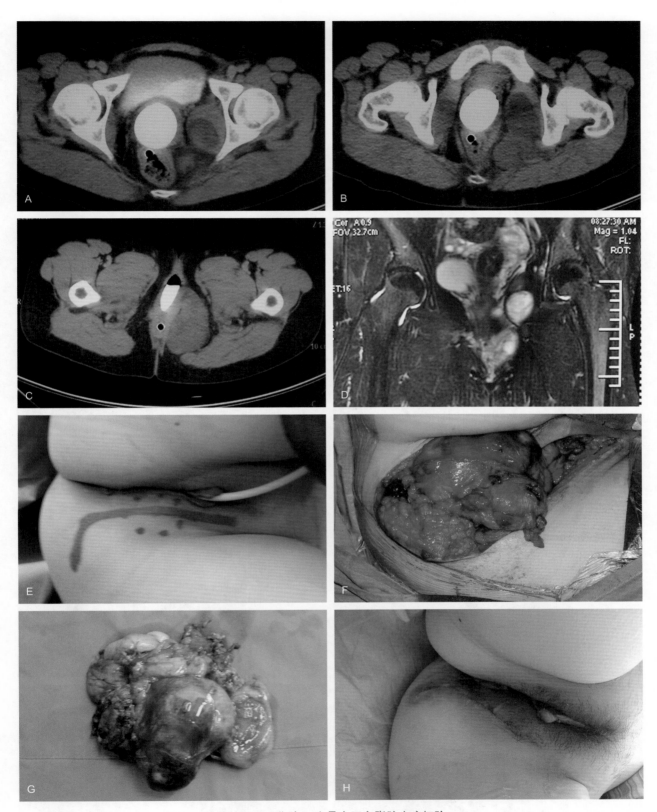

图 11-3-4　盆腔－坐骨直肠窝脂肪肉瘤切除

A~C. 阴道填塞后 CT 显示不同平面的肉瘤形状；D. 冠状面 MRI 显示肉瘤呈串珠状；E. 切口；F. 显露肿瘤；G. 标本完整；
H. 切口愈合

第十一章

3. 肿瘤切除

（1）外侧为主肿瘤：肿瘤多来源于髂腰肌和股神经。腹膜后入路向下延续腹股沟清扫切口。切断腹股沟韧带，分离股动静脉并牵向内侧。部分腹壁肌、髂腰肌、缝匠肌和阔筋膜张肌多在切除之列，股神经视具体情况决定取舍。

（2）内侧为主肿瘤：与血管关系密切，必要时切除血管。腹股沟韧带、部分内收肌起点等常需切除。

（3）联合根治：即肿瘤切除加腹股沟淋巴结清扫术。

4. 修复重建

（1）血管重建：人造血管使用较多。

（2）伸肌功能重建：股神经切除后股四头肌麻痹。伸肌功能重建可以提供部分股前的动力和膝关节的稳定。

（3）创面覆盖：常用对侧腹直肌皮瓣逆行转位。由于供血系统的破坏，同侧大腿的一些皮瓣和肌皮瓣都不能作为供区应用。

5. 典型病例

【病例1】 腹股沟耻骨联合区软组织骨旁骨肉瘤切除，半程腹外斜肌皮瓣下移

（1）病例介绍：男性，30岁。左腹股沟耻骨联合区软组织骨旁骨肉瘤，局部切除后4个月复发。CT显示肿瘤与耻骨紧邻，区域淋巴结肿大，与切口瘢痕和阴囊粘连。

（2）再次手术设计和疗效评价：区域全层腹壁和淋巴结切除，腹外斜肌下部皮瓣下移。术后经过正常，2年后复查，无复发（图11-3-5）。

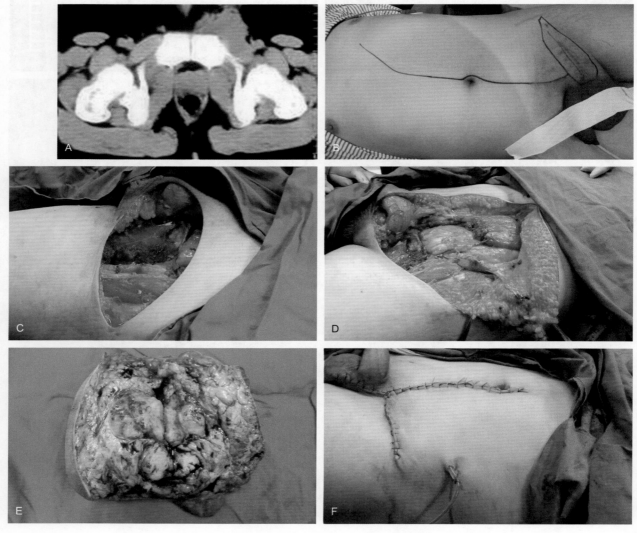

图 11-3-5　腹股沟耻骨区软组织骨旁骨肉瘤切除，半程腹外斜肌皮瓣下移

A. CT显示软组织骨旁骨肉瘤累及耻骨；B. 肉瘤位置、皮肤切缘和拟皮瓣切口；C. 肉瘤切除后；D. 切取皮瓣；E. 标本剖开；F. 肌皮瓣下移缝合

【病例2】 左下腹－腹股沟－外阴隆突性皮肤纤维肉瘤切除，全腹外斜肌皮瓣下移

（1）病例介绍：男性，67 岁。左下腹－腹股沟－外阴隆突性皮肤纤维肉瘤，16 年间行 9 次切除术，最短复发间期 1 个月。肉瘤累及范围 15 cm×14 cm，多结节与多次切口瘢痕间杂。肿瘤外 3 cm 皮肤切缘，切除所有的瘢痕、粘连组织。全腹外斜肌皮瓣下移覆盖创面。术后 8 年发现左侧睾丸增大 8 cm×6 cm×6 cm，B 超提示睾丸肿瘤。

（2）再次手术设计和疗效评价：手术探查左侧睾丸正常，阴囊纵隔肿瘤对左侧睾丸形成包裹。单纯切除肿瘤包括睾丸背膜，病理报告显示仍为隆突性皮肤纤维肉瘤。下腹、腹股沟原发灶，随访 10 年无复发。阴囊中隔转移瘤切除后，随访 2 年，无复发（图 11-3-6）[9, 10]。

【病例3】 左髂、腹股沟纤维肉瘤，肿瘤、髂脉管、精索和睾丸切除，人造血管移植

（1）病例介绍：男性，57 岁。左髂、腹股沟纤维肉瘤，肿瘤、髂脉管、精索和睾丸切除，人造血管移植，术后 2 周发现复发来诊。检查典型的非计划性切除切口，切口下可触及结节。

（2）再次手术设计和疗效评价：切除原切口，顺势向近端外侧和远端内侧延长。切除腹股沟韧带下部腹壁肌肉，切除缝匠肌和长收肌近端清扫淋巴结，在正常的远、近端切断移植血管完整移除标本。19 个月后因会阴部小结节而再次切除。标本病理报告未见明显肿瘤组织，不能确定为肿瘤复发。5 个月后确定为复发，开始常试多种治疗无效，后肺转移死亡（图 11-3-7）。

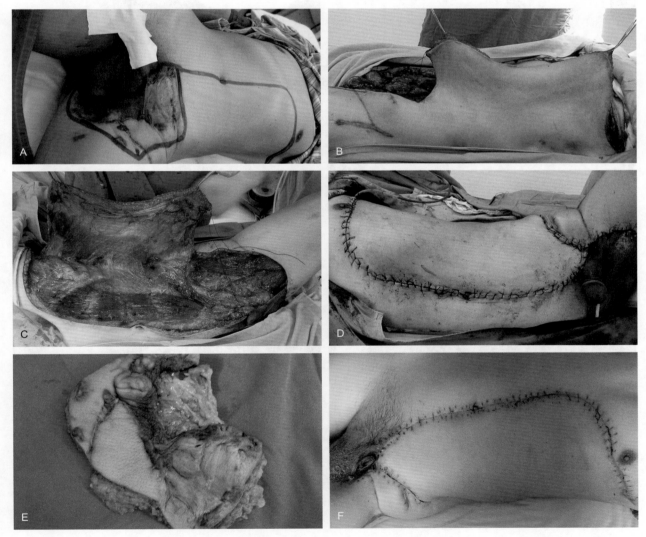

图 11-3-6 下腹、腹股沟和外阴隆突性皮肤纤维肉瘤屏切除，单侧腹外斜肌皮瓣下移，会阴和阴囊皮肤成形术
A. 多结节下腹、腹股沟和外阴隆突性皮肤纤维肉瘤；B. 肉瘤切除，全腹外斜肌皮瓣下移；C. 皮瓣的内面和创面；D. 缝合；E. 标本；F. 切口全部一期愈合

第十一章

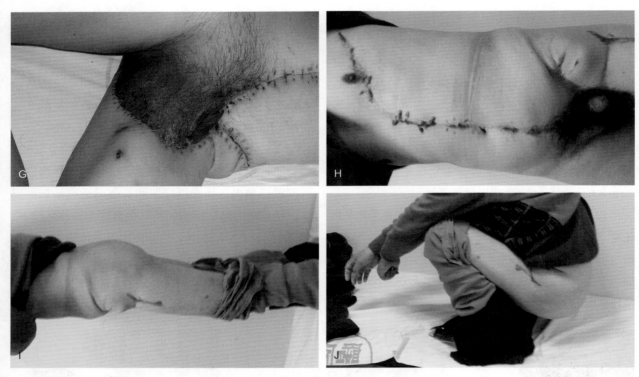

图 11-3-6（续）

G. 切口全部一期愈合；H、I. 8 年后站立；J. 下蹲

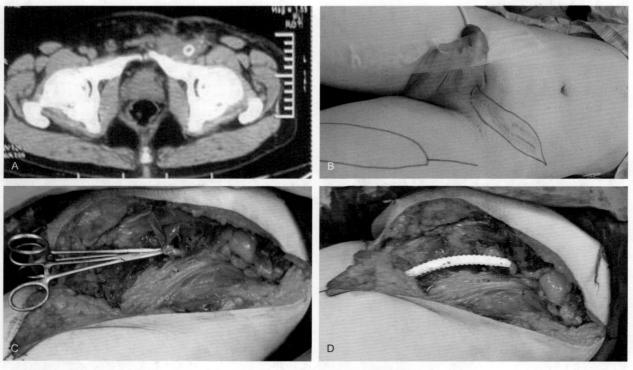

图 11-3-7　髂腹股沟复发性纤维肉瘤再切除

A. CT 显示移植的人造血管周围肿瘤包绕；B. 设计的切口和缝匠肌皮瓣；C. 切除后的血管残端；D. 人造血管移植

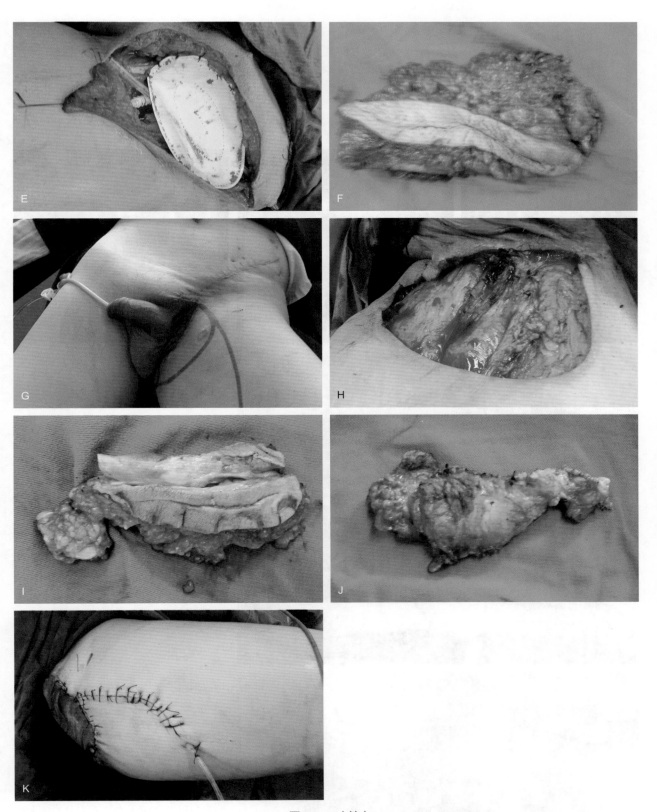

图 11-3-7（续）

E. 补片修补深部缺损；F. 切除标本；G. 术后 19 个月局部发现结节；H. 切除后创面；I. 标本剖开；J. 标本深面；K. 利用局部皮瓣和阴囊皮肤闭创

【病例4】 左腹股沟区 UPS，腹直肌皮瓣转位

(1) 病例介绍：男性，57 岁。左腹股沟区 UPS 多次手术复发。影像显示局部多结节状侵犯皮肤，近端穿越腹股沟韧带，肿瘤包绕髂血管并沿着血管进入盆腔。

(2) 再次手术设计和疗效评价：切除范围包括周围肌群、腹股沟韧带、股动、静脉和皮肤，缺损范围约 20 cm×20 cm。人造血管移植，同侧腹直肌皮瓣转位。术后经过良好，肌皮瓣全部成活。随访 1 年，无复发，无转移（图 11-3-8）。

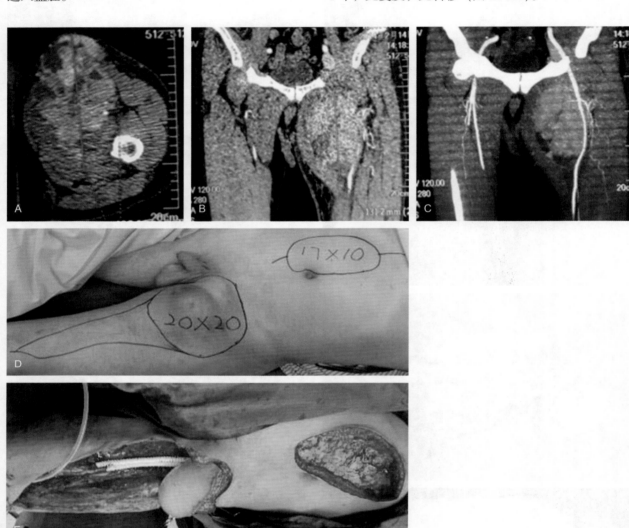

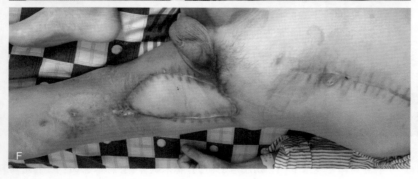

图 11-3-8 左髂腹股沟肉瘤切除，人造血管移植，腹直肌皮瓣转位术

A. 多结节侵犯皮肤；B. 肉瘤巨大，侵入盆腔；C. 血管在瘤节中穿过；D. 切口线和皮瓣设计；E. 肉瘤切除血管移植，肌皮瓣转位；F. 8 个月后复查，功能恢复良好

【病例5】 髂腹股沟 UPS 屏障切除、人造血管移植和对侧腹直肌皮瓣转位

（1）病例介绍：男性，82 岁。因右下肢水肿而确诊为髂腹股沟 UPS。股静脉内支架植入无效，肿瘤继续生长。22 个月前行保留血管的肉瘤单纯切除术。术后 5 天出现股动脉自发破裂，急诊股动脉修补。3 天后再发，覆膜支架植入后血止。切口愈合后给予靶向治疗。而后肉瘤复发并逐渐增大，疼痛和下肢水肿逐渐加重。影像检查显示肿瘤巨大，跨越髂腹股沟

区，围绕神经血管束生长股静脉闭锁。全身低蛋白血症伴双侧胸腔积液，对症治疗后情况改善。

（2）再次手术设计和疗效评价：行屏障切除、人造血管移植和对侧腹直肌皮瓣转位术。切除范围包括 20 cm 髂股血管和股神经为中心的腹壁肌、腹股沟韧带、髂腰肌、长收肌、短收肌、缝匠肌和股四头肌等。围手术期经过顺利，切口全部愈合。5 个月后随访，行走基本正常，无复发，双肺转移伴胸腔积液，对症治疗后缓解（图 11-3-9）。

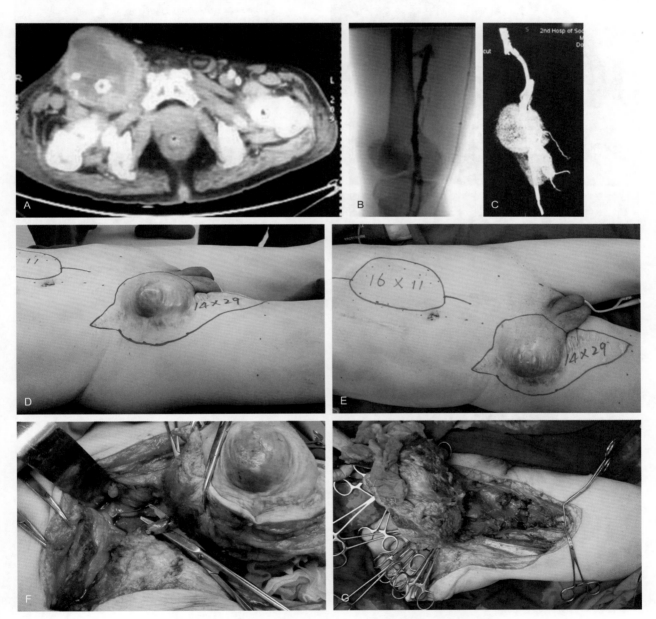

图 11-3-9 右髂腹股沟 UPS 切除，循环重建和对侧腹直肌皮瓣转位
A. CT 显示复发肉瘤；B. 股静脉瘤段闭锁；C. 肉瘤围绕髂－股动脉生长；D、E. 肉瘤体表位置，切口设计；F. 股神经穿入肉瘤无法保留；G. 切断股血管的远端和近端，移除标本

第十一章

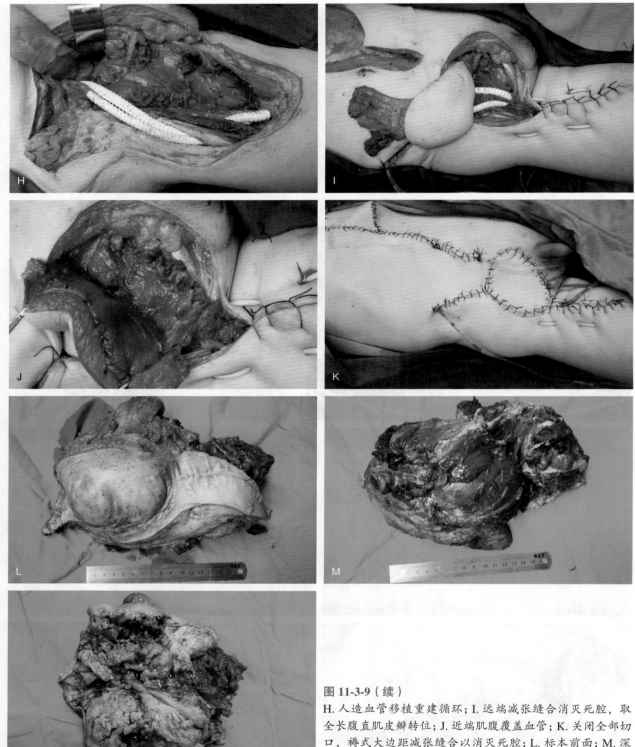

图 11-3-9（续）

H. 人造血管移植重建循环；I. 远端减张缝合消灭死腔，取全长腹直肌皮瓣转位；J. 近端肌腹覆盖血管；K. 关闭全部切口，褥式大边距减张缝合以消灭死腔；L. 标本前面；M. 深部切缘为正常肌肉；N. 标本，剖开血管周围复发肉瘤，间杂大量坏死

【病例 6】 左腹股沟 UPS 切除、放射治疗和粒子植入后复发破溃感染，半骨盆截除

（1）病例介绍：男性，65 岁。左腹股沟 UPS 切除、放射治疗和粒子植入后复发破溃合并感染。创面深陷、黑色、臭和复发结节。

（2）再次手术设计：无法保肢，行半骨盆截除术（图 11-3-10）。

三、讨论

1. 部分屏障切除 腹股沟区肉瘤是屈窝肉瘤的代表，切缘不理想，复发率高。按照屏障切除的原则，尽量减少边缘切除的份额，会对局部控制有力。

2. 股神经切除 股神经切除后对功能的影响经过腘绳肌、内收肌转位，接近正常行走。

3. 血管受累以切除为好 髂、股血管的切除对局部控制有利，人造血管移植是一个很好的方法。保留血管的姑息切除会给后续治疗带来更大的困难，有时不得不截肢。局部切除加放射治疗的短期行为，常常造成后期的束手无策。

4. 肉瘤包裹的血管质量差 从肉瘤中分离出来的血管质量很差，可出现自发性破裂出血，企图用缝合的方法止血，可能导致再次破裂，笔者遇到过 2 例，都是用介入手段放入覆膜支架获得止血效果（见第八章）。这种权宜之计的结果就是复发，仍不得不重走回头路。

5. 腹股沟区术后的并发症 血肿出现率最高，也是一项世界性难题，发现它的真正原因，针对性处置可能更好[11]。

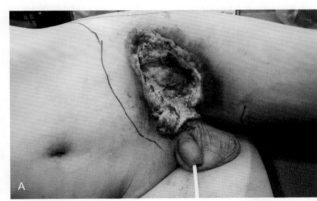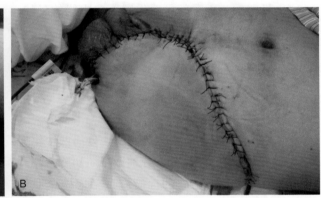

图 11-3-10 左侧半骨盆和精索睾丸切除
A. 左腹股沟、外阴和大腿近端多瘤结伴坏死感染；B. 半骨盆切除臀大肌皮瓣覆盖

第四节 骨盆带区复发性软组织肉瘤外科治疗

髂臀部也可以称骨盆带区，上经骶骨承接躯干，下连接大腿，是 RSTS 高发区之一。髂臀部肉瘤继续向前、向深部发展，可侵犯腹腔和腹膜后腔；向后中线延续可侵犯骶骨区，病情多复杂，治疗困难。

一、解剖结构屏障

1. 髂臀部 主要指臀大肌和阔筋膜张肌区。
（1）屏障确切区：从侧方的阔筋膜张肌向后到臀大肌，以及其深面的臀中肌、臀小肌等，不管是分层切除，还是整肌、肌群切除，均有众多的屏障可以利用。熟悉其解剖结构、认真细致地研读三维影像和精细的术中操作缺一不可（图 11-4-1）。

（2）屏障缺乏区：坐骨大孔有坐骨神经和臀上、下血管穿出，又有梨状肌同行。不管是原发于此的还是跨越的肿瘤，都与臀上和臀下的神经和血管缠绕，无屏障可言。要充分评估手术的难度，做好充足的术前准备（图 11-4-2）。

第十一章

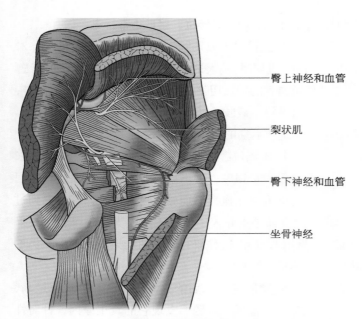

图 11-4-1　臀部肌肉层次和神经分布

臀上神经和血管

梨状肌

臀下神经和血管

坐骨神经

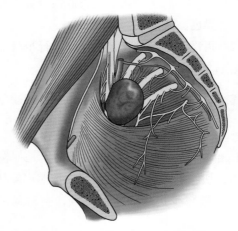

图 11-4-2　穿越坐骨大孔的血管和神经

2. 骶臀部　骶臀部可看作臀部向中线的延伸，骶后软组织薄弱，易侵犯骨性结构。本节重点举例与臀相连的切除和修复方法。

二、切缘设计

臀大肌成菱形，肌幅宽阔肥厚，分属两个供血系统。肌肉两端的肉瘤可以分别做半肌切除，切开线沿肌纤维走行。中间的肉瘤应该考虑做全肌切除。肿瘤突破深层筋膜时，应做相应的肌或肌群切除。

三、肿瘤切除（以臀大肌全部切除为例）

健侧睡侧卧位，梭形切口，从阔筋膜张肌和臀大肌的联合腱处相当于股骨大转子后缘前后切开深入到臀大肌深面，选择相应的层面向中线解离。分别结扎臀上下血管神经束，髂骨后缘到骶骨外缘再到股骨的臀肌粗隆的肌附丽全部切除。坐骨神经视具体情况决定取舍。

四、修复重建

常需要对裸露的创面进行特殊的覆盖。肿瘤性

的臀肌步态很少出现，功能重建复杂，创伤更趋加大。效果也不确切，多不主张使用。

五、典型病例

1. 髂部　阔筋膜张肌为中心的区域。

【病例 1】　阔筋膜张肌为中心的屏障切除，局部皮瓣转位

（1）病例介绍：女性，71 岁。左髂部 UPS，4 年间行 2 次切除术和 1 次放射治疗后复发。检查显示肿瘤巨大，以阔筋膜张肌为中心，放射治疗皮肤反应明显。

（2）再次手术设计和疗效评价：切除范围 20 cm×16 cm，内容包括阔筋膜张肌、臀大肌的外侧缘和股外侧肌的相应部分。缺损区拟股后岛状皮瓣修复。执行计划切除，大腿后方随意皮瓣转位完成覆盖。术后 14 个月复查，无复发，但肺转移，带瘤生存，一般情况良好（图 11-4-3）。

【病例 2】　臀大肌上半和阔筋膜张肌切除，局部皮瓣转位

（1）病例介绍：男性，67 岁。左髂臀部 28 年前诊断为高分化脂肪肉瘤，曾 6 次切除和 1 次放射治疗，后组织学升级为脂肪肉瘤。CT 显示大部分脂肪密度，位于臀大肌内。

下篇

（2）再次手术设计和疗效评价：做臀大肌上半和阔筋膜张肌的切除，包括受累皮肤。肉瘤切除后有两个备选修复方案，包括股后岛状皮瓣和腰部随意皮瓣转位覆盖创面。肉瘤切除后腰部随意皮瓣转位达到简单覆盖，供区直接缝合。术后随访3年，无复发，无转移，功能恢复正常（图11-4-4）。

【病例3】 髂、腰、腹部切除，腹直肌皮瓣转位

（1）病例介绍：女性，67岁。左髂部平滑肌肉瘤行3次切除术1次放射治疗和1次介入治疗后再次复发。肉瘤呈多发于上次髂骨残端浅面，约10 cm×7 cm×4 cm，另一约6 cm×4 cm×3 cm，位

于原切口近端附近的左侧腹壁中。

（2）再次手术设计和疗效评价：设计切缘3 cm以上。切除范围上达肋弓下缘，下至股骨大转子外侧，前为股直肌外缘，后达腰方肌。腹膜外入路向上分离至肋弓下缘约两指水平横断背阔肌，向下分离至耻骨联合水平，切开腹股沟韧带，分离出血管并保护，切断子宫圆韧带。切断缝匠肌、横断阔筋膜张肌和部分髂腰肌，将肿块向外侧沿腹膜外分离翻起，切断部分髂肌后到达髂骨断面的内侧壁。横断背阔肌，沿腰方肌外缘向下越过髂嵴后，离断部分臀中肌后转向前外侧与前方切口会师。肿块向前

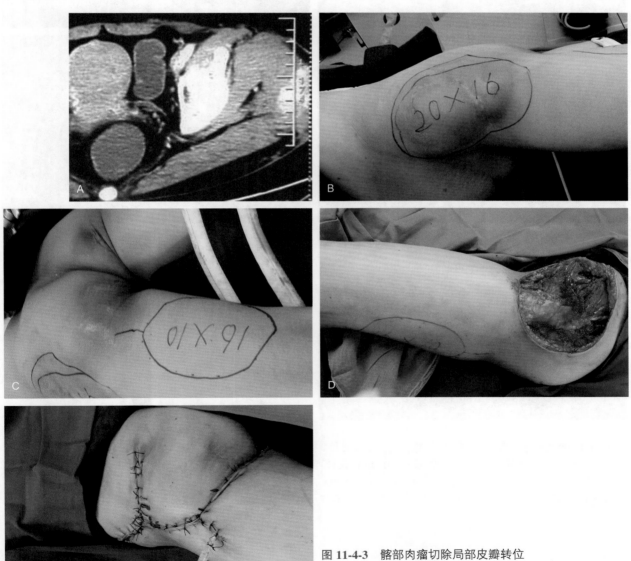

图11-4-3 髂部肉瘤切除局部皮瓣转位
A、B. CT显示肉瘤位于髂部；C. 拟股后皮瓣；D. 切除后创面；E. 局部皮瓣转位

外侧翻起，分离至髂骨断面外侧壁，沿原断面下 1 cm 处凿除髂骨，完整移除标本。补片修补腹壁缺损。左侧上腹部取约 18 cm×12 cm 腹直肌皮瓣，经皮下隧道转入固定缝合。14 个月后皮瓣的两端复发行再次切除手术，8 个月后再次复发，且合并肺转移，2 年后死亡（图 11-4-5）。

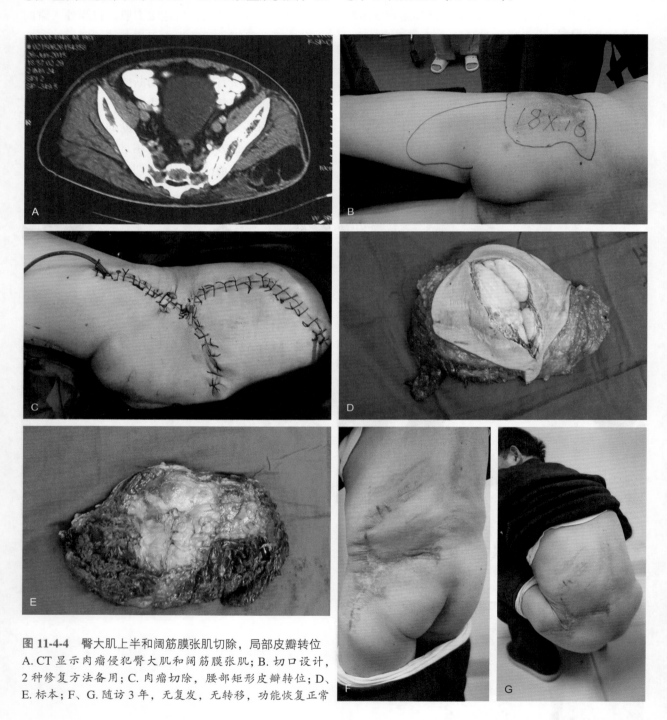

图 11-4-4　臀大肌上半和阔筋膜张肌切除，局部皮瓣转位
A. CT 显示肉瘤侵犯臀大肌和阔筋膜张肌；B. 切口设计，2 种修复方法备用；C. 肉瘤切除，腰部矩形皮瓣转位；D、E. 标本；F、G. 随访 3 年，无复发，无转移，功能恢复正常

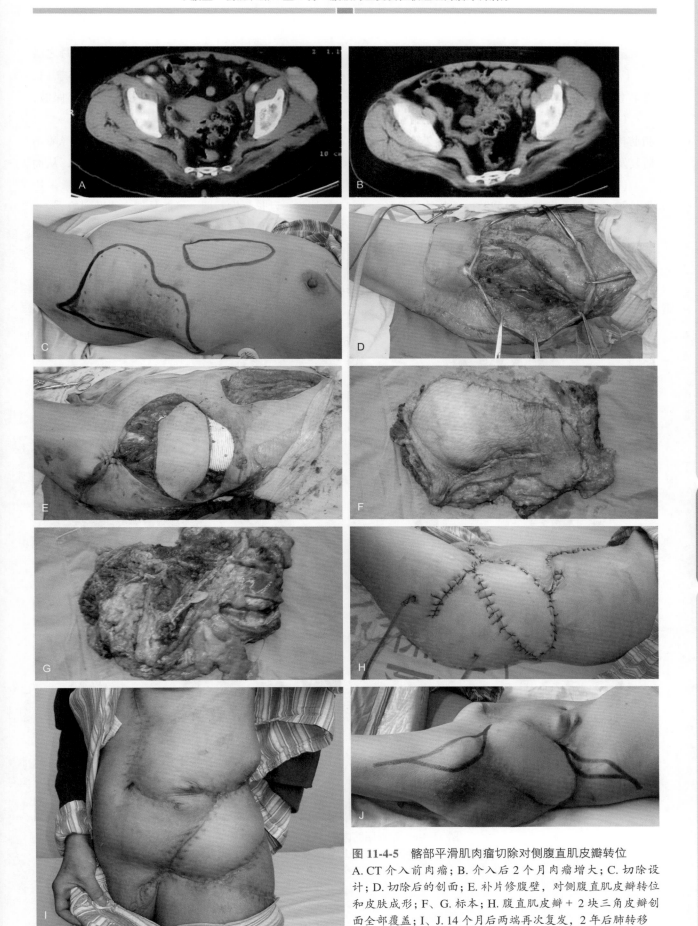

图 11-4-5　髂部平滑肌肉瘤切除对侧腹直肌皮瓣转位

A. CT 介入前肉瘤；B. 介入后 2 个月肉瘤增大；C. 切除设计；D. 切除后的创面；E. 补片修腹壁，对侧腹直肌皮瓣转位和皮肤成形；F、G. 标本；H. 腹直肌皮瓣 + 2 块三角皮瓣创面全部覆盖；I、J. 14 个月后两端再次复发，2 年后肺转移

2. 髂臀部　髂臀部移行区或髂臀部肌肉叠加区。

【病例 1】　髂臀部联合切除，阔筋膜张肌皮瓣转位

（1）病例介绍：女性，63 岁。左髂臀部去分化脂肪肉瘤。2 次手术 1 次放射治疗和 2 轮化学治疗后复发。

（2）再次手术设计和疗效评价：因肉瘤与直肠、坐骨神经密切，患者拒绝截肢而选择边缘切除 + 同

侧阔筋膜张肌皮瓣转位 + 皮片移植术。20 个月之后因髋关节前方侵犯，部分髋臼和股骨近端切除髋臼，行半髋关节置换术。1 年后再次复发，放弃保肢，行改良外半骨盆截肢术（图 11-4-6）。

（3）经验分析：当广泛的肉瘤浸润合并屏障不完全，加之有放射治疗史时，应该选择截肢，从而获得一个理想的切缘。就保肢而言，选择屏障 + 边缘切除，延长复发间期，可能是唯一能做到的[12]。

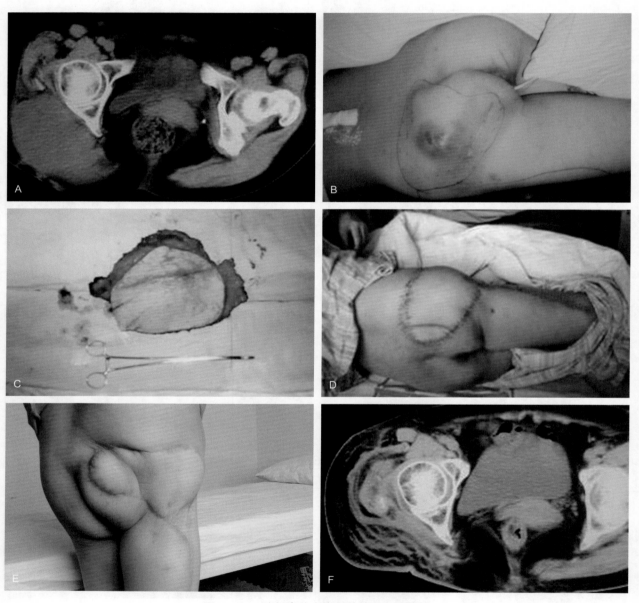

图 11-4-6　髂部脂肪肉瘤保肢外科直至截肢

A. 2 次切除术、1 次放射治疗和 2 轮化学治疗后复发，CT 显示肉瘤与髋部紧贴；B. 肉瘤范围广伴放射治疗后皮损，切除设计；C. 切除后标本；D. 阔筋膜张肌转位覆盖创面；E. 1 年后无复发；F. 20 个月后，以髋关节为中心的骨周围复发

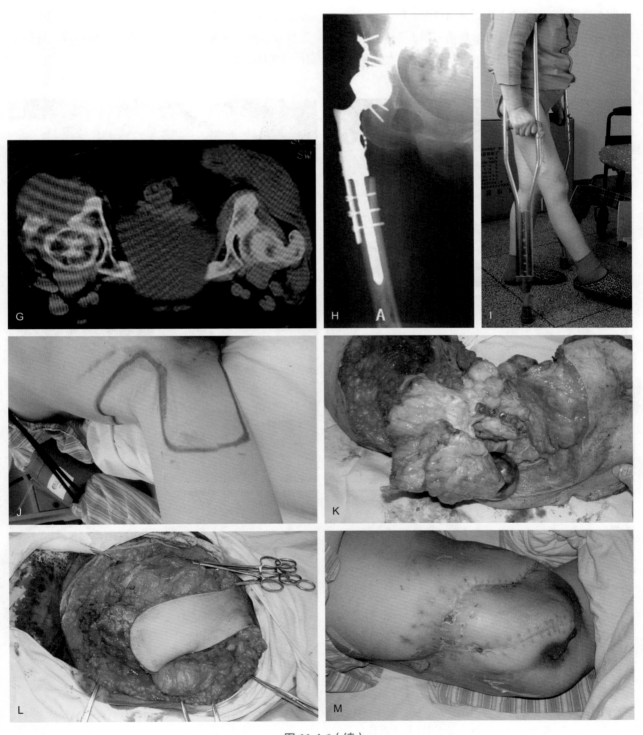

图 11-4-6（续）

G. 20 个月后，以髋关节为中心的骨周围复发；H. 保留转移的皮瓣，切除股骨近端和髋臼前缘，修复髋臼前缘，行带股骨的人工半髋关节置换术；I. 术后半年，双拐行走；J. 1 年后再次复发，行改良半骨盆截肢术；K. 标本，人工关节周围复发；L. 大腿内侧肌皮瓣闭创；M. 切口愈合良好

【病例2】 阔筋膜张肌和臀大肌下部全部切除术，股后皮瓣转位

（1）病例介绍：女性，71岁。左髂臀部UPS。3年间行2次切除术和1次放射治疗后13个月复发。检查显示肉瘤巨大伴放射治疗后皮肤纤维化，CT显示积液性囊实性包块紧贴髂前上棘和股骨大转子。

（2）再次手术设计和疗效评价：做全部阔筋膜张肌和臀大肌下部全部切除术，股后皮瓣转位。术后7天皮瓣的大转子区淤血，急用髋外展支架固定，回流逐渐好转，又2周后拆线，切口一期愈合。14个月后复查，局部无复发，步行自如。但肺转移，带瘤生存（图11-4-7）。

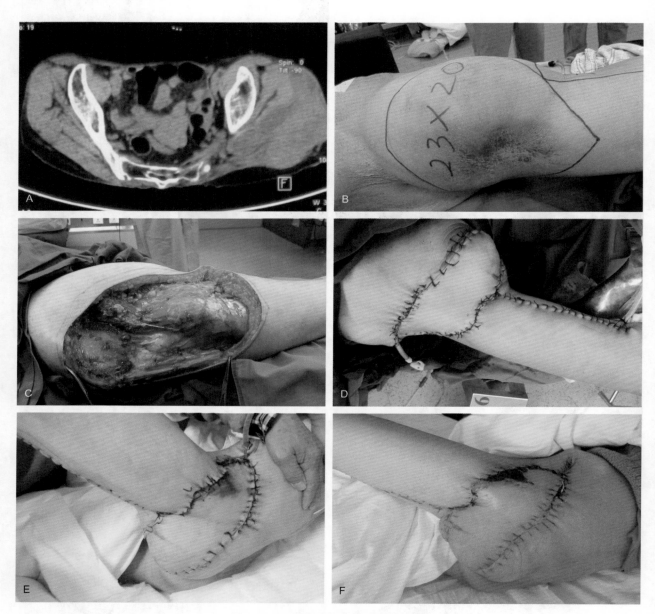

图 11-4-7　臀大肌切除股后皮瓣转位

A. CT显示肉瘤巨大与髋部紧贴；B. 肉瘤区的前半皮肤纤维化，切除范围23 cm×20 cm；C. 切除后创面；D. 股后皮瓣转位覆盖创面；E. 皮瓣淤血，外展支架制动；F. 3周后拆线愈合

3. 臀部 臀大肌、臀中肌、臀小肌和外旋肌群区。

【病例 1】 臀大肌上部切除，臀大肌下部皮瓣

(1) 病例介绍：男性，71 岁。左髂嵴后部肿块切除后 1 个月，病理诊断为平滑肌肉瘤，切缘阳性。追索病史，原瘤约 4 cm×3 cm×2.5 cm，无其他资料。术后 CT 显示可疑残留，干扰区在臀肌上部。有瘢痕与髂嵴相连。

(2) 再次手术设计和疗效评价：做上部臀肌和周围软组织的屏障切除，保留髂骨。臀大肌下半皮瓣顺时针旋转覆盖创面，随访 2 年，无复发（图 11-4-8）。

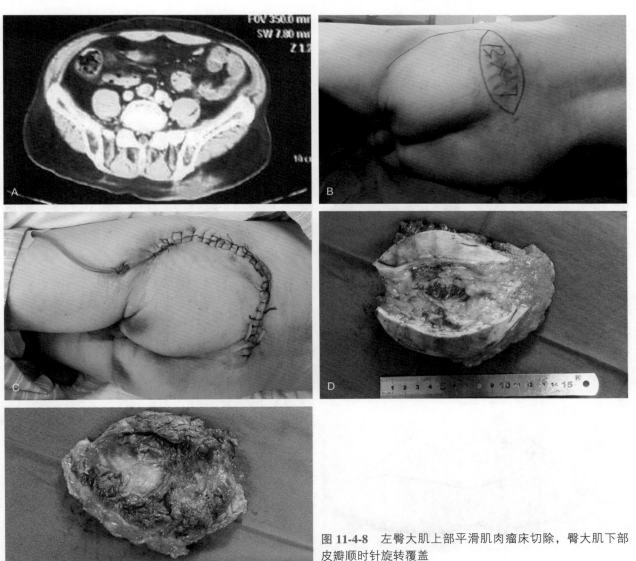

图 11-4-8 左臀大肌上部平滑肌肉瘤床切除，臀大肌下部皮瓣顺时针旋转覆盖
A. CT 显示干扰区；B. 瘤床位置和划线；C. 手术完成后；D. 标本剖开；E. 深面为髂骨面

第十一章

【病例 2】 臀大肌下部切除

（1）病例介绍：女性，58 岁。左臀下部 UPS 切除 2 个月后复发，并迅速增大至 7 cm×7 cm。检查显示典型的臀大肌远端走形的肿块，MRI 显示臀大肌下部高信号为主的混杂信号，诊断复发。

（2）再次手术设计和疗效评价：臀大肌下部切除，切缘从股骨大转子平面到股骨臀肌粗隆的止点，包括梭形皮肤，切口直接缝合（图 11-4-9）。

【病例 3】 外旋肌群切除

（1）病例介绍：女性，30 岁。右髋后部梭形细胞滑膜肉瘤局部切除后 1 个月。MRI 显示肿块位于臀大肌和外旋肌群之间，前手术未能切除反而污染了臀大肌。

（2）再次手术设计和疗效评价：设计切缘，保留坐骨神经的臀大肌和外旋肌群切除。术中按照设计完成，保留坐骨神经和后关节囊的臀大肌和外旋肌群切除。由于坐骨神经在局部的走行关系，外旋肌群只好另行切除。术后半年，无复发，无转移（图 11-3-10）。

【病例 4】 全臀大肌切除

（1）病例介绍：女性，18 岁。左臀部腺泡状软组织肉瘤术后复发，前期治疗具体不详。检查显示左臀部巨大肿块占据全臀，下肢放射性痛。影像显示臀大肌几乎全部瘤化，并有向盆腔突入倾向。

（2）再次手术设计：左臀大肌的全部切除，保留臀中肌、臀小肌和坐骨神经，包括梭形皮肤，切口直接缝合（图 11-4-11）。

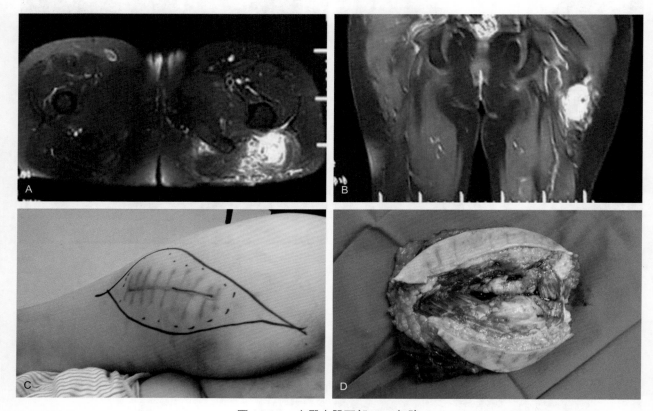

图 11-4-9　左臀大肌下部 UPS 切除
A、B. MRI 显示肉瘤居于臀大肌下部；C. 肉瘤位置和划线；D. 标本剖开显示肉瘤

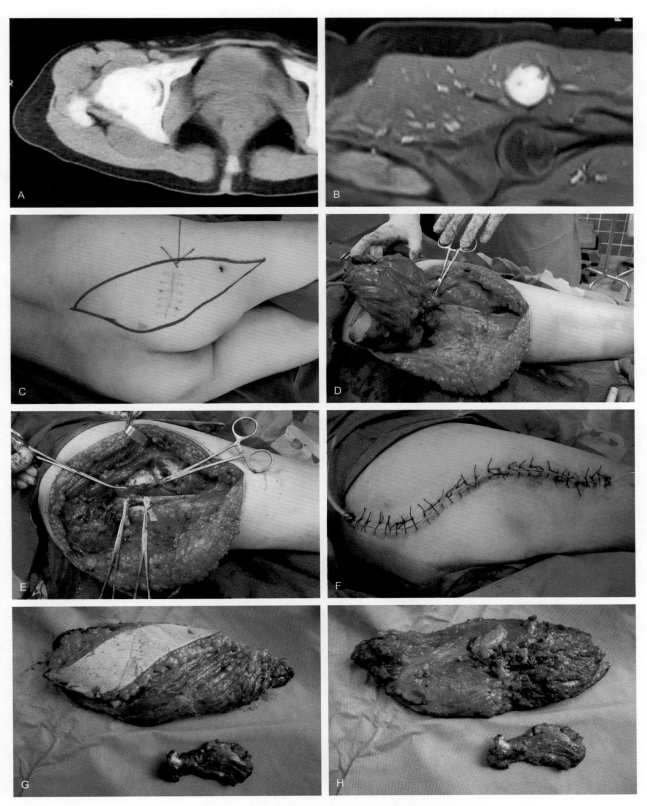

图 11-4-10　髋关节后方梭形细胞滑膜肉瘤屏障切除

A、B. 术前 MRI 显示髋臼后缘肉瘤在臀大肌和外旋肌群之间；C. 非计划性切除干扰区全部在切除之列；D. 切除臀大肌；
E. 坐骨神经拉开，关节囊浅面切除外旋肌群；F. 缝合；G. 标本无法整块切除；H. 标本的深面全部为正常肌肉

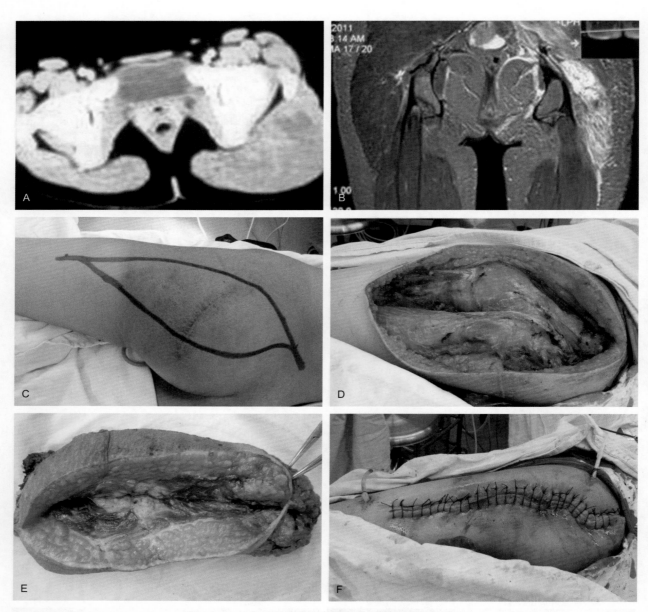

图 11-4-11　复发性腺泡状软组织肉瘤臀大肌全部切除
A、B. MRI 显示臀大肌全部瘤化；C. 外观和切口线；D. 切除臀大肌后；E. 标本剖开；F. 缝合

4. 臀骶部　双侧髂后上、下棘之间区域。

【病例 1】　骶后切除，臀大肌皮瓣

（1）病例介绍：男性，66 岁。左侧髂后上、下棘间区恶性神经鞘瘤 1 年，曾手术切除，后切口裂开。检查显示骶后到髂嵴内后缘处瘤性结节，伴破溃，创面多数小结节。

（2）再次手术设计和疗效评价：做包括部分髂骨后部分、L_5 和 S_1 棘突的大块切除达椎板，全臀大肌皮瓣顺时针旋转覆盖创面。切口一期愈合（图 11-4-12）。

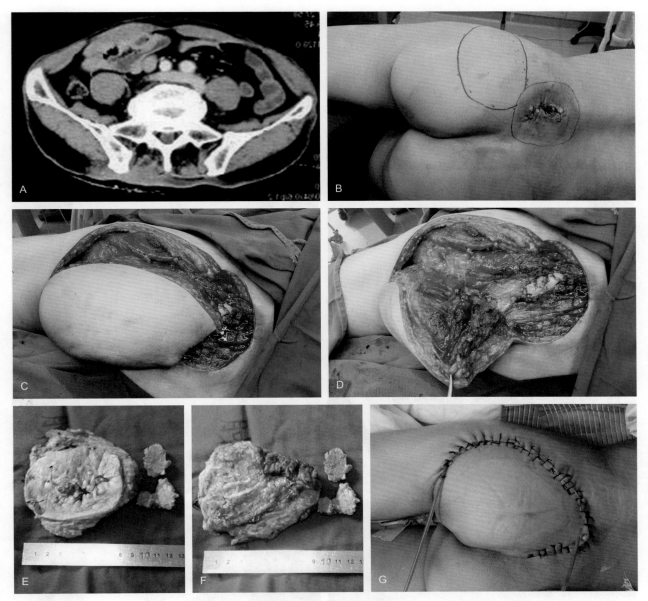

图 11-4-12 左髂后上、下棘间区恶性神经鞘瘤大块切除，全臀大肌皮瓣转位
A. CT 显示局部骨受累；B. 局部裂开和周围小结节；C. 瘤区切除后其下部形成肌皮瓣；D. 掀起臀大肌皮瓣；E、F. 标本包括切除的髂骨嵴；G. 顺时针旋转后缝合，术后 1 周

【病例 2】 骶后黏液性纤维肉瘤切除，臀大肌上部皮瓣转位

（1）病例介绍：女性，63 岁。骶后黏液性纤维肉瘤，第一次切除 1 年复发。第 2 次手术后加放射治疗（50 Gy），5 个月后复发。来诊检查可及中线偏左复发结节，局部放射治疗后反应。CT 显示侵犯皮肤、髂骨和骶骨后方。

（2）再次手术设计和疗效评价：行整块切除包括放射治疗区皮肤和相应的髂骨和骶尾骨。右侧臀大肌上部皮瓣转位覆盖创面。随访 2 年后复发（图 11-4-13）。

第十一章

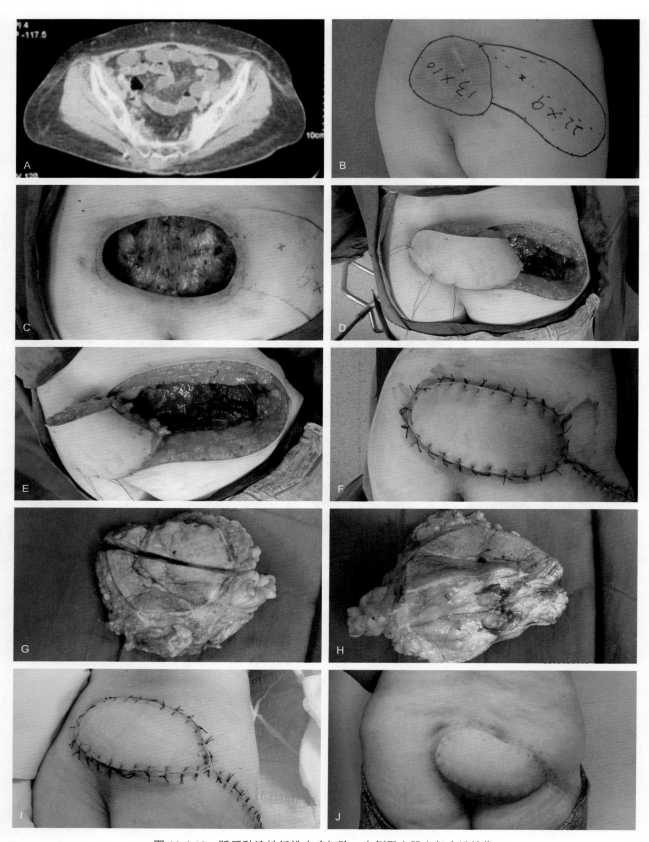

图 11-4-13　骶后黏液性纤维肉瘤切除，右侧臀大肌上部皮瓣转位

A. CT 显示肉瘤累及骶髂骨；B. 切口设计；C. 肉瘤区切除；D. 切取臀大肌上部皮瓣；E. 肌皮瓣转向创区；F. 缝合；G. 标本；H. 标本剖面显示肉瘤；I. 术后 1 周；J. 术后 7 个月无复发

【病例3】 骶后整块切除，左侧臀大肌上部皮瓣转位

（1）病例介绍：女性，77岁。骶后双侧UPS多次切除、放射治疗，无效。局部溃疡、复发肉瘤和瘢痕混杂在一起，与双侧髂后上棘、髂后下棘和骶骨嵴突混杂。

（2）再次手术设计和疗效评价：选择骶骨椎板为基地切缘，做包括广泛的皮肤皮下组织和两侧髂骨和棘突等的整块切除，左侧臀大肌上部皮瓣转位覆盖创面。随访1年，无复发（图11-4-14）。

【病例4】 恶性畸胎瘤切除，双侧软组织蒂皮瓣

（1）病例介绍：女性，53岁。骶尾部肿物45年，后反复破溃愈合，近年来不愈合，针吸鳞状细胞为主有轻度异形，诊断为畸胎瘤恶变。

（2）再次手术设计和疗效评价：切除S_2~S_3棘突和S_4以下骶尾椎及其周围软组织，前方达直肠后壁。缺损区骶骨等外露，双侧臀部横行软组织蒂皮瓣向中线推移，减张缝合。术后3年随访，无复发，无转移，功能恢复良好（图11-4-15）。

5.讨论

（1）髂部肉瘤超出屏障界限，在无新的屏障形成或认定时，复发很难控制。应重视原发肿瘤的第一次切除。本组患者60%以上有放射治疗史，没看到明显的效果，却给后续的外科治疗带来很大的困难。

（2）平滑肌肉瘤放射治疗、化学治疗和介入均无效，手术范围巨大，修复相当困难。

（3）为了彻底地切除恶性肿瘤并减少局部污染，手术时的基本要求是：充分显露，锐性解离，连续切割，整块移除。

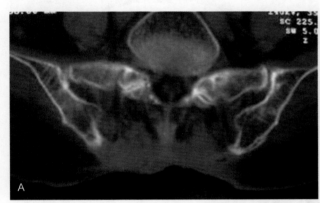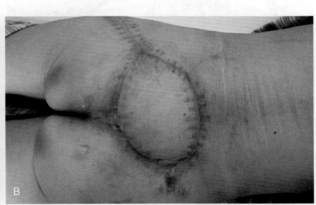

图11-4-14　骶骨后方复发性UPS切除，臀大肌上部皮瓣转位
A.CT显示双侧髂后上棘、髂后下棘和骶骨嵴突区密度影，皮肤深陷；B.肌皮瓣全部成活，一期愈合

第十一章

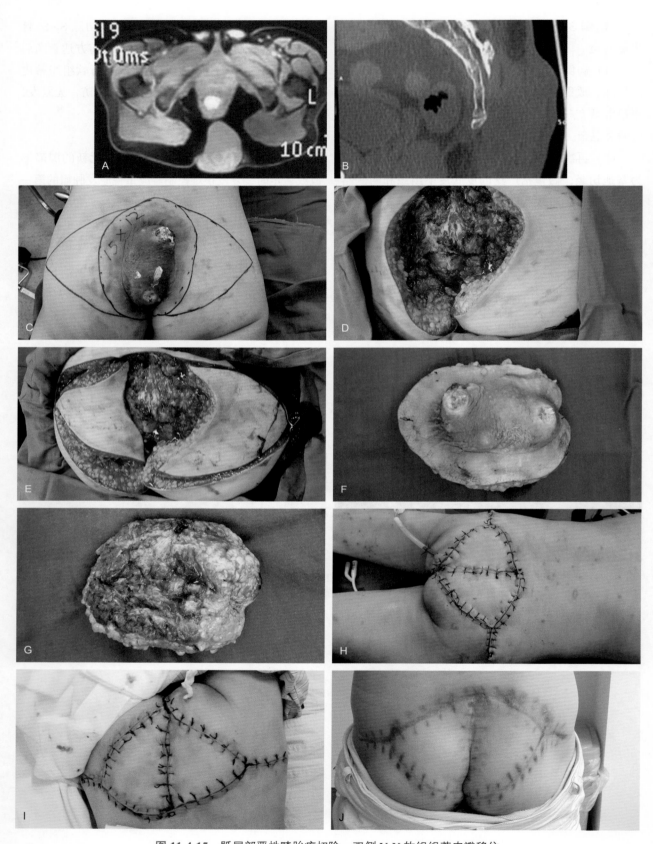

图 11-4-15　骶尾部恶性畸胎瘤切除，双侧 V-Y 软组织蒂皮瓣移位

A、B. 显示轴位和矢状位骶尾部后方巨大肿瘤；C. 切除和修复设计；D. 肿瘤切除包括部分骶尾骨；E. 切取双侧软组织蒂皮瓣；F、G. 标本；H. 缝合；I. 术后 4 天；J. 术后 2 年

（张如明　黄稳定）

参考文献

[1] 张如明，张允祥. 四肢和躯干浅表软组织肉瘤的手术切除和修复重建 [J]. 中国癌症杂志，1997, 7: 292-295.

[2] 张如明，滕胜，马育林，等. 软组织肉瘤切除后的修复重建 [J]. 中国修复重建外科杂志，1999, 13(1): 18-20.

[3] 张如明，马育林，滕胜，等. 双股薄肌肌皮瓣修复下腹壁肿瘤性缺损二例 [J]. 中华显微外科杂志，1999, 22(3): 167.

[4] 张如明，滕胜，邢汝维，等。带蒂组织瓣转位治疗肿瘤性腹壁巨大缺损 [J]. 中华显微外科杂志，2003, 26(1): 22-24.

[5] 张如明，刘印文，张琥，等. 腹直肌皮瓣转位修复躯干周缘肿瘤性缺损 [J]. 中华显微外科杂志，2005, 28(4): 302-304.

[6] Zhang R M, Wang C M, Chen Y, et al. The use of unilateral or bilateral external oblique myocutaneous flap in the reconstruction of lower abdominal wall or groin defects after malignant tumor resection[J]. Journal of Surgical Oncology, 2014, 110: 930-934.

[7] Zhang R M, Sun J, Wei X E, et al. Reconstruction of defects with the posterior femoral fasciocutaneous flap after resection of malignant tumours of the femoral greater trochanter, sacrococcygeal region and knee[J]. JPRAS, 2009, 62, 221-229.

[8] 张如明，张琥，刘印文，等. 臀部恶性和侵袭性软组织肿瘤的外科治疗 [J]. 中国骨肿瘤骨病，2005, 4(1): 5-9.

[9] 张如明，张允祥，李代清. 腹外斜肌皮瓣肌瓣修复肿瘤切除后软组织缺损 [J]. 中华显微外科杂志，1994, 17(3): 193-194.

[10] 张如明，张琥，顾新丰，等. 全腹外斜肌筋膜皮瓣下移修复肿瘤性腹股沟和下腹壁缺损 [J]. 中国肿瘤临床，2008, 35(18): 1038-1040.

[11] 张如明，谈绎文，王鹤岐，等。组织瓣联合应用防治区域淋巴结清扫后血清肿 [J]. 中国修复重建外科杂志，2006, 20(12): 1220-1223.

[12] 张如明. 屏障切除术治疗软组织肉瘤 [J]. 中国癌症杂志，2012, 22(9): 641-645.

第十一章

第十二章
大腿复发性软组织肉瘤外科治疗

大腿是全身肌肉最发达、最集中的部位，也是 STS 第一高发区，据 Brennan 等统计占全身发病率的 44%[1]。臀部与大腿有相似的特点[2]，由于肌肉交叉起止，复发后相互侵犯非常多见，临床治疗要通盘考虑。

第一节　相关解剖基础

外科治疗仍是大腿 RSTS 的首选，为了降低复发率和延长复发间期，客观、理性的屏障性切缘的确立与基础的解剖知识至关密切[3-6]，而纷繁的瘤肿、众多的部位和不同的层次决定，个体化精准原则的主导位置必须确立，以解剖为基础的外科治疗原则，在本专业不但没有过时反而应该强化。

一、区域范围

根据肉瘤的生长特性和复发规律，四肢 RSTS 的分区原则应该以主体肌群为中心，两侧包括所有的起止点。由此可见，大腿区段的范围应该从髂嵴缘到膝关节，包括骨盆和股部肌肉的起点到止点及其交汇处。这个分区的方法有利于完善切除范围，从而降低复发率（图 12-1-1）。

二、解剖特点

1. 盆、股关系密切　起于骨盆的肌肉全部止于大腿，大腿的肌肉有半数以上起于骨盆，交汇处肉瘤复发率高，控制困难。

2. 阔筋膜和肌间隔　髂胫束以至于全部深筋膜和内、外侧肌间隔是体内最完整的致密的筋膜室结

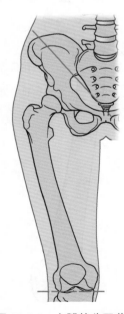

图 12-1-1　大腿的分区范围

构，屏障作用显著。

3. 阔筋膜张肌和阔筋膜 阔筋膜张肌位于大腿的近端外侧，有独立肌室结构。强大的筋膜结构向下延续为髂胫束，横向发展为阔筋膜，并向纵深分出内、外侧肌间隔。阔筋膜张肌和阔筋膜是大腿最重要的屏障结构，是屏障切除术的重要基础之一。大腿肌肉的分布基本与肌筋膜室对应，但是内收肌和腘绳肌之间的间隔组织不完全（图 12-1-2）[7]。

4. 股四头肌 股四头肌的肉瘤在大腿占主导地位，特点明显。

（1）肌幅宽厚而健硕：股四头肌体积占据了大腿1/2 以上，在轴位截面上，以股骨干为中心，前内和外下对角线的外上方全被股四头肌占据（图 12-1-3）。

（2）分层：在 CT 或 MRI 上可以清楚显示分层排列组合结构。股直肌几乎是独立的，位于前方中带股中间肌的浅面，两者间肌腱膜厚而完整，屏障作用完全。股外侧肌、股中间肌和股内侧肌起点独立分层（图 12-1-4、图 12-1-5），下行逐渐融合，几乎成为阔肌两侧向中间的折叠状（图 12-1-6）。当肉瘤位于某一肌内时，如果将全肌摊开，肉瘤边缘与其他肌腹相距就很远，认识这一关系有利于安全切缘和组织保留双赢。双层肌膜的重叠、折叠处的皱褶、间断处和阔肌纵向纤维的距离，都形成了可利用的屏障，也是内、外侧半间室切除的理论基础

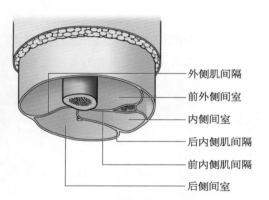

图 12-1-2 阔筋膜延展构成的屏障

外侧肌间隔
前外侧间室
内侧间室
后内侧肌间隔
前内侧肌间隔
后侧间室

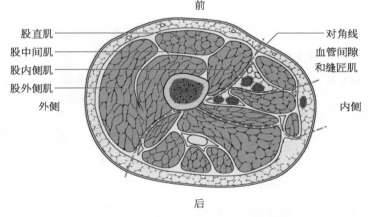

前
股直肌
股中间肌
股内侧肌
股外侧肌
外侧
对角线
血管间隙
和缝匠肌
内侧
后

图 12-1-3 大腿的肌肉分群和血管间隙

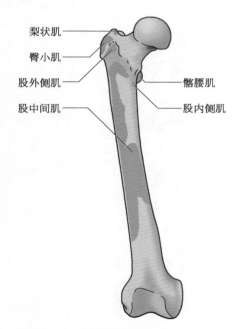

梨状肌
臀小肌
股外侧肌
股中间肌
髂腰肌
股内侧肌

图 12-1-4 股四头肌起点独立，止点融合

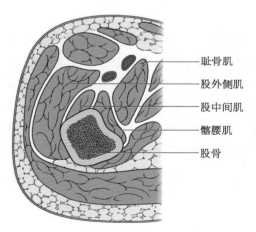

耻骨肌
股外侧肌
股中间肌
髂腰肌
股骨

图 12-1-5 股四头肌起点即分层

（图 12-1-7）。

（3）熟记起、止点：髌骨的近端缘、股直肌腱以及两边致密的腱膜和关节囊为股内、外侧肌的附着点。一般认为，酌情切除肌性部分即已经到位，腱性组织的保留有利于重建时的固定（图 12-1-8）。股中间肌除了融合到股内、外侧肌的部分，其余部分抵止于股骨干两侧粗线，远端不低于关节囊肌。

（4）股四头肌根据身高的不同可长达 35~45 cm，当肉瘤位于一端时，选择全长切除还是阶段性切除？难以取舍。坚持起止点切除的实际意义重大，创伤不大而且出血少、外观美和操作快捷，重建也方便。而阶段性保留不但复发率高、外观丑，失神经支配阶段并无功能（图 12-2-1）。

5. **内收肌群**　内收肌群的起点全部位于耻骨支和坐骨结节，多为肌性，血供丰富。由于部位隐秘深在，无理想体位，暴露困难，视野不清，术中容易遗漏。

6. **后侧肌群**　后侧肌群的起、止点全部跨越股骨，起点肌性为主，残留时多见复发。

7. **收肌管附近肉瘤高发**　收肌管位于股四头肌和内侧肌群的交界，除了中间一段约 10 cm 的由长收肌和股内侧肌的腱板组成的管性结构之外，上与股三角相连，向下接续股内侧肌和大收肌间隙，穿大收肌裂孔入腘窝。内有股浅动静脉和隐神经走行。除了原位肉瘤之外，股内侧肌或内收肌群的肉瘤很多侵犯收肌管。肉瘤复发多与股血管有关。

8. **缝匠肌**　缝匠肌起于髂前上棘，止于胫骨的内侧髁，跨越全股段，收肌管的起始到腘窝内缘的全程被其覆盖。缝匠肌有独自的筋膜结构，不包括在股四头肌范畴，是股四头肌部分切除后的动力源之一。

三、功能特点

1. **主导肌群**　臀大肌、股四头肌和小腿三头肌是维持人体直立行走的三大动力，任何一块肌肉出现问题，跛行是不可避免的。因此大腿前外侧的肉瘤切除后，股四头肌的功能大多受影响。主要表现为伸膝关节的障碍，应该努力重建功能。

2. **非主导肌群**　内收和腘绳肌群功能作用相对较弱，切除后多不用重建。

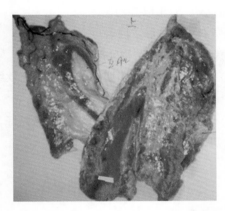

图 12-1-6　股直肌是独立一层，其余三肌起点以下逐渐融合，股内、外侧肌逐渐向前方翻转，与股直肌的内、外侧缘叠搭，覆盖在股中间肌上

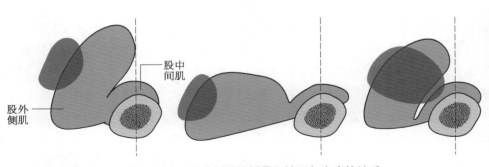

股外侧肌　股中间肌

图 12-1-7　股外侧肌的折叠和摊开与肉瘤的关系

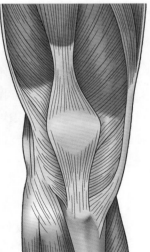

图 12-1-8　股四头肌止点模式

第二节　与外科治疗相关的常见复发原因

一、切除范围不够

股四头肌随意的部分切除导致复发屡见不鲜，多为非计划性切除或以距离为切缘的实施方法，忽略了肉瘤在肌内的生长特性。

1. 典型病例分析

【病例 1】　非计划性切除

(1) 病例介绍：女性，59 岁。右大腿前方纤维肉瘤二次手术复发，复发间期分别是 1 个月和 5 个月。切口近段复发呈多结节状侵犯股直肌及其两侧肌肉的浅层。两次术前影像资料无法获得。

(2) 复发原因分析：①按照浅层肉瘤对待。②切除的深度和广度均不充分。

(3) 再次切除和重建设计：①CT 显示多结节虽然位于浅层，但位于股直肌和相邻的股内、外侧肌临界并同时侵犯。②横向切缘包括股直肌全部，股内、外侧肌相邻缘 4 cm。③深达股中间肌或骨膜。④入路皮肤瘤结外 3~4 cm。⑤修复残留股内、外侧肌向中线并拢缝合（图 12-2-1）。

2. 疗效评价和经验

(1) 屏障切除有效：术后 2 年随访，无复发转移，功能可。较前最长的复发间期延长了 5 倍。

(2) 股四头肌从前内到后外占据大腿的 1/2，股直肌和部分的股内、外侧肌切除后直接缝合内、外侧肌，通过康复肌力可达 3 级以上。

二、内收肌群近端解剖复杂

闭孔内侧半环由上外的耻骨到下外的坐骨分别是耻骨肌、长收肌、短收肌、股薄肌和大收肌的起点。肌肉重叠堆积，层次感不强。瘤体常位于血管、神经、股骨小转子和坐骨结节之间，选择切口和充分暴露困难。

1. 典型病例分析

【病例 1】　估计不足，草率手术

(1) 病例介绍：女性，44 岁。右大腿内收肌群

近端 UPS，位于收肌群的起点，未能切除后 1 个月来院。再次切除术后化学治疗 6 轮。9 个月后复发。出现以小转子附近囊腔样复发，后路再次切除。1 年后再次复发，最后选择了外半骨盆截肢。

(2) 未能切除原因分析：①估计不足，草率手术。②专业知识缺乏。

(3) 再次切除设计：①按照 CT 提示肉瘤位于股骨近端和闭孔间的夹角内，肉瘤的内、外侧均与骨性结构相贴。②切缘应该在骨性结构的表面，而浅层可以在血管的深面。③骨性的起点和骨膜的切除。④入路皮肤要切除所有受过干扰的组织。⑤髋关节的极度外展外旋位。⑥后方的再次切除可以弥补前方入路的不足（图 12-2-2）。

2. 两次手术后复发经验

(1) 解剖复杂，结构紧凑，肉瘤体积大。

(2) 体位不便，众多肌肉起点，缺乏软组织屏障结构，易出血，术野不清。

(3) 再次外科骨性闭孔的切除可能更好。因为半骨盆切除后随访 1.5 年未复发。

三、收肌管的处理相对保守

单纯切除肉瘤或企图用放射治疗、放射性粒子植入弥补收肌管的切除不够，使得治疗失败。

1. 典型病例分析

【病例 1】　切除过于保守

(1) 病例介绍：女性，64 岁。左大腿收肌管纤维肉瘤单纯切除 + 放射治疗（20 Gy），6 个月后复发，伴肺内转移性结节。

(2) 复发原因分析：①保留神经和血管的切除，切缘不充分。②放射治疗少有效果，或碍于其他因素剂量不足。

(3) 再次综合治疗设计：①全身化学治疗。②包括神经和血管的屏障切除。③人造血管移植。④术后继续化学治疗（图 12-2-3）。

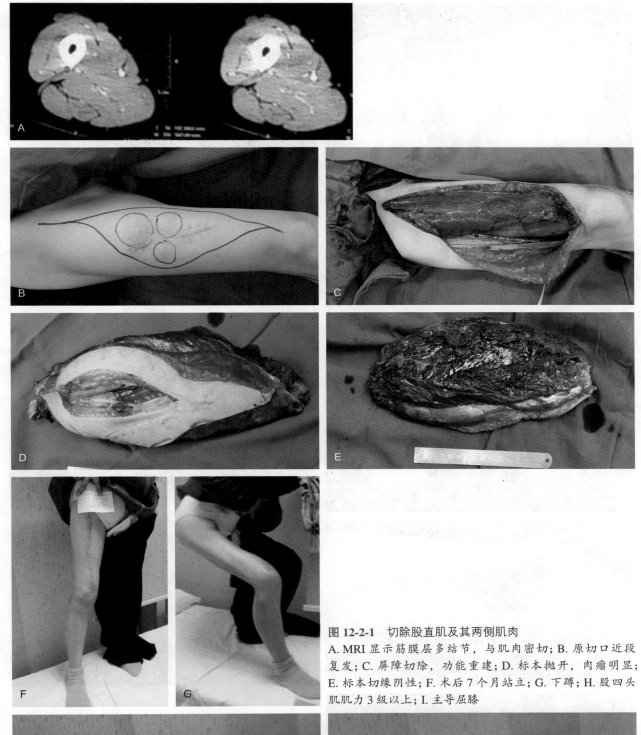

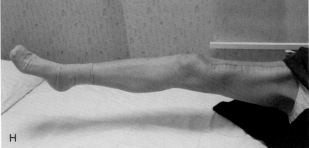

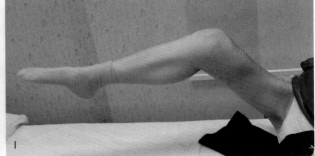

图 12-2-1　切除股直肌及其两侧肌肉

A. MRI 显示筋膜层多结节，与肌肉密切；B. 原切口近段复发；C. 屏障切除，功能重建；D. 标本抛开，肉瘤明显；E. 标本切缘阴性；F. 术后 7 个月站立；G. 下蹲；H. 股四头肌肌力 3 级以上；I. 主导屈膝

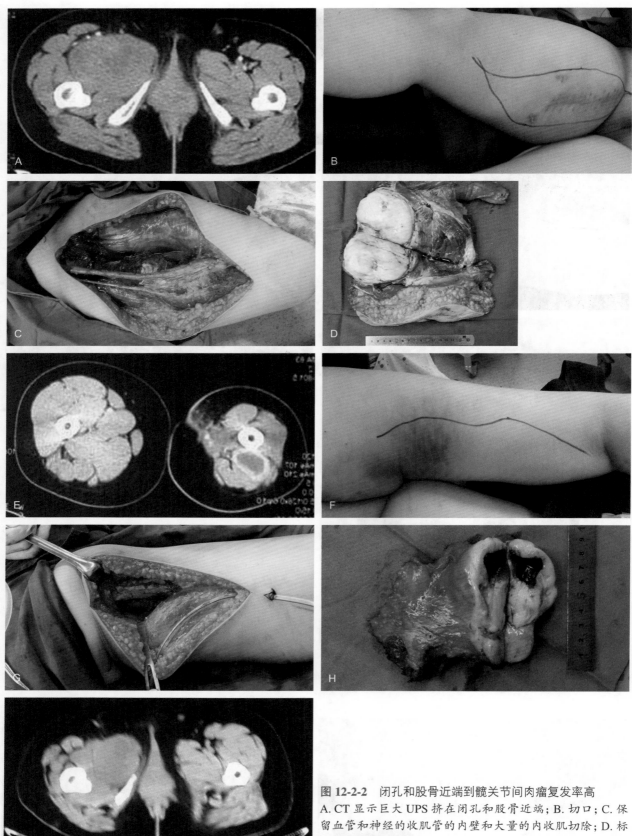

图 12-2-2 闭孔和股骨近端到髋关节间肉瘤复发率高

A. CT 显示巨大 UPS 挤在闭孔和股骨近端；B. 切口；C. 保留血管和神经的收肌管的内壁和大量的内收肌切除；D. 标本被大量的肌肉包裹；E. 肉瘤复发和包裹性积液；F. 后路切口；G. 包括部分骨皮质的切除；H. 标本剖开；I. 再次复发

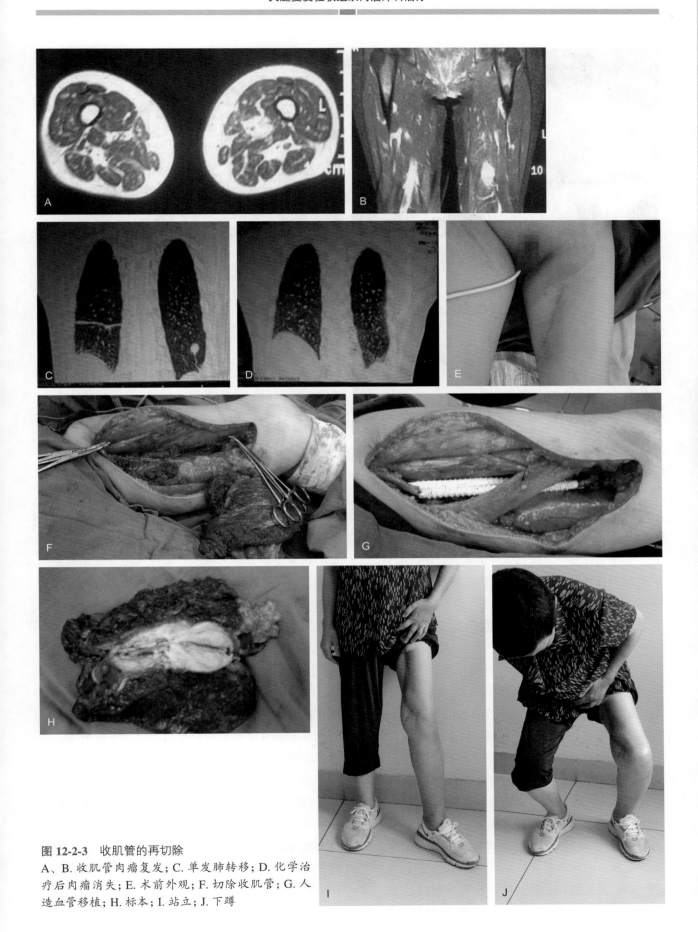

图 12-2-3　收肌管的再切除

A、B. 收肌管肉瘤复发；C. 单发肺转移；D. 化学治疗后肉瘤消失；E. 术前外观；F. 切除收肌管；G. 人造血管移植；H. 标本；I. 站立；J. 下蹲

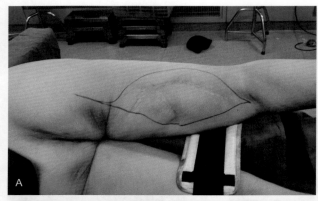

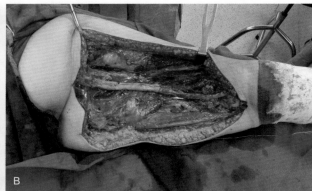

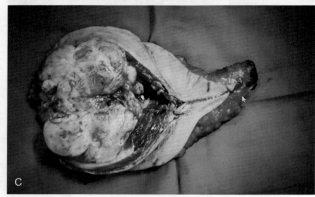

图 12-2-4　保留坐骨神经的切除
A. 多次复发；B. 保留坐骨神经的切除；C. 大体标本仍能看出些许脂肪形态

下篇

2. 疗效评价和经验

（1）收肌管肉瘤可酌情选择血管切除：本病例化学治疗后肺结节消失。术中以收肌群为屏障做包括收肌管的全部切除，而后行人造血管移植。术后继续化学治疗 6 轮。随访 2 年无复发，功能满意。

（2）有转移瘤存在并非手术的绝对禁忌证。

四、坐骨神经取舍困难

1. 保留坐骨神经　坐骨神经是膝关节以下的唯一动力源，一旦切除功能影响巨大。保留坐骨神经的切除加放射治疗多为近期疗效。由于放射治疗后反应，使得再切除困难。肉瘤治疗的既往史、组织学的恶性程度、患者自己的要求，都是治疗的重要参考，屏障性切缘的保证更显重要。

【病例 1】　手术 + 放射治疗

（1）病例介绍：女性，70 岁。右大腿后方脂肪肉瘤，近 30 年间做过 3 次手术和 1 次放射治疗，现再次复发，同时伴有坐骨神经的症状。

（2）复发原因分析：保留坐骨神经的切除，同时也保留了股后肌群，企图用放射治疗辅助控制，但仍复发。

（3）再次手术设计：综合评价，患者高龄、病程长和肉瘤恶性程度低，仍选择保留坐骨神经等后方结构的全部切除（图 12-2-4）。

（4）疗效分析和经验：①低度恶性的肉瘤要综合考虑，不必拘泥于切缘 R_0。②综合各方因素允许复发和带瘤生存，特别是高位坐骨神经的功能，几乎无法重建。

2. 切除坐骨神经

【病例 1】　切除坐骨神经

（1）病例介绍：女性，19 岁。神经纤维瘤病史，半年前右大腿后方出现肿块，局部切除后迅速增长，至上次术后 9 个月来诊已经巨大，伴下肢麻木。影像见股后巨大肿瘤全肌群受累。

（2）复发原因分析：系统性肿瘤，姑息治疗。

（3）再次手术设计：①全身状况、局部条件综合评估，以姑息治疗为原则。②CT 显示后方结构绝大部分瘤化，坐骨神经已经无法保留。做后侧肌群、肿瘤和坐骨神经的全部切除，病理诊断为恶性神经鞘瘤（图 12-2-5）。

（4）疗效评价和经验：18 个月复查，无复发，

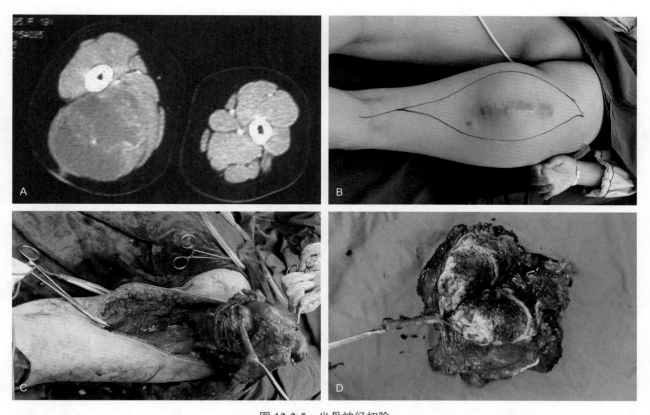

图 12-2-5　坐骨神经切除

A. MRI 显示肉瘤位于腘绳肌外侧半；B. 肿瘤巨大；C. 后侧肌群包括坐骨神经全切除；D. 剖开标本见坐骨神经呈假包膜状

无转移。虽然连枷足以做踝关节固定，可改善一定的步态，但严重的跛行不可避免。

五、特殊的组织学类型

肉瘤中有些类型恶性程度高，进展迅速，如上皮样肉瘤和一些腺泡状软组织肉瘤，目前缺乏有效治疗手段。近年的一些靶向治疗也多用在晚期且无法手术切除者[3-5]。

【病例 1】　R_0 切缘复发

（1）病例介绍：男性，30 岁。半年前因右股直肌近段上皮样肉瘤而行全切除，术后组织学切缘 R_0，7 个月后复发，其间曾给予化学治疗。

（2）复发原因分析：①腹直肌近端肌腱膜的轻度粘连应该做受累对待，单肌切除切缘不充分。②上皮样肉瘤缺乏有效的控制方法。

（3）再次外科治疗：①新形成的屏障外切除，股中间肌和相邻的股内、外侧肌（图 12-2-6）。

（4）疗效评价和经验：①切除加化学治疗和切除加放射治疗均无效，再次屏障切除见瘤体松软，血供丰富，已经无理想切缘可选。6 个月后髂窝 - 闭孔转移，边缘切除术后追加放射治疗，5 个月切口近端再次复发。②此类型病例缺乏理想的治疗方法。

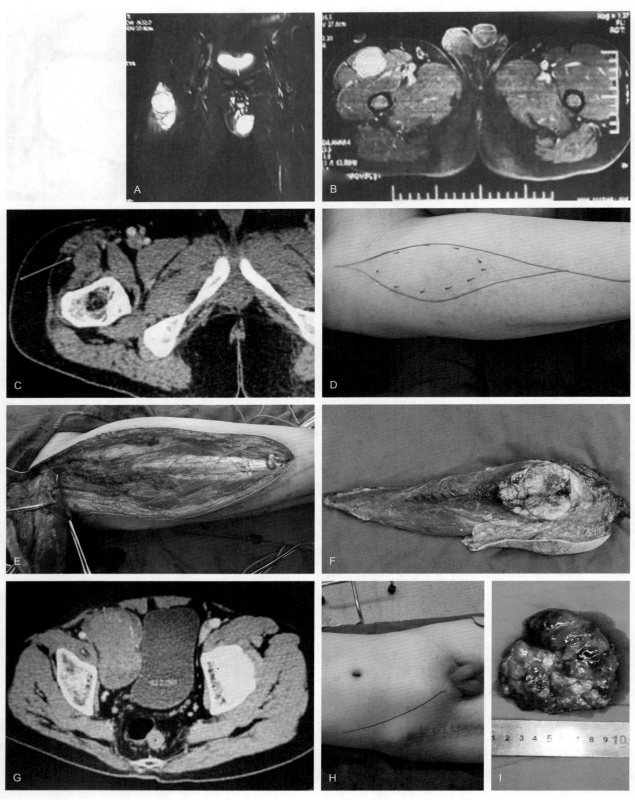

图 12-2-6 股直肌近端上皮样肉瘤切除，髂窝－闭孔转移瘤再切除

A~C. 影像片清楚显示肉瘤的位置与周围的关系；D. 切口设计；E. 股直肌近端稍有粘连；F. 标本剖开，切缘与股直肌边缘较近，近端已有突破股直肌的迹象；G. CT 显示闭孔和膀胱间的转移瘤；H. 腹膜外入路切除闭孔转移瘤；I. 标本血供丰富，富于细胞成分

第三节　大腿前方复发性软组织肉瘤常用手术方式

大腿前方的深层肉瘤主要累及股四头肌，根据肉瘤的部位和自然屏障的关系决定切除的范围是基本原则。重建伸膝功能是必需的，其余功能忽略不计。

一、前方股直肌切除术

1. 相关解剖　股直肌为一完整肌束，借腱性起于髂前下棘和髋臼上方，止于髌骨上缘。

2. 切缘设计　肉瘤位于股直肌内，周围无浸润时，可行单纯整肌的起止点切除。

3. 肿瘤切除　患者取仰卧位，臀部垫高健侧腿。从肉瘤较小的一侧游离股直肌的一侧缘，探查深面决定基底切缘，直至全肌的起止点切除。

4. 修复重建　将股内、外侧肌向中线并拢缝合。

5. 典型病例

【病例 1】　全股直肌和部分股中间肌切除

(1) 病例介绍：女性，52 岁。股直肌平滑肌肉

瘤局部切除和再次扩大切除，切缘仍阳性。

(2) 再次手术设计和疗效评价：化学治疗 2 轮后再次全股直肌和累及的股中间肌切除，缝匠肌移位加强伸膝。术后 2 年无复发转移，功能良好（图 12-3-1）。

二、股四头肌外侧半切除

1. 相关解剖　股外侧肌起于股骨大转子下方和股骨粗线的外侧唇，止于髌骨底和外侧支持带。肌幅近中线后向外侧反折再向中线覆盖形成股中间肌。

2. 切缘设计　肉瘤主要位于股外侧肌时，可以切除股外侧肌和股中间肌外侧半，股中间肌受累时股中间肌也全部切除，包括受累的皮肤（图 12-3-2）。

3. 肿瘤切除　仰卧臀部垫高活腿。切开梭形皮肤切口后，分离股直肌和股外侧肌间隙，在股骨干中线切开股中间肌的全长，骨膜下向外侧剥离，直

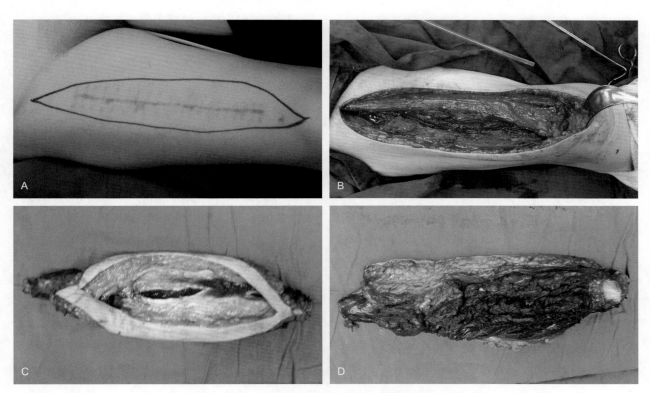

图 12-3-1　股直肌全部切除，缝匠肌移位
A. 切口设计；B. 切除股直肌和股中间肌，缝匠肌向中间移位；C. 标本剖开无肉眼肿瘤；D. 标本基底

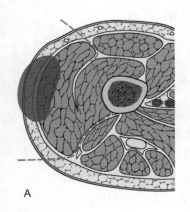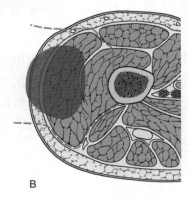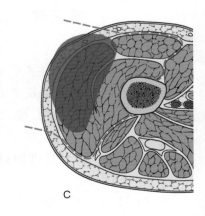

图 12-3-2　切缘设计

A. 单纯股外侧肌肉瘤的切缘线；B. 股中间肌受累时，根据侵犯范围扩大股中间肌的切除范围直至全部切除；C. 必要时股直肌一并切除

至股骨粗线和远近段起、止点全部切断，酌情保留或切除外侧肌间隔。

4. 修复重建　在腓骨头上、下做 3 cm 的切口，切断股二头肌止点并向近端游离，切开外侧肌间隔引出股二头肌的远端，固定于外侧支持带，伸直位石膏固定 4~5 周。

5. 疗效评价和经验：①肿瘤控制相当于间室切除。②手术快捷，出血少，外观好。③重建后功能接近正常，髌骨稳定。

6. 典型病例

【病例 1】　股外侧肌切除，伸膝重建

（1）病例介绍：男性，50 岁。右大腿中下段多形性横纹肌肉瘤切除后复发，复发间期 2 个月。影像检查提示肉瘤位于股外侧肌内。

（2）再次手术设计：股外侧肌和股中间肌切除，股二头肌前移，平衡外侧动力（图 12-3-3）。

【病例 2】　股外侧肌切除，伸膝重建

（1）病例介绍：男性，55 岁。右大腿中段外侧肿物经切检诊断为 UPS，术前 MAID 化学治疗一轮。

（2）再次手术设计：2 周后行股外侧肌和股中间肌外侧半的包括起止点的全部切除。同侧股二头肌前移重建外侧伸膝功能，术后前方案继续化学治疗 5 轮。术后随访 10 年无复发，功能正常（图 12-3-4）。

【病例 3】　股外侧肌切除，伸膝重建

（1）病例介绍：男性，52 岁。左股外侧平滑肌肉瘤，5 年间 5 次手术，1 次放射治疗，2 次化学治疗，再次复发。原切口位于大腿的外侧，可及的肿

块位于大腿上 1/3，远端 1/3 为残留的股四头肌。从切口的位置分析，原肉瘤主要位于阔筋膜张肌和股外侧肌范围，多次局部切除，忽略了肉瘤肌内扩散的特性。放射治疗和化学治疗均无效，故而反复复发。

（2）再次手术设计：本次全部切除了所有残留的股外侧肌和股中间肌，股二头肌前移平衡肌力。6 年后复发截肢（图 12-3-5）。

【病例 4】　股外侧肌切除，伸膝重建

（1）病例介绍：女性，34 岁。右大腿外侧黏液性纤维肉瘤局部切除术后 1 个月，术前影像资料显示肉瘤位于股外侧肌内，侵犯股中间肌。

（2）再次手术设计：行外侧半再次切除，股二头肌前移。术后 9 个月愈合良好，无复发，肌力 4 级以上，功能同健侧（图 12-3-6）。

三、股四头肌外侧半和股二头肌短头切除

1. 大腿外侧肌间隔结构

（1）外侧肌间隔内：股外侧肌，结构清楚，几乎是通长。

（2）外侧肌间隔后：紧贴的结构上半是臀大肌，下半是股二头肌短头，二肌都附丽于股骨粗线的内侧唇。

2. 切缘　股四头肌外侧半浸润或轻度侵犯外侧肌间隔时，股二头肌短头和臀大肌远段是一个很好的屏障切缘。

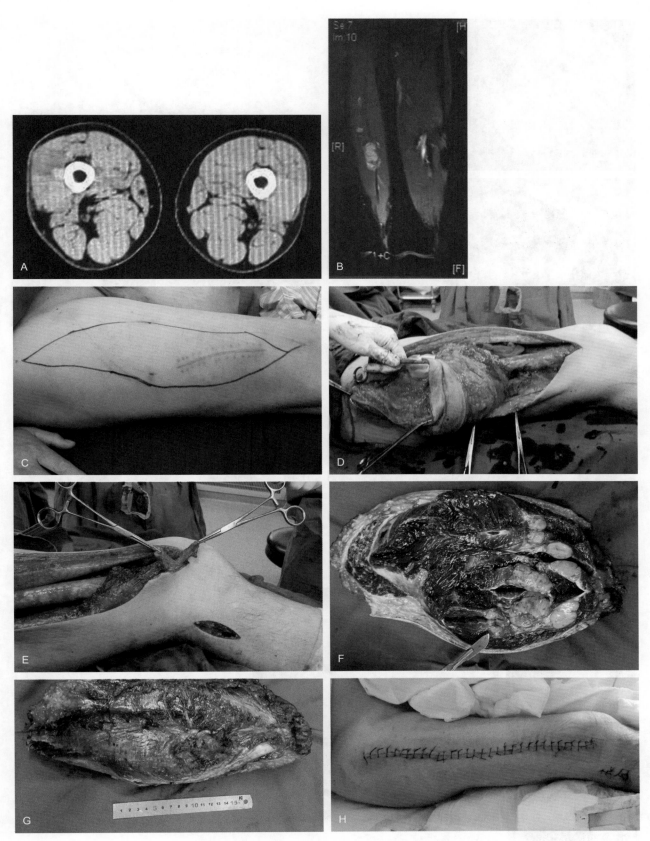

图 12-3-3 股前外侧半间室切除，股二头肌前移术

A、B. MRI 显示肉瘤位于股外侧肌，浸润股中间肌；C. 原切口和肿瘤；D. 切除股四头肌外侧半；E. 股二头肌前移；F. 标本剖开；G. 深面切缘包括骨膜；H. 缝合

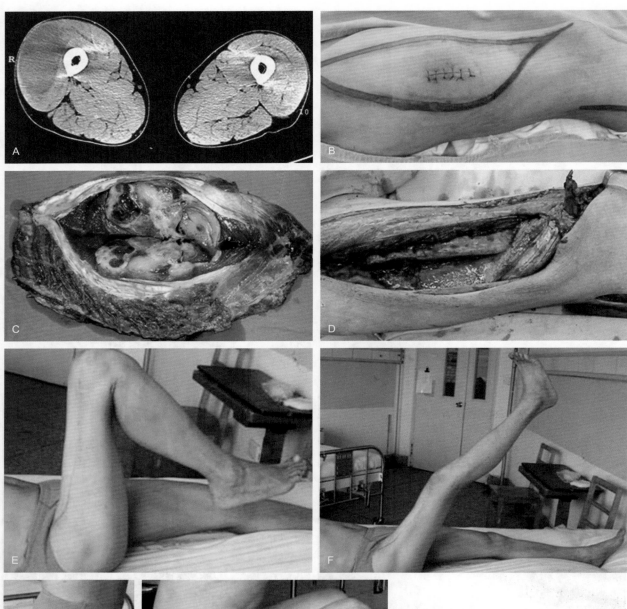

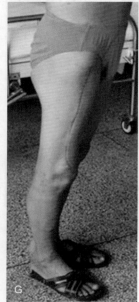

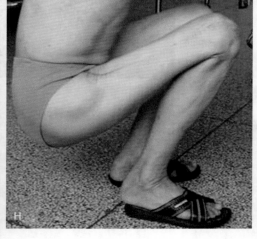

图 12-3-4　股前外侧半间室切除，股二头肌
前移术

A. CT 显示股外侧肌肉瘤累及股中间肌外侧
部分；B. 切口；C. 切除后标本；D. 股二头肌
前移固定；E. 屈膝；F. 伸膝肌力 5 级；G. 站
立；H. 下蹲同健侧

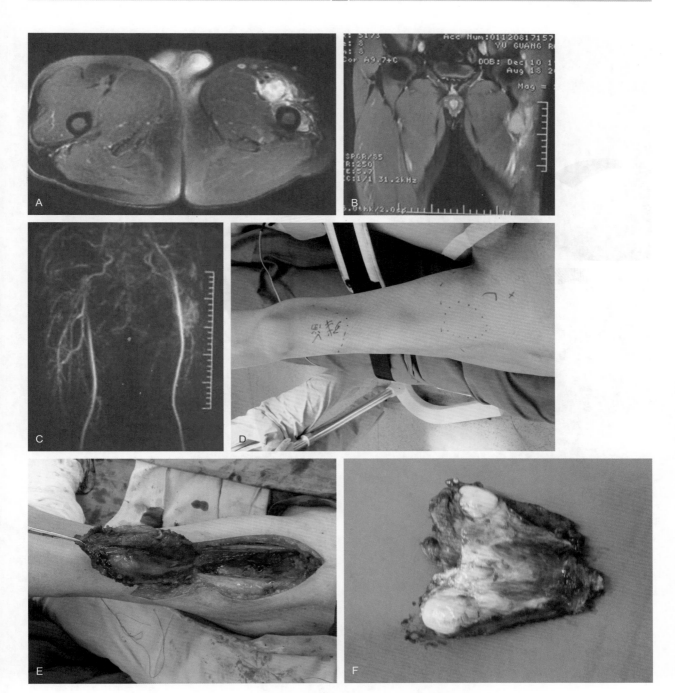

图 12-3-5　股前外侧半间室切除，股二头肌前移术

A、B. MRI 显示肉瘤位于股外侧肌；C. 血供丰富；D. 残留的两端复发；E. 切除残留的股外侧肌和股中间肌；F. 标本剖开肉瘤和瘢痕无法区分

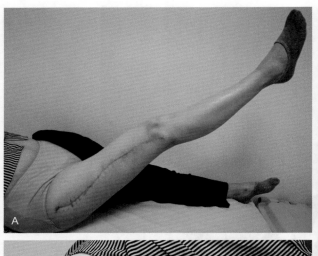

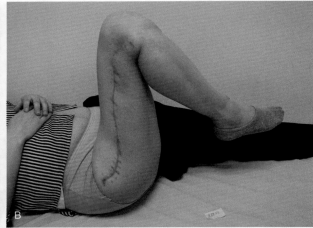

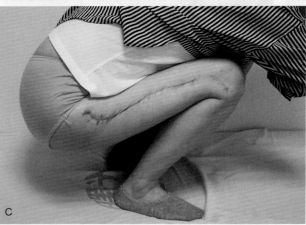

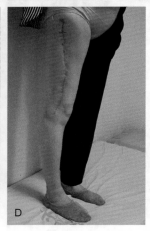

图 12-3-6

A. 肌力 4 级以上；B. 屈膝在正常范围；C. 下蹲；D. 膝关节完全伸直

3. 典型病例

【病例 1】 股外侧肌、外侧肌间隔和股二头肌短头切除

（1）病例介绍：男性，70 岁。右大腿中段前外侧肌纤维母细胞肉瘤切除 15 个月后复发。影像资料分析显示，前次为部分股外侧肌的切除，外侧肌间隔被干扰；现为原位复发并且向后方穿过外侧肌间隔，侵犯了股二头肌。

（2）再次手术设计和疗效评价：切除全部股外侧肌、外侧肌间隔和股二头肌短头。股二头肌长头前移，伸肌功能重建，皮肤推进减张。术后 13 个月随访，无复发，无转移，功能恢复良好（图 12-3-7）。

四、股四头肌内侧半切除

股四头肌内侧半切除范围包括股内侧肌、收肌管的前外侧壁和股中间肌。功能重建主要维持髌骨的稳定和增强内侧半的伸膝力。

1. 相关解剖　股内侧肌起于股骨大、小转子间的前方，向下到股骨粗线的内侧唇（图 12-1-3），止于膝关节上方内侧支持带（图 12-1-7）。肌腹近中线后向内侧反折再向中线覆盖形成股中间肌，但不似股外侧肌反折后完整，部分与股内侧肌不相连。

2. 切缘设计　肉瘤主要位于股内侧肌时，可以切除股内侧肌和股中间肌内侧半，包括受累的皮肤。

3. 肿瘤切除　患者取仰卧位，臀部垫高健侧腿。切开梭形皮肤切口的外侧缘，分离股直肌和股内侧肌间隙，显露股中间肌，在股骨干中线（安全距离）切开股中间肌的全长，骨膜下向内侧剥离，直至股骨粗线和远近段起、止点，即可全部切除内侧半。中段要同时切除收肌管的前外侧壁。

4. 修复重建　内侧的肌力平衡以选择内收肌为好，从大腿内侧向前内侧转位仅 90° 左右，角度小且路途短，手术操作和术后康复都优于腘绳肌。常选用大收肌和股薄肌，取材方便。转位后固定于内侧主持带，伸直位石膏固定 4~5 周。

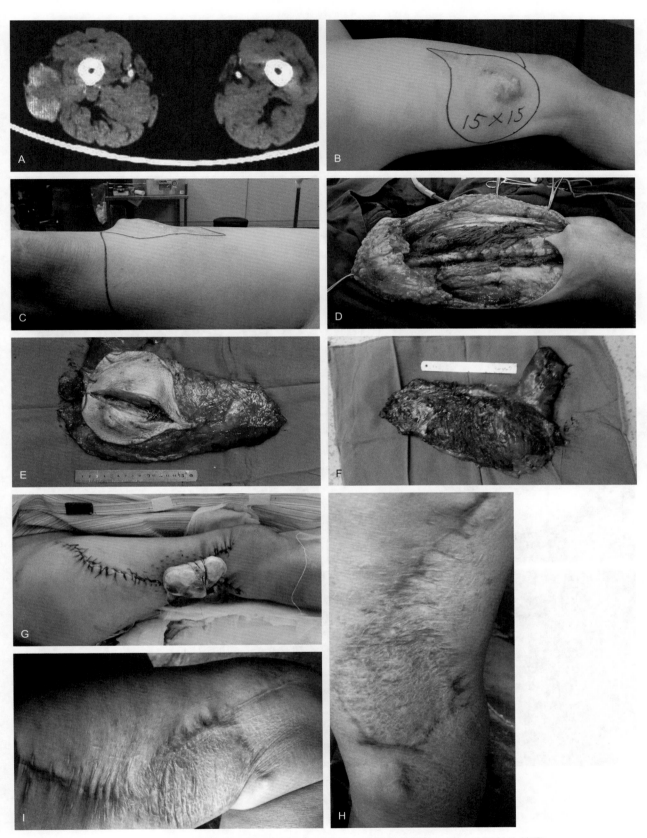

图 12-3-7 股四头肌外侧半、外侧肌间隔和股二头肌短头切除，股二头肌长头前移

A. MRI 显示股外侧肌全层侵犯；B. 外观和切口设计；C. 皮瓣设计；D. 股四头肌外侧半、外侧肌间隔和股二头肌短头切除，股二头肌长头前移；E、F. 标本两面；G. 局部减张和皮片移植；H. 1 年后复查站立；I. 下蹲（复查照片为患者家属提供）

第十二章

5. 典型病例

【病例1】 股内侧肌和肌中间肌切除，股薄肌和大收肌转位

（1）病例介绍：女性，44岁。左大腿纤维肉瘤局部切除后1个月，术前无任何影像资料，切口位于大腿前内侧。MRI显示股内侧肌和股中间肌无界限，影像混杂疑有残留。

（2）再次手术设计和疗效评价：术中确定股直肌正常，行单纯股内侧肌和股中间肌切除，股薄肌和大收肌转位，平衡内侧伸膝力。术后提示肉瘤残留。随访3年，无复发，功能恢复良好（图12-3-8）。

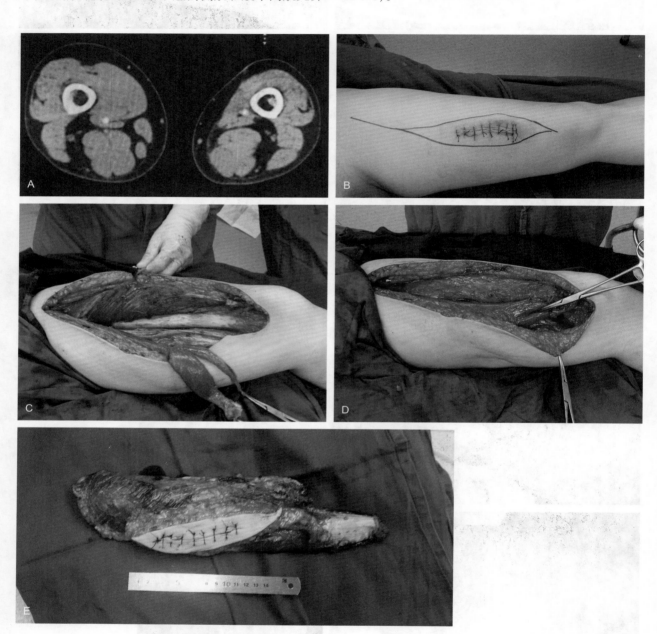

图 12-3-8　股内侧肌和股中间肌切除，股薄肌和大收肌转位

A. MRI显示股四头肌内侧半肿瘤残留；B. 切口设计；C. 内侧半切除后，游离缝匠肌和股薄肌；D. 转位肌固定在股四头肌的扩展部；E. 标本

【病例2】 原发股中间肌的腺泡状软组织肉瘤侵犯股内侧肌

（1）病例介绍：男性，35岁。左大腿前方肿块1年，无不适。MRI 显示高的混杂性信号，肉瘤主体位于股中间肌，与股内侧肌有明显的血管维系，

与股直肌和股外侧肌有明确的屏障分隔。

（2）再次手术设计和疗效评价：切除股内侧肌、股中间肌和股外侧肌与股中间肌有联系的部分。术后标本显示周围界面理想，病理诊断为腺泡状软组织肉瘤（图 12-3-9）。

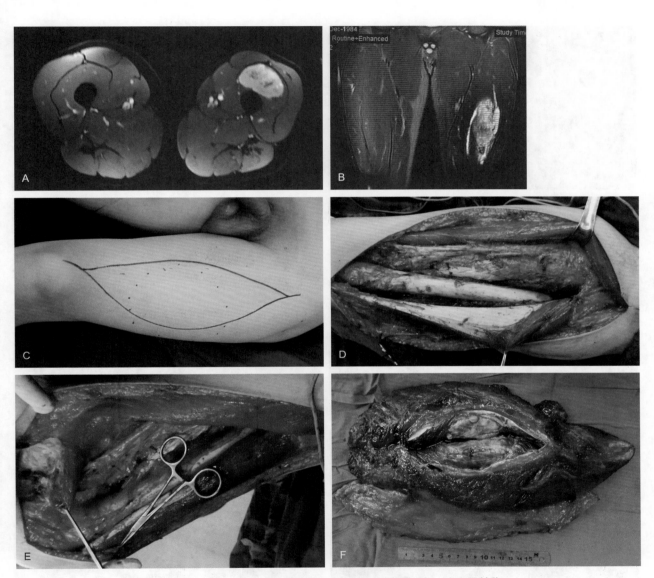

图 12-3-9　股中间肌、股内侧肌和部分股外侧肌切除，缝匠肌转位

A. MRI 显示主瘤体位于股中间肌；B. 肉瘤有明显的血管影像通向股内侧肌；C. 可触及的肉瘤和切口线；D. 标本移除，掀起的股直肌深面屏障完整；E. 切取缝匠肌止点前移，加强前内侧伸膝和稳定；F. 标本显示，肉瘤明显包在屏障之内

第十二章

【病例3】 股四头肌内侧半、长收肌和大收肌远端切除

（1）病例介绍：女性，71岁。左大腿前内侧黏液性纤维肉瘤，3年内2次手术，术后肉瘤复发，瘤区位于大腿中段以下。MRI显示复发肉瘤、股内侧和中间肌以及大量瘢痕混杂，长收肌侵犯，血管界面清晰。

（2）再次手术设计和疗效评价：行保留血管束的股四头肌内侧半、长收肌和大收肌远端切除，股薄肌转位。术后随访33个月，无复发，功能恢复良好（图12-3-10）。

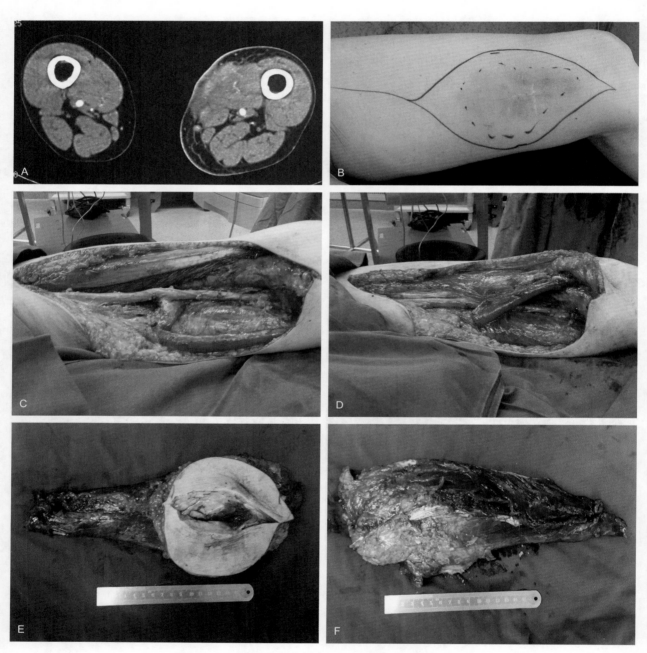

图 12-3-10　股四头肌内侧半、长收肌和大收肌远端切除
A. CT 显示肉瘤范围；B. 切口设计；C. 切除后瘤床；D. 股薄肌转位；E、F. 标本

【病例4】 股内侧肌、股中间肌、股动静脉和股直肌的相邻缘切除

（1）病例介绍：女性，69 岁。左大腿近端内侧肉瘤术后复发。

（2）再次手术设计：股内侧肌、股中间肌、收肌管和股直肌的相邻缘切除，人造血管移植股薄肌和大收肌转位（图 12-3-11）。

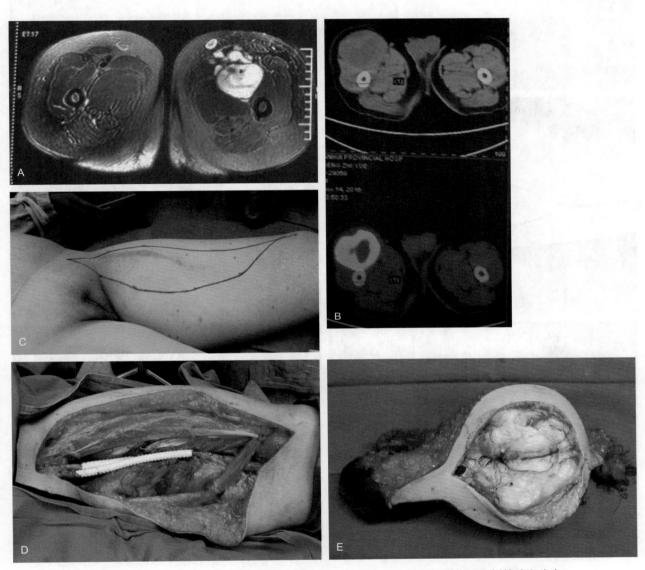

图 12-3-11　伴血管移植的股四头肌内侧半切除，股薄肌和大收肌转位加强内侧伸膝和稳定
A、B. MRI 显示肉瘤来自股内侧肌，突破局部屏障向周围浸润；C. 切口；D. 血管移植；E. 标本

【病例5】 股四头肌内侧半和碟形股骨干骨皮质切除

（1）病例介绍：男性，42 岁。右大腿腺泡状软组织肉瘤局部切除后 1.5 个月，影像提示残留。阅术前影像片显示肉瘤位于股内侧肌和股中间肌内，与股骨干紧密贴附。术后影像检查显示局部大量高信号。

（2）再次手术设计和疗效评价：行股四头肌内侧半和碟形股骨干骨皮质的联合切除，异体骨植骨钢板内固定，缝匠肌和大收肌前移加强伸膝功能。术后随访 1.5 年，无复发，无转移，功能恢复良好（图 12-3-12）。

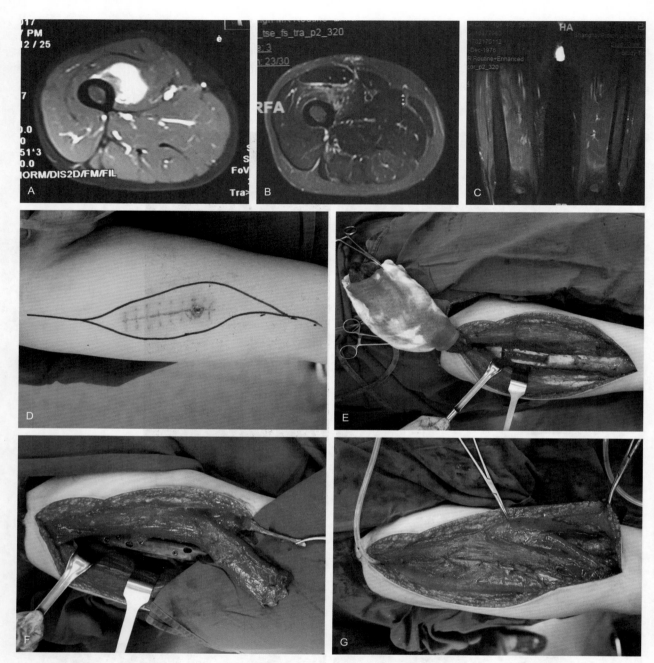

图 12-3-12　股内侧、股中间肌和碟形股骨干骨皮质切除，异体骨植骨钢板内固定，缝匠肌和大收肌前移

A. 术前 MRI 显示肉瘤位于股内侧和股中间肌内与股骨干紧密贴附；B、C. 局部切除术后 MRI 显示肉瘤可疑残留；D. 切口设计；E. 移除标本；F. 植骨和固定后切取缝匠肌和大收肌腱；G. 缝合转位肌腱和关闭股骨区

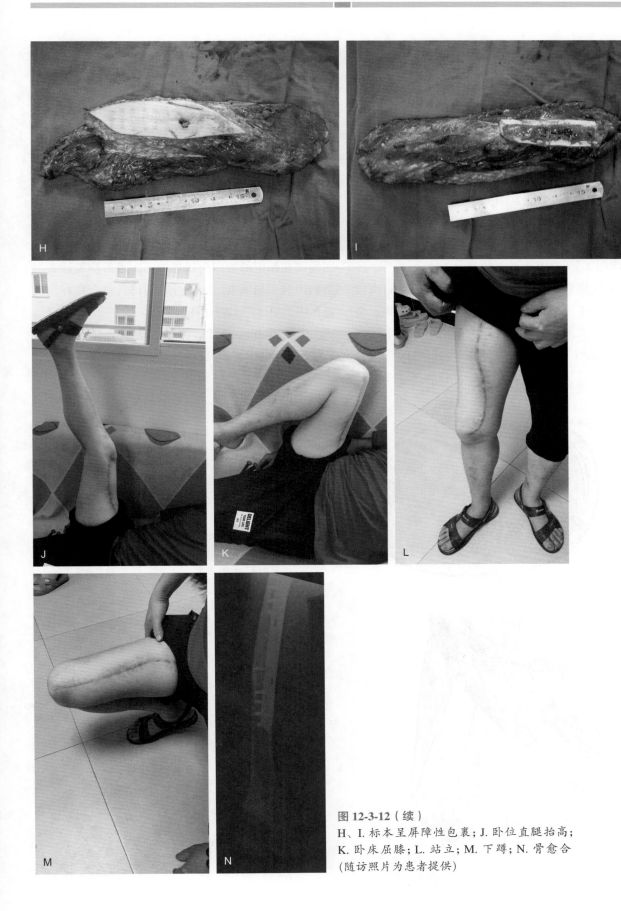

图 12-3-12（续）

H、I. 标本呈屏障性包裹；J. 卧位直腿抬高；
K. 卧床屈膝；L. 站立；M. 下蹲；N. 骨愈合
（随访照片为患者提供）

五、股四头肌全切除

1. 切缘设计　前方的动力肌全部切除包括受累的骨膜和皮肤。缝匠肌无累及时可以保留，重建时可作为伸肌的动力，但要明确是否有营养神经的存在（图 12-3-13）。

2. 修复重建　可选择内收肌和腘绳肌的不同组合重建伸膝功能（图 12-3-14），术后伸直位石膏固定 4~5 周 [8, 9]。

3. 典型病例

【病例 1】　股四头肌全切除术

（1）病例介绍：男性，59 岁。左大腿脂肪肉瘤行 2 次切除手术，术后复发。半年前再次切除，至来诊时呈巨大肿瘤。主体位于大腿的前方，中线内侧缘切口瘢痕 14 cm。影像显示肉瘤以股四头肌为基础外凸性生长，包裹股骨干达股骨粗线的内、外侧唇。股血管投影位于前内侧浅表，未见明显骨累及。再次针吸活检诊断同前。

（2）再次手术设计和疗效评价：术中由肉瘤内侧进入，在股浅血管和股内侧肌间分离，向下切开收肌管保留股浅血管。从远端无瘤区切断股四头肌膝附近的所有止点，向近端掀起，边解离边紧贴粗线钳夹切断肌肉附着和穿支血管。至近段向内、外侧推移，结扎切断旋股内、外侧血管，直至移除标本。切取股薄肌、大收肌和股二头肌转向前方，分别固定在保留的股四头肌扩展部。术后病理诊断为脂肪肉瘤，切缘 R_0。2 个月后随访，愈合良好，功能在恢复中（图 12-3-15）。

大腿前方巨大肉瘤的股四头肌全切除，难点在于股深血管及其分支的处理：①股深动脉在腹股

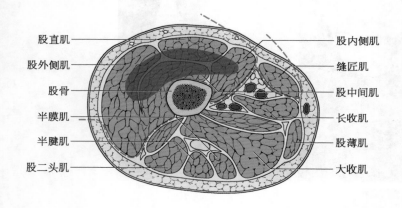

图 12-3-13　股四头肌全切除切缘，缝匠肌无累及时可以保留

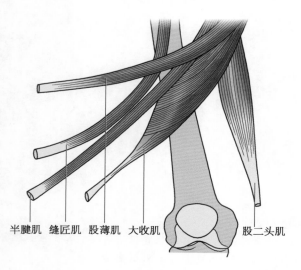

图 12-3-14　可供选择的动力源

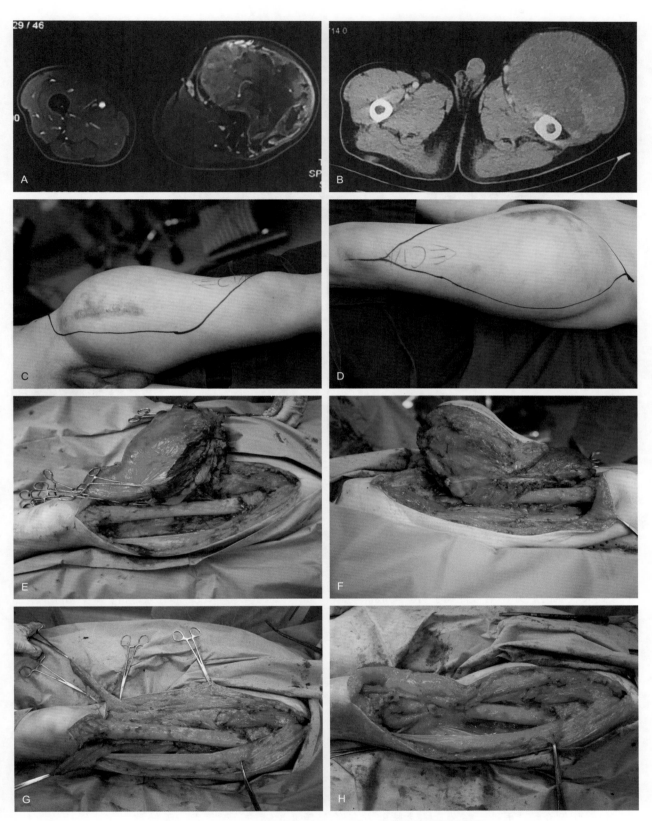

图 12-3-15 股四头肌全切除，股二头、股薄肌和大收肌前移

A、B. MRI 显示肉瘤虽然巨大，但维持在股四头肌界内，股血管在前内侧外缘；C、D. 肉瘤外观和切口设计；E. 外后方已经解离；F. 穿支血管位置；G. 股二头肌、大收肌和股薄肌分离后转向前方；H. 固定、缝合

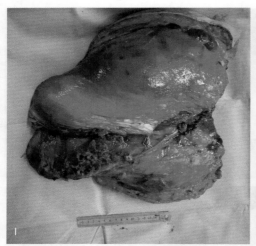
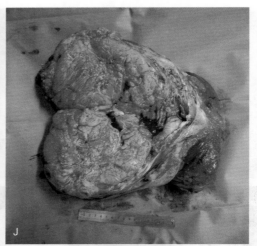
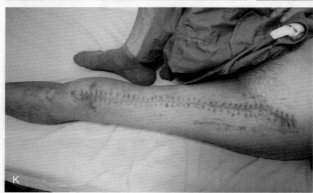
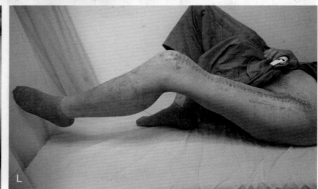

图 12-3-15（续）
I、J. 标本；K. 切口愈合良好；L. 抬腿

沟韧带下方 3~5 cm，由股总动脉分出，在股骨小转子的上方和闭孔外肌的平面向外分出旋股外侧动脉群，向后分出的旋股内侧动脉，穿过股方肌的下缘到大收肌的后方伴坐骨神经下行。②股深动脉继续下行，在臀大肌下缘近股骨止点附近向后分出第一穿动脉，以下陆续分出 2~3 支穿动脉。③穿动脉的特点：与股骨粗线密切，由前穿过全部大收肌股骨干起点附近，向后至诸肌内形成营养枝。血管粗壮，肿瘤巨大时无法直视，容易出血且难以控制。当软组织切除过多时，会影响回流。T4 肉瘤的预后不好，应该提倡早诊和规范治疗，有利于提高疗效 [10]。

【病例 2】 股四头肌全切除术

（1）病例介绍：男性，76 岁。右大腿前方多发性结节，3 个月前曾行肿瘤切除，诊断为纤维肉瘤。

影像显示除了大腿中段前外侧巨大肿瘤外，PET-CT 发现多发瘤节沿股四头肌分布，形成肌内转移，与股骨干密切。MRI 基本排除骨受累。

（2）再次手术设计和疗效评价：术中切除了全部股四头肌、股二头肌、股薄肌和大收肌，分别从内、外侧转向前方，与股四头肌的扩展部残端缝合。术后石膏固定 4 周。随访 9 个月无复发（图 12-3-16）。

【病例 3】 股四头肌全切除术后功能

（1）病例介绍：女性，55 岁。左大腿 UPS 行 4 次手术和 1 次放射治疗后复发。

（2）再次手术设计和疗效评价：股四头肌全部切除，股二头肌、股薄肌和大收肌，重建伸膝功能。术后 1.5 年曾髌骨骨折，行切开复位内固定术，术后 8 年随访，无复发，无转移，屈、伸功能欠佳，其余可以接受（图 12-3-17）。

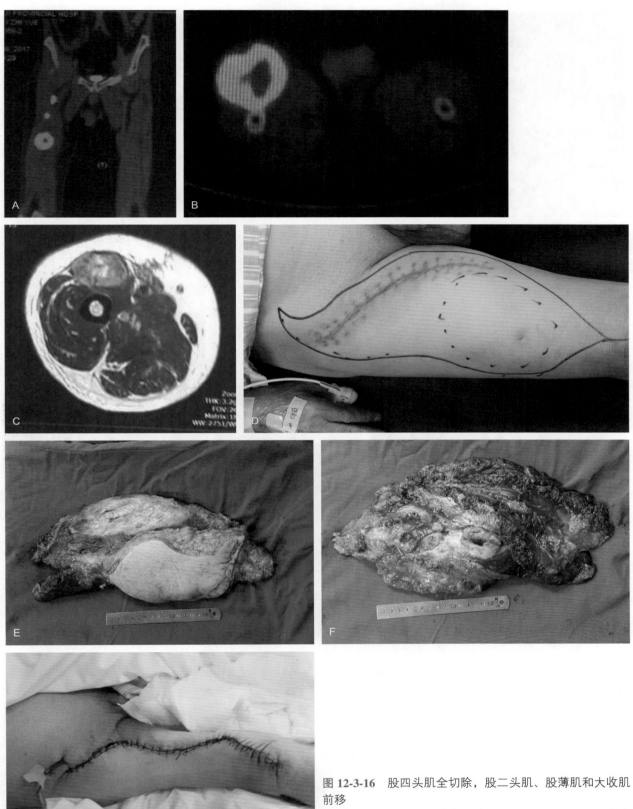

图 12-3-16　股四头肌全切除，股二头肌、股薄肌和大收肌前移

A、B. PET-CT 显示肉瘤复发并肌内转移；C. MRI 显示主瘤体的界限小于 PET-CT；D. 切口设计包括原切口和针吸活检；E. 标本正面；F. 标本剖开，跳跃性瘤灶；G. 切口愈合

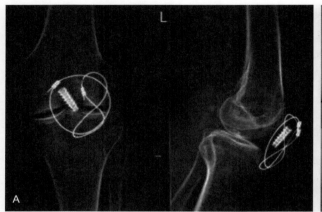
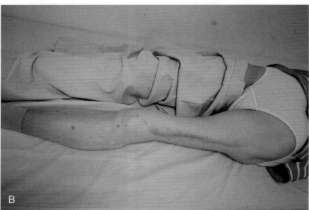
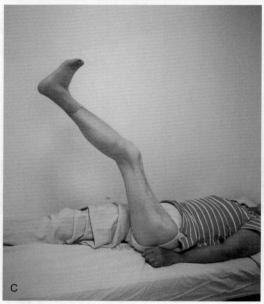
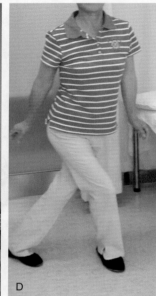
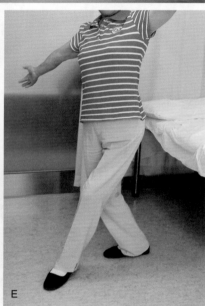

图 12-3-17　股四头肌全切除术后伸膝重建

A. 术后曾髌骨骨折行切开复位内固定术；B. 外侧手术后瘢痕；C. 直腿抬高；D、E. 广场舞姿

六、讨论

1. **股四头肌切除**　成人股四头肌的长度约 40 cm，全切需要贯通全大腿的切口，当肉瘤位于一侧时决心难下。然而部分切除复发率很高，不得不多次手术而致转移，外观也难以接受。

2. **股四头肌的屏障切除**　针对股四头肌解剖特点，对肌内不同部位肉瘤与屏障的关系进行细分，从而设计出屏障切缘，这是真正的外科医师的切缘，不但复发率降了下来，外表也美观。

3. **重建后功能**

（1）外、内侧半间室切除重建：除了肌力稍低，基本伸、屈功能接近正常。

（2）全股四头肌切除：成人重建后膝关节完全，自主伸直困难，但步行及正常生活良好，无明显跛行，患者逐渐适应。

第四节　大腿内侧复发性软组织肉瘤常用手术方式

按照内收肌群的解剖特点和屏障评估，可分成 4 种外科治疗模式，即内收短肌群切除、收肌管段肉瘤切除、全部肌群切除，以及内、后间室交界区切除。

一、内收短肌群切除

1. 相关解剖

（1）内收短肌群：肌肉的止点在股骨干中 1/3 段以上的肌群称短肌群。短肌群包括闭孔外肌、耻骨肌、短收肌和长收肌（图 12-4-1），它们几乎都起于耻骨，止于股骨粗线内侧唇的上 1/2~2/3 段，界限不清，常做肌群切除。

（2）内侧肌间隔：起始于阔筋膜走行于缝匠肌的下方，续接收肌管的内后侧壁。

（3）长收肌：界限清楚，常作为前、内侧间室的分界。

（4）闭孔神经和血管：就 RSTS 而言，闭孔神经和血管多不予考虑。

2. 切缘设计　闭孔缘或者是闭孔外肌的下缘到长收肌的下缘是切缘的上下界，外侧界是股骨干，深面后界在短收肌和耻骨肌的深面，内侧界常指相应的皮肤（图 12-4-2）。

3. 肿瘤切除

（1）患者取仰卧位，健侧腿外旋，长梭形切口，包括受累皮肤全部切除。

（2）由缝匠肌的前内侧缘开始，清扫腹股沟三角，结扎大隐静脉。耻骨枝上切断诸短收肌的起点。从股骨小转子下缘开始，沿股骨粗线向下切断诸止点直到长收肌止点以下，并结扎诸穿支血管后用纱布填塞。切开梭形切口的内缘，沿大收肌的浅面分离，直至全部移除标本。

（3）术中视具体情况可以做必要的调整。

4. 修复重建　内收肌切除后，由于重力的作用，不用重建。

5. 典型病例

【病例 1】　内收短肌群切除

（1）病例介绍：男性，51 岁。左大腿近段内侧恶性神经鞘瘤切除 2 个月后复发。RSTS 约 18 cm × 16 cm，皮肤广泛受累。MRI 提示屏障在长收肌上缘和股四头肌的内缘以及肌肉的起止点。

（2）再次手术设计和疗效分析：保留血管和大收肌，切除其余全部内收肌和收肌管鞘。7 个月后收肌起点部位复发，火针治疗无效。再次切除耻骨至坐骨结节的全部肌肉起点、所有残留肌肉和术后反应区。2 年后患者因直肠癌转移死亡，局部未再复发（图 12-4-3）。

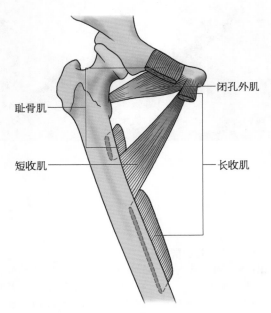

图 12-4-1　内收短肌群

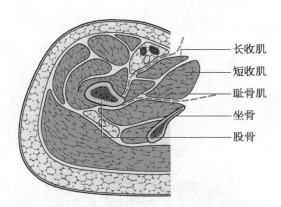

图 12-4-2　股骨小转子平面的耻骨肌、长收肌和短收肌切缘

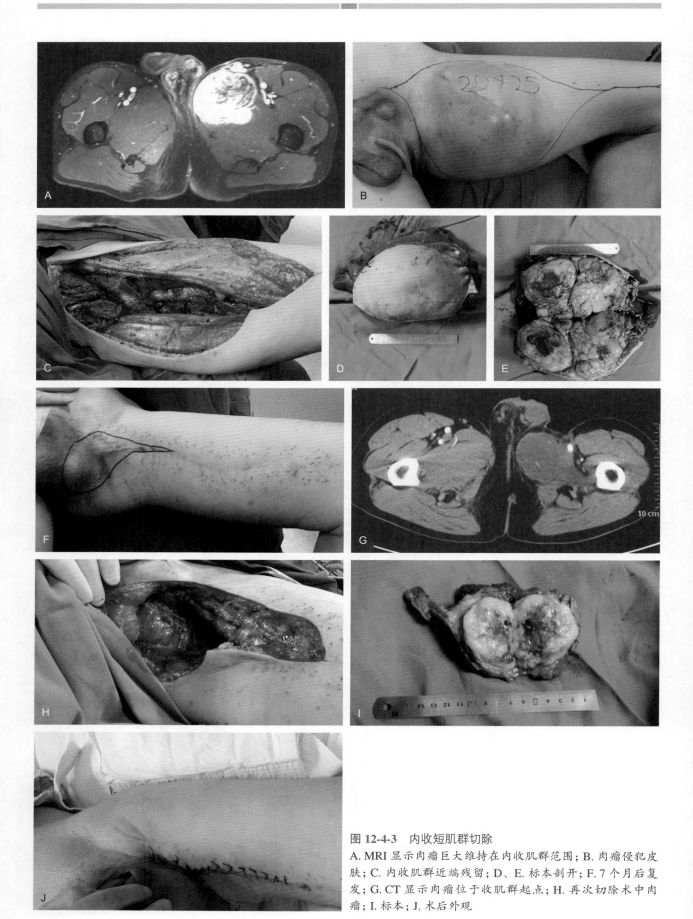

图 12-4-3　内收短肌群切除

A. MRI 显示肉瘤巨大维持在内收肌群范围；B. 肉瘤侵犯皮肤；C. 内收肌群近端残留；D、E. 标本剖开；F. 7 个月后复发；G. CT 显示肉瘤位于收肌群起点；H. 再次切除术中肉瘤；I. 标本；J. 术后外观

二、收肌管段肉瘤切除

1. 相关解剖 收肌管是股内侧肌、长收肌和大收肌演化出的腱板围成的管道，上接股三角的尖端，远端移行向腘窝，长约 10 cm，内有股动静脉和隐神经。

2. 切缘设计 真正原发管内的肉瘤较少，而股内侧肌、长收肌和大收肌的肉瘤常可波及收肌管。酌情可选择部分或全部收肌管切除，管道内受累时应该做包括血管的全收肌管的切除。

3. 肿瘤切除 参见"内收短肌群切除"。

4. 修复重建 人造血管移植为首选，修复股动脉为主。

5. 典型病例

【病例1】 内收短肌群和股血管切除

（1）病例介绍：女性，38岁。右大腿内收短肌群和收肌管纤维肉瘤术后2年复发。

（2）再次手术设计和疗效评价：再次收肌管全切除，人造血管移植术后57个月无复发，下肢功能良好（图12-4-4）。

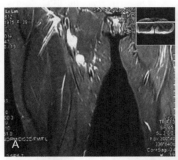
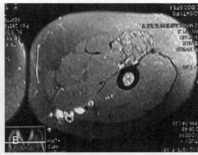

图 12-4-4 内收短肌群和收肌管肉瘤切除
A、B. MRI 显示收肌管肉瘤复发；C. 切口；D. 全部切除股浅动静脉的收肌管；E. 人造血管移植；F. 切口缝合；G. 标本；H. 标本剖开；I. 术后40个月复查无复发转移，下肢血运良好，无明显肿胀

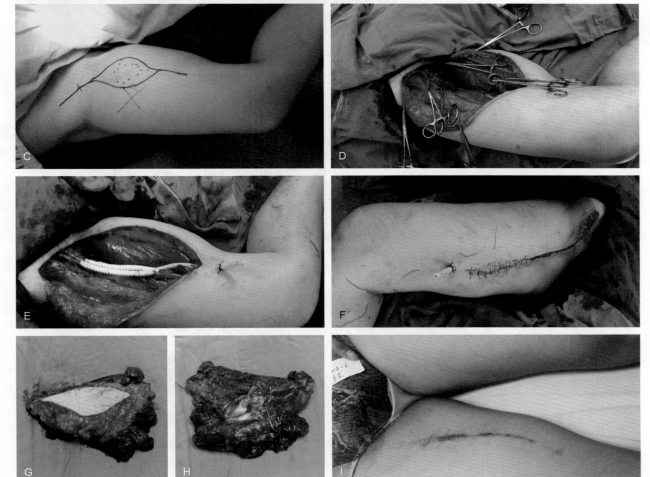

【病例2】　内收短肌群和股血管切除

（1）病例介绍：女性，25 岁。4.5 年前因左大腿中下段内侧滑膜肉瘤局部切除后来诊。阅读影像片提示肉瘤位于内收肌管的下段到进入腘窝之前的区段，累及了长收肌、大收肌、股内侧肌和股中间肌。

（2）再次手术设计：由于肉瘤已被单纯切除，肿瘤性的污染无法估计，遂按照提供的原始影像资料设计屏障切缘。手术中切除了长收肌、大收肌、股内侧肌、部分股中间肌、收肌管和相应阶段的股动静脉。人造血管移植重建了股动静脉，浅层的股薄肌止点转位加强内侧的伸膝力量。术后病理报告显示切缘全部阴性，下肢功能恢复如正常。术后 53 个月发现切口中段有饱满感，1 个月后肿块增大，PET-CT 证实肉瘤复发。复发瘤位置在原位稍高，侵及的范围不但涉及肌肉、血管，还侵犯了股骨段。再次切除时仅保留了股外侧肌，股直肌、股中间肌、转位的股薄肌和残留的缝匠肌、相应的骨段和血管同时切除（人工血管已闭锁）。人工骨段置入重建股骨的连续，将股外侧肌向内侧包裹缝合到腘绳肌，查远端血供良好，关闭切口，在进一步随访中。

（3）疗效分析和经验：分析复发的原因，可能是前次切缘的近端股骨粗线附近，由于体位的关系切除不到位，加之免疫力下降所致。远端骨皮质不规则是人工血管刺激所致的骨质增生，而非骨破坏，带环的人工血管已经嵌入骨内，局部无肉瘤发现（图 12-4-5）。

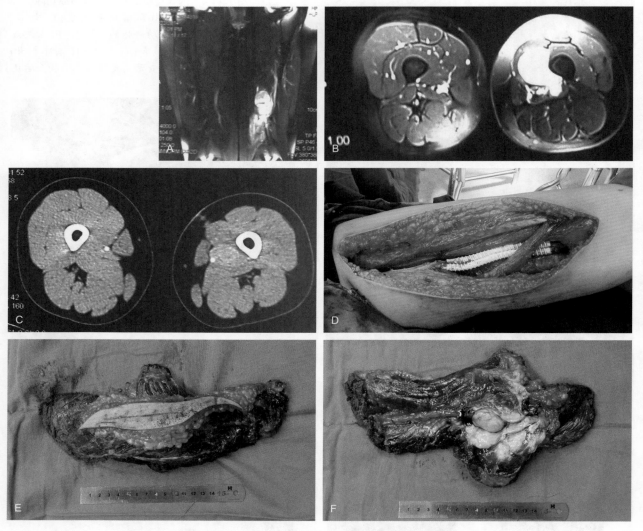

图 12-4-5　股内侧半间室和收肌管切除后复发，包括骨段的整块切除和修复

A、B. MRI 显示股中间肌肉瘤侵犯收肌管；C. CT 瘢痕显示原切口经由股中间肌；D. 术中做包括股浅动静脉、内侧半的股中间肌和股内侧肌内切除，以及人造血管移植；E、F. 切除标本

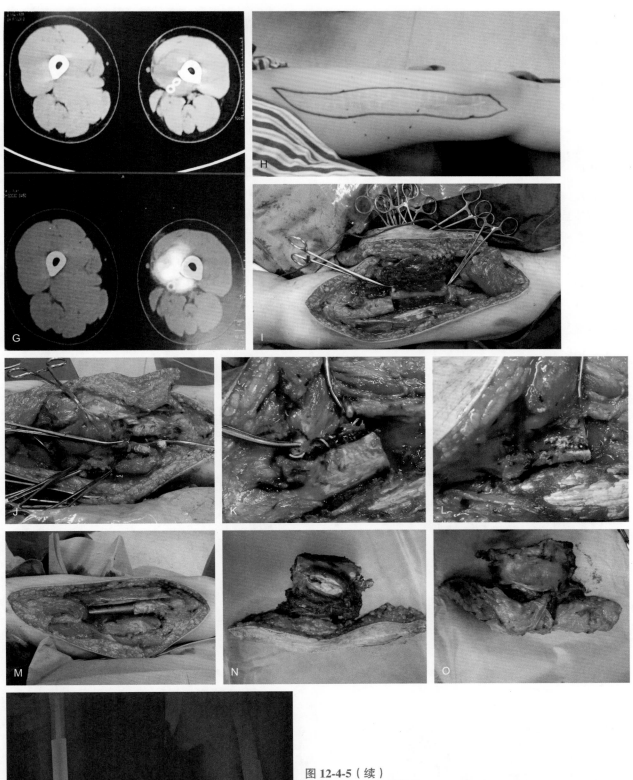

图 12-4-5（续）

G. PET-CT 显示血管、股中间肌和相邻骨侵犯；H. 切口设计；
I. 受累骨段截除；J~L. 人造血管远端已经闭锁，围绕血管增生
的骨质坚硬，无肉瘤侵犯；M. 人工骨段假体置入；N. 标本见
复发肉瘤贴骨；O. 切缘理想；P. 术后 X 线片显示假体远端的内
侧，股骨干粗糙的骨增生影是人工血管的刺激所致，而非肉瘤
侵犯

6. 讨论

（1）变截肢为保肢：四肢的肉瘤当累及血管和神经时，常作为截肢的适应证。应用屏障切缘理念，经过对主要受累区的具体分析，只要能筛选出屏障切缘，不管是肌性、骨性还是血管性，都可以保肢。抓住大多数肉瘤的早中期以复发为主、转移相对较晚的特点，术中严格执行屏障原则，复发的机会会明显降低。大多数患者仍有相当长的收益时间段。

（2）修复重建技术是保障：肉瘤科医师的修复重建技术应作为必备的入门条件。收肌管的切除难点主要在于血管的处理，术前要仔细研读影像资料，确定屏障切缘，特别是血管的情况，手术前做好充分的准备[11]。人工血管的应用既节省了时间又减少了并发症，仍以短期的训练为好。静脉修复与否应视局部软组织切除的范围而定，切除范围广，估计

微循环破坏严重，回流严重不足时要及时修复。

三、大收肌 RSTS 的切除

1. 相关解剖　大收肌的肌腹宽阔而肥厚，起于坐骨结节的前缘，止于股骨粗线的内侧唇和内侧髁。大收肌是内侧和后方结构的真正屏障（图 12-4-6）。所谓的小收肌一般指近端部分，但界限不清，常作为一块肌肉看待。大收肌血供丰富，还承载着对局部侧支循环的补充。当需要切除全内收肌群时，由于微循环的广泛崩溃，可能导致大腿后方坏死，应该做好截肢的准备。

2. 切缘设计　当肉瘤位于肌肉中间时，单纯切除大收肌及其腱板部分即可；当近端内收肌群肉瘤仅累及大收肌时，可以保留后方一层或全部切除（图 12-4-7）。

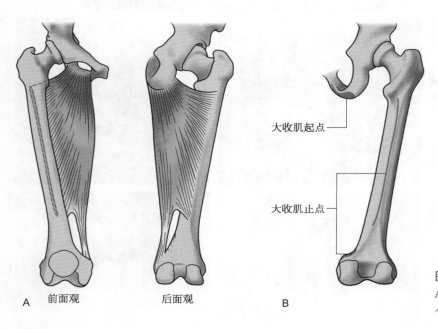

大收肌起点

大收肌止点

A　前面观　　　　后面观　　　　B

图 12-4-6　大收肌的解剖结构
A. 大收肌的肌腹宽阔；B. 大收肌的三个附丽

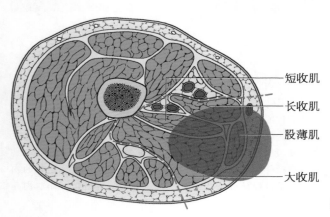

短收肌

长收肌

股薄肌

大收肌

图 12-4-7　内收肌群全切除范围

3. 肿瘤切除　患者取仰卧位，健侧腿臀垫高。前方从探查收肌管开始，后方从大收肌的深面分离，直至全部肌群切除。

4. 典型病例

【病例 1】　全部内收肌群切除

（1）病例介绍：男性，49 岁。左大腿近端内侧 UPS 手术切除 + 植入放射性粒子。术后 9 个月复发。表面皮肤炎性反应。

（2）再次手术设计：影像资料提示肉瘤位于大收肌，周围有大量的粒子和炎性反应影。围绕肉瘤的所有残留内收肌全部切除（包括大收肌），保留血管。1 年后随访无复发，无转移（图 12-4-8）。

（3）疗效分析和经验：企图应用放射性粒子控制不理想切缘很难获益。然而却使再次外科治疗难度加大。保留股动静脉的收肌群切除对远端血供无影响。

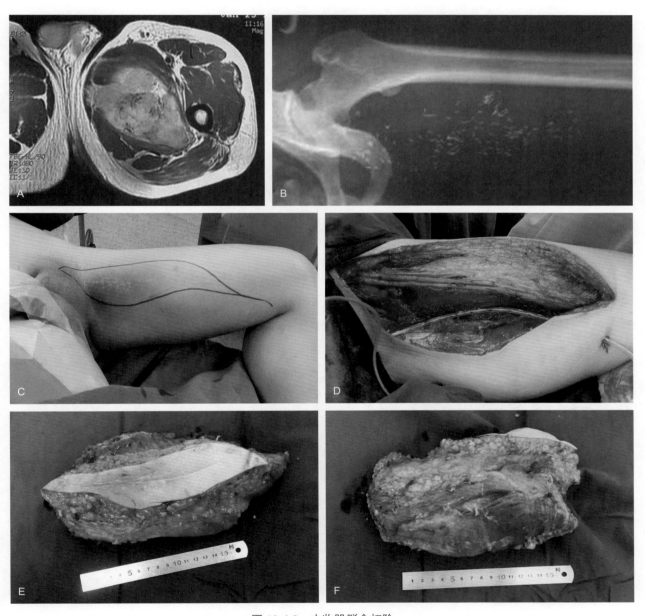

图 12-4-8　内收肌群全切除

A. MRI 显示 RSTS 位于收肌群；B. 大量粒子被植入；C. 大腿的近段内侧放射性反应；D. 切除收肌群；E、F. 标本

第十二章

四、内、后间室交界区切除

1. 解剖结构屏障

（1）近段：大收肌的近段后部分与半腱肌和半膜肌关系密切，之间肌间隔大多不明显（图12-4-9）。肌肉的近端都起于闭孔的坐骨缘，暴露和切除困难。

（2）远段：主要指收肌管出口以下到腘窝。

2. 切缘设计

（1）近段：当肉瘤位于肌群中间时，酌情做内收肌群、半腱肌和半膜肌完整切除。

（2）远段：常包括股血管的切除。

3. 肿瘤切除

（1）近段：患侧活腿和膀胱结石位并向健侧20°倾斜，健侧伸直在术区外。从股三角的内侧壁开始解剖前方，股骨小转子和髂腰肌腱是切缘的底，后方半腱肌和半膜肌的外缘是后外切缘，采用会师法保留股血管和坐骨神经，起点的闭孔缘的切除非常重要。

（2）近段：短的内收肌常可以保留。

4. 典型病例

【病例1】 近端内、后间室交界区肉瘤切除

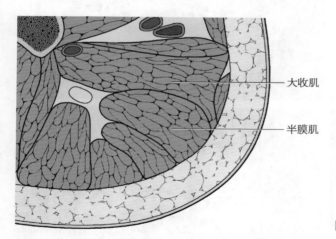

图 12-4-9　大收肌和半膜肌关系密切

（1）病例介绍：女性，43岁。3年前左大腿内侧近段肿物切检诊断为UPS，之后给予ADM和IFO为主的化学治疗有一定缩小后来院手术。术前读片确定肉瘤位于近端内收短肌群内，给予内收肌近段屏障切除，术后清洁切缘13处均为阴性。

（2）再次手术设计和疗效分析：33个月后复发，影像显示复发灶在内、后间室的交界区原位稍近端，前方未超出内收肌群的前缘，后内侧紧贴半膜肌和半腱肌的近段。MRI显示肉瘤被收肌群、半腱肌和半膜肌包裹，长轴可见卫星结节，由此切缘确定。再次做残留的内收肌群的全部和后内侧半间室的全切除，保留股血管和坐骨神经。术后复查MRI显示切缘到位（图12-4-10）。

【病例2】 大腿中段以下后内侧和股血管切除

（1）病例介绍：女性，33岁。右大腿后内侧UPS，2次手术+1次放射治疗后复发。肿块位于大腿中下1/3内后方，局部皮肤放射治疗后改变。MRI显示肉瘤位于内、后间室交界区，与股血管关系密切。

（2）再次手术设计和疗效分析：做包括血管的股内侧肌、半腱肌和半膜肌的全切除，人造血管移植。随访5年，无复发，无转移，肿胀不明显，功能恢复良好（图12-4-11）。

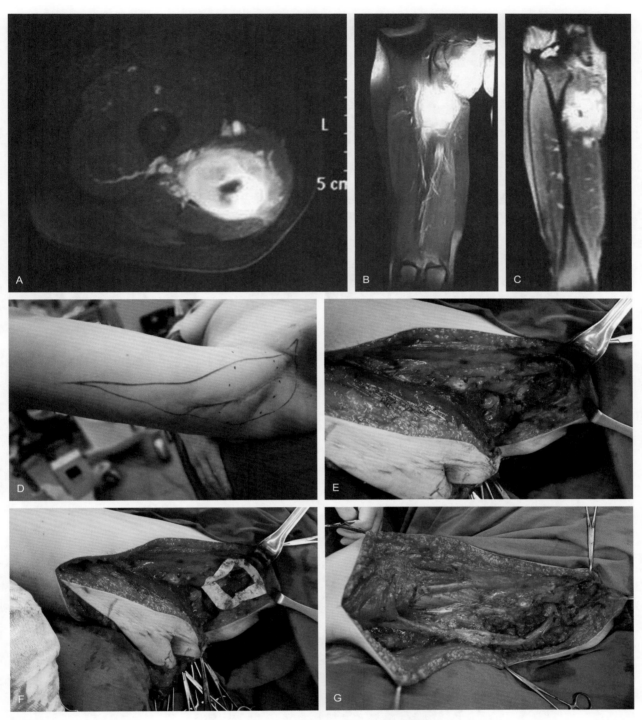

图 12-4-10 近端内、后间室交界区肉瘤切除

A. MRI 轴位显示 RSTS 位于残留的收肌群、半膜肌和半腱肌间；B. 冠状位显示股骨干后方肉瘤范围；C. 冠状位显示收肌内卫星结节，由此切缘即可清楚的划定：全部的内收肌、半膜肌和半腱肌；D. 大腿的近段内侧放射性反应；E. 收肌群和腘绳肌内侧半从闭孔起点切除；F. 纸环标识的是闭孔；G. 标本移除

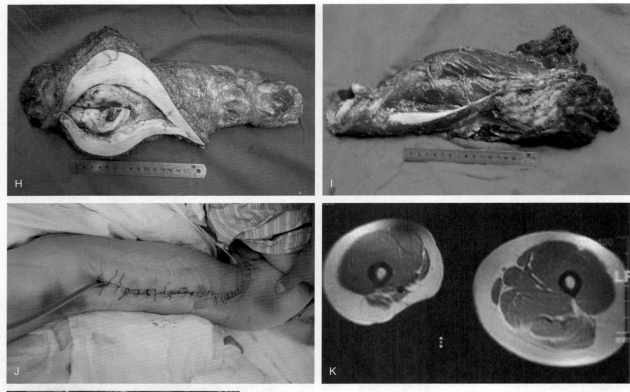

第十一章

图 12-4-10（续）

H. 标本剖开；I. 标本切缘；J. 切口缝合；K. 手术后复查 MRI，轴位显示内收肌群、半腱肌和半膜肌消失；L. 轻度外旋冠状位显示保留的股内侧肌界面

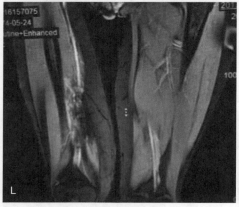

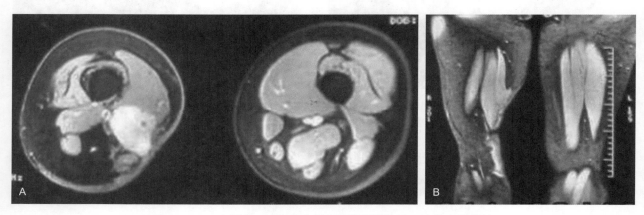

图 12-4-11　大腿内、后间室交界区远段屏障切除，人造血管移植

A、B. MRI 显示肉瘤位于收肌群远段，与股内侧肌、半膜肌、半腱肌关系密切

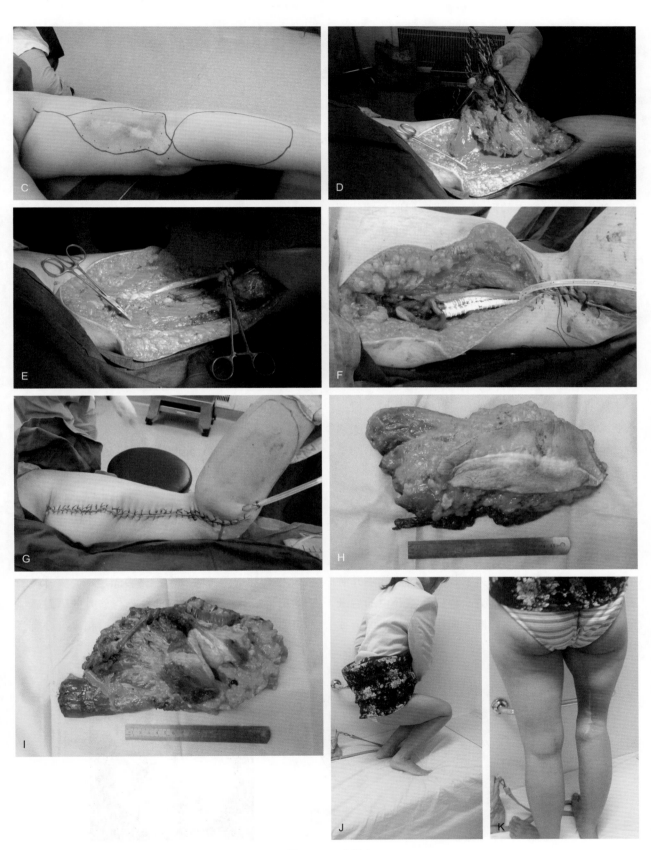

图 12-4-11（续）

C. 切除设计，拟腓肠肌皮瓣修复；D. 屏障切除；E. 保留坐骨神经，显示血管的断端；F. 移植血管；G. 切口直接闭合；H、I. 标本和标本剖开；J. 术后 5 年随访，下蹲；K. 站立

第五节 大腿后方复发性软组织肉瘤外科治疗

一、解剖结构屏障

大腿后内侧和外侧肌间隔后方区域也称为后侧间室，股二头肌、半腱肌和半膜肌及坐骨神经走行其中。坐骨神经在中段以下分成腓总神经和胫神经。股深动脉以穿支的形式，在大收肌股骨粗线附近穿向后，营养后方组织。后方结构可分为三部分：股二头肌、半腱肌和半膜肌组和坐骨神经。因肉瘤累及的差异，可有不同组合的切除模式（图12-5-1）。

二、切缘设计

当肉瘤位于任一肌肉中间时，酌情可以单纯切除半腱肌或半膜肌等，肉瘤位于中线外侧时，股二头肌常需要长头和短头一同切除。当坐骨神经受累时，可做外膜切除或灭活处理。全部受累的后间室切除非不得已而为之。

三、肿瘤切除

患者取俯卧位或侧俯卧位，患肢垫高健侧腿。从梭形切口的内侧切开深入，找到内后肌间隔并游离半膜肌和半腱肌的内前方。外侧在髂胫束的后缘分离股二头肌，起止点切断，向中间会师，保留或切除坐骨神经。

四、修复重建

坐骨神经切除后，应做踝关节固定。

五、术式选择

1. 保留坐骨神经

【病例1】 保留坐骨神经的三肌切除

（1）病例介绍：女性，19 岁。右大腿后方中段腺泡状软组织肉瘤术后 1 个月。局部瘤节 10 cm × 10 cm，影像显示腘绳肌间的囊实行肿物。探查见肉瘤侵犯 2 组肌肉，坐骨神经被压在深面。

（2）再次手术设计和疗效评价：后方三肌全切除，保留坐骨神经。术后随访 4.5 年，功能正常，无复发和转移（图 12-5-2）。

【病例2】 保留坐骨神经的腘绳肌和腘窝切除

（1）病例介绍：女性，26 岁。右大腿后方和腘窝两处恶性纤维母细胞瘤，曾做 2 次切除手术，6 个月后再次复发。

（2）再次手术设计和疗效评价：保留坐骨神经的腘绳肌和腘窝切除后，随访 1 年，无复发和转移（图 12-5-3）。

2. 切除坐骨神经联合踝关节固定术　坐骨神经切除后形成连枷足，步行拖地和与前方的障碍碰撞不可避免。经过踝关节固定，前足抬起步行会有肯定的改善[12]。

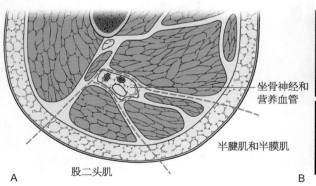
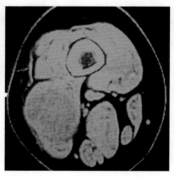

坐骨神经和营养血管

半腱肌和半膜肌

A 股二头肌

B

图 12-5-1

A. 不同组合的切缘；B. 单肌切除即可

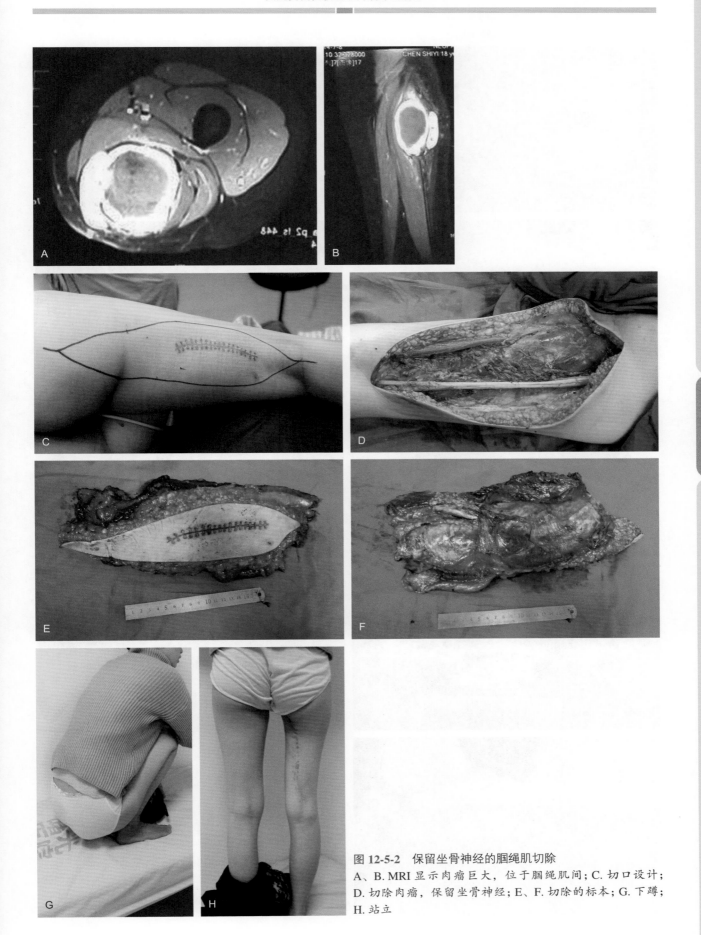

图 12-5-2　保留坐骨神经的腘绳肌切除

A、B. MRI 显示肉瘤巨大，位于腘绳肌间；C. 切口设计；
D. 切除肉瘤，保留坐骨神经；E、F. 切除的标本；G. 下蹲；
H. 站立

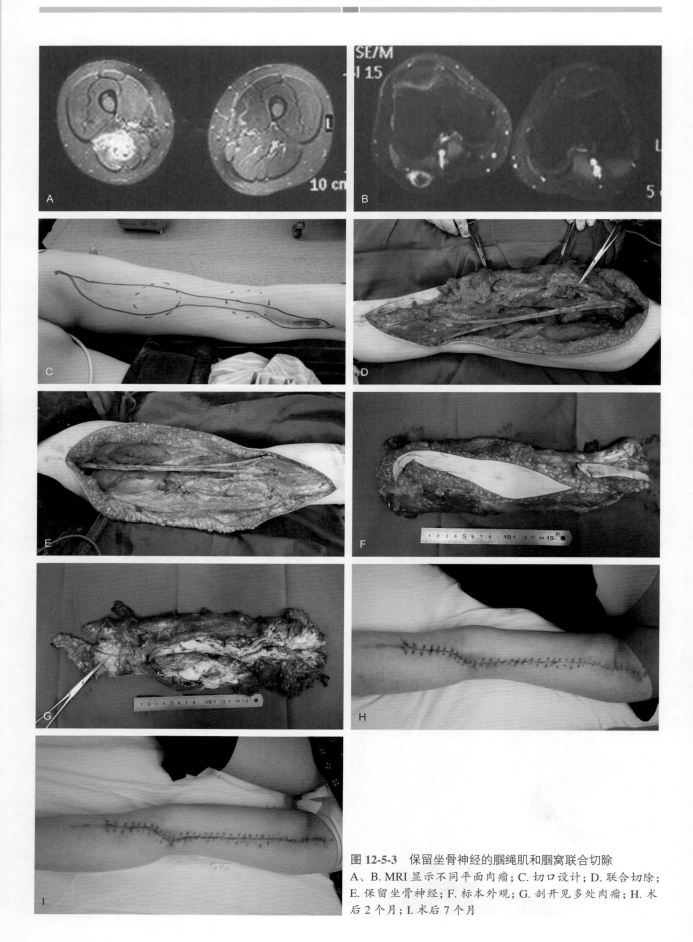

图 12-5-3　保留坐骨神经的腘绳肌和腘窝联合切除
A、B. MRI 显示不同平面肉瘤；C. 切口设计；D. 联合切除；
E. 保留坐骨神经；F. 标本外观；G. 剖开见多处肉瘤；H. 术
后 2 个月；I. 术后 7 个月

【病例1】 切除坐骨神经＋踝关节固定术

（1）病例介绍：女性，80岁。右大腿后方梭形细胞肉瘤，3次手术后复发。影像显示后间室全部被肿瘤占据，皮肤受累。

（2）再次手术设计和疗效评价：做大腿后半的全部切除包括坐骨神经，同时踝关节固定。术后随访1年，无复发和转移，步行可（12-5-4）。

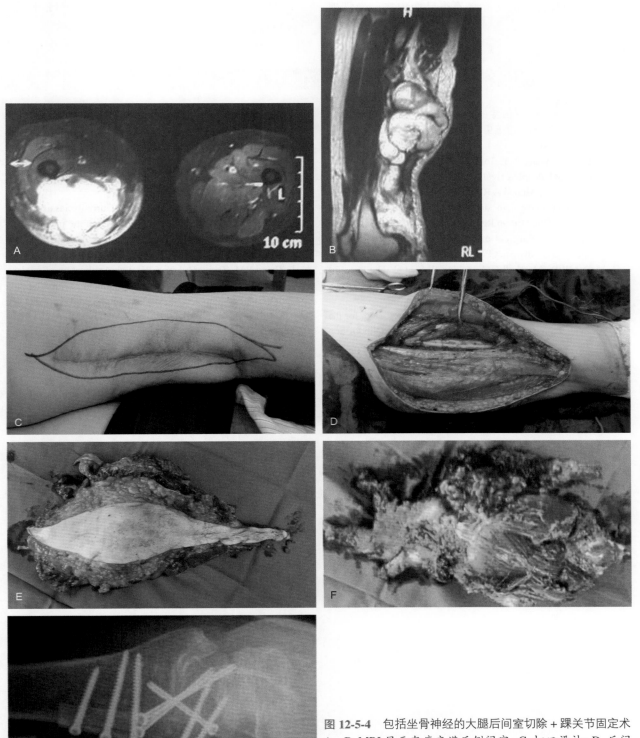

图 12-5-4　包括坐骨神经的大腿后间室切除＋踝关节固定术
A、B. MRI 显示肉瘤充满后侧间室；C. 切口设计；D. 后间室切除股骨干外露；E、F. 标本两面；G. X 线片显示自体腓骨单纯螺丝钉踝关节固定

3. 讨论

（1）坐骨神经以保留为首选。当肉瘤仅以贴附、侵犯外模等形式出现时，要保留坐骨神经，局部可做些化学处理。

（2）坐骨神经的切除是不得已而为之。坐骨神经切除后，除了大腿后内侧，膝以下的肌肉也全部麻痹，将造成严重的功能障碍。对于多次复发的患者如能控制复发，仍然优于高位截肢，患者相对愿意接受[13]。踝关节固定可以稳定足，有利于步行。

（张如明）

参考文献

[1] 穆雷·布伦南，罗伯特·梅基.软组织肉瘤诊疗学[M].陆维祺，周宇红，侯英勇，译.天津：天津科技翻译出版有限公司，2015.

[2] Duan K C, Wang Z Y, Tong X J. Color atlas of systematic anatomy[M]. People's Health Publishing House, 2013.

[3] Kawaguchi N, Ahmed A R, Matsumoto S, et al. The concept of curative margin in surgery for bone and soft tissue sarcoma[J]. Clin Orthop Relat Res, 2004, (419): 165-172.

[4] Batsakis J G. Surgical excision margins: a pathologist's perspective[J]. Adv Anat Pathol, 1999, 6(3): 140-148.

[5] Virkus W W, Marshall D, Enneking W F, et al. The effect of contaminated surgical margins revisited[J]. Clin Orthop Relat Res, 2002, (397): 89-94.

[6] Enneking W F, Spanier S S, Goodman M A. A system for the surgical staging of musculoskeletal sarcoma[J]. Clin Orthop Relat Res, 2003, (415): 4-18.

[7] Matsumoto S, Kawaguchi N, Manabe J, et al. Surgical treatment for bone and soft tissue sarcoma[J] .Gan To Kagaku Ryoho, 2004, 31(9): 1314-1318.

[8] Zhang R M, Sun J, Wei X E, et al. Reconstruction of defects with the posterior femoral fasciocutaneous flap after resection of malignant tumours of the femoral greater trochanter, sacrococcygeal region and knee[J]. JPRAS, 2009, 62: 221-229.

[9] 张如明.软组织肉瘤现代外科治疗[M].2版.天津：天津科学技术出版社，2010.

[10] De Vita A, Mercatali L, Recine F. Current classification, treatment options, and new perspectives in the management of adipocytic sarcomas[J]. Oncotargets & Therapy, 2016, 9 (4): 6233-6246.

[11] Zhang RM, Zhang H, Liu Y W, et al. Application of modern imaging diagnosis in the surgical treatment of vascular soft tissue sarcoma in recivists[J]. Chinese cancer clinic, 2004, 31 (24): 1407-1411.

[12] Jones K B, Ferguson P C, Deheshi B. Complete femoral nerve resection with soft tissue sarcoma: functional outcomes[J]. Annals of Surgical Oncology, 2010, 17 (2): 401-406.

[13] Wolf R E, Enneking W F. The staging and surgery of musculoskeletal neoplasms[J]. Orthop Clin North Am, 1996, 27(3): 473-481.

下篇

第十三章
膝－腘－小腿近段复发性软组织肉瘤外科治疗

膝部周围不是 STS 的高发区，但由于 RSTS 为间室外属性和皮包骨的结构，另外鉴于负重关节的动力传导和稳定性的需要，成为低发病部位的高复发区。

第一节　相关解剖基础

一、区域范围

以膝关节线为中心，股骨髁上、髌骨上缘 5 cm 左右平面，到腘肌 / 胫骨上 1/2 为本章讨论的范围。前方包括全部的伸膝装置和后方的腘窝构成。虽然骨关节位于中心位置，然而本章讨论的重点是四周的软组织（图 13-1-1），图中小腿中段的虚线表示肉瘤的下届是动态的。

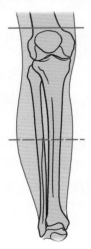

图 13-1-1　膝－腘－小腿近段范围

二、解剖特点

就肉瘤而言，膝关节线上、下 20 cm 区段可以分为两部分：四方柱体的侧、前方髌骨和胫骨结节，两侧肌腱、腱膜和侧副韧带，以及后方的菱形窝[1]。

1. 髌骨　髌骨是人体最大的籽骨，大约占据了膝部周径的前 1/4，被包围在肌腱和腱膜中。前方至周围附着的肌腱和腱膜包括：上方的股四头肌腱、下方的髌韧带和内外侧的支持带（分别止于胫骨的内外髁）使髌骨漂浮在股骨髁间窝中，理想的状态是不偏不倚。

2. 膝关节两侧　两侧由肌腱、腱膜、侧副韧带和关节囊等致密的结缔组织构成，各占 1/4。这些结构不但与稳定至关重要，一旦切除，骨和关节的裸露将无法避免（图 13-1-2）。髌骨和这些致密结缔组织是阻挡肉瘤向深层侵犯的有效屏障，然而就广度和厚度而言，总显不足。

3. 后 1/4

（1）菱形区：股二头肌、半腱肌、半膜肌和腓肠肌内外侧头在膝关节后方围成的菱形区称腘窝。

下篇

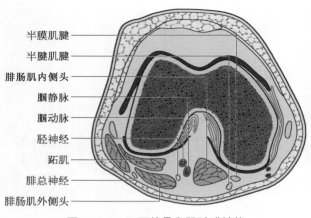

图 13-1-2　三面的骨和肌腱膜结构

半膜肌腱
半腱肌腱
腓肠肌内侧头
腘静脉
腘动脉
胫神经
跖肌
腓总神经
腓肠肌外侧头

由内到外分别有腘动脉、腘静脉、胫神经和腓总神经穿过，在腘肌下缘腘动脉、腘静脉和胫神经穿入比目鱼肌腱弓，腘动脉、腘静脉分出胫前支经上胫腓关节的下方 1.0 cm 左右穿向胫前。腘窝内重要结构复杂而集中，阻碍 R_0 切缘的获得（图 13-1-3）。

（2）神经和血管：坐骨神经从梨状肌下缘入大腿，下行并逐渐分为胫神经和腓总神经。在大收肌裂孔的下方，腘动脉和腘静脉穿入腘窝，伴行胫神经的内侧，沿后中线下行。腓总神经向外侧分出后，紧贴股二头肌、腱内侧缘下行，出腘窝绕经腓骨颈的外前方入小腿，随即分为胫前神经和胫后神经（图 13-1-4）。

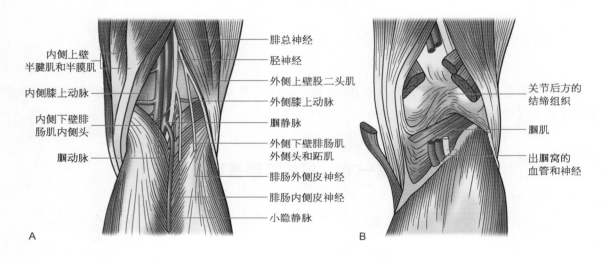

内侧上壁
半腱肌和半膜肌
内侧膝上动脉
内侧下壁腓肠肌内侧头
腘动脉

腓总神经
胫神经
外侧上壁股二头肌
外侧膝上动脉
腘静脉
外侧下壁腓肠肌外侧头和跖肌
腓肠外侧皮神经
腓肠内侧皮神经
小隐静脉

A

关节后方的结缔组织
腘肌
出腘窝的血管和神经

B

图 13-1-3　腘窝
A. 四壁（半膜肌、半腱肌，股二头肌和腓肠肌内外侧头）、神经和血管；B. 腘窝的深面

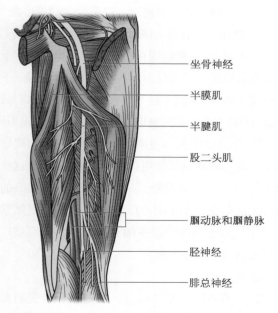

坐骨神经
半膜肌
半腱肌
股二头肌
腘动脉和腘静脉
胫神经
腓总神经

图 13-1-4　坐骨神经总成和收肌裂空的血管

三、功能特点

（1）膝关节是全身最重要的屈戍关节，是完成生理功能不可或缺的结构。在设计外科治疗方案时要通盘考虑，拒绝膝关节固定。

（2）稳定是膝关节另一个要求，本身缺乏动力性稳定，屏障切除使得静力性稳定遭到破坏，重建一个稳定的运动关节困难重重。应用现代的材料和技术直到人工关节的置换，迂回空间大增。

（3）屏障切除后膝部的裸露是多见的，皮瓣或肌皮瓣修复无法替代，它既是静的覆盖，又是功能之必需，之后的个体化病例介绍会一目了然。

第二节　膝前方复发性软组织肉瘤外科治疗

一、保留髌骨髌腱结构的肉瘤切除

1. **解剖结构屏障**　髌骨前方以皮肤和皮下组织为主，股四头肌延续过来的腱膜样组织和髌骨两侧筋膜覆盖表面，与骨膜密集在一起很难分出层次，但总体具有屏障作用（图 13-2-1）。

2. **切缘设计**　根据皮肤侵犯的程度，画出肉瘤的切口，无骨侵犯时，深面的切缘可在骨膜下，可包括支持带的切除。必要时包括胫骨前方的骨皮质。

3. **肿瘤切除**　患者取仰卧 / 健侧腿位，大腿近端止血带。从髌骨近端骨膜下开始切除，完成远端和两侧的全部切除，必要时切除髌骨的骨皮质。

4. **修复重建**

（1）伸膝功能重建：骨性的或其他的动力重建。

（2）创面覆盖：随意皮瓣或各种带蒂皮瓣为首选。

5. **典型病例**

【病例 1】　保留髌骨的髌前 UPS 屏障切除，缝匠肌皮瓣转位

（1）病例介绍：女性，49 岁。3 年前右髌骨前方外伤后结节逐渐增大。曾拟切除未成功而改为切检诊断 UPS。肉瘤呈外突状，暗紫红色受累皮肤伴破溃，约 9 cm×7 cm×4 cm，髌骨下极骨皮质无侵犯。

（2）再次手术设计和疗效评价：屏障切除范围包括皮肤、周围软组织和部分髌骨骨皮质。取同侧缝匠肌皮瓣转位覆盖创面。愈合后化学治疗。随访

1 年，无复发和转移（13-2-2）。

二、髌韧带为中心的肉瘤切除

1. **相关解剖**　髌韧带起于髌骨下极，止于胫骨结节，成人长约 5 cm，无明显的鞘膜结构。深面有滑液囊以减轻与胫骨上缘的摩擦，是人体除跟腱之外另一粗大的索状韧带。

2. **切缘设计**　以肉瘤为中心，瘤外 3 cm 软组织切缘，深达骨皮质。在无骨侵犯的情况下，髌韧带在胫骨和髌骨的起止点，双侧半月板的前缘，整体的髌下脂肪垫和前方一定范围的皮肤一并在切除之列。必要时可以向外扩展至双侧髌骨支持带、胫骨前肌近端和鹅足。当出现骨侵犯时，不除外大块骨、关节切除。

3. **肿瘤切除**　患者取仰卧 / 健侧腿位，大腿近端止血带。髌骨下极骨膜下开始切除韧带的起点、全部的髌下脂肪垫、半月板横韧带，胫骨近端前方骨膜下切除相应的软组织，直至胫骨结节切断止点。

4. **修复重建**　重建髌腱，常用方法包括自体肌腱转位、异体肌腱移植等，皮瓣修复创面。

5. **典型病例**

【病例 1】　髌腱切除，股薄肌和半腱肌重建髌腱，V-Y 皮瓣关闭创面

（1）病例介绍：女性，42 岁。右髌韧带肿物切除后确诊为透明细胞肉瘤，来诊时为术后 2 个月。术前无影像资料，自诉术前肿物约 3 cm×3 cm。影像提示髌韧带前、后方的结构混乱，与皮肤关系密切。屏障切除包括 8 cm×7 cm 的皮肤，髌韧带和脂肪垫等后髌骨下方和胫骨近端骨外露。

（2）重建髌腱的手术方法：①切开 V-Y 皮瓣的上缘，游离股薄肌和半腱肌腱的下部分并切断近端，从创区抽出并游离到止点。由二腱止点附近的胫骨内髁向胫骨结节的髌腱止点钻孔，引出二腱。在髌骨下极横行钻孔，半腱肌腱穿过与股薄肌腱形成襻式固定。②切开 V-Y 皮瓣近端的全部皮肤，皮下层向创区游离贯通。伸膝位下拉皮瓣闭合创面。伸直位石膏固定 6 周。随访 2 年，无复发和转移，功能正常（图 13-2-3）。

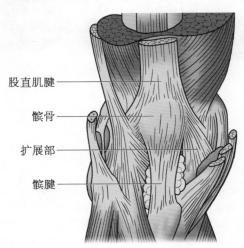

股直肌腱

髌骨

扩展部

髌腱

图 13-2-1　髌骨及其四周的致密结缔组织

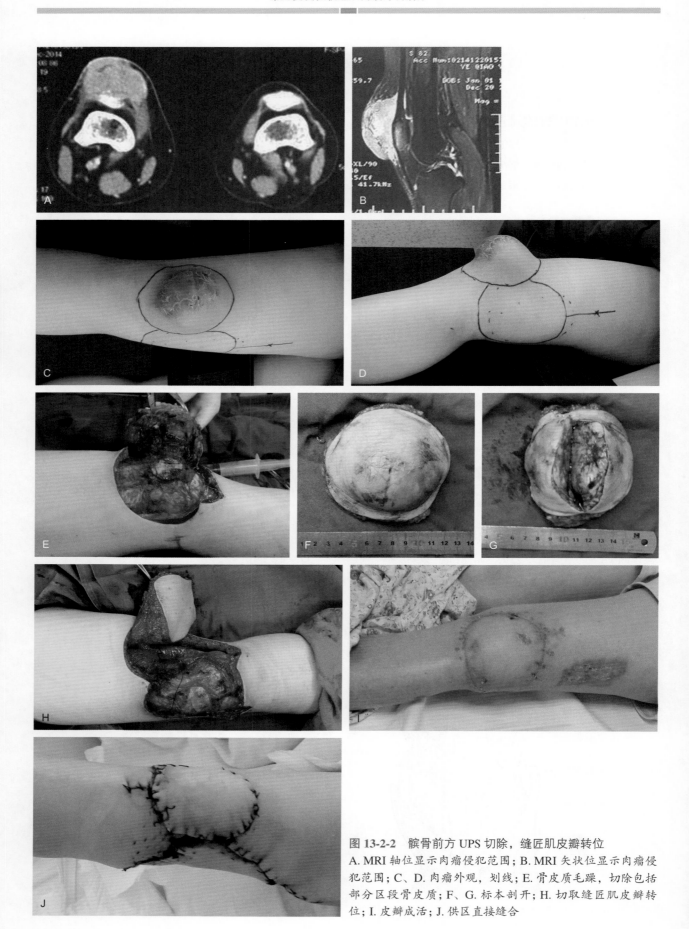

图 13-2-2 髌骨前方 UPS 切除，缝匠肌皮瓣转位
A. MRI 轴位显示肉瘤侵犯范围；B. MRI 矢状位显示肉瘤侵犯范围；C、D. 肉瘤外观，划线；E. 骨皮质毛躁，切除包括部分区段骨皮质；F、G. 标本剖开；H. 切取缝匠肌皮瓣转位；I. 皮瓣成活；J. 供区直接缝合

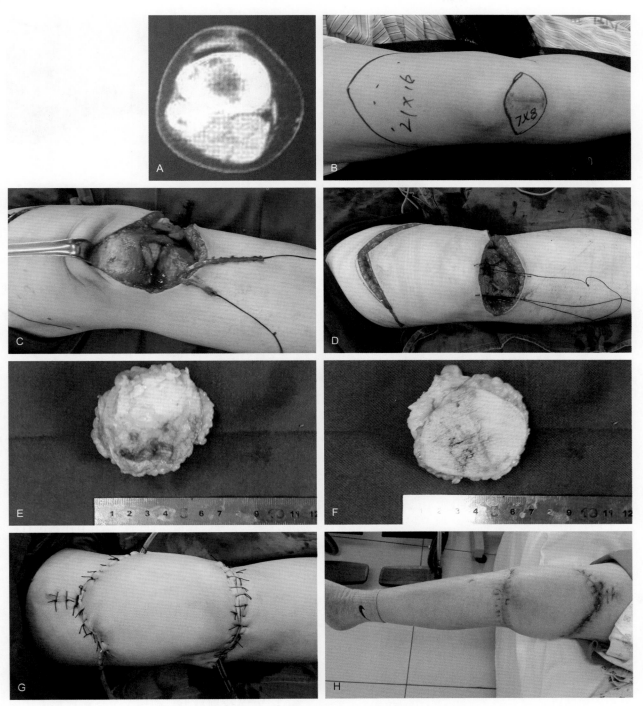

图 13-2-3　髌韧带切除，半腱肌和股薄肌腱重建髌腱，V-Y 皮瓣成形术

A. CT 显示髌腱浅、深面影像混乱；B. 外观；C. 肿瘤切除后，半腱肌和股薄肌腱转向前方；D. 转位肌腱在胫骨结节和髌骨之间固定，游离皮瓣；E、F. 标本；G. 皮瓣缝合；H. 拆石膏后 2 周

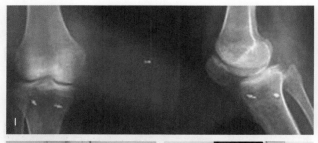

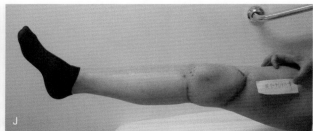

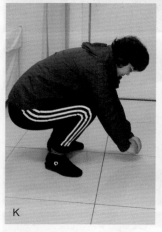

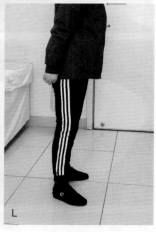

图 13-2-3（续）

I. X 线片显示隧道铆钉位置；J. 术后 2 年随访，膝关节伸展；K. 下蹲；L. 站立及行走接近正常

三、全伸膝装置肉瘤的切除

1. 功能解剖　髌骨周围承载着肌性和腱性的多种组织附着，是动力和稳定的重要中转。

2. 切缘设计　髌骨为中心确定肉瘤界限，3 cm 以上的软组织切缘。

3. 肿瘤切除　按照设计切线完成切除，包括髌骨及其周围的所有肌、腱、韧带和关节囊等。选择适宜方法重建伸膝功能。

4. 修复重建

（1）股四头肌骨性止点重建：肉瘤性的髌骨切除后，既有股四头肌的远端缺损，又有止点缺失，同时两侧的稳定性也受到影像。股二头肌蒂腓骨段转位效果确切。

（2）创面覆盖：以肌皮瓣为首选。

5. 典型病例

【病例 1】　髌骨屏障切除，带股二头肌蒂腓骨段移位重建伸膝功能，腓肠肌外侧头肌皮瓣转位

（1）病例介绍：女性，64 岁。左髌骨前方复发性平滑肌肉瘤累及皮肤，反复破溃，MRI 显示全髌骨破坏。

（2）再次手术设计和疗效评价：行包括全髌骨

及其周围结构的屏障切除，切取股二头肌蒂腓骨近端段约 10 cm，向前方转位，在胫骨结节上部开槽并将腓骨段插入胫骨髓腔直到股二头肌的止点与原始髌腱高度相仿，单纯螺丝钉固定。股四头肌的游离端与转位来的股二头肌在膝关节伸直位缝合。腓肠肌外侧头皮瓣转位覆盖创面，膝关节伸直位石膏固定 6~8 周。术后切口一期愈合，拆石膏后功能锻炼。随访 2.5 年，无复发，无转移，转位骨愈合，伸膝 140°，屈膝近正常，步行无障碍，患者满意（图 13-2-4）。

四、讨论

1. V-Y 皮瓣成形　利用 V-Y 皮瓣成形方法闭合膝前创面，适宜而简单，成功率 100%。但要注意以下细节：①皮瓣要足够宽。②皮下游离在一个平面。③操作轻柔，锐性解剖减少液化，避免淤积感染[2]。

2. 股二头肌蒂腓骨段优势和不足

（1）增加局部骨量：肉瘤反复复发导致下肢废用，局部骨质疏松非常明显。带股二头肌的腓骨是活骨移植，不但愈合快，还改善了胫骨的血供。

（2）增加股四头肌的肌力：转位的股二头肌不但为

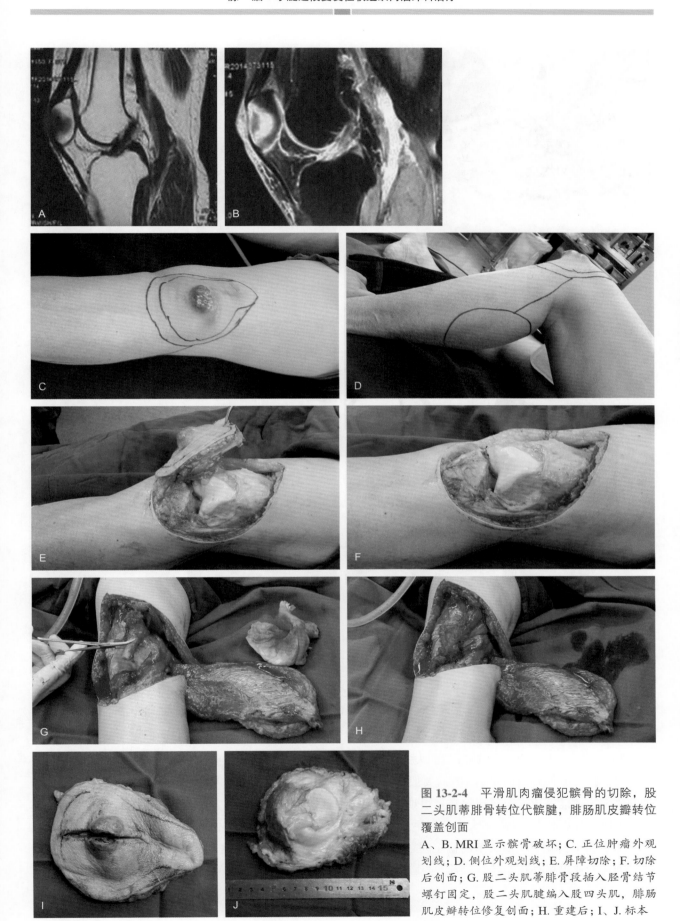

图 13-2-4 平滑肌肉瘤侵犯髌骨的切除，股二头肌蒂腓骨转位代髌腱，腓肠肌皮瓣转位覆盖创面

A、B. MRI 显示髌骨破坏；C. 正位肿瘤外观划线；D. 侧位外观划线；E. 屏障切除；F. 切除后创面；G. 股二头肌蒂腓骨段插入胫骨结节螺钉固定，股二头肌腱编入股四头肌，腓肠肌皮瓣转位修复创面；H. 重建后；I、J. 标本

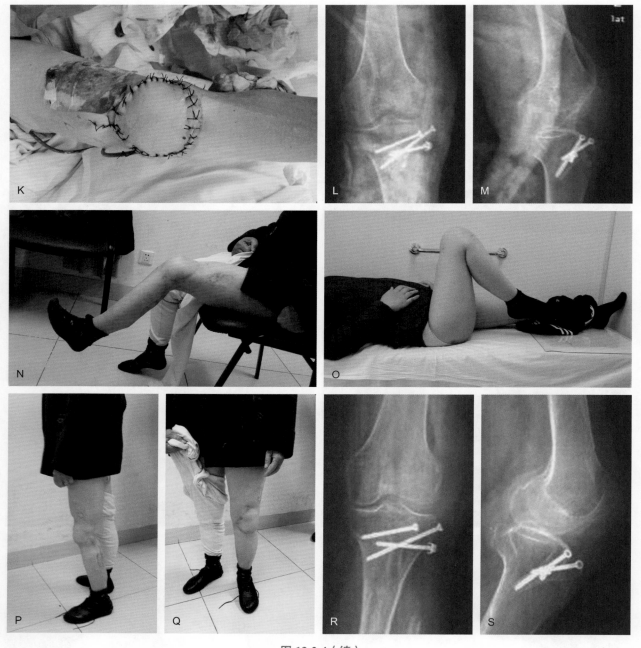

图 13-2-4（续）

K. 肌皮瓣成活；L、M. 腓骨瓣固定；N. 伸膝达 140°；O. 屈膝正常；P、Q. 站立和行走；R、S. 完全骨性愈合

股四头肌提供了骨性止点，还增加了股四头肌的力量。

（3）膝关节伸直位的最后 10° 需要股四头肌强大的收缩力才能完成，肉瘤切除修复很难达到。但是终末伸直对基本功能影响不大，求全并无必要。

3. 膝关节的稳定　膝关节的稳定问题，STS 专业与创伤专业思路存在差异。后者关心膝关节的多个方向的稳定，比照的是正常人。而前者是在保肢的情况下，恢复基本的负重、行走，以及屈、伸功能，且无痛足矣。多例带腓骨头的腓骨切取后，并未发现膝关节外侧不稳定[3, 4]。

4. 髌韧带重建　髌韧带缺失重建目前缺乏更理想的方法，完成膝关节的终末伸直还需努力。

第三节　膝侧方复发性软组织肉瘤外科治疗

一、膝内侧复发肉瘤的治疗

1. 解剖结构屏障　股动静脉在大收肌腱下方穿入腘窝，复发肉瘤局部时有粘连。内侧副韧带及其周围结构既是膝内侧稳定的结构，也是屏障，包括下方的鹅足（图 13-3-1）。

2. 切缘设计　以肉瘤为中心画出基线，向外 3 cm 的皮肤切缘线。内侧副韧带和鹅足常作为底部的屏障在切除之列。

3. 肿瘤切除

（1）体位：以选择切、修方便为原则，健侧腿、对侧臀下垫高、侧俯卧位等均可选择。大腿近端止血带。

（2）切除：多从前缘切开，深入到切缘基底，直至全部切除。股动静脉分离不清时，从腘窝内后缘的正常组织开始向前分离更方便，可以切除全部鹅足组织。

4. 修复重建

（1）膝关节侧方的稳定：侧副韧带切除后，交叉韧带和半月板完好时稳定性部分存在，有条件时一期重建，后期酌情再修复也可以。

（2）创面覆盖：经常需要皮瓣修复。

5. 典型病例

【病例 1】　膝内侧黏液性纤维肉瘤切除，内侧副韧带重建，腓肠肌内侧头肌皮瓣转位

（1）病例介绍：男性，68 岁。左膝内侧肿物发现后 7 个月切除，病理诊断为黏液性纤维肉瘤，切缘阳性。来院时为术后 1 个月。阅读术前 MRI，显示肉瘤位于膝关节内侧紧贴关节间隙和关节上、下骨，全身未见转移。

（2）再次手术设计和疗效评价：拟瘤床切除包括周围皮肤和胫股关节前面的所有软组织，重建内侧副韧带，腓肠肌内侧头肌皮瓣转位覆盖创面，术后病理报告诊断为肉瘤残留，切缘阴性。3 个月后出现同侧腹股沟淋巴结肿大，在术区和区域淋巴结间也触及一个 3 cm×3 cm 的结节，诊断区域淋巴结转移。再次做了扩大的清扫术，术后病理报告提示两处均见黏液性纤维肉瘤淋巴结转移。3 个月后随访无复发，功能恢复良好（图 13-3-2）。

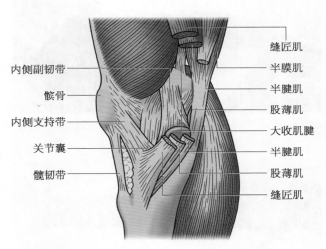

缝匠肌
内侧副韧带
半膜肌
髌骨
半腱肌
内侧支持带
股薄肌
关节囊
大收肌腱
髌韧带
半腱肌
股薄肌
缝匠肌

图 13-3-1　膝关节内侧的致密结缔组织

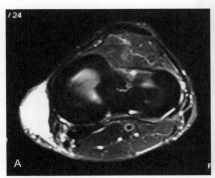
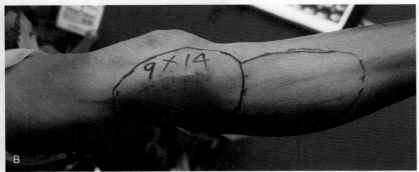

图 13-3-2　右膝前内侧黏液性纤维肉瘤切除，内侧副韧带重建，腓肠肌内侧头皮瓣转位
A. MRI 显示膝关节内侧肉瘤与骨关节紧贴；B. 切口设计

下篇

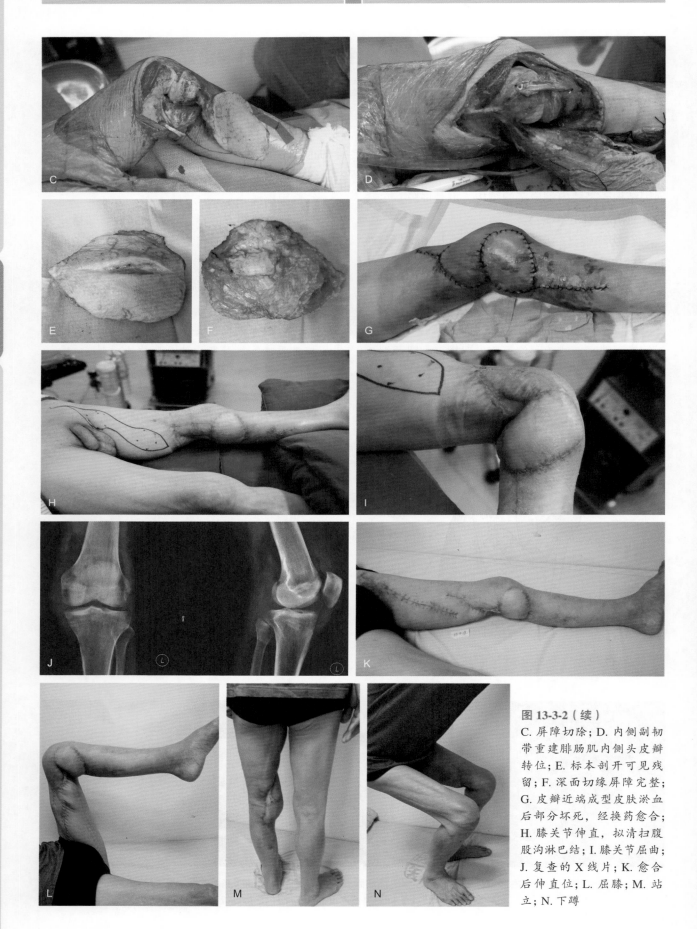

图 13-3-2（续）
C. 屏障切除；D. 内侧副韧
带重建腓肠肌内侧头皮瓣
转位；E. 标本剖开可见残
留；F. 深面切缘屏障完整；
G. 皮瓣近端成型皮肤淤血
后部分坏死，经换药愈合；
H. 膝关节伸直，拟清扫腹
股沟淋巴结；I. 膝关节屈曲；
J. 复查的 X 线片；K. 愈合
后伸直位；L. 屈膝；M. 站
立；N. 下蹲

【病例2】 膝内侧巨大肉瘤切除，内侧副韧带重建，腓肠肌内侧头肌皮瓣和近端皮肤的 V-Y 成形

（1）病例介绍：女性，51 岁。右膝内侧纤维肉瘤行 4 次手术和 2 次放射治疗后复发。肿瘤多结节、破溃、结痂，需切除的范围为 25 cm × 25 cm，包括股骨内髁骨膜、部分骨皮质和内侧副韧带等。

（2）再次手术设计和疗效评价：切断半腱肌腱的近端，保留止点，重建内侧副韧带。腓肠肌内侧头肌皮瓣和近端的 V-Y 成形修复创面，供区皮片移植。皮瓣和皮片全部成活。2.5 年后复发，步态正常（图 13-3-3）。

【病例3】 胫骨内侧髁隆突性皮肤纤维肉瘤切除到截肢

（1）病例介绍：男性，25 岁。右膝内侧隆突性皮肤纤维肉瘤，一年内行 2 次手术和 1 次放射治疗，而后复发并逐渐增大。胫骨近端内侧贴骨瘢痕瘤节，胫骨内髁骨侵犯。

（2）再次手术设计和疗效评价：做胫骨的碟形切除（包括周围的软组织），切除的皮肤范围为 17 cm × 11 cm。自体腓骨段和钢板螺丝钉固定修复骨缺损。腓肠肌内侧头肌皮瓣修复创面，供区皮片移植。皮瓣和皮片全部成活。7 个月后近端螺钉松动外露，局部钢板螺钉取出愈合。随访 13 个月无复发且无转移，功能恢复良好。30 个月后胫骨内侧复发（中间曾经靶向治疗[5-7]），大块切除人工关节置换。3 个月后创面远端和小腿中段再次复发，腹壁转移（图 13-3-4）。再次腹壁瘤节切除、腹股沟清扫和大腿上 1/3 截肢，在随访中。

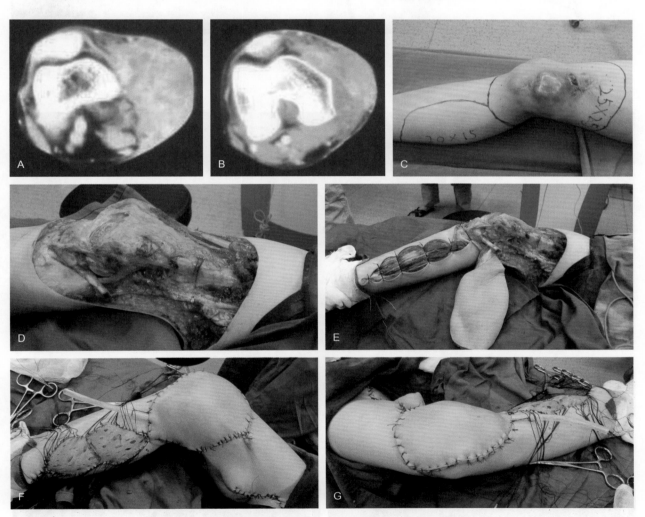

图 13-3-3 右膝前内侧肉瘤切除腓肠肌皮瓣转位和皮肤成形术

A、B. MRI 显示膝关节内侧肉瘤累及广泛，与股骨内髁和副韧带紧贴；C. 多结节、破溃；D. 屏障切除；E. 切取皮瓣 20 cm × 15 cm，重建内侧副韧带；F. 创面全部关闭；G. 供区植皮

下
篇

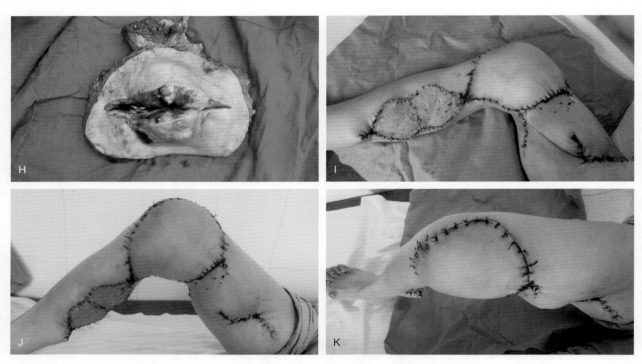

图 13-3-3（续）

H. 标本剖开；I~K. 术后 9 天皮瓣和皮片全部成活

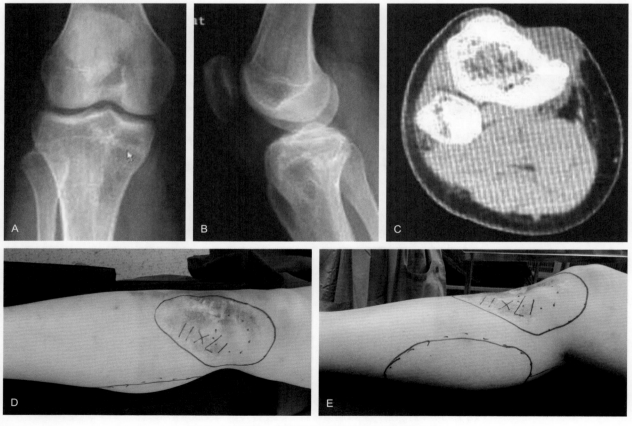

图 13-3-4　膝内侧隆突性皮肤纤维肉瘤系列治疗

A、B. X 线片可见胫骨内髁溶骨性改变；C. CT 显示胫骨前内侧肉瘤复发伴胫骨侵犯；D、E. 皮肤受累和划线

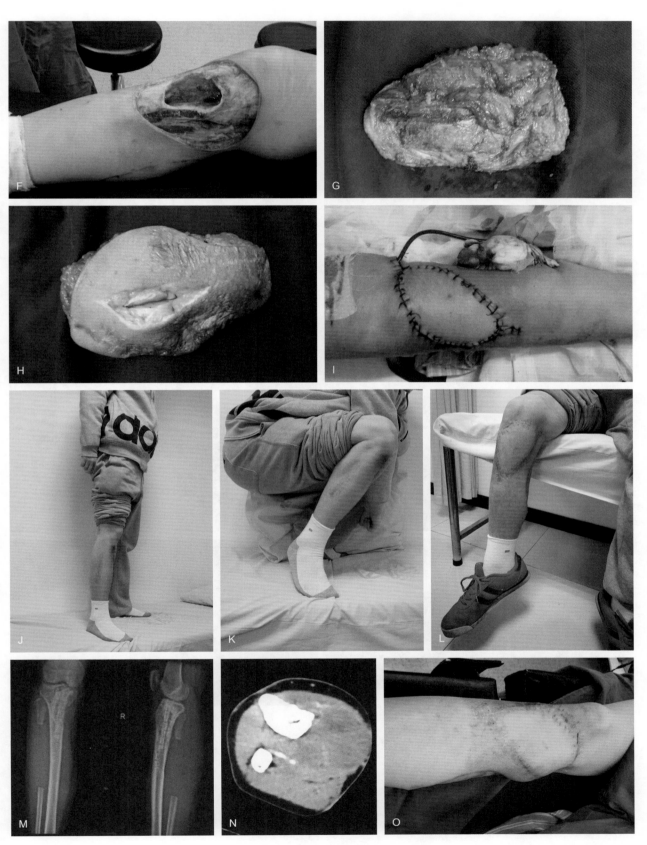

图 13-3-4（续）

F. 大块切除后；G、H. 标本剖开展现复发肉瘤；I. 皮瓣成活；J. 站立；K. 下蹲；L. 坐位，膝自然下垂；M. 骨愈合良好；N. CT 显示 30 个月后内侧复发；O. 瘤体位于胫骨近端内后方

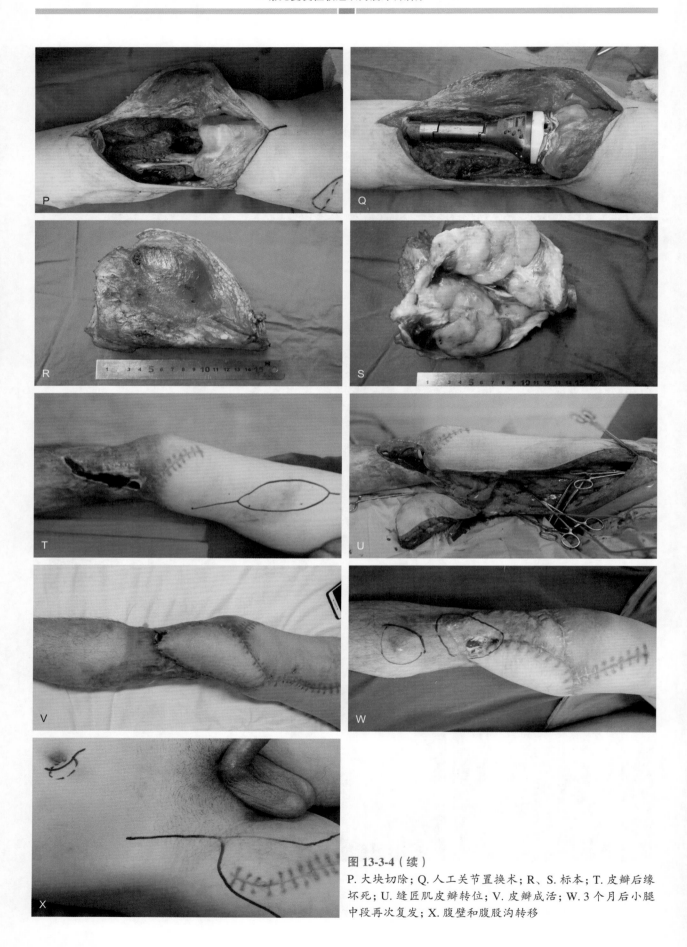

图 13-3-4（续）
P. 大块切除；Q. 人工关节置换术；R、S. 标本；T. 皮瓣后缘坏死；U. 缝匠肌皮瓣转位；V. 皮瓣成活；W. 3 个月后小腿中段再次复发；X. 腹壁和腹股沟转移

6. 讨论

（1）特殊类型隆突性皮肤纤维肉瘤值得关注。隆突性皮肤纤维肉瘤复发后有向深部组织发展的趋势，后果严重。值得思考的是：复发后深部侵犯的原因是什么？放射治疗是否有必要？骨侵犯与放射治疗有关吗？伊马替尼（格列卫）的靶向治疗有效，但停药后即复发该如何评价？后续治疗如何进行？可能一时很难说清楚。

（2）创伤性修复是个非常复杂的问题[8-10]，膝部周围肉瘤切除后多有应用，个性化方案的设计和成功的实施需要相关基础知识的学习，强化临床技能培训，逐渐达到一定的专业水平。

二、膝外侧复发肉瘤治疗

1. 解剖结构屏障　腓总神经贴股二头肌腱内侧下行，股二头肌远端有胫骨外侧髁和腓骨头两个止点，深面有腓侧副韧带张于股骨髁和腓骨头间。在股二头肌和髌骨外侧支持带间还有强壮的髂胫束抵止。几乎全部是致密的结缔组织，屏障作用完善（图 13-3-5）。

2. 切缘设计　以肉瘤为中心的 3 cm 皮肤为切缘，深面的结缔组织为屏障基底，外髁无骨破坏时可以保留外侧副韧带，否则全部切除。

3. 肿瘤切除　摇摆侧卧位 / 健侧腿，大腿近端止血带。基本同内侧切除，注意保护腓总神经。

4. 修复重建　外侧稳定可以后期处理，创面经常需要皮瓣修复。

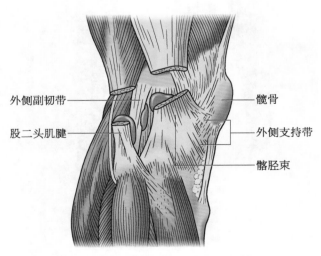

图 13-3-5　膝关节外侧浅、深层的致密结缔组织

外侧副韧带
股二头肌腱
髌骨
外侧支持带
髂胫束

5. 典型病例

【病例 1】　膝外侧肉瘤切除，股后逆行皮瓣转位

（1）病例介绍：女性，56 岁。左膝外侧肌纤维母细胞肉瘤术后复发。

（2）再次手术设计和疗效评价：肿瘤切缘 17 cm × 13 cm，包括阔筋膜、股外侧肌、膝关节囊、股四头肌扩展部和皮肤的切除。股后逆行皮瓣转位，供区直接缝合。术后 2 周皮瓣全部成活，供区一期愈合[11]。随访 2 年，无复发，无转移（图 13-3-6）。

【病例 2】　膝外侧纤维肉瘤屏障切除，股二头肌腱转位重建外侧副韧带，腓肠肌外侧头皮瓣转位供区皮片移植

（1）病例介绍：男性，67 岁。左膝外侧黏液性纤维肉瘤 4 年间 3 次手术和 3 次放射治疗，反复破溃复发。

（2）再次手术设计和疗效评价：切除股外侧肌和包裹股骨髁的所有软组织，保留关节囊，皮肤切除范围 25 cm × 15 cm，股二头肌转位重建外侧稳定和伸膝，22 cm × 15 cm 的腓肠肌外侧头肌皮瓣转位，供区皮片移植。一期成活，随访 2 年，无复发，无转移，功能恢复良好（图 13-3-7）。

【病例 3】　膝下外侧肉瘤屏障切除，股后皮瓣逆行转位

（1）病例介绍：女性，57 岁。右小腿近端后外侧 UPS，2 年内 2 次切除和 2 次复发，末次复发间期 3 个月。

（2）再次手术设计和疗效评价：局部的反复取皮和植皮，至同侧大腿大量瘢痕。屏障切除包括皮肤和皮下软组织。取逆行股后皮瓣转位修复创面。随访 11 个月再次复发，截肢（图 13-3-8）。

【病例 4】　左膝外侧滑膜肉瘤屏障切除，侧副韧带重建，股后皮瓣逆行转位

（1）病例介绍：男性，28 岁。左膝外侧滑膜肉瘤局部切除后确诊逾 1 个月。术前 MRI 显示肉瘤紧贴股骨外髁，无明显骨侵犯。

（2）再次手术设计和疗效评价：瘤床切缘深面在股骨髁的表面，瘤结外 2~3 cm 切缘，切除范围 10 cm × 9 cm。由于外侧稳定结构全部被切除，要重建外侧稳定。股二头肌腱止点上 8 cm 切断，在外髁副韧带走行区做一骨槽，股二头肌腱逆行向上转入，两枚骑缝钉压住肌腱的另一端，加强膝外侧的稳定。随访 1 年，无复发，无转移，膝关节稳定，功能恢复良好（图 13-3-9）。

第十三章

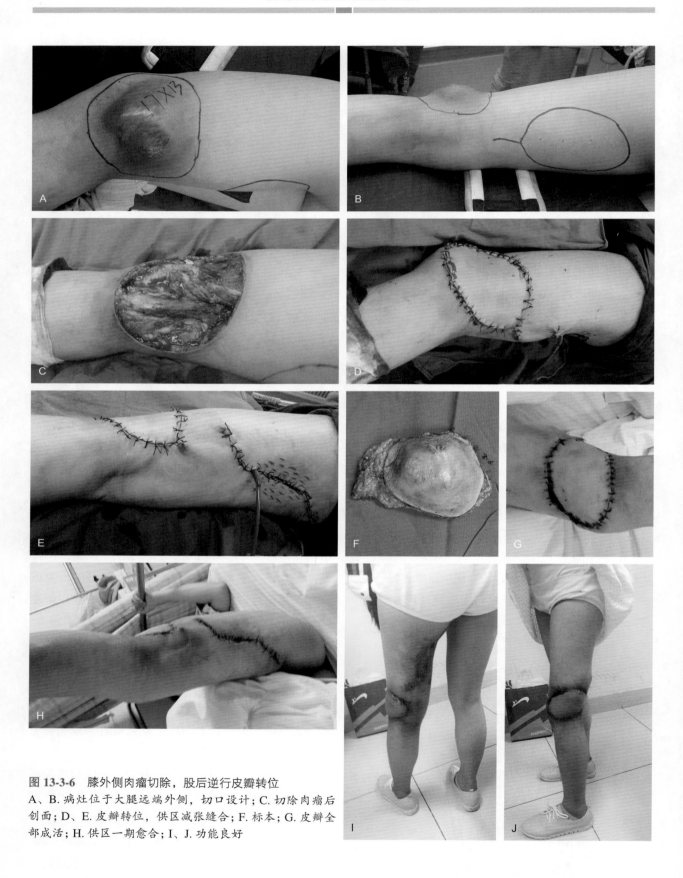

图 13-3-6　膝外侧肉瘤切除，股后逆行皮瓣转位
A、B.病灶位于大腿远端外侧，切口设计；C.切除肉瘤后
创面；D、E.皮瓣转位，供区减张缝合；F.标本；G.皮瓣全
部成活；H.供区一期愈合；I、J.功能良好

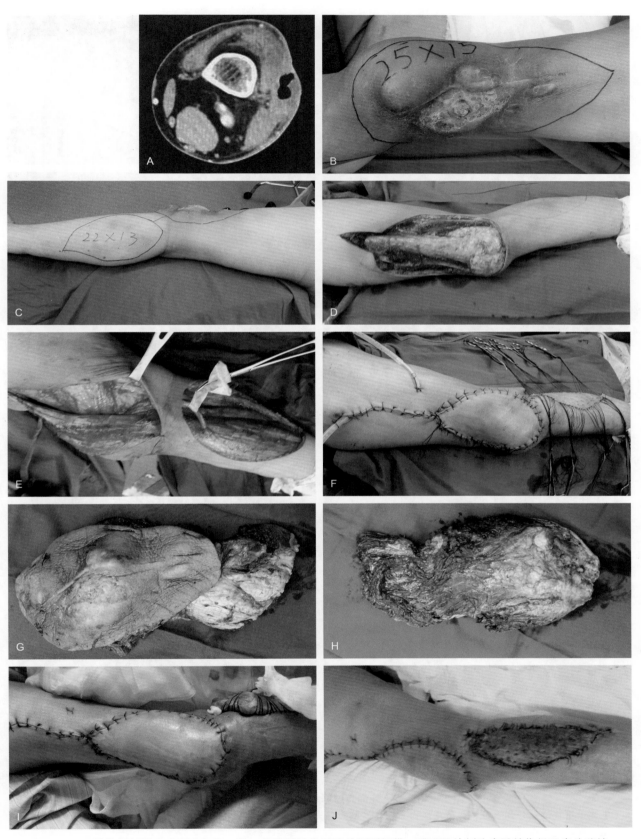

图 13-3-7　膝外侧纤维肉瘤屏障切除，股二头肌腱转位重建外侧副韧带，腓肠肌外侧头皮瓣转位供区皮片移植

A.MRI 显示膝关节外侧病灶；B.肉瘤多结节，坏死、破溃、瘢痕和放射治疗后硬化，切除设计；C.肌皮瓣设计；D.肉瘤切除；E.腓肠肌外侧头肌皮瓣经皮下隧道转位；F.创面全部关闭；G、H.标本；I.2 周后皮瓣成活；J.供区皮片全部成活

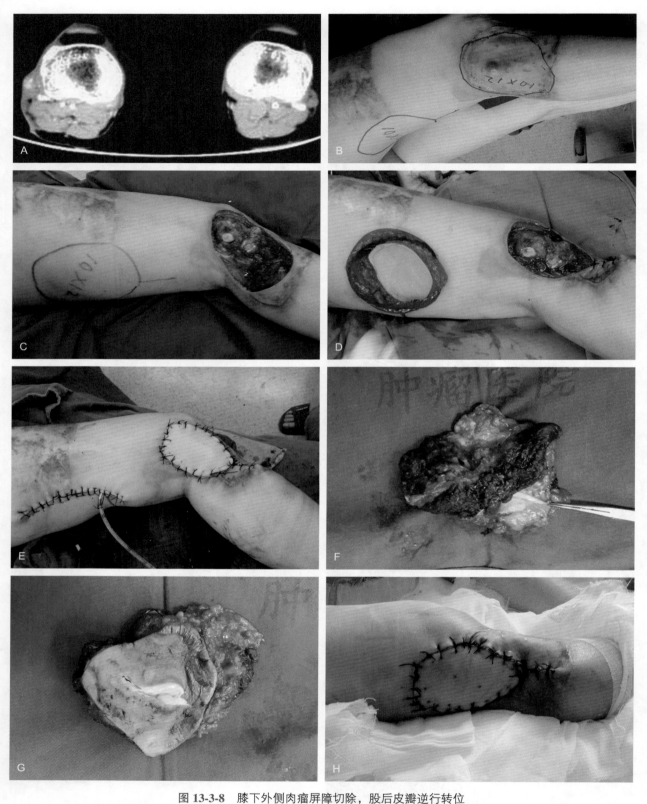

图 13-3-8　膝下外侧肉瘤屏障切除，股后皮瓣逆行转位

A. CT 显示小腿近端外侧病灶；B. 植皮区内多个复发瘤节伴大腿瘢痕；C. 肉瘤切除；D. 切取皮瓣；E. 皮瓣缝合；F、G. 标本；H. 1 周后皮瓣成活

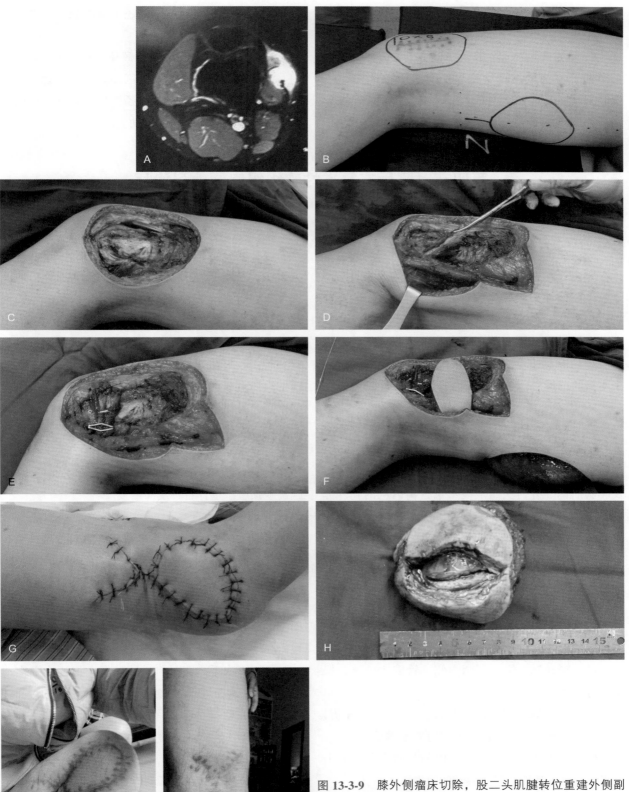

图 13-3-9 膝外侧瘤床切除，股二头肌腱转位重建外侧副韧带，股后皮瓣逆行转位术

A. MRI 显示病灶与股骨外髁密切；B. 切口设计；C. 瘤床切除；D. 切取股二头肌腱；E. 重建外侧副韧带，骑缝钉固定；F. 切取皮瓣并转位于缺损区；G. 皮瓣成活；H. 标本；I. 1 年后，下蹲；J. 站立（复查照片为患者提供）

三、讨论

1. 侧方肉瘤特点　膝关节侧方的复发肉瘤多以关节线上方为主，侵及关节线以下，范围多广泛，保肢困难。

2. 膝关节稳定　内、外侧副韧带的修复就地取材多能完成，转位的肌皮瓣还可以加强稳定性，术后功能多理想。

3. 创面覆盖　缺损较小横径不超过 10 cm 的创面，股后逆行皮瓣较好，供区多能直接缝合。缺损较大，骨、关节外露时以腓肠肌皮瓣为好，可以加强侧方稳定，同时携带部分动力。

第四节　膝后方复发性软组织肉瘤外科治疗

腘窝复发性软组织肉瘤的保肢治疗充满挑战性[12-14]，在狭小的空间几乎集中了小腿和足的全部生存要素（图 13-1-2），完整的屏障切除几乎是不可能的。就像在腹膜后间隙对肉瘤施行间室切除一样难以想象[15]。腘窝肉瘤大致有三种来源：原发于腘窝、小腿转移和腘窝菱形壁肉瘤的突入。部分区域的屏障切除和边缘切除后的区域后装治疗可能是一个不错的选择[16]。就 RSTS 而言，截肢可能更现实。

一、腘窝中心肉瘤的清扫

1. 相关解剖　股二头肌、半腱肌、半膜肌，以及腓肠肌内、外侧头组成菱形窝，窝内从内到外分别是腘动脉、腘静脉、胫神经和腓总神经，其间由淋巴和脂肪组织充填。

2. 切缘设计　理论上要切除菱形窝内的所有组织，实际除了血管和神经的直接侵犯，以下情况应该根据肉瘤与血管和神经的关系确定切除范围。

（1）腓总神经：紧贴外侧壁下行，后出腘窝，多可保留。

（2）腘动脉：位于腘窝内侧，管壁比较厚，保留的可能较大。

（3）腘静脉：切除后对回流影响要酌情分析，腘静脉正好是淋巴聚集区，必要时要考虑重建。

（4）胫神经：切除后可以用关节固定和肌力平衡来调整足部功能。足底感觉的缺失无法弥补。

3. 肿瘤切除

（1）体位：患者取俯卧位或侧俯卧位，膝前垫高/健侧腿。

（2）联合清扫：切开图形切口的上缘皮肤和皮下组织，显露半腱肌、半膜肌和股二头肌，沿肌间沟深入，解剖坐骨神经保护性牵开，向下解剖菱形窝。从健侧解离直达后方关节囊，再解剖另一侧直至双侧会师。纱布保护两侧壁后，在纱布间解剖血管和神经，并决定弃舍或保留，直至切除标本。保留的血管和神经用碘酊或无水酒精处理后，用生理盐水反复冲洗。较低位肉瘤距离胫前、后血管分叉太近时，常无法切除完全，复发率高，勉强做血管移植，成功率不高，应该选择截肢。

4. 修复重建　循环重建、创面覆盖为主要内容。腘窝缺损应该选择各种皮瓣修复。

5. 典型病例

【病例 1】　右腘窝瘤床切除，V-Y 推进皮瓣

（1）病例介绍：女性，21 岁。右腘窝肿物切除后病理报告诊断为滑膜肉瘤，因怀疑肿瘤残留 1 个月后来院。阅读术前影像片，肉瘤位于腘窝中部，周围的多平面脂肪间隙尚清。术后复查片提示肉瘤残留。

（2）再次手术设计和疗效评价：拟再次腘窝清扫。不规则梭形切口，切除原瘢痕，分离血管和神经，直至完整且全部切除标本。取切清洁瘤床标本 13 处鉴定切缘，V-Y 推进皮瓣覆盖创面。术后病理报告显示滑膜肉瘤残留，清洁瘤床 13 处切缘全部阴性，而标本切缘基底阳性（图 13-4-1）。随访 3 年后，无复发和转移，膝部功能恢复正常。

第十三章

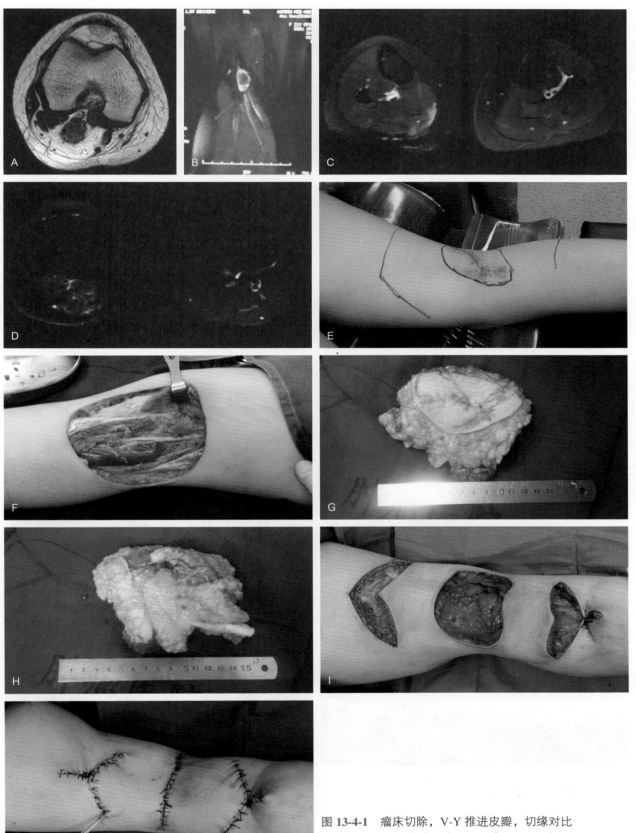

图 13-4-1　瘤床切除，V-Y 推进皮瓣，切缘对比
A、B. MRI 显示术前肉瘤位于腘窝；C、D. 术后残留；E. 切口设计；F. 在瘤床上分三层取切缘标本 13 处（弯盘内）；G、H. 标本；I. V-Y 皮瓣形成；J. 缝合后

【病例2】 包括坐骨神经的大腿后方至腘窝恶性神经鞘瘤切除，随意皮瓣和 V-Y 推进皮瓣移位，踝关节固定

（1）病例介绍：女性，39岁。来院前3个月发现右腘窝肿物，切除后病理诊断为恶性神经鞘瘤。2个月后复发并快速生长，逐渐出现足底麻木和不适。入院后检查，肉瘤位于大腿下段到腘窝下缘，与切口瘢痕和周围皮肤关系密切。增强 CT 显示肉瘤与大腿后方肌群特别是菱形窝外侧壁融合，与血管间的脂肪密度轻度增高，坐骨神经与肉瘤关系更密切。

（2）再次手术设计和疗效评价：拟大腿后侧至腘窝受累皮肤、肌群和其他软组织切除，保留坐骨神经和血管。并拟定多套皮肤重建方法备用。术中除了腘血管理想分离外，余股后肌群和坐骨神经全部与肉瘤关系密切，遂全部切除。标本移除后，近段外侧皮肤横向切开，形成1个矩形皮瓣和1个三角皮瓣，小腿近端做 V 形切开制成双蒂皮瓣，3个皮瓣移位覆盖创面。足背前方另行切口显露踝关节的前方，切除胫距关节面，间隙植骨加压骑缝钉固定踝关节。术后 U 形石膏固定踝关节于功能位。4天后见矩形皮瓣的近角轻度淤血，余皮肤生长良好。踝关节固定复查 X 线片，位置可（图13-4-2）。

【病例3】 腘窝滑膜肉瘤切除，股后皮瓣逆行转位

（1）病例介绍：女性，56岁。左腘窝肿瘤局部切除后3周，病理诊断为滑膜肉瘤。MRI 显示术前肉瘤 5 cm×5 cm，仅做了部分切除，而大部分残留。肉瘤主体位于内侧，血管被推挤到内下方。

（2）再次手术设计和疗效评价：做保留血管神经的腘窝清扫术，清除所有的菱形壁筋膜脂肪和淋巴组织，包括皮肤、浅静脉、皮神经和前手术的干扰区，股后皮瓣逆行转位。1年后复发截肢，2年后因肺转移死亡（图13-4-3）。

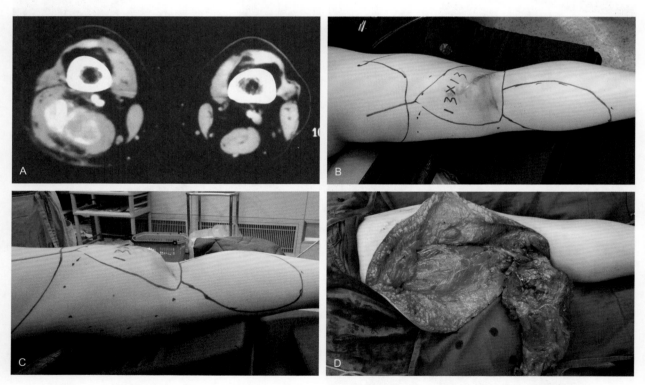

图 13-4-2　包括坐骨神经的大腿后方至腘窝恶性神经鞘瘤切除，局部和 V-Y 推进皮瓣移位，踝关节固定
A. MRI 肉瘤位于腘窝与外侧壁，与胫神经密切；B、C. 肉瘤外观和切口设计；D. 神经无法保留

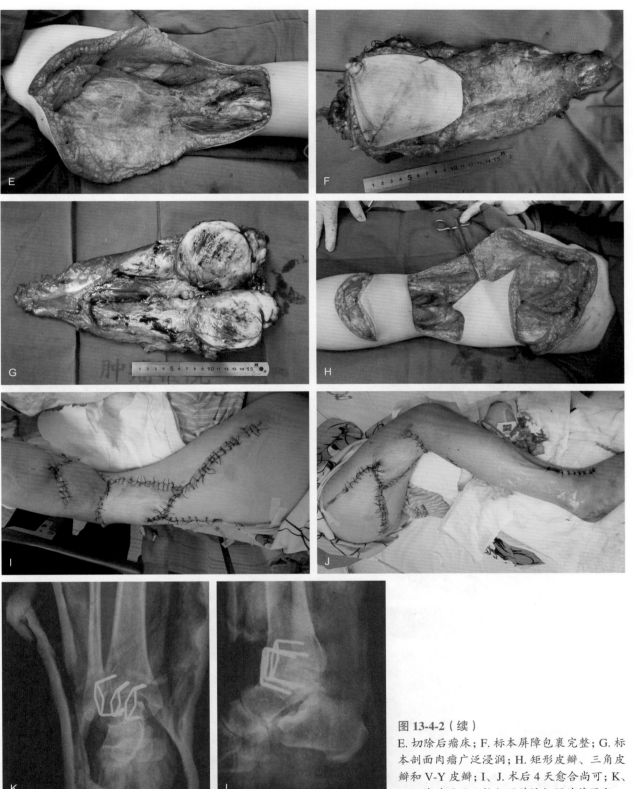

图 13-4-2（续）
E. 切除后瘤床；F. 标本屏障包裹完整；G. 标本剖面肉瘤广泛浸润；H. 矩形皮瓣、三角皮瓣和 V-Y 皮瓣；I、J. 术后 4 天愈合尚可；K、L. X 线片显示 3 枚加压骑缝钉踝关节固定

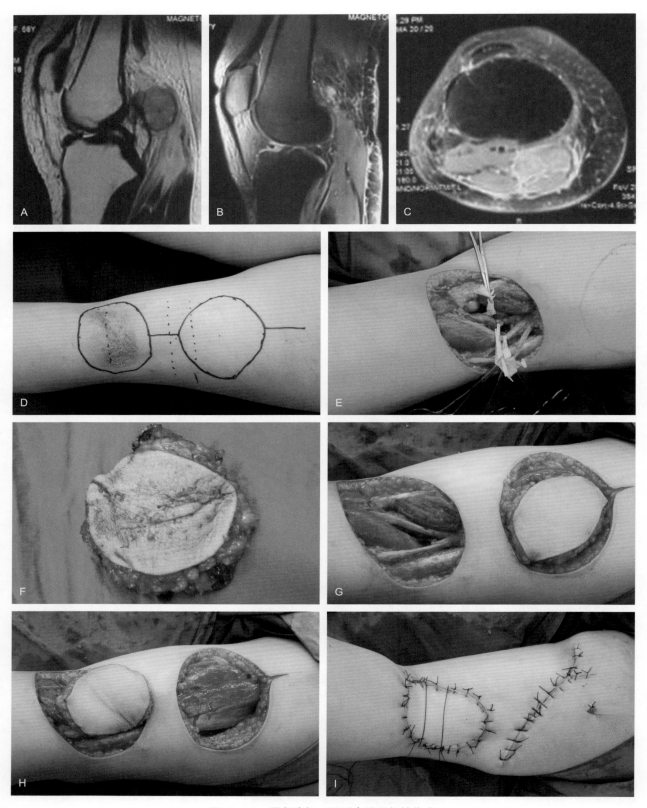

图 13-4-3　腘窝清扫，股后皮瓣逆行转位术

A. MRI 显示术前肉瘤；B、C. MRI 显示部分切除后残留肉瘤和干扰区域；D. 术前设计；E. 肉瘤与血管和神经的关系；F. 标本；G. 股后皮瓣转位；H. 皮瓣经皮下隧道转入；I. 供区直接缝合

【病例4】 腘窝清扫，菱形窝内侧壁＋腘静脉切除，人造血管重建

（1）病例介绍：男性，45岁。左侧腘窝脂肪肉瘤术后复发，后逐渐增大。检查，局部肉瘤多结节状，固定。步行酸胀，不能持久主动伸膝且不完全。增强的CT/MRI显示肉瘤与半腱肌、半膜肌和腓肠肌内侧头关系密切，腘静脉与肉瘤的后壁一体，与腘动脉关系密切。

（2）再次手术设计：腘窝清扫＋切除菱形窝内侧壁和腘静脉，腘动脉和胫神经化学处理，人造血管移植重建腘静脉，不规则Z成形关闭术区。术后切口愈合良好，随访1年无复发（图13-4-4）。

（3）疗效评价和经验：在腘窝的稍下方腘肌下缘腘动脉入比目鱼肌腱弓后即分为胫前、后动脉两支。肉瘤较小或没有钻入比目鱼肌腱弓，腘肌和比目鱼肌可以作为局部屏障，将血管和神经分离出来并化学处理。肉瘤一旦突破局部关系，或局部粘连明显，即应该终止保肢。血管的三叉区几乎无法重建，勉强保留血管无理想切缘可选，短期内即可复发。

【病例5】 股外侧肌切除、腘窝清扫和伸膝重建

（1）病例介绍：女性，65岁。左大腿远段外侧滑膜肉瘤术后3年复发。膝上外侧切口下瘤结硬韧，腘窝饱满但肉瘤界限触及不清。MRI显示股外侧肌复发，腘窝转移，并可见2瘤灶间的条索状高信号，诊断为股外侧肌复发腘窝转移。

（2）再次手术设计和疗效评价：拟行股外侧肌切除，腘窝清扫和伸膝肌力平衡术。术中未见明显肿大淋巴结，腘静脉较粗壮伴巨大静脉窦。按计划完成手术，并做了清洁切缘的组织学取材。术后病理报告显示切缘阴性。患者在随访中（图13-4-5）。

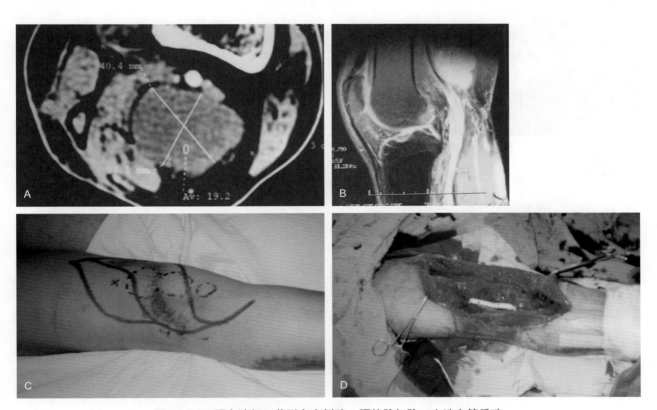

图 13-4-4 腘窝清扫，菱形窝内侧壁＋腘静脉切除，人造血管重建
A、B. MRI显示肉瘤与菱形窝内侧壁和腘静脉关系密切；C. 局部切口设计；D. 腘静脉重建

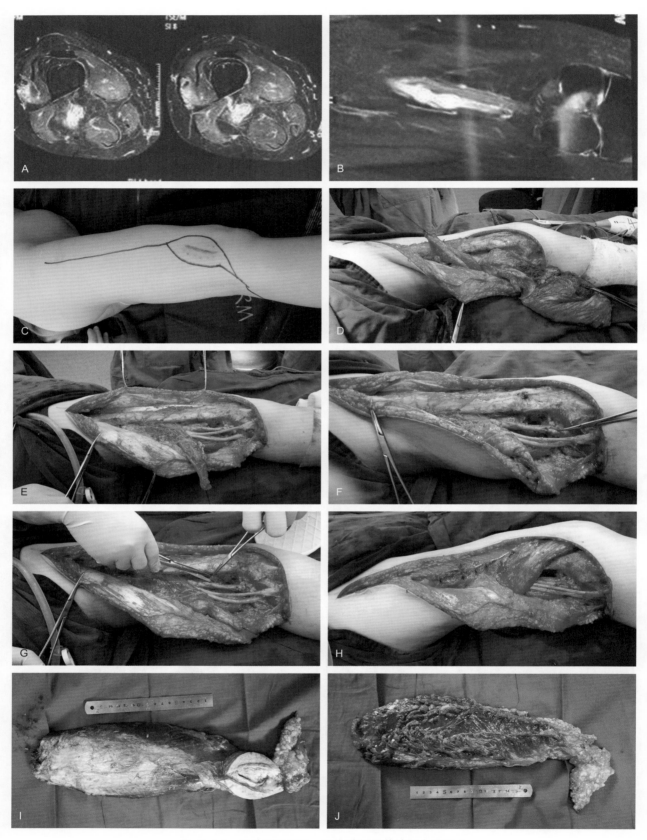

图 13-4-5　股外侧肌切除、腘窝清扫和伸膝肌力平衡术

A. MRI 显示膝外侧复发腘窝转移；B. 矢状位累计广度；C. 手术设计；D. 联合根治；E. 清扫后；F. 静脉窦；G. 清洁切缘取材；H. 伸膝重建；I、J. 标本

二、腘窝肉瘤边缘切除和后装放射治疗

【病例1】 左腘窝滑膜肉瘤切除，后装放射治疗

（1）再次手术设计与疗效：男性，31 岁。左腘窝复发性滑膜肉瘤再次部分屏障切除，血管和神经处边缘切除，置入后装施源管后逆行股后皮瓣转位。术后 10 天开始给内照射，3 Gy，每天 2 次，持续 7 天，共 40 Gy，拔出施源管，3 周拆线。术后 4 周给外照射 20 Gy，总量 60 Gy。术后 4 年死于肺转移，局部无复发[16]（图 13-4-6）。

（2）疗效评价和经验：后装放射治疗的特点属于精准治疗，可以更直接的作用于瘤床，从而减少了周围组织的放射性损伤。这项治疗的开展需要多学科的合作和多环节的关注，难度较大[17]。

三、截肢不可避免

1. **特点** 放射治疗后复发的病例，血管和神经多有侵犯，在这个狭窄的空间无理想切缘可寻，在腘动脉分为胫前、后动脉的三叉区做血管移植，风险较大。

2. **切缘设计** 属于探查截肢，因此保肢和截肢两种准备都是必要的。

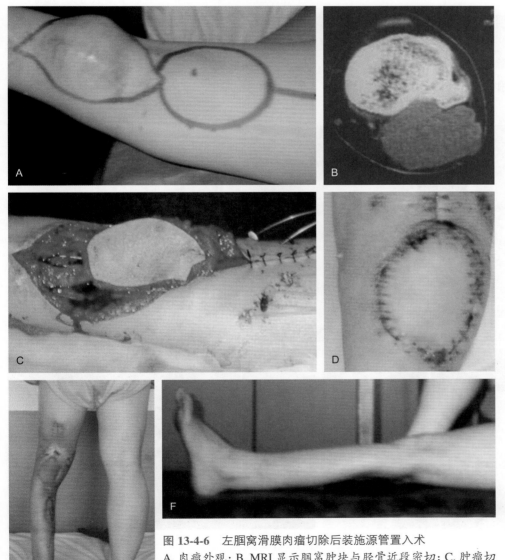

图 13-4-6 左腘窝滑膜肉瘤切除后装施源管置入术
A. 肉瘤外观；B. MRI 显示腘窝肿块与胫骨近段密切；C. 肿瘤切除，股后皮瓣转位，置入施源管；D. 皮瓣成活；E. 4 年后死于肺转移，局部无复发；F. 膝关节屈曲受限

第十三章

3. 典型病例

【病例1】 保肢改截肢

(1) 病例介绍：女性，29 岁。左小腿和足底滑膜肉瘤切除和放射治疗后 10 个月，因腘窝淋巴结转移而行淋巴结清扫术，术后病理报告为炎症。6 个月后腘窝肿块明显，并伴疼痛。MRI 显示腘窝和胫骨后缘 2 枚瘤节，与血管和神经关系密切，因为曾有 60Gy 的放射治疗史，诊断为滑膜肉瘤腘窝转移，血管和神经侵犯。

(2) 再次手术设计：决定探查截肢术。切开皮肤皮下组织，向深部探查血管无法分离，肿瘤远端超越了比目鱼肌腱弓，遂决定高位截肢 (图 13-4-7)。

四、讨论

1. 屈窝肉瘤的切除范围有限

(1) 腘窝是最小和最重要的屈窝，腘血管受累

后，修复困难效果也差。勉强保肢复发率很高，截肢常常是明智的选择。

(2) 切除加后装是个不错的方法，由于要求一定的设备和多学科的协作等，实际开展困难。

2. 腘窝大面积创面覆盖

(1) 创面较小：V-Y 皮瓣可行 (见第四章)。一些随意皮瓣的组合形式方便简单，可随手拈来。

(2) 创面较大：上缘不超过关节线上 10 cm 时，股后皮瓣逆行转位方便易行，成活率高。切取皮瓣时注意保护营养血管的潜出点，分离的长度要允许 180° 的逆转位。

(3) 创面巨大：创面巨大者腓肠肌皮瓣最安全有效，由于改善了局部环境，术后几乎不挛缩，对功能恢复有力，应该首选。然而，腓肠肌的营养血管与腘窝关系密切，个体化和精准原则可以帮助选项和选边。域外供血的带蒂供区还有缝匠肌皮瓣也在考虑之列。

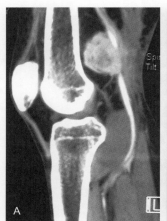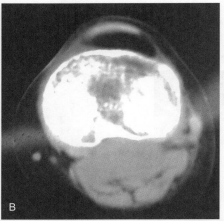
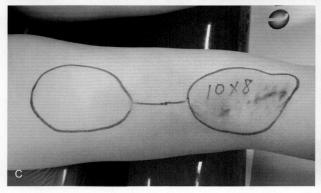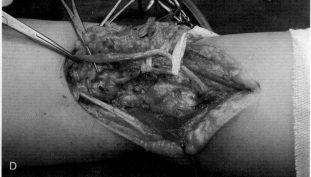

图 13-4-7　保肢改截肢

A、B. MRI 显示腘窝和胫骨后缘有两枚瘤节，与血管、神经和胫骨关系密切；C. 拟保肢和股后皮瓣修复；D. 肉瘤与血管和神经无法分离，遂放弃保肢

第五节　小腿复发性软组织肉瘤外科治疗

一、解剖结构屏障

1.肌筋膜间室　小腿深筋膜完整，环绕小腿的小腿筋膜经由胫骨、腓骨深入，或抵止形成前肌间隔、后肌间隔和横隔，与胫骨、腓骨间形成的骨间膜一起围成4个骨筋膜封闭结构称骨筋膜室（图13-5-1）。

2.肌群　见图13-5-2。

（1）前群：胫骨前肌、趾长伸肌、蹬长伸肌和第三腓骨肌，主要功能是足的背伸和内翻。

（2）外侧群：腓骨长肌、腓骨短肌，主要功能是足的外旋和外翻。

（3）后浅群：小腿三头肌，主要功能是足跖屈。

（4）后深群：胫骨后肌、趾长屈肌和蹬长屈肌。

3.两套神经和血管系统

（1）胫骨前系统：胫骨前动静脉始于上胫腓关节的下缘，沿胫骨前肌的外缘深面下行，有腓深神经伴行（图13-5-3）。

（2）胫骨后系统：胫骨后动静脉始于腘肌的下缘，经比目鱼肌腱弓，在该肌的深面下行，有胫神经伴行（图13-5-4）。

二、切缘设计

以肉瘤为中心，以肌群为单位，即尊重间室结构又不拘泥，按屏障原则规划切除范围。

1. 与间室或肌室对应的肉瘤　可以做间室或肌室切除（图13-5-5）。

2. 不规则的肉瘤　可以做双间室或包括骨的切除（图13-5-6）。

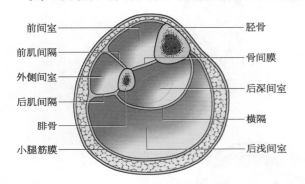

前间室　　　　胫骨
前肌间隔　　　骨间膜
外侧间室　　　后深间室
后肌间隔
腓骨　　　　　横隔
小腿筋膜　　　后浅间室

图 13-5-1　小腿骨筋膜间室

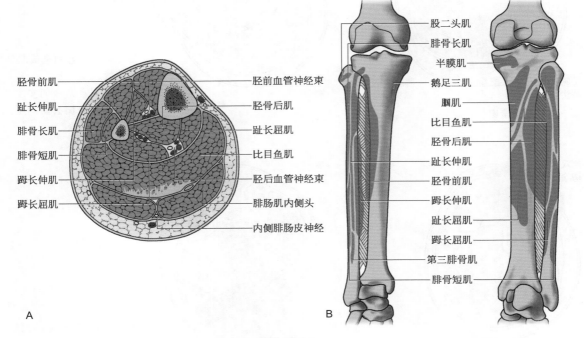

胫骨前肌　　　　胫前血管神经束
趾长伸肌　　　　胫骨后肌
腓骨长肌　　　　趾长屈肌
腓骨短肌　　　　比目鱼肌
蹬长伸肌　　　　胫后血管神经束
蹬长屈肌　　　　腓肠肌内侧头
　　　　　　　　内侧腓肠皮神经

A

股二头肌
腓骨长肌
半膜肌
鹅足三肌
腘肌
比目鱼肌
胫骨后肌
趾长伸肌
胫骨前肌
蹬长伸肌
趾长屈肌
蹬长屈肌
第三腓骨肌
腓骨短肌

B

图 13-5-2
A.间室内肌群分布；B.肌群的起止点

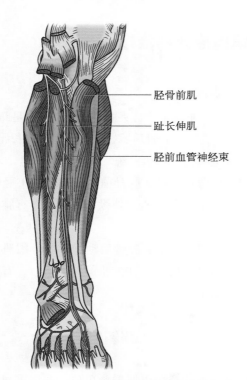

图 13-5-3 胫骨前动静脉和神经

胫骨前肌

趾长伸肌

胫前血管神经束

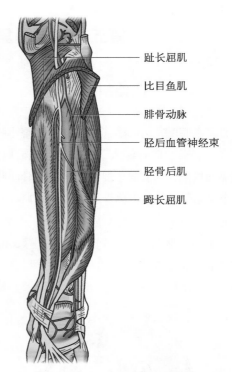

图 13-5-4 胫骨后动静脉和神经

趾长屈肌

比目鱼肌

腓骨动脉

胫后血管神经束

胫骨后肌

踇长屈肌

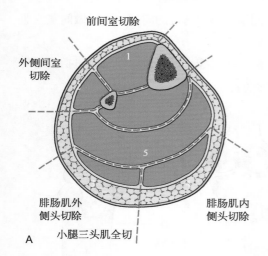

前间室切除

外侧间室
切除

腓肠肌外
侧头切除

小腿三头肌全切

腓肠肌内
侧头切除

A

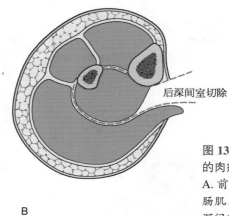

后深间室切除

B

图 13-5-5 与间室或肌室对应
的肉瘤
A. 前、外、后浅间室，以及腓
肠肌内、外侧头的切缘；B. 后
深间室的切除

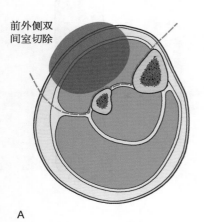

前外侧双
间室切除

A

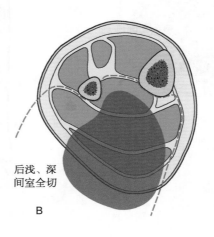

后浅、深
间室全切

B

图 13-5-6 不规则的肉瘤
A. 前、外双间室切除的切缘；
B. 后双间室的切除

三、肿瘤切除

活动和多变体位，大腿充气止血带。切除时肉瘤的周缘与肌肉的起止点相结合，首选不容易暴露肉瘤且容易分离出层次的部位进入，直至全部切除。小腿三头肌切除从腘窝或跟腱开始均一目了然。全部后方结构切除从胫骨后缘开始较方便，胫前结构切除从胫骨外侧缘开始。腓骨长短肌切除从腓骨后缘很容易找到二肌的后缘。

四、修复重建

1. 肌力平衡　根据缺损组织的不同，选择可以替代的肌力转移调配是一种很好的方法（图 13-5-7）。

2. 软硬法兼施　当组织切除广泛可利用动力严重不足时，通过骨性固定或软硬法相结合，使踝关节和足处于功能位，常能达到下肢负重和行走的最低保肢目的（图 13-5-8）。

术后对足、踝的基本要求：踝关节坚强和稳定，完成无痛负重和步行。前足放平而不下垂，辅助步行。

五、典型病例介绍

1. 外侧间室切除

（1）腓骨长短肌切除

【病例 1】　腓骨长短肌切除，胫骨前肌外移，筋膜皮瓣转位

（1）病例介绍：男性，60 岁。右小腿近段外侧黏液性纤维肉瘤，2 年内行 2 次手术切除后复发。影像检查提示与筋膜下肌层粘连。

（2）再次手术设计和疗效评价：切除相应范围的皮肤包括切口瘢痕、胫骨前肌群的浅层和腓骨长短肌的全部。胫骨前肌外移重建足外翻功能。随访 3 年，无复发，膝、小腿和踝关节功能接近正常（图 13-5-9）。

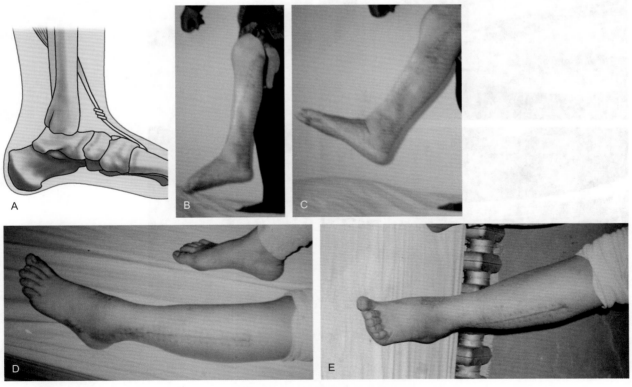

图 13-5-7　常用肌腱转位后功能

A~E. 胫骨后肌前移与第三腓骨肌吻合，外翻恢复

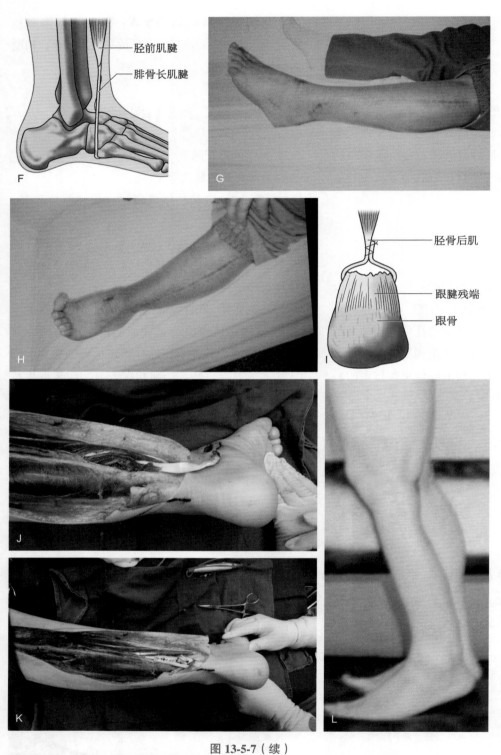

胫前肌腱

腓骨长肌腱

胫骨后肌

跟腱残端

跟骨

图 13-5-7（续）

F~H. 胫骨前肌外移与腓骨长肌吻合，外翻恢复；I~L. 胫骨后肌转位与跟腱残端攀式吻合，提踵恢复

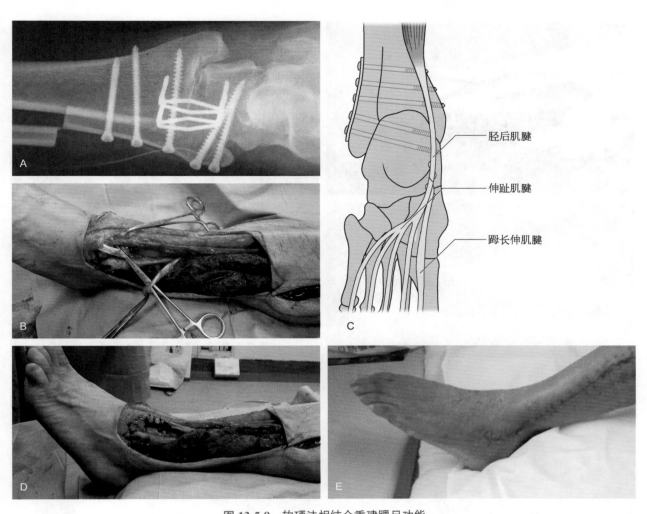

胫后肌腱

伸趾肌腱

姆长伸肌腱

图 13-5-8　软硬法相结合重建踝足功能
A. 踝关节固定；B. 胫骨后肌前移，分离出姆长伸肌和趾长伸肌；C、D. 三腱在伸姆、趾位吻合；E. 单纯的踝固定后，姆、趾下垂

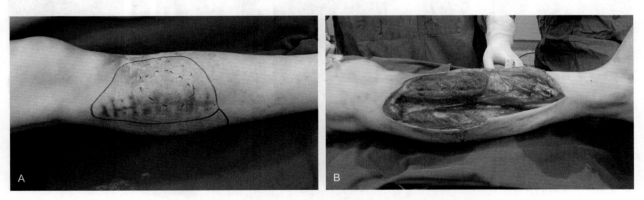

图 13-5-9　腓骨长短肌切除，胫骨前肌外移，局部筋膜皮瓣转位术
A. 肉瘤位置；B. 切除腓骨长肌和腓骨短肌，胫骨前肌外移与腓骨长肌、腓骨短肌的残腱吻合

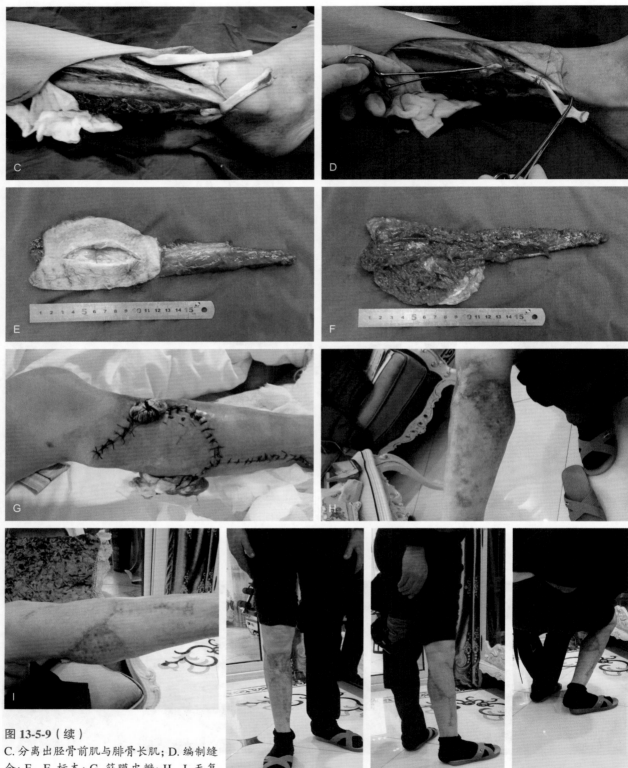

图 13-5-9（续）
C.分离出胫骨前肌与腓骨长肌；D.编制缝合；E、F.标本；G.筋膜皮瓣；H、I.无复发；J~L.步行、站立和下蹲功能接近正常

（2）包括大段腓骨的外侧间室切除

【病例 1】 前外侧双间室和腓骨上 3/4 切除，踝关节固定，前足背伸功能重建

（1）病例介绍：男性，50 岁。右小腿外侧多形性横纹肌肉瘤切除后复发，复发间期 2 个月。MRI 显示肉瘤位于前外侧，与腓骨和前外侧肌群关系密切。

（2）再次手术设计和疗效评价：术中切除了前、外侧双间室的全部肌群、伸肌和腓骨上 3/4，仅保留胫前血管。踝关节固定，胫骨后肌前移代蹑长伸肌和趾长伸肌。随访 2 年，无复发，无转移，功能恢复满意（图 13-5-10）。

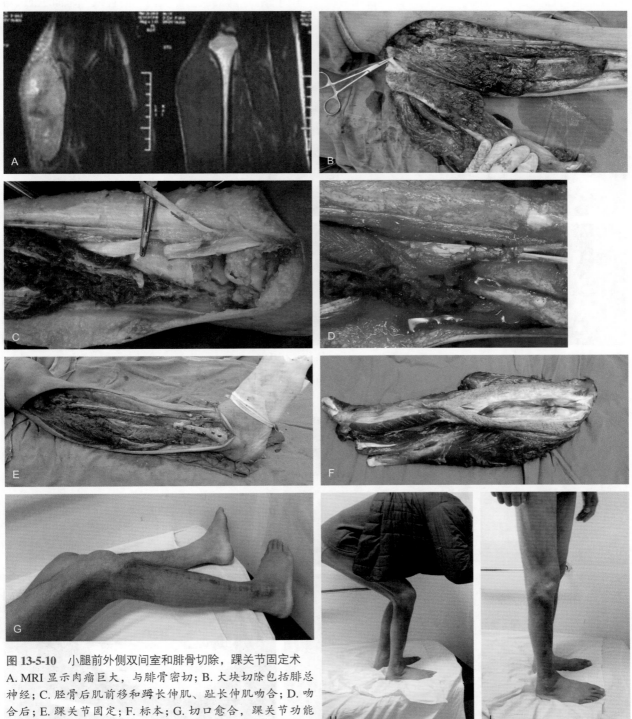

图 13-5-10 小腿前外侧双间室和腓骨切除，踝关节固定术
A. MRI 显示肉瘤巨大，与腓骨密切；B. 大块切除包括腓总神经；C. 胫骨后肌前移和蹑长伸肌、趾长伸肌吻合；D. 吻合后；E. 踝关节固定；F. 标本；G. 切口愈合，踝关节功能位，前足无下垂；H. 屈曲位；I. 站立

2. 小腿后方切除

（1）小腿三头肌的肉瘤多来源于三肌之一，然后逐渐浸润到全部肌组。认真和全程读片，可以根据实际情况按照屏障切除原则选择切除单肌或全肌。（图 13-5-11）。

（2）注意要和腹壁外侵袭性纤维瘤病鉴别，后者虽然也可以全部累及小腿三头肌，但生长相对缓慢，界限不清，间隔浸润和超间隔组织的浸润明显（图 13-5-12）。

（3）腓肠肌内侧头切除

【病例 1】 腓肠肌内侧头切除

（1）病例介绍：男性，33 岁。左小腿后内侧肿物局部切除后病理会诊为横纹肌肉瘤。术后 2 个月来诊要求扩大切除。

（2）再次手术设计和疗效评价：术前影像资料显示肉瘤位于腓肠肌内侧头内，而且纵 / 横轴的全长均无突破。仅补充单纯腓肠肌内侧头切除，术后随访 4 年，无复发，无转移，功能恢复良好（图 13-5-13）。

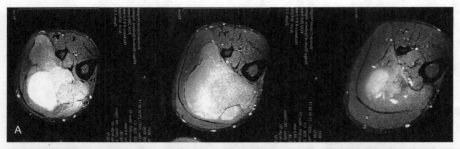
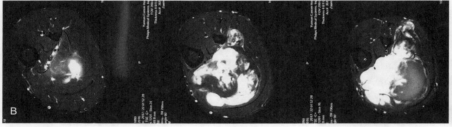
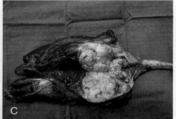

图 13-5-11 小腿三头肌的切除
A、B. 肉瘤原发于比目鱼肌，当浸润到三肌汇合处，腓肠肌的内外侧头无一幸免；C. 标本剖开可见肉瘤位于交汇处

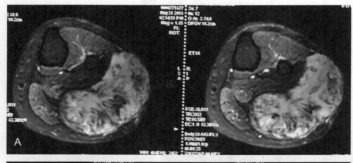
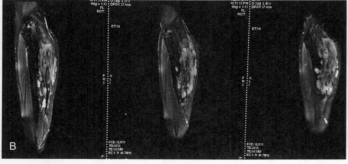
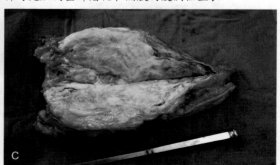

图 13-5-12 小腿后方切除
A、B. 小腿三头肌纤维瘤病浸润横隔和深层肌肉（浅深组肌肉间毛糙，小瘤节深层浸润）；C. 标本剖开可见肌肉全部瘤化和隔膜的浸润性生长

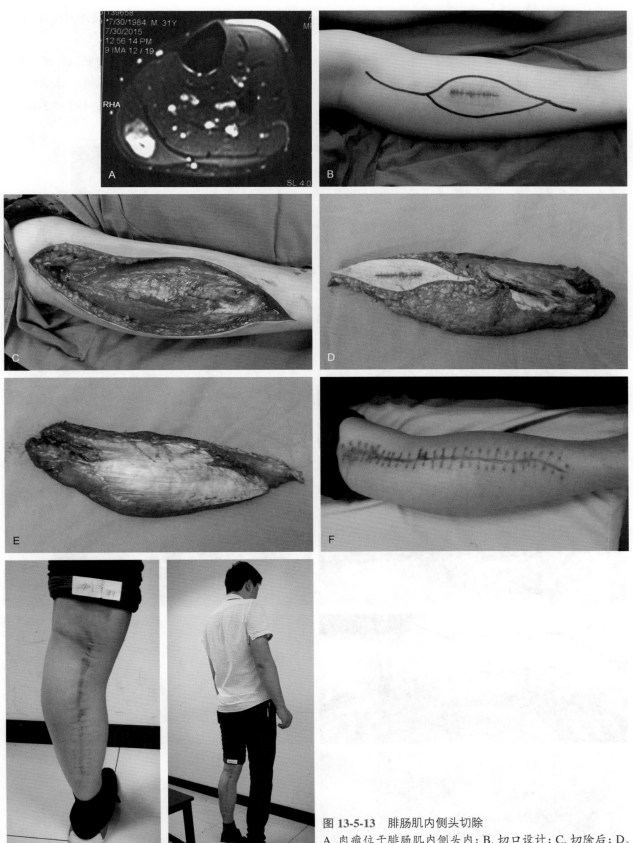

第十三章

图 13-5-13　腓肠肌内侧头切除
A. 肉瘤位于腓肠肌内侧头内；B. 切口设计；C. 切除后；D、
E. 瘤区完整包裹于标本内；F. 愈合良好；G、H. 4 年后随
访，功能恢复正常

（4）小腿后方外侧半切除

【病例1】　腓肠肌外侧头和比目鱼肌外侧半切除

（1）病例介绍：男性，47岁。右小腿外侧肿物切除后病理报告为肌纤维母细胞肉瘤，1年后复发。

来诊MRI显示复发肉瘤位于腓肠肌外侧头外侧缘，比目鱼肌后缘浸润。

（2）再次手术设计与疗效：行腓肠肌外侧头和比目鱼肌外侧半切除。术后病理诊断同前。术后随访3年，无复发，无转移，功能恢复正常（图13-5-14）。

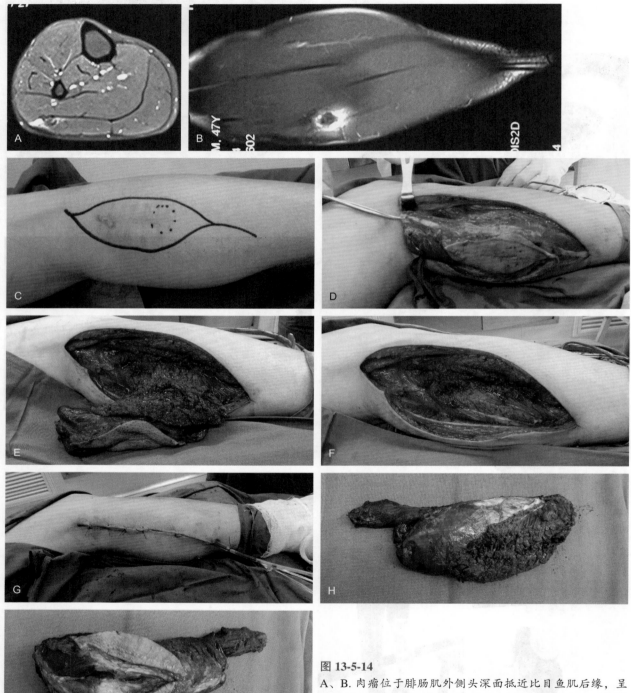

图13-5-14
A、B.肉瘤位于腓肠肌外侧头深面抵近比目鱼肌后缘，呈浸润性；C.切口；D.切断腓肠肌外侧头起点；E.比目鱼肌中线劈开；F.标本移除；G.切口直接缝合；H.比目鱼肌切面；I.剖开

（3）疗效评价和经验：由于比目鱼肌的外缘属于局部浸润，而原发在腓肠肌的外侧头，所以深部采用比目鱼肌的外侧半切除，为肉瘤提供了屏障性距离，获得了良好的局部控制。小腿三头肌半切后跖屈功能几乎无影响。

（5）小腿三头肌切除

【病例 1】 小腿三头肌切除，胫骨后肌代跟腱，肩胛皮瓣游离移植

（1）病例介绍：男性，59 岁。右小腿后方 MFH 第四次术后复发，瘤体巨大，破溃出血，侵犯三头肌。

（2）再次手术设计和疗效评价：全部切除受累皮肤的小腿三头肌，胫骨后肌代跟腱，同侧肩胛皮瓣游离移植。术后踝关节跖屈位石膏固定 6 周。随访 8 年，无复发，无转移，功能接近正常（图 13-5-15）。

3. 小腿后深间室或后方全肌群切除

【病例 1】 小腿后浅、深间室切除，踝关节固定，胫骨前肌后移

（1）病例介绍：女性，45 岁。左小腿后方腺泡状软组织肉瘤切除后 1 年复发。MRI 显示后方浅、深肌群自然界限消失，多发不规则瘤节及周围组织和腓骨浸润。临床检查中线切口瘢痕，远端瘤节明显可及，患者拒绝截肢。

（2）再次手术设计和疗效评价：行后侧肌群全切除，包括胫后血管、神经和腓骨下 1/2。踝关节固定于功能位，胫骨前肌止点切断后移，与𧿹长屈肌和趾长屈肌腱编织缝合。术后石膏固定 6 周后功能锻炼。14 个月后复查，腓骨头溶骨性破坏。小腿后方无复发征。步行踝关节痛，带瘤生存（图 13-5-16）。

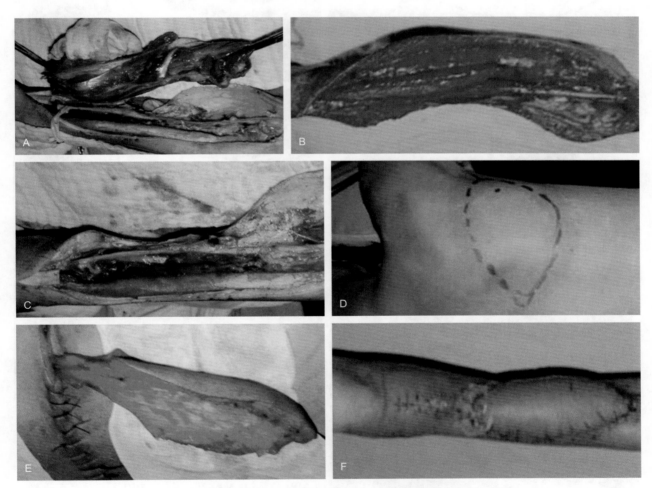

图 13-5-15　小腿三头肌切除，胫骨后肌代跟腱，肩胛皮瓣游离移植术

A. 切除小腿三头肌连同肉瘤；B. 瘤床；C. 切断胫骨后肌的止点抽出，与跟腱吻合；D. 肩胛皮瓣设计；E. 切取皮瓣断蒂；F. 游离移植后皮瓣成活

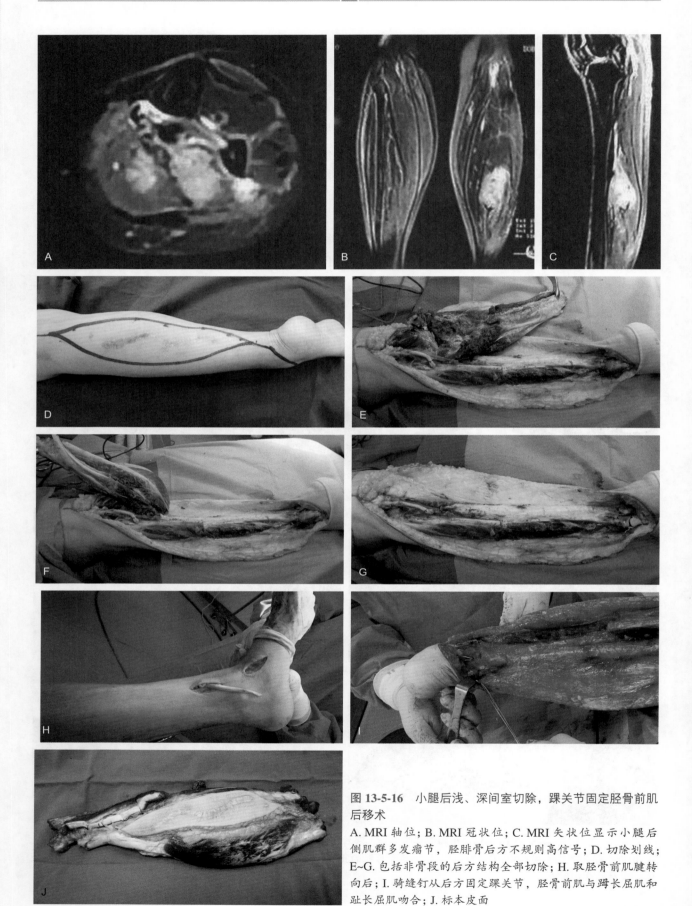

图 13-5-16　小腿后浅、深间室切除，踝关节固定胫骨前肌后移术

A. MRI 轴位；B. MRI 冠状位；C. MRI 矢状位显示小腿后侧肌群多发瘤节，胫腓骨后方不规则高信号；D. 切除划线；E~G. 包括非骨段的后方结构全部切除；H. 取胫骨前肌腱转向后；I. 骑缝钉从后方固定踝关节，胫骨前肌与姆长屈肌和趾长屈肌吻合；J. 标本皮面

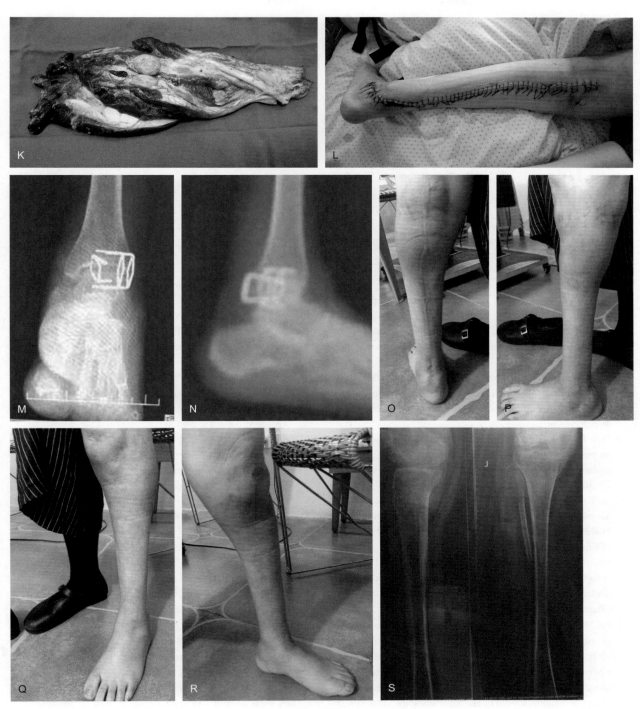

图 13-5-16（续）

K. 标本剖面多个瘤节沿肌纤维走行；L. 创面闭合；M、N. 踝关节固定的 X 线片；14 个月后随访步行可，踝部痛（远程随访）；O、P. 小腿后外侧：腓骨头区膨隆，以下后方软组织无复发；Q、R. 前内侧小腿正常；S. X 线显示腓骨头溶骨破坏伴轻度软组织肿块

六、讨论

（1）膝下的两套供血系统必须保留其一以维持远端的营养，否则截肢不可避免。

（2）小腿肉瘤的屏障切除往往要损毁一定的肌肉，踝足功能多受到影响。重建足踝的稳定是必需的，可以一期同时施行。

（3）踝关节固定可以解决三方面的肌力不平衡，

作用主要在后半足，同时关注前半足的下垂问题。

（4）单纯肌腱转位可以恢复一定的动力，由于动力源的不足即使是必要的功能也不能全顾及，踝关节固定和肌腱转位相结合可增强疗效。

（5）小腿三间室结构全部切除是不可想象的（如病例4），腓骨的浸润如果当初同时切除腓骨的全长、腓骨长肌和腓骨短肌，可能对肉瘤的控制更为有益。

（张如明）

参考文献

[1] Netter F H, Colacino S. Atlas of human anatomy[M]. 3rd ed. Ciba-Geigy Limited, Basle, Switzerland: Medical and Pharmaceutical Information, 1994.

[2] Rajasekaran S, Sabapathy S R. A philosophy of care of open injuries based on the Ganga hospital score[J]. Injury, 2007, 38: 137-146.

[3] Jepegnanam T S, Boopalan P R, Nithyananth M, et al. Reconstruction of complete knee extensor mechanism loss with gastrocnemius flaps[J]. Clin Orthop Relat Res, 2009, 467: 2662-2667.

[4] Park J W, Lee Y S, Oh J K, et al. Knee extensor mechanism reconstruction with an extended gastrocnemius flap and a saphenous neurocutaneous flap[J]. J Orthop Trauma, 2009, 23: 309-312.

[5] Rutkowski P, Van Glabbeke M, Rankin C J, et al. Imatinib Mesylate in Advanced Dermatofibrosarcoma Protruberans: Pooled Analysis of Two Phase Ⅱ Clinical Trials[J]. Journal of Clinical Oncology, 2010, 28(10): 1772-1779.

[6] Rutkowski P, Van Glabbeke M, Rankin C J, et al. Imatinib mesylate in advanced dermatofibrosarcoma protruberans: pooled analysis of two phase Ⅱ clinical trials[J]. Journal of Clinical Oncology, 2010, 28(10): 1772-1779.

[7] Patel K U, Szabo S S, Hernandez V S, et al. Dermatofibrosarcoma protuberans COL1A1-PDGFB fusion is identified in virtually all dermatofibrosarcoma protuberans cases when investigated by newly developed multiplex reverse transcription polymerase chain reaction and fluorescence in situ hybridization assays[J]. Human Pathology, 2008, 39(2): 184-193.

[8] Malhotra B, Schuetze S M. Dermatofibrosarcoma protruberans treatment with platelet-derived growth factor

receptor inhibitor: a review of clinical trial results[J]. Current Opinion in Oncology, 2012, 24(4): 419-424.

[9] Tobin G R. Hemisoleus and reversed hemisoleus flaps[J]. Plast Reconstr Surg, 1985, 76: 87-96.

[10] Pu L L. The reversed medial hemisoleus muscle flap and its role in reconstruction of an open tibial wound in the lower third of the leg[J]. Ann Plast Surg, 2006, 56: 59-63.

[11] Raveendran S S, Kumargama K G. Arterial supply of the soleus muscle: anatomical study of fifty lower limbs[J]. Clin Anatomy, 2003, 16: 248-252.

[12] Zhang R M, Sun J, Wei X N, et al. Reconstruction of defects with the posterior femoral fasciocutaneous flap after resection of malignant tumours of the femoral greater trochanter, sacrococcygeal region and knee[J]. JPRAS, 2009, (62): 221-229.

[13] Shin M H, Collin C, Hilaris B S, et a1. Limb preservation and tumor control in the treatment of popliteal and antecubital soft tissue sarcomas[J]. Cancer, 1986, 57: 1632.

[14] Yang R A, Lane J M, Eilber F R, et al. High grade soft tissue sarcoma of the flexor fossae[J]. Cancer, 1995, 76: 1398.

[15] 张如明, 滕胜. 下肢区软组织肉瘤的外科治疗[M]// 张如明, 滕胜, 软组织肉瘤现代外科治疗. 天津：天津科学技术出版社, 2001: 204-221.

[16] William M, Robert A, Steven N, et al. Retroperitoneal soft tissue sarcoma[J]. Cancer, 2005, 104: 669-675.

[17] Alekhteyar K M, Leung D H, Brennan M F, et al. The effect of combined external beam radiotherapy and brachytherapy on local control and wound complication in patients with hogh-grade soft tissue sarcomas of the extremity with positive microscopic margin[J]. Int J Radiat Oncol Biol Phys, 1996, 36(2): 321-324.

第十四章
小腿下段 – 足踝复发性软组织肉瘤外科治疗

小腿下段以远区段是 RSTS 另一个多见部位。由于国人大多拒绝截肢，因此保肢治疗成为主流。其中需要考虑的内容很多，不复发或延长复发间期居首位[1]。Dwens 等[2]统计截肢和非截肢两种手术方法的 5 年存活率相同，均为 68%，前者的复发率是 0，而保肢治疗的复发率为 32%。生存期相同时保留肢体无疑对患者是有益的，但频繁的手术切除对患者的身心伤害和社会负担都显沉重。这一区域虽然屏障结构多不完整，但贯彻屏障切除理念后，复发率明显降低，收益率明显提高。为了获得最低的保肢复发率，从切除到重建，精准的个体化和关注基本生理需求是重要原则[3]。骨关节受累是该区的另一特点，常需要同时处理。

第一节　相关解剖基础

一、区域范围

这个区域包括小腿下 1/3 和全足。为了适应复发肉瘤的特点，以踝关节为界，分别讨论小腿下 1/3、踝部、跟腱区和足部（图 14-1-1）。

二、解剖特点

1. 小腿远端　小腿远端到踝以内、外踝为中心的四周，除了比目鱼肌和腓骨短肌覆盖较低，骨、皮、肌腱结构普遍存在（图 14-1-2）。

2. 踝管　在内踝和跟骨之间桥架着屈肌支持带，下方的通道即踝管。踝管内由前向后排列着胫骨后肌、趾长屈肌和鉧长屈肌。经踝管入足底的还有胫后动脉、胫后静脉和胫神经，走行在鉧长屈肌

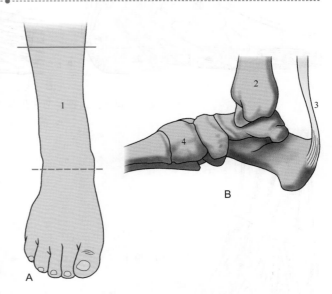

图 14-1-1　小腿下部、踝和足

A.前面分界在足踝的移行部；B.侧面深部在距舟关节和距下关节

的前方（图 14-1-2A）。

3. 足背　在跗骨的表面，除了起于跟骨远端外侧窄小的伸趾短肌和伸踇短肌肌腹之外再无肌性组织（图 14-1-3）。除了骨间肌，前足部骨几乎全部被肌腱、腱膜和皮肤包被。足背血管走行在趾长伸肌和踇长伸肌之间（图 14-1-2B）。

4. 足底　从跟骨远端到跖趾关节间有坚强的肌腱膜结构，称跖腱膜。跖腱膜是皮肤源性恶性肿瘤向深部侵犯的阻挡。跖腱膜的深面有丰富的肌肉，并有相对的分层结构（图 14-1-4），虽然有的层次比较稀疏，当把两层看作一层的时候，相互有一定的补漏作用。肌层是肉瘤的多发部位，认识这些层次，在肉瘤切除中可以随机利用。

（1）分层：一般分为以下四层。第一层：踇展肌、趾短屈肌、小趾外展肌，位于跖腱膜的深面。第二层：趾长屈肌腱、踇长屈肌腱、跖方肌和足蚓状肌。第三层：踇短屈肌、踇收肌、小趾短屈肌。第四层：骨间肌、胫骨后肌腱和腓骨长肌腱。第三

层和第四层仅限于前足的后段。加深对层次的认识，有利于屏障切除术的施行。铃木良平[4]将足底肌仅分为三层，第四层未记在内。

（2）纵向三间室：①内侧骨筋膜室由第一跖骨、足底腱膜和内侧肌间隔围成。运动踇趾的肌群走行其中，包括踇展肌、踇短屈肌、踇长屈肌腱和踇收肌。②中间骨筋膜室：由骨间跖侧筋膜，足底腱膜和内、外侧肌间隔围成。有趾短屈肌、跖方肌、趾长屈肌腱和蚓状肌走行，间隙内比较疏松，是足部肉瘤多发区之一。③外侧骨筋膜室：由第五跖骨，足底腱膜及其发出的外侧肌间隔围成，主要有小趾展肌和小趾屈肌走行。

Mubarak 等，将足底部分为 4 个骨筋膜间室：①内侧间室，含踇展肌和踇短屈肌。②外侧间室，小趾展肌等。③中央间室，含趾短屈肌、踇内收肌、踇长屈肌腱、跖方肌。④骨间室，含骨间跖侧肌、足的跖动脉弓及趾神经[5, 6]。Myersons 等[7]经染色实验研究认为，中间室在足跟部还可分为浅室和深室。

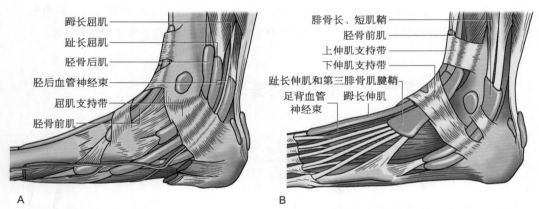

图 14-1-2　小腿下部、踝关节和足呈皮包筋、骨结构，两组血管和神经走行
A. 前内侧面；B. 前外侧面

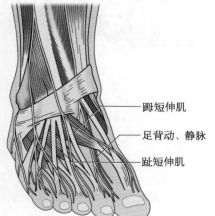

图 14-1-3　足背的结构

5. 足跟　足跟是足的一个特殊部位，足跟底部无肌肉覆盖，为骨皮结构。但在骨和皮之间脂肪层增厚，形成一脂肪垫，其中有众多的纵向走行的纤维组织，将两者联系在一起，以增加抓持的力量（图 14-1-4）。

三、功能特点

足的主要功能是负重行走。为了达到目的，除了要有稳固灵活的骨关节连接和支撑，还要有一个较完整的、感觉良好和耐磨抗压的足底软组织。负重区包括跟骨结节和第 1、5 跖骨头的底部（图 14-1-6）。足底

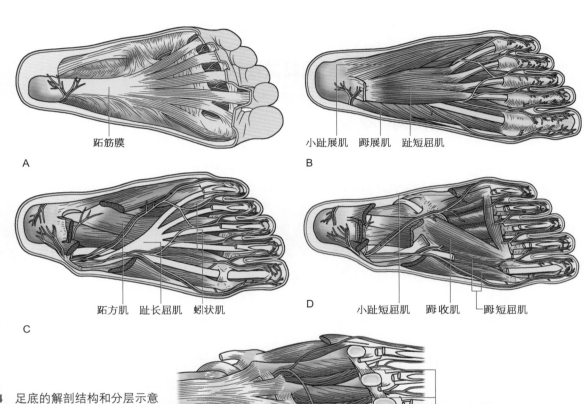

A

B

小趾展肌　蹈展肌　趾短屈肌

C

跖方肌　趾长屈肌　蚓状肌

D

小趾短屈肌　蹈收肌　蹈短屈肌

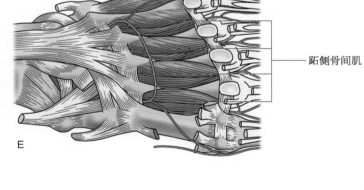

E

跖侧骨间肌

图 14-1-4　足底的解剖结构和分层示意
A. 跖腱膜层，致密的结缔组织；B. 第一层：趾短屈肌层，以中线为明显；C. 第二层：跖方肌和穿插在屈肌腱间的蚓状肌；D. 第三层：蹈短屈肌、蹈收肌、小趾短屈肌；E. 骨间肌、胫骨后肌腱和腓骨长肌腱

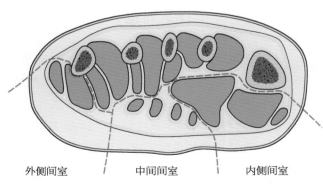

外侧间室　　中间间室　　内侧间室

图 14-1-5　足底纵向 3 间室参考切缘

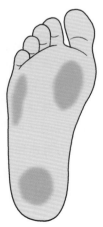

图 14-1-6　足底负重区

特殊的皮肤质量仅有手掌可以比肩，然而后者又不可能去修复前者。因此，负重区感觉的保留和重建，缓冲结构的保留和重建等内容，要在切除前通盘考虑[5,6]。

四、屏障分析

1. 足底区　跖腱膜为足底的深筋膜，长三角形，尖端向后，附着于跟骨结节。腱膜向深层分出众多的隔膜，是肌群分层和间室划分的基础。因此，使足底肉瘤屏障切缘的获得变得容易。

2. 足底以外区　致密的结缔组织深筋膜、肌腱、鞘管、韧带和骨突部的滑液囊，都可以因地制宜的随机成为浅层肉瘤的屏障。

第二节　小腿远段复发性软组织肉瘤外科治疗

一、解剖结构屏障

1. 屏障缺乏　复发肉瘤容易侵犯骨。
2. 层次感不强　屏障切除设计困难。

二、切缘设计

1. 肉瘤切除　肉瘤轮廓外 3 cm 的皮肤切口，按照立体影像确定屏障切缘。
2. 修复重建　评估缺损，设计相应修复内容。

三、肿瘤切除

1. 体位　患者取仰卧 / 健侧腿位，大腿近端止血带。
2. 切除　从肉瘤的一侧近端开始，直到完成远端和两侧的全部切除。

四、修复重建

1. 踝关节以稳定为主　下肢的功能是负重行走，以垂直的力线、无痛和踝关节的稳定为主。对灵活性的要求相对较差。
2. 皮肤缺损多见　随着肉瘤的切除，皮肤缺损、张力性的坏死等较易出现，多需要特殊修复。实际上动力重建和创面覆盖常需同时进行。
3. 典型病例
【病例 1】　外踝周切除，踝关节固定

（1）病例介绍：男性，43 岁。左外踝上方结节切除后病理诊断为滑膜肉瘤，要求瘤床切除，患者无术前任何资料。

（2）再次手术设计和疗效评价：分析肉瘤原位于腓骨外侧的软组织而非肌肉，切除应该包括腓骨远端和周围的肌肉特别是腓骨长短肌，同时踝关节固定。按计划扩大切除，钢板螺钉踝关节固定。术后随访 4 年，无复发，无转移，功能恢复良好（图 14-2-1）。

【病例 2】　小腿 UPS 大块切除，复合修复
（1）病例介绍：男性，33 岁。左小腿远端前外侧 UPS 术后复发破溃，累及腓骨相邻面。
（2）再次手术设计和疗效评价：做保留胫前血管的屏障切除，包括前、外侧间室，碟形腓骨和皮肤。胫骨后肌前移重建背伸和外翻功能，伸踇、趾肌腱中立位固定。足背跨区皮瓣转位修复缺损，供区皮片移植术。术后石膏固定踝关节于背伸外翻位。皮瓣和皮片均成活。随访 9 年，无复发，无转移，功能恢复良好[8]（图 14-2-2）。

五、讨论

1. 创面愈合困难　切除小腿远段肉瘤，不管是否有骨损害，切口愈合均较困难，应该注意细节，争取一期愈合。
2. 创面覆盖困难　恶性复发性肉瘤多累及广泛，带蒂和游离移植供区不多，局部可利用的血管也有限，不要勉强保肢[9,10]。

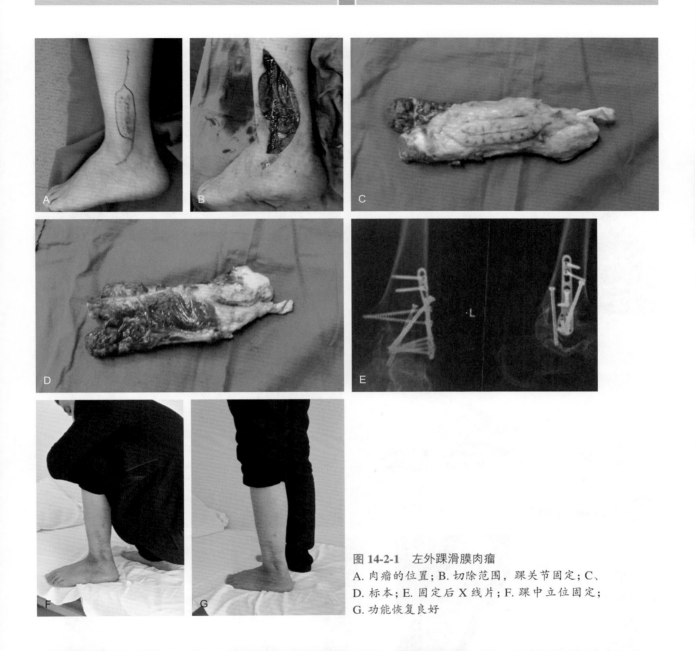

图 14-2-1　左外踝滑膜肉瘤
A. 肉瘤的位置；B. 切除范围，踝关节固定；C、
D. 标本；E. 固定后 X 线片；F. 踝中立位固定；
G. 功能恢复良好

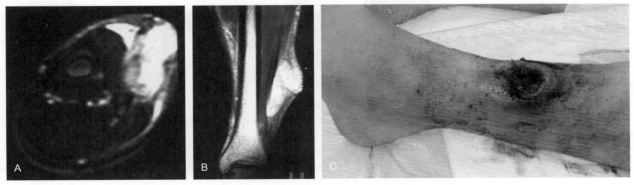

图 14-2-2　左小腿远端前外侧 MFH 双间室切除，背伸和外翻功能重建，足背跨区皮瓣转位，供区皮片移植术
A、B. MRI 显示肉瘤侵犯区；C. 肉瘤复发破溃

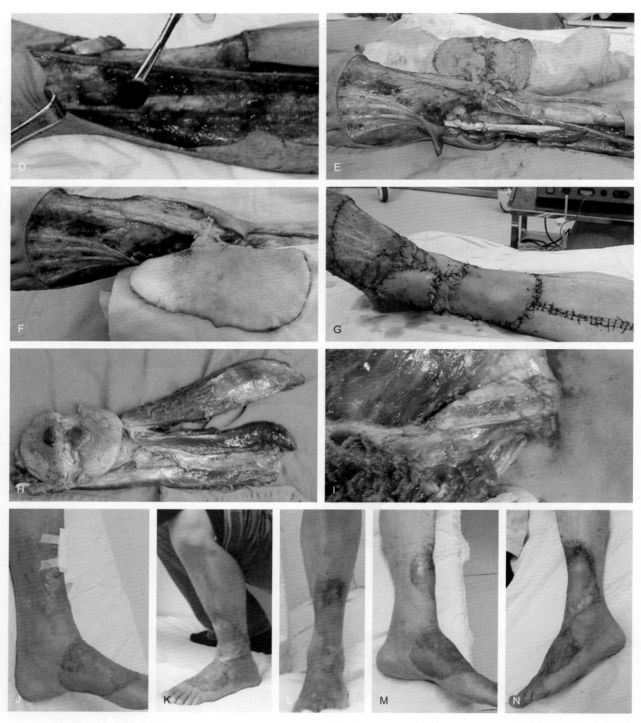

图 14-2-2（续）

D. 屏障切除，腓骨腔碘酊灭活；E. 胫骨后肌前移与腓骨长肌和胫骨前肌吻合；F. 切取足背跨区皮瓣转位；G. 供区皮片修复；H、I. 标本；J、K. 皮瓣、皮片成活；L~N. 随访 9 年后，无复发，无转移，功能恢复良好

第三节　踝周围复发性软组织肉瘤外科治疗

一、解剖结构屏障

1. 范围　就 RSTS 而言，以内、外踝为中心 10 cm 段左右称踝部，360° 的肉瘤属于该节范畴[11]。

2. 内容　胫骨远端、距骨和跟腱及其附着的软组织。

3. 踝管

（1）构成：小腿深筋膜在胫骨内踝下后方形成屈肌支持带，张于内踝与跟骨结节间，形成的管状结构即为踝管。

（2）内容：其内走行（由前至后）胫骨后肌腱及腱鞘、趾长屈肌腱，以及腱鞘、胫后动静脉和胫神经、姆长屈肌腱及腱鞘。其内被 3 个纤维隔分为 4 个骨纤维管，由前向后依次通过：①胫骨后肌腱及腱鞘。②趾长屈肌腱及腱鞘。③胫后动静脉及胫神经。④姆长屈肌腱及腱鞘。

（3）意义：踝管是小腿后区通向足底的重要路径，两侧的肉瘤均可突入管内，管内的肉瘤也可突向两侧，入足底或小腿后方。

4. 跗骨窦

（1）构成：位于跟距后关节与前、中关节之间，由后内向前外走行，略呈锥形的骨性间隙。其内侧为漏斗形的跗骨窦管，跗骨窦管的后方紧接载距突。

（2）结构：其中的主要结构包括脂肪垫、小血管、关节囊、神经末梢、滑囊、跟距骨间韧带、颈韧带，以及伸肌下支持带的内侧、中间和外侧根。原发于此的肉瘤切除困难。

5. 跟腱　小腿三头肌移行为腱性组织至跟骨的止点段。近段为肌腱混合体（比目鱼肌腹较低），到远端 5 cm 左右完全为腱性。有跖肌腱在内侧并入。

二、切缘设计

由于结构复杂，间隙狭小，即使高质量的影像片都很难分辨清楚，视屏上的动态观察可能有益。术前设定切缘困难时，术中要注意分辨，前后相结合有利于获得一个正确的切缘[12]。

三、肿瘤切除

娴熟的局部解剖和精细的操作，努力完成术前计划。估计达到理想切缘困难，应该有截肢的准备。

四、修复重建

动力重建和创面覆盖常需同时进行。典型病例见图 14-3-1~ 图 14-3-3。

【病例1】　内踝区肉瘤切除，跖底皮瓣转位

（1）病例介绍：男性，52 岁。右内踝为中心 UPS，行 2 次手术后复发。

（2）再次手术设计和疗效评价：肉瘤主要位于浅层，做包括深筋膜和部分鞘管的肿瘤切除，同侧跖底皮瓣转位修复。随访 3 年，肺转移，局部无复发，带瘤生存（图 14-3-1）。

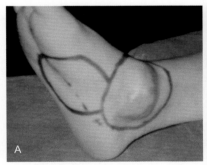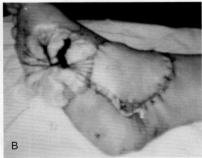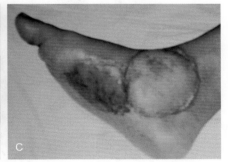

图 14-3-1　内踝肉瘤切除，跖底皮瓣转位

A. 肉瘤位置；B. 皮瓣转位供区植皮；C. 皮瓣成活

【病例2】　外踝整块切除，踝关节固定，胫骨后肌前移，足背皮瓣转位

（1）病例介绍：女性，33岁。左外踝1.5年前扭伤，1年后出现结节，后反复破溃不愈。1个月前活检诊断为黏液性纤维肉瘤。

（2）再次手术设计和疗效评价：肉瘤浸润广泛，行前间室、外侧间室和腓骨远端切除，踝关节固定，胫骨后肌前移代伸䏡、趾肌，足背皮瓣转位覆盖创面。随访3年后，无复发，无转移（图14-3-2）。

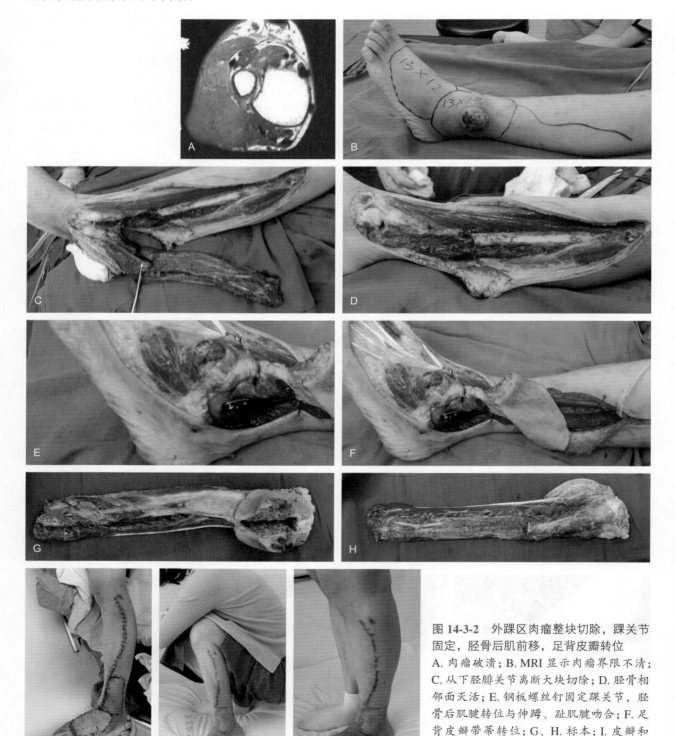

图 14-3-2　外踝区肉瘤整块切除，踝关节固定，胫骨后肌前移，足背皮瓣转位
A. 肉瘤破溃；B. MRI 显示肉瘤界限不清；C. 从下胫腓关节离断大块切除；D. 胫骨相邻面灭活；E. 钢板螺丝钉固定踝关节，胫骨后肌腱转位与伸䏡、趾肌腱吻合；F. 足背皮瓣带蒂转位；G、H. 标本；I. 皮瓣和供区皮片移植成活；J、K. 2 年后，无复发，无转移，功能正常

【病例3】 跟腱周围肉瘤整块切除，跟腱延长

（1）病例介绍：男性，24岁。右胫骨远段内后方，跟腱深面恶性神经鞘瘤胫骨侵犯。做保留跟腱整块切除，同时取同侧腓骨植骨修复胫骨缺损。术后1.5年跟腱明显挛缩，出现马蹄和轻度内翻畸形，未见明显肉瘤复发。

（2）再次手术设计和疗效评价：手术取出螺钉、松解粘连、延长跟腱、胫骨后肌转位修复缺损。术后随访4年，无复发，无转移，功能恢复良好（图14-3-3）。

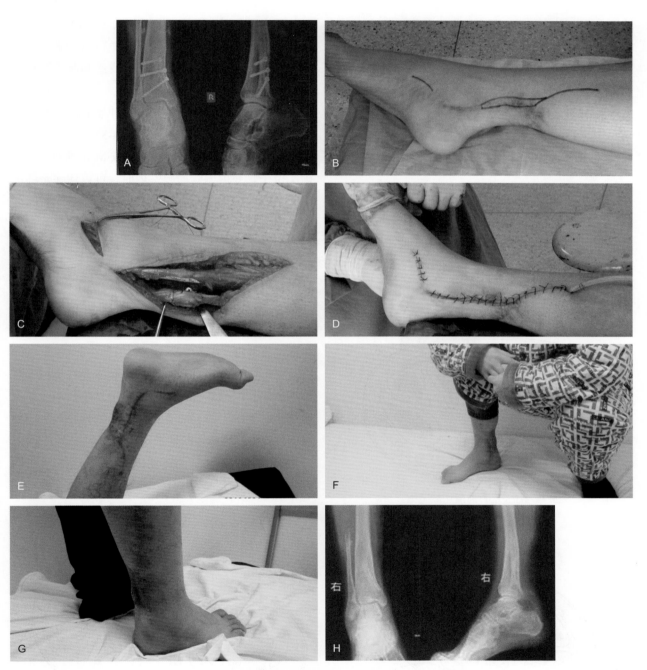

图14-3-3 肉瘤性跟腱挛缩松解延长，胫骨后肌代跟腱术

A. 骨愈合，无复发；B. 切口设计，瘢痕切除；C. 松解延长，切断胫骨后肌止点；D. 切口缝合；E. 半年后切口愈合；F. 下蹲位，足已放平；G. 站立；H. 术后平片

第四节　足部复发性软组织肉瘤外科治疗

一、解剖结构屏障

1. 范围　主要指内外踝环形连线以远部分。从结构来看指距骨以下的所有足组织。

2. 内容　由 7 块跗骨、5 块跖骨、众多趾骨，以及足内在肌、途经的肌腱和众多关节韧带构成。少量的足内在肌主要位于前足外侧和足底。

3. 屏障　足底有可利用的屏障，而足背不可靠。

二、切缘设计和肉瘤切除

1. 足背区肿瘤　足背部深筋膜浅面的肉瘤，做包括深筋膜浅层的广泛切除，效果良好。深层的肉瘤可以依据侵犯的层次，选择不同的屏障平面，直至包括伸肌腱和跗骨的切除。累及广泛者，应该选择截肢（图 14-4-1）。

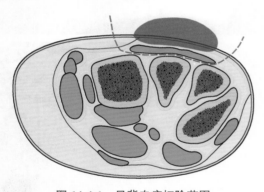

图 14-4-1　足背肉瘤切除范围

2. 足底区肿瘤

（1）跖腱膜浅面的肿瘤，做包括跖腱膜在内的屏障切除，可以达到阴性切缘。切除时无负重区和非负重区的区别，修复时必须考虑（图 14-4-2）。

由于足底皮肤较紧，直径超过 1 cm 的缺损，几乎都无法直接缝合，主要用带蒂皮瓣和肌皮瓣转位覆盖，游离移植很少使用。

（2）深筋膜深面的肿瘤根据肿瘤的部位和侵犯的程度，决定切除的成分（图 14-4-3）。

1）足底内侧缘肿瘤：经 CT 或 MRI 诊断，肉瘤确实位于足底内侧骨筋膜室内时，可以切除全部内侧间室和内侧的皮肤。切除的方法，在足底腱膜的踇趾腱划的外侧切开，在趾短屈肌的内侧深入，在踇收肌的外侧解离，直到骨间跖侧腱膜。沿该间隙向内侧，可直达第一跖骨，做包括第一跖骨足底面骨膜在内的全部软组织切除，可获得理想切缘。

2）足底中部的肿瘤：肿瘤位于中间骨筋膜室时，可做中央骨筋膜室的全部切除术。切除的范围包括足底腱膜及内、外侧肌间隔内的全部组织。

3）足底外侧的肿瘤：当肿瘤位于足外缘时，可做外侧间室的切除。切除的范围主要包括小趾短屈肌、小趾展肌、第五跖骨相邻骨面的骨膜和足底腱膜的外侧束（也称跟跖韧带）（图 14-4-3）。

4）双间室肿瘤：当肿瘤侵犯两个间室时，可同时切除。

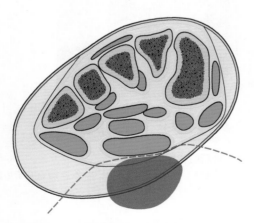

图 14-4-2　跖腱膜浅面的肿瘤切除范围

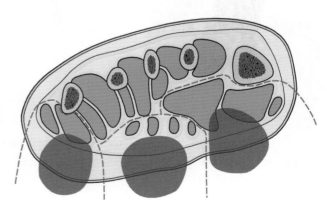

图 14-4-3　足底不同部位肿瘤的切除范围

5）分层切除：在足底肌肉的分层中，较有意义的是第一层和第二层。特别是第二层（图14-1-4B）。跖方肌为扁带状肌，起于跟骨的底面，止于趾长屈肌腱的外侧缘。趾长屈肌腱的四条腱束伸向远端，其间隙中又有四条蚓状肌充填，几乎形成了一个封闭的平面，屏障作用比较完整。对于跨越间室的肉瘤，或者由浅及深的肿瘤，可利用这两个层面做屏障切除术。由于足底内、外侧肌间隔有时分辨不清，这种屏障切除有一定意义，可减少正常组织的损毁而达到相同的效果。

三、修复重建

1. 足背修复重建 足背肿瘤切除后，外在肌腱部分的重建原则，可参阅小腿的有关内容。趾短伸肌和鉧短伸肌切除后，不予重建。足背的血管和各皮神经，均可一并切除。对于某些跖骨的切除，特别是第一跖骨等，则应植骨，重建骨连接。当皮肤缺损，无法直接闭合创面时，应严格确定创面的血液供给，以决定覆盖方法。腱周组织完整者，游离植皮大多能成活。

2. 足底修复重建

（1）动力的传导主要靠小关节的固定。当能维持跟腱的完整时，正常的步行和负重当无大碍。

（2）创面的覆盖：以足底负重区为主，应选择感觉皮瓣覆盖。非负重区可游离植皮。足跟覆盖取材较多，也比较简单。而前足区和跖球部覆盖困难，主要是供区较少。但临床上以累犯足跟的占多数，而需要修复跖球的病例较少。必要时，牺牲一趾，制成剃骨皮瓣覆盖跖球，不失为一种可行的方法。修复跟骨的最理想供区是跖内侧皮瓣。Kum等[6]分析了12例足跟和跖底区使用感觉皮瓣和非感觉皮瓣修复后的情况，其中6例感觉皮瓣，6例非感觉皮瓣，随访2~14年，平均6年。经对足印等项的分析，两者无明显差异。但使用了非感觉皮瓣修复的患者，在日常生活中长年进行细心的护理，包括穿保护鞋。可见最好的修复材料是感觉皮瓣，如果使用非感觉皮瓣，应增加局部的终身护理。

四、保足或保留下肢长度的手术治疗

1. 足底肉瘤的保足治疗

（1）适应证：足底中部较小或恶性程度较低，可以找到确切的屏障切缘，能保留负重区。

（2）重建：创面覆盖。

【病例1】 皮肤肉瘤的跖腱膜切除

（1）病例介绍：男性，76岁。右足底结节半年，逐渐增多，破溃，之后出现夜痛，经活检诊断为出血性肉瘤（卡波西肉瘤）。来院后检查足底内侧至足跟后缘多发性紫黑色结节，伴破溃出血。

（2）再次手术设计和疗效评价：影像提示肉瘤位于皮肤，做包括跖腱膜的屏障切除，小腿推进和足底皮瓣覆盖创面。半年后随访，足部创口全部愈合，步行可，可以肺转移（图14-4-4）。

【病例2】 足底第二层切除，皮片移植

（1）病例介绍：女性，28岁。右足底恶性神经鞘瘤局部切除后1个月。

（2）再次手术设计和疗效评价：拟再次瘤床切除。术前病史1年，局部5 cm手术瘢痕。以原切口为中心，做直径约5 cm的圆形切口，完整切除病灶，包括全部趾短屈肌、部分足底方肌及其浅层组织。游离带跖内侧血管的足底内侧皮瓣转位覆盖创面，供区皮肤成形＋游离植皮，切口一期愈合。随访5年，无复发，无转移（图14-4-5）。

【病例3】 左足底中部透明细胞肉瘤切除，双推进皮瓣

（1）病例介绍：女性，23岁。左足底中部透明细胞肉瘤，局部切除后1个月。影像提示肿瘤复发或是没能切除。

（2）再次手术设计和疗效评价：足底肌全部切除，横行双侧推进皮瓣闭合创面。随访2年，无复发，胫骨远端转移。切除转移灶，在随访中（图14-4-6）。

2. 足背肉瘤的保足治疗

（1）适应证：足背一侧为主的较局限或恶性程度较低者，可以找到确切的屏障切缘。

（2）重建：创面覆盖。

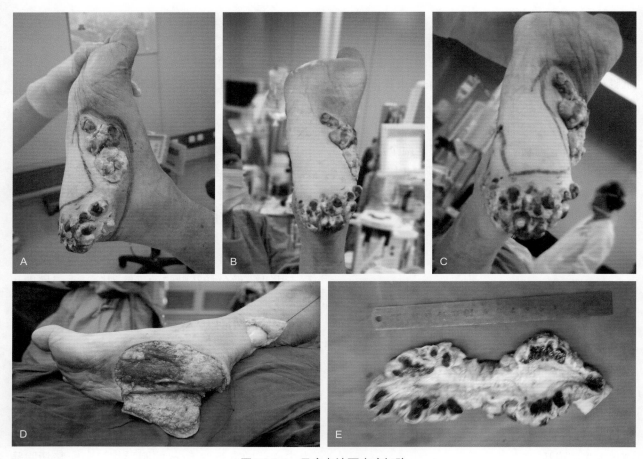

图 14-4-4　足底卡波西肉瘤切除

A~C. 肉瘤的位置；D. 跖腱膜切除，局部皮瓣覆盖；E. 标本剖开见跖腱膜屏障作用明显，瘤灶内有大量陈旧性血块

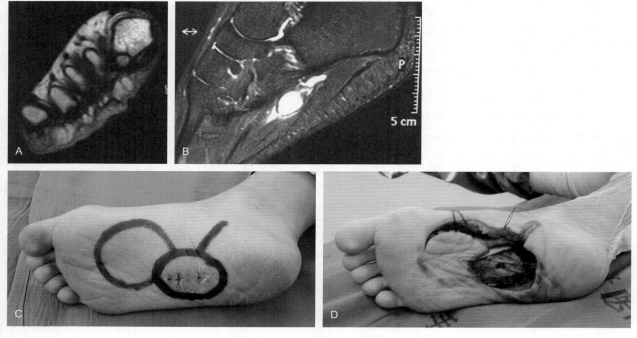

图 14-4-5　右足底恶性神经鞘瘤，浅层结构切除，游离植皮

A. CT 显示肉瘤位于足底；B. MRI 明确显示肿瘤位于跖短屈肌内；C. 切口设计；D. 切除第二层，切取跖内侧皮瓣

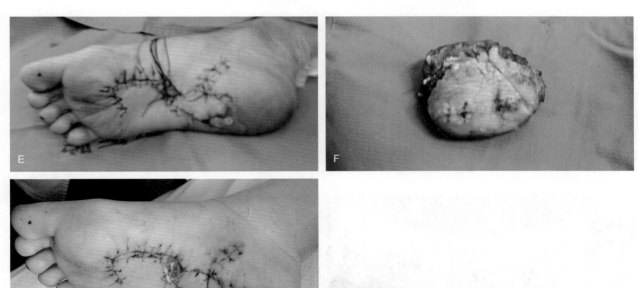

图 14-4-5（续）
E. 皮瓣转位，供区外侧形成局部矩形皮瓣向内推进，创面全部闭合；F. 标本；G. 全部愈合

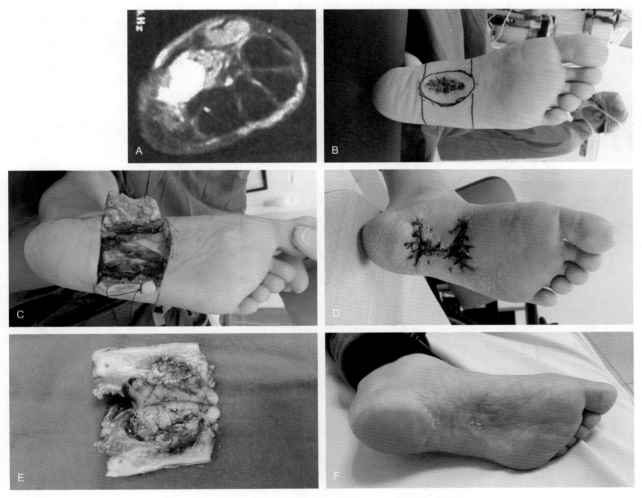

图 14-4-6　足底透明细胞肉瘤切除，平行推进皮瓣覆盖
A. MRI 显示足底肉瘤；B. 肿瘤位置；C. 肉瘤切除，形成皮瓣；D. 缝合；E. 标本剖开显示肉瘤；F. 2 年后无复发

【病例 1】 后足外侧血管肉瘤切除，局部皮瓣转位

（1）病例介绍：男性，48 岁。左后足外侧血管肉瘤术后 4 个月复发，影像提示为皮肤原发，深层无明显侵犯。

（2）再次手术设计和疗效评价：做包括足背筋膜的屏障切除，利用踝关节背屈，两侧的三角皮瓣

对接缝合。随访两年，无复发（图 14-4-7）。

【病例 2】 第一跖趾关节背纤维肉瘤切除，局部皮瓣转位

（1）病例介绍：男性，34 岁。右前足第一跖趾关节背皮肤纤维肉瘤，术后 6 个月复发破溃。

（2）再次手术设计和疗效评价：做包括足背筋膜的屏障切除。肿瘤切除，局部皮瓣转位（图 14-4-8）。

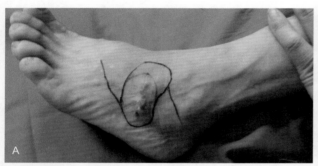
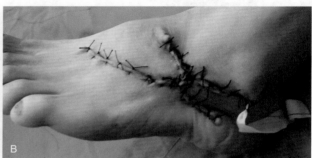
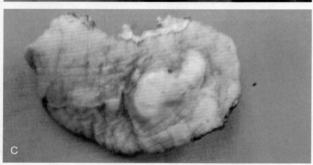

图 14-4-7　后足外侧血管肉瘤切除，局部皮瓣转位
A. 切缘和交叉皮瓣；B. 交叉缝合；C. 标本

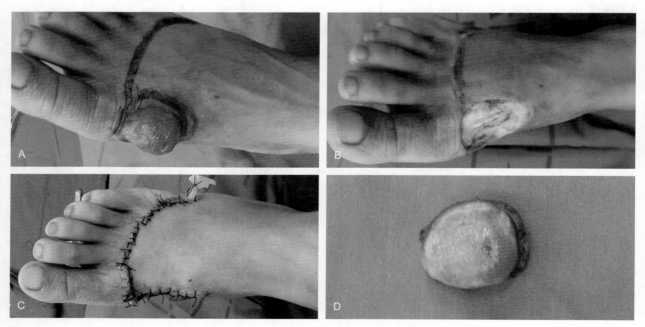

图 14-4-8　第一跖趾关节背纤维肉瘤切除，局部皮瓣转位
A. 切缘和皮瓣设计；B. 切除后肌腱外露；C. 皮瓣缝合；D. 标本

【病例3】 后足背外侧恶性神经鞘瘤切除，局部皮瓣转位

（1）病例介绍：男性，41岁。左足外侧恶性神经鞘瘤切除1个月，X线显示第三楔骨破坏。

（2）再次手术设计和疗效评价：做包括第三楔骨的屏障切除，局部皮瓣加皮片移植覆盖创面。术后4个月复查，创口全部愈合（图14-4-9）。

3. 足背肉瘤保留下肢长度的跟胫融合

（1）相关解剖结构：①胫腓骨远端组成踝穴，踝穴内有距骨崁入。当距骨切除后，将跟骨向前翻转，跟骰关节面与胫骨远端关节面融合在一起。利用跟骨的横向长度补足缺损使双下肢等长，是跟胫融合的目的。②身高170 cm的成人，胫骨下关节面到地面的自然距离是7 cm左右，而跟骨长轴约8 cm，截骨是必需的。③以跟腱附丽处为界，负重

区有两个选择，跟骨结节后半负重点和附丽处负重点。两者区别不大，融合后行走和站立无区别。前者面积稍大，稳定性好，但和胫骨的长轴不垂直，但力线垂直。如此后方软组织的张力减小，剥离面减小，可以更多地保护跟骨的血运（图14-4-10）。

（2）适应证：前足的软组织或骨的恶性肿瘤较大，跖球和第五跖骨头均无法保留，后足底1/3以上皮肤完好，估计可以包被残端时。

（3）手术方法：术前要测量患者胫骨关节面到地面的高度，备术中参考。胫骨前缘垂直于足背的横行切口，延伸到足内外侧缘与骰骨前缘的足底切口相连成完整环形切口，切除跟骨以外的所有软、硬组织，保持跟骨与包被的软组织连接。切除跟骨的载距突和腓侧结节，使宽度与踝穴相同。前旋可有两种方法：当跟腱和周围皮肤松弛时，可以修剪

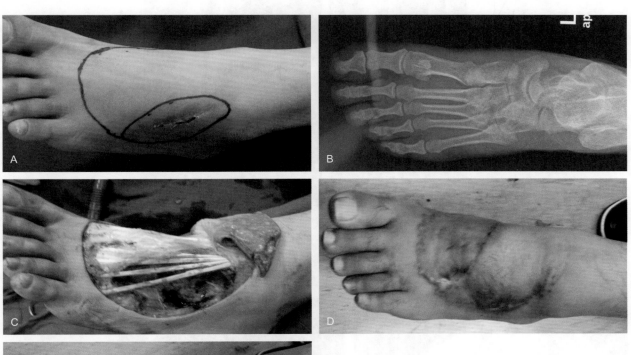

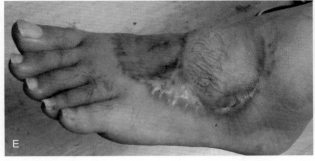

图14-4-9 后足背外侧恶性神经鞘瘤切除，局部皮瓣转位
A.瘤床切缘和皮瓣设计；B.第三楔骨破坏；C.切除皮肤等，包括第三楔骨，形成局部皮瓣转位，前部皮片移植；D、E.皮瓣成活，植皮区部分坏死，换药愈合

下篇

前方关节面，做近 70° 的前旋；当跟腱和周围结构紧张时，修剪后关节面并顺势从后关节面后部向前方截骨和修剪，做 40° 的前旋，高度不够时可用切除的距骨制成骨片，再向胫骨远端的间隙内填塞，内固定要简单有效。用石膏外固定 8 周后下地功能锻炼（图 14-4-11）。

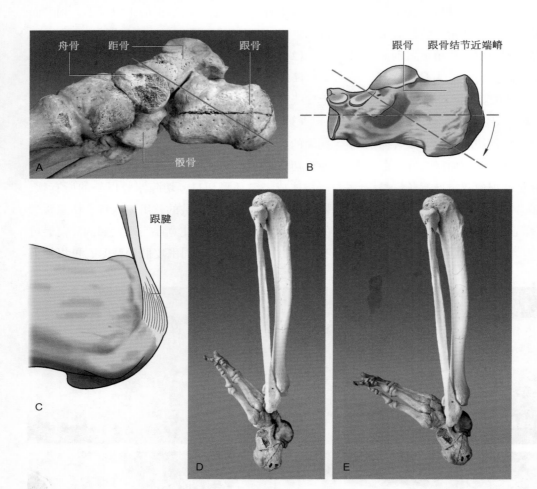

图 14-4-10　跟胫融合的相关解剖
A、B. 跟骨长轴方向；C. 跟腱抵止处为锥状；D. 跟骨与胫骨完全垂直，负重点落在锥状嵴上；
E. 旋转减小 40° 可以将负重点前移，落在跟骨结节的后半部分

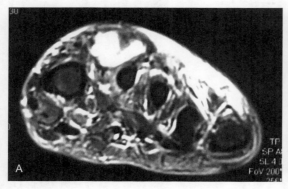
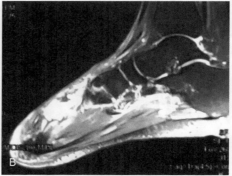

图 14-4-11　手术过程：跟胫融合负重点前移法
A、B. MRI 显示肉瘤区

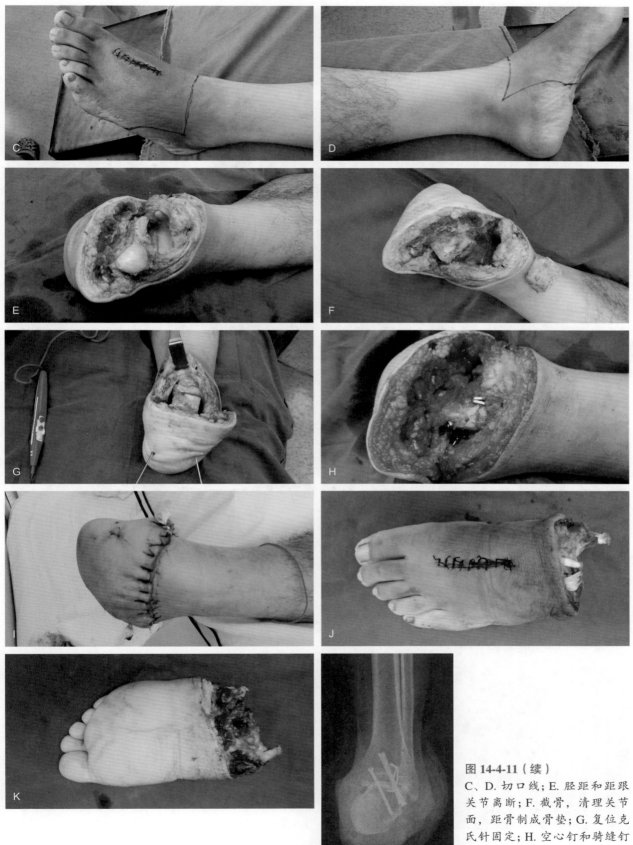

图 14-4-11（续）
C、D. 切口线；E. 胫距和距跟关节离断；F. 截骨，清理关节面，距骨制成骨垫；G. 复位克氏针固定；H. 空心钉和骑缝钉固定；I. 创口关闭；J、K. 标本；L. 术后 X 线片负重点是一平面

【病例1】 右前足纤维肉瘤切除，跟胫融合

（1）病例介绍：男性，38岁。右前足纤维肉瘤多次切除、截趾均复发。肿瘤巨大，多结节状。影像显示肉瘤穿过跖骨间，成哑铃状，伴骨侵犯。

（2）再次手术设计：无保足条件，前半足截除跟胫融合术（图14-4-12）。

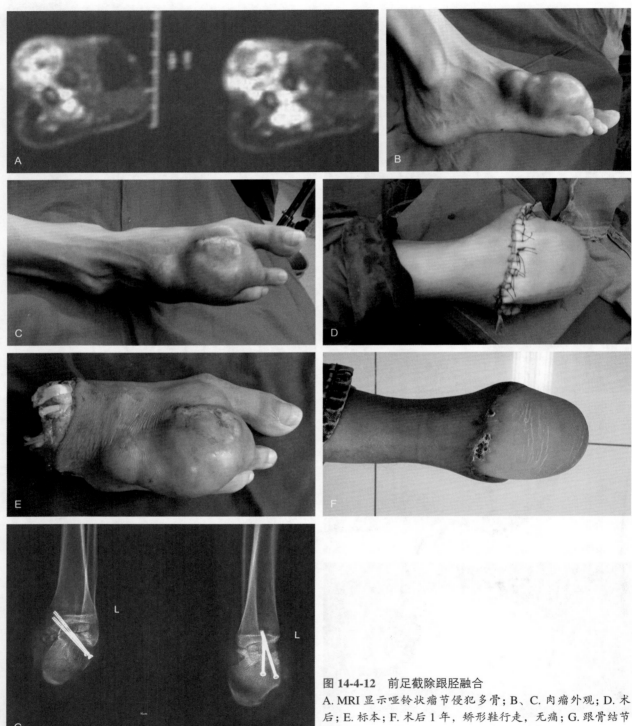

图14-4-12　前足截除跟胫融合
A. MRI 显示哑铃状瘤节侵犯多骨；B、C. 肉瘤外观；D. 术后；E. 标本；F. 术后 1 年，矫形鞋行走，无痛；G. 跟骨结节后部负重，触地面积大

【病例2】 前足截除跟胫融合（跟骨后嵴触地）

（1）病例介绍：男性，40岁。右足背色素性隆突性皮肤纤维肉瘤，曾有血管瘤切除、开放损伤和股前外侧皮瓣治疗史。25年后出现肿块，切除病理诊断为隆突性皮肤纤维肉瘤。术后3个月复发，影像显示肿瘤广泛与跗骨和伸肌腱混为一体。

（2）再次手术设计和疗效评价：决定有限截足，保留下肢长度，跟胫融合术。随访2年，无复发，骨性融合良好，双下肢等长，步行可（图14-4-13）。

4.肉瘤贯穿足背、足底的保肢治疗

（1）适应证：肉瘤相对局限，横向有可靠的屏障切缘；负重区可以保留时。

（2）重建方法：以缩足性跖骨间融合为首选。

（3）优点：足稳定，融合后行走无痛。

【病例1】 缩足到截足

（1）病例介绍：女性，29岁。右足2趾周围纤维肉瘤，行3次切除术后复发，曾放射治疗30次，剂量不详。切口瘢痕在足底，肿块主体位于足背，约2 cm×3 cm围绕足2趾生长，累及足3趾，深达足底，足2趾仰趾畸形。影像显示2/3跖骨周围肉瘤从足背到足底，屏障界限不理想，患者坚决要求保肢。

（2）再次手术设计和疗效评价：足背和足底的上、下切口，做以1、4跖骨相邻骨皮质为内外侧切缘，足背切除相应皮肤，足底切除跖腱膜的大块切除。未受累的2、3趾骨在1~4跖骨间支撑，钢丝拉拢1~4跖骨，缺损皮肤用3趾的剔骨皮瓣覆盖。4个月后复发，前半足截除术。随访近4年，无复发，无转移。穿矫形鞋，步行功能良好。已经结婚，并育有一子（图14-4-14）。

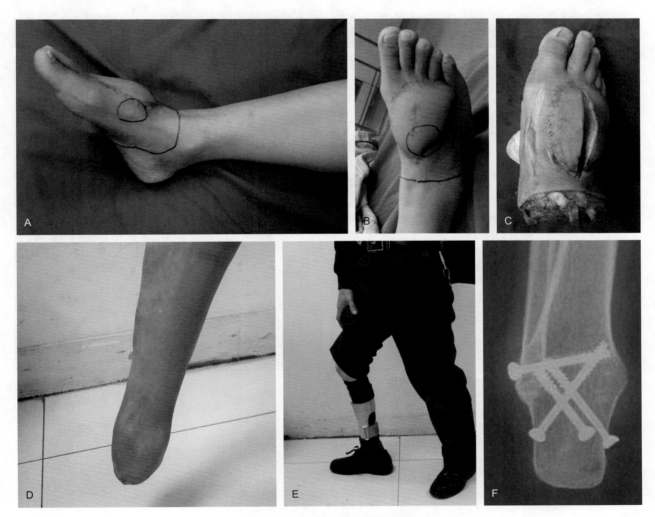

图14-4-13 前足截除跟胫融合

A、B.足背复发肉瘤；C.切除标本，肉瘤两处复发；D.残端圆锥状，跟骨嵴触地；E.矫形鞋充填前方；F.复查X线片显示跟骨与胫骨完全垂直，骨性融合

五、讨论

1. 前足 RSTS 保足困难

（1）原因：结构紧凑，软和硬组织的单位体积均窄小，血液循环丰富，运动丰富，相互之间缺乏可信赖的屏障。即难觅理想切缘又不容易多方控制。

（2）理想修复设计困难：自体修复重建的材料不充分，功能要求高，即使达到无痛性行走也是困难的。

2. 保留长度的截足优势明显

（1）切除平面充分，复发率低。

（2）患者心态平和，对意念打击轻，穿戴矫形鞋可以类似正常人生活。

（3）符合生理要求，负重区耐磨、无痛而有力，习惯后灵活自如。

（4）矫形鞋易制作，经济，患者乐于接受。

（5）缺点：鞋容易掉，需要特殊方法固定。

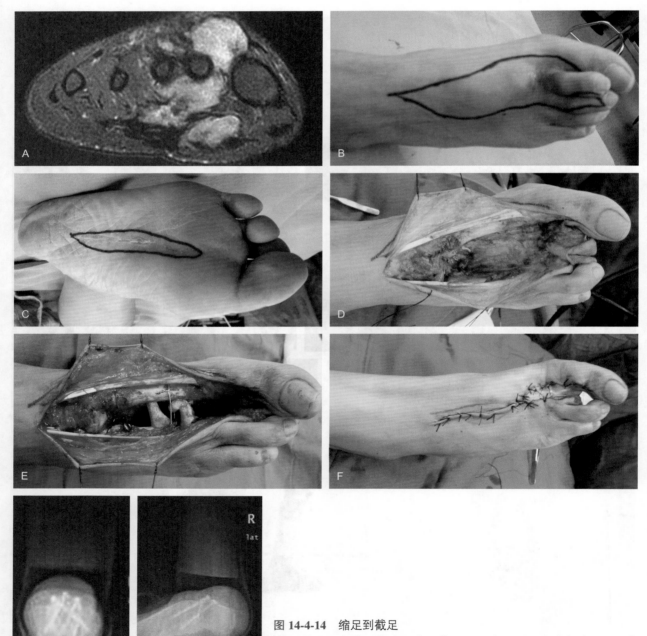

图 14-4-14 缩足到截足

A. MRI 显示肉瘤哑铃状，累及骨；B、C. 切口；D. 大块切除后；E. 重建和稳定足弓；F. 剔骨皮瓣覆盖趾蹼；G、H. 截足后 4 年，前方为矫形鞋

第五节　足部易复发的侵袭性肿瘤外科治疗

一、跟腱组织细胞源性肿瘤

代谢性组织细胞增生性肿块可见于全身多发性和局部单发性改变。跟腱的损害经常见到，局部切除复发率很高，由于损伤性刺激，常见加速生长。彻底的切除，可能会得到良好的控制。

组织细胞来源的肿瘤在足部可以见到的有纤维黄色瘤和纤维黄色肉芽肿等。跟腱多发，局部切除复发率高，应该做跟腱的全部切除和重建。

【病例1】　跟腱黄色瘤切除胫骨后肌和腓骨短肌，重建跟腱

（1）病例介绍：男性，53岁。双侧跟腱肿块10年，逐渐增大伴疼痛。5年前左侧曾以跟骨脂肪瘤行刮除植骨内固定术，术后诊断为跟骨脂肪瘤和跟腱黄色瘤，后复发并逐渐增大。未手术侧一直在缓慢生长。检查：双侧跟腱13 cm段肥大硬韧，呈串珠状。

（2）再次手术设计和疗效评价：再次做左侧跟腱全部切除。术中探查，肿瘤的界限清楚，跟腱鞘消失，肿块近端位于肌、腱交界处，远端位于近跟腱附丽处。做跟腱段全部切除，包括交界处的少许

肌肉，止点紧贴跟骨。胫骨后肌和腓骨短肌转位重建跟腱。2.5个月后随访，外观明显改善，跖屈功能恢复。15个月后再次复查，未见复发（图14-5-1）。

【病例2】　黄色肉芽肿，双跟腱切除，胫骨后肌和腓骨短肌重建跟腱

（1）病例介绍：女性，21岁。双跟腱肿物数年，左侧曾行局部切除术后复发，而后行多种对症治疗无效。检查：双侧跟腱肥大，压痛和活动痛明显，踝关节活动部分受限，以左侧为明显。影像检查显示跟腱及其周围皮下组织混杂性信号，跟腱增粗，跛行伴急促步态。

（2）再次手术设计和疗效评价：术中见跟腱外形改变结节样，表面暗黄炎性肉芽肿样，向上达肌性部位，远端到跟骨附丽。全部切除病变跟腱，取胫骨后肌和腓骨短肌跟骨锚入，攀式重建跟腱。术后切口一期愈合。18个月后复查，跟腱滑动行程和幅度良好，行走和足跟提起正常（图14-5-2）。

（3）经验分析：代谢性组织细胞增生性肿块可见于全身多发性和局部单发性改变。跟腱的损害经常见到，局部切除复发率很高，由于损伤性刺激，常见加速生长。彻底的切除，可能会得到良好的控制。

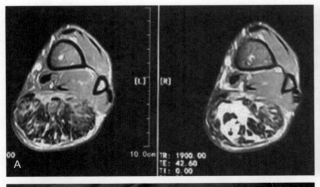

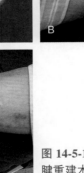

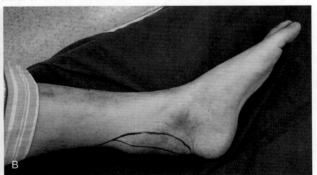

图 14-5-1　跟腱黄色瘤切除，胫骨后肌和腓骨短肌转位跟腱重建术

A. MRI 显示跟腱粗大变性；B、C. 外观

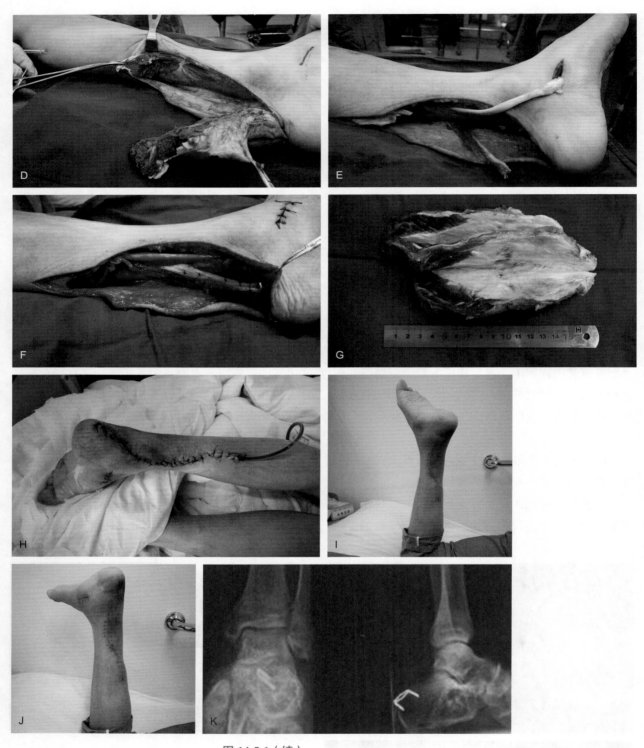

图 14-5-1（续）

D. 肿瘤段跟腱切除；E. 切取胫骨后和腓骨短肌腱；F. 跟骨结节钻孔胫骨后肌穿过骑缝钉固定，双肌腱并拢缝合；G. 标本剖面；H. 切口愈合；I、J. 2.5 个月后跖屈和背屈恢复；K. 肌腱被骑缝钉固定的位置

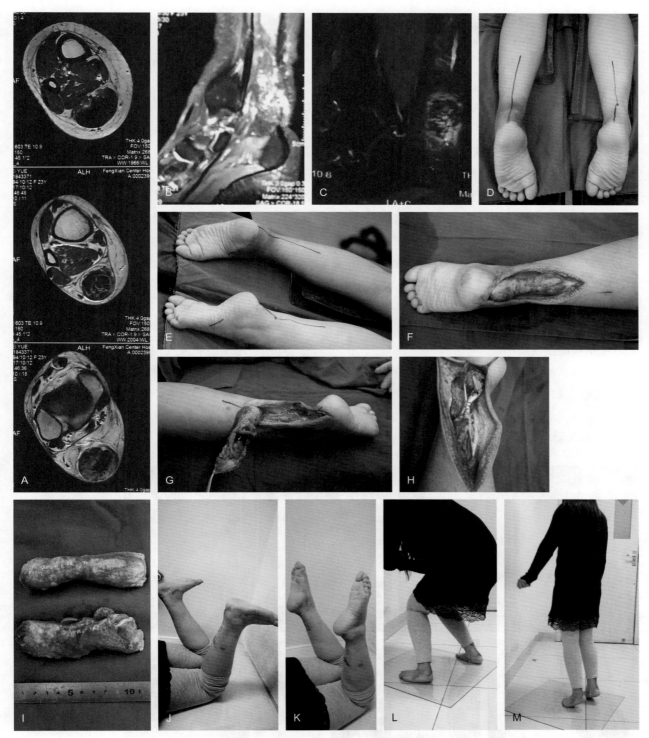

图 14-5-2　双跟腱切除，胫骨后肌和腓骨短肌重建跟腱，18 个月后功能

A~C. MRI 显示跟腱粗大变性；D、E. 切口；F. 显露病变跟腱；G. 跟腱完全切除；H. 跟腱重建；I. 标本；J. 术后 18 个月背屈；K. 完全跖屈；L. 跖屈负重；M. 双足跟提起

下篇

二、足部的弥漫性腱鞘巨细胞瘤

足部的腱鞘巨细胞瘤多为弥漫性，发病率很高，临床行为不好，复发的频率相当高[14]。虽然镜下常显示良性，但侵袭性生长，无限的穿透性和无理想的治疗手段，使得骨破坏及其相应的功能障碍频繁出现。一般认为腱鞘巨细胞瘤来源于滑膜组织，包括关节滑膜、腱鞘滑膜、滑囊滑膜，手、足高发的原因可能与小关节众多、滑膜密布有关[15, 16]。

1. 非骨关节滑膜型腱鞘巨细胞瘤切除　非骨关节滑膜型腱鞘巨细胞瘤常累及多根肌腱和鞘管，界限较清楚，容易切除干净，侵犯骨组织的较少见。

【病例1】　踝管弥漫性腱鞘巨细胞瘤切除

（1）病例介绍：女性，24岁。右踝部结节2年，痛1年。MRI显示内踝后方多结节不规则高信号，粗针吸活检腱鞘巨细胞瘤。

（2）再次手术设计：内踝后切口，敞开踝管，三根肌腱全被瘤节缠绕，切除全部肿瘤及其滑膜（图14-5-3）。

2. 骨关节滑膜型腱鞘巨细胞瘤切除　腕部的腱鞘巨细胞瘤高发（达85%，见第十六章），后足的跗骨区虽然也是小关节的聚集区，发病率较低[17]，但是在医疗中心并不少见。单纯切除复发率很高，可能与多关节结构滑膜组织容易残留有关。采用多关节固定疗效明显[18]。

【病例1】　骨关节型弥漫性腱鞘巨细胞瘤边缘切除，多关节固定

（1）病例介绍：女性，32岁。左踝部弥漫性腱鞘巨细胞瘤，行2次切除手术后复发，复发间期6个月。多瘤节环绕踝关节外、前和内方，与两处切口瘢痕粘连。MRI显示肿瘤呈弥漫性多关节受累，包括踝关节、距下关节、距舟关节和跟骰关节。

（2）再次手术设计和疗效评价：踝关节前方做弧形切口，切除切口瘢痕。探查见肿瘤广泛来源于腱鞘滑膜、关节滑膜和韧带滑膜等，多骨受累。彻底切除所有的瘤组织及其附着的滑膜，受累的骨面和骨边缘同时切除。利用腓骨远端做不规则的踝关节和跗骨间关节融合，空心钉和骑缝钉固定踝关节和其他跗骨间关节。术后照片显示对位、对线良好（图14-5-4）。

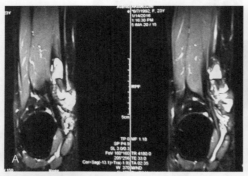
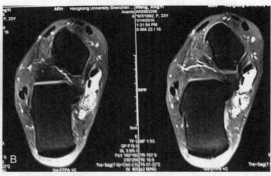
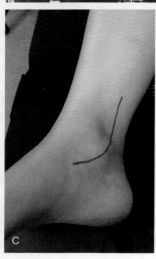
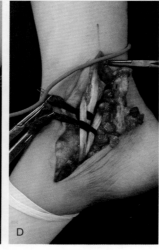
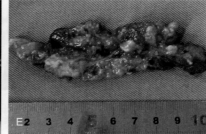

图14-5-3 踝管为中心的弥漫性腱鞘巨细胞瘤

A、B. MRI显示内踝后方为中心的软组织肿块；C. 内踝后方肿瘤上切口；D. 显露肿瘤和肌腱的关系；E. 切除后标本

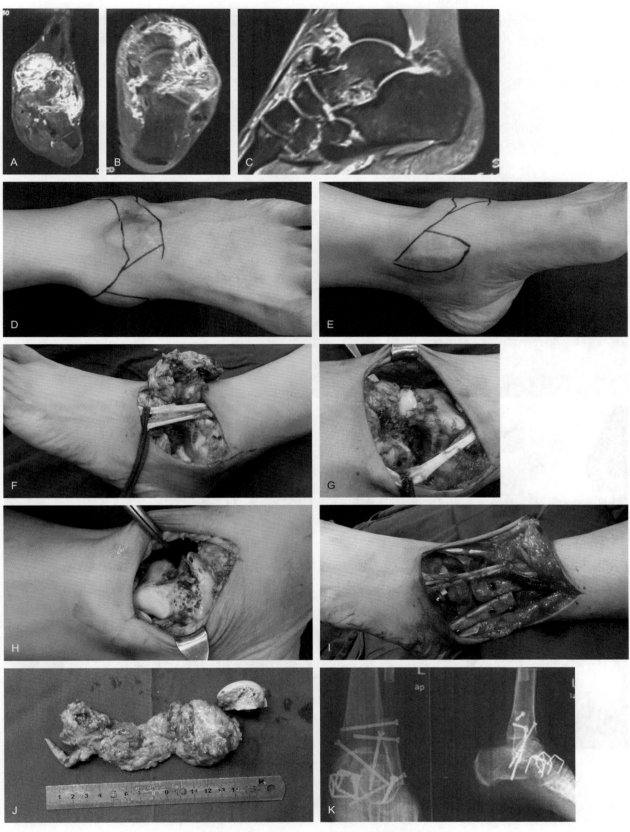

图 14-5-4　弥漫腱鞘巨细胞瘤切除，踝关节及跗骨间植骨固定术

A~C. MRI 肿瘤弥漫性侵犯；D、E. 肿瘤外观和切口；F~H. 肿瘤广泛侵犯腱鞘、骨等；I. 自体骨移植空心钉和骑缝钉固定踝关节和跗骨间关节；J. 标本；K. 对位和对线良好

【病例2】 后足弥漫腱鞘巨细胞瘤切除，踝关节及跗骨间植骨固定术

（1）病例介绍：男性，32 岁。左足内踝前上方腱鞘巨细胞瘤 10 年，逐渐增大，反复多次破溃愈合。因全身严重牛皮癣而延误治疗。皮肤肿瘤化，突出皮肤约 7 cm×6 cm。影像显示多跗骨受累。

（2）再次手术设计：术中切除受累皮肤、肿瘤和 1~3 楔骨，舟骨和距骨部分，异体腓骨段植骨固定，跖底皮瓣转位修复创面（图 14-5-5）。

（3）疗效评价和经验：肌腱鞘滑膜巨细胞瘤和色素绒毛结节性滑膜炎是与反应性炎症障碍和无性系肿瘤增生相关的疾病，弥漫性生长和多滑膜受累可能与此有关[19]。由于滑膜生长于关节相应骨的边缘，肿瘤的不断进展侵蚀骨是必然的结果，就像类风湿性关节炎。关节融合后滑膜因无生存基础，从而有效地控制了复发（参考腕部章节），这一思考有待于进一步证实。

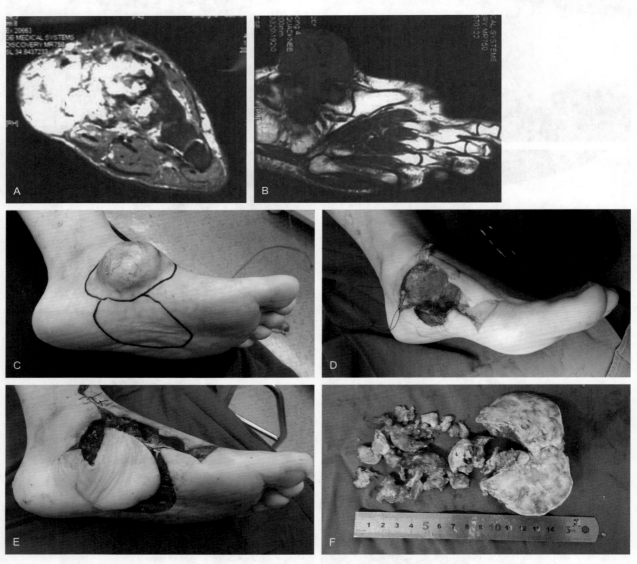

图 14-5-5　左中足弥漫性腱鞘巨细胞瘤切除，踝和跗骨间固定，跖内侧皮瓣转位
A、B. MRI 显示肿瘤弥漫性侵犯多骨；C. 外凸的肿瘤和切口设计；D. 切除肿瘤；E. 植骨内固定后皮瓣转位；F. 标本

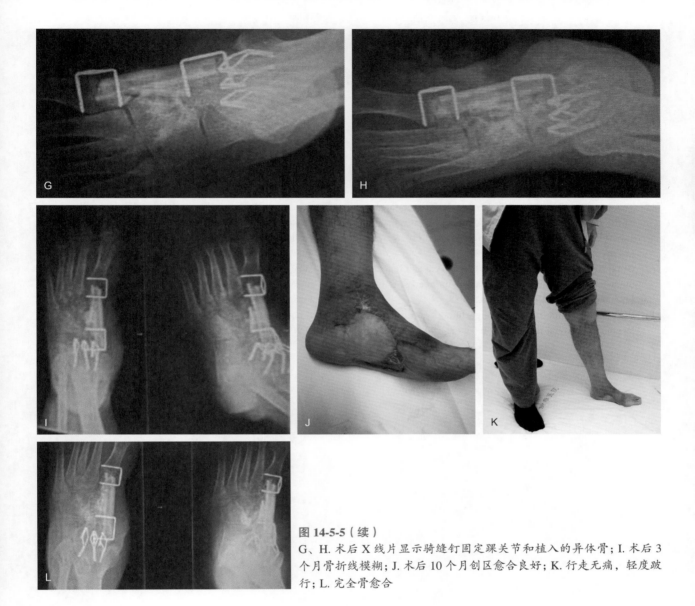

图 14-5-5（续）

G、H. 术后 X 线片显示骑缝钉固定踝关节和植入的异体骨；I. 术后 3 个月骨折线模糊；J. 术后 10 个月创区愈合良好；K. 行走无痛，轻度跛行；L. 完全骨愈合

（张如明）

参考文献

[1] Gerrand C H, Wunder J S, Kandel RA, et al. The influence of anatomic location on functional outcome in lower-extremity soft-tissue sarcoma[J]. Annals of Surgical Oncology, 2004, 11(5): 476-482.

[2] Owens J C, Shiu M H, Smith R, et al. Soft tissue sarcomas the hand and foot[J]. Cancer, 1985, 55: 2010-2018.

[3] Zhang G M, Syed S A, Tsai T M. Anatomic study of a new axial skin flap based on the cutaneous branch of the medial plantar artery[J]. Microsurgery, 1995, 16: 144-148.

[4] 铃木良平 . 足外科学 [M]. 凌嘉翔 , 译 . 天津：天津科学技术出版社 , 1986: 1-18.

[5] Satoh K, Kaieda K. Resurfacing the distal part of the foot with a dorsal foot skin island flap pedicled on the plantar vasculature[J]. Plastic and Reconstructive Surgery, 1995, 95(1): 176-180.

[6] Kuran I, Turgut G, Bas L, et al. Comparison between sensitive and nonsensitive free flaps in reconstruction of the heel and plantar area[J]. Plastic & Reconstructive Surgery, 2000, 105(2): 574-580.

[7] Myerson M S. Management of compartment of syndromes of foot[J]. Clinic Orthop, 1991, 271: 231-245.

[8] Stotter A, Fallowfleid M, Mott A, et a1. Role of compartmental

resection for soft tissue sarcoma of the limb and limb girdle[J]. Br J Surg, 1990, 17: 88.

[9] Yajima H, Tamai S, Ishida H, et a1. Partial soleus muscles land flap transfer using minor pedic tales from the posterior tibial vessels[J]. Plast Reconstr Surg, 1995, 96: 1162-1168.

[10] Hidalgo D A, Carrosquillo I M. The treatment of lower extremity sarcomas with wide excision, radiotherapy, and free-flap reconstruction[J]. Plast Reconstr Surg, 1992, 89(1): 96.

[11] Cribb G L, Loo S C, Dickinson I. Limb salvage for soft-tissue sarcomas of the foot and ankle[J]. Journal of Bone & Joint Surgery-british Volume, 2010, 92(3): 424-429.

[12] Thacker M M, Potter B K, Pitcher J D. Soft tissue sarcomas of the foot and ankle: impact of unplanned excision, limb salvage, and multimodality therapy[J]. Foot & Ankle International, 2008, 29(7): 690-698.

[13] Bsc S R, Biau D, Holt G F, et al. The clinical and functional outcome for patients with radiation-induced soft tissue sarcoma[J]. Cancer, 2012, 15: 2682-2688.

[14] Weiss S W, Goldblun J R. Benign tumors and tumor-like lesions of synovial tissue[J]. Soft Tissue Tumors, 2002, 10: 1037-1062.

[15] Booth K C, Campbell G S, Chase D R, et al. Giant cell tumor of tendon sheath with intraosseous invasion: a case report[J]. J Hand Surg[Am], 1995, 20: 1000.

[16] Brown-Crosby E, Inglis A, Bullough P G. Multiple joint involvement with pigmented villonodular synovitis 1[J]. Radiology, 1977, 122: 671.

[17] Rschwerger A, Groulier P, Curvale G, et at. Pigmented villonodular synovitis of the foot and ankle: a report of eight cases[J]. Foot Ankle Int, 1999, 20: 587-590.

[18] Gouin F, Noailles T. Localized and diffuse forms of tenosynovial giant cell tumor (formerly giant cell tumor of the tendon sheath and pigmented villonodular synovitis)[J]. Orthopaedics & Traumatology: Surgery & Research, 2017, 103(1): S91-S97.

[19] West R B, Rubin B P, Miller M A, et al. A landscape effect in tenosynovial giant-cell tumor from activation of CSF1 expression by a translocation in a minority of tumor cells[J]. Proceedings of the National Academy of Sciences, 2006, 103(3): 690-695.

下篇

第十五章
前臂 – 肘区复发性软组织肉瘤外科治疗

第一节　相关解剖基础

一、范围和基本结构

1. **范围**　由于前臂肌肉的起点大多起于肱骨内、外侧髁，肌性止点都不超过桡腕关节，因此范围限定在上臂远端 1/3 到腕关节平面（图 15-1-1A）。

2. **基本结构**　尺骨和桡骨的远、近端相互形成上、下尺桡关节，又以交叉膨大的单骨一端与其他骨形成肘关节和腕关节。为了旋转的方便和关节的稳定，另一骨仅以小头的形式帮衬其侧，组成了前臂的基本框架。尺骨、桡骨和骨间膜又将前臂分成前后两部分，周围各种软组织的配备几乎始终遵循着这一分界，恰恰这一分界在肉瘤专业意义重大（图 15-1-1B）。

二、软组织解剖

1. 筋膜对肌肉形成包绕

（1）形成两间室：前臂的深筋膜以尺骨脊为起点向前后包绕，桡侧界在肱桡－旋后肌前缘，形成密闭的筒状。骨间膜张于两骨相对应的骨嵴，将前臂明确分成前、后两部分，形成两个间室的概念。

（2）形成单纯肌肉的包裹：向深面分出诸肌膜形成前后方对肌肉的逐层次包绕，成为屏障切除的基础。

（3）形成主要血管神经束的包绕：主要是桡骨、尺骨和掌背侧骨间血管神经系统。由于这些纤维结缔组织的存在，使得中间组织在相对时间内被保护。

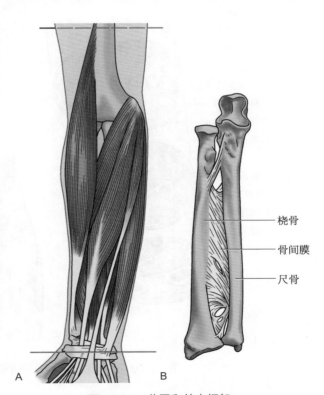

桡骨

骨间膜

尺骨

A　　　　　　　　B

图 15-1-1　范围和基本框架

A. 范围：从肱桡肌的起点到腕部前臂肌性终点；B. 前臂的框架和前后分界

复发肉瘤也有相当一部分可以借助这些组织，在肉瘤和血管神经束间获得一个 R_0 的切缘。

（4）肘窝有从桡侧斜向尺侧的肱二头肌腱膜加强，在其深面与其交叉的旋前圆肌覆盖肘窝，可看作第一层肌的补充。腕部环行纤维包绕屈肌腱，形成腕掌侧韧带，还有其深面的腕横韧带，都是掌侧的屏障组织。腕背侧的鞘管也同样，但就是长度欠佳（图 15-1-2）。

2. 肌肉的分层　前臂肌的多层次或叠瓦式结构，为屏障切除提供了重要基础，同时可以更多地保留功能，简化重建内容。

（1）掌侧分层：见图 15-1-3。

（2）背侧分层：浅层为长肌，深层为短肌（图 15-1-4）。

（3）肌肉在骨上的起止点：这些附丽处常常是经肌肉侵犯骨的高发区（图 15-1-5）。

三、功能特点

前臂的功能是人类存在的最重要功能之一，而且还在不断的进化。认真研究前臂的功能和肉瘤治疗之间的关系是保肢的精髓。不同的部位司职不同，分部位设计不偏不倚的术式是重要原则。

1. 肘　肘是上臂和前臂的中转，上臂和前臂的肌肉通过肘窝交叉抵止。肱系供血一分为二，再以桡和尺系行向手聚合为掌弓。局解复杂，获得阴性切缘虽然困难，但是必需的。相反前臂肌的切除，相对肘部功能影像不大。

2. 腕　直接发生在腕部的肉瘤不多见，一个腕部的功能位即背伸 30° 轻度尺偏，可以满足手的全部功能。在肉瘤的治疗中多数病例是可以达到的。

3. 屈肌　前臂的屈肌群是手功能的决定因素，要在控制复发的前提下努力保留和部分重建。全部

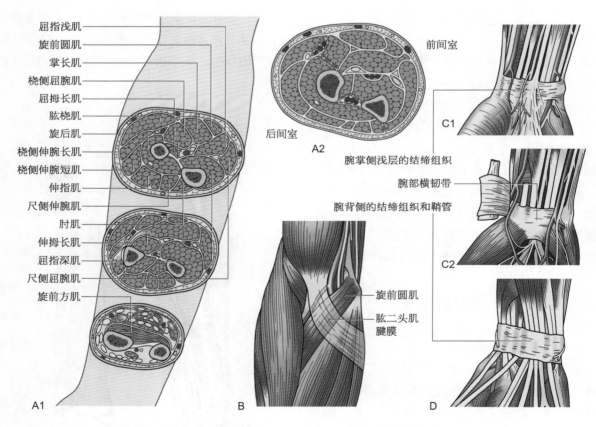

图 15-1-2　筋膜形成掌、背侧间室，并对肌肉和血管神经束形成包绕

A1. 致密的结缔组织包裹无所不在；A2. 不同平面的结构基本相同；B. 肘窝的二头肌腱膜和旋前圆肌；C1. 浅层的掌腕韧带；C2. 深层的腕横韧带；D. 腕背的鞘管

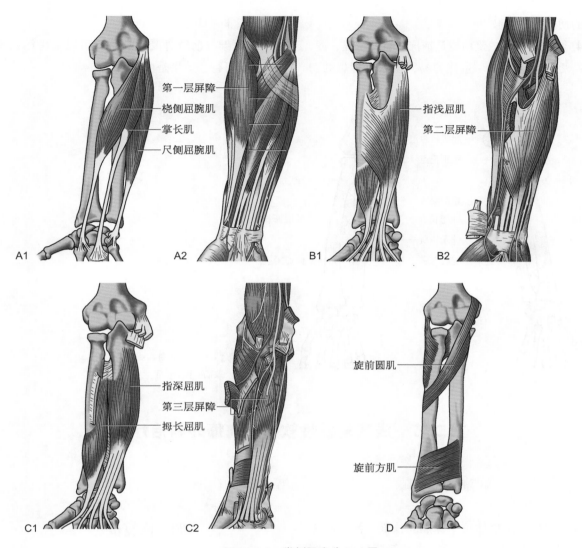

图 15-1-3　掌侧肌肉分 3~4 层

A1. 第一层单独三肌；A2. 实际组合位置；B1. 屈指浅肌层；B2. 实际周围关系；C1. 第三层深屈肌层；C2. 实际组合；D. 旋前圆肌、旋前方肌

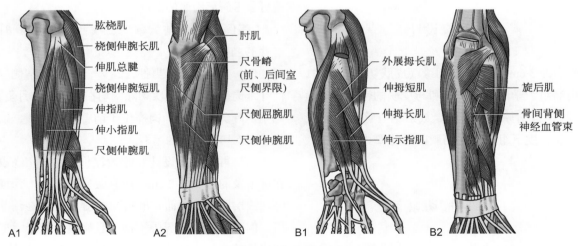

图 15-1-4　前臂背侧肌分层

A1、A2. 浅层或长肌层；B1、B2. 深层或短肌层

屈肌的切除近乎截肢。

4.伸肌　伸肌主要功能是拮抗屈肌，使捏、握、拿和持更准确和有力。重建容易，但获得理想的功能状态却非一日之功。

5.框架　前臂骨受累后切除可以参考第六章，单骨重建可行，效果是可靠的。

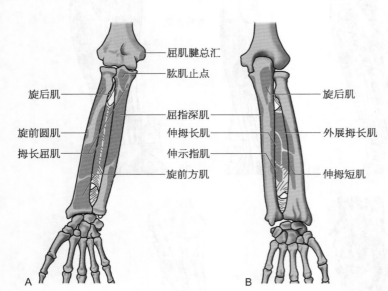

图 15-1-5　肌肉在骨上的起、止点
A. 掌面；B. 背面

第二节　浅层复发性软组织肉瘤外科治疗

一、解剖结构屏障

浅层肉瘤是指瘤体位于深筋膜浅面，深筋膜无侵犯或仅有轻度粘连。前臂皮肤和筋膜环形包被，掌侧和近段皮肤较松弛，骨突区为皮包骨结构。浅层在宽度和广度上无屏障可言。

二、切缘设计

肿瘤外 3 cm 设计皮肤切缘（皮肤切缘设计时，根据肉瘤组织学的恶性程度和与皮肤的密切程度确定基线），包括原切口瘢痕、放射治疗区和其他受累的皮肤，皮下组织和深筋膜的切缘要再向外扩大 1 cm[1]。

三、肿瘤切除

切开梭形切口皮肤，皮下向外游离 1 cm 后垂直切开皮下组织前臂深筋膜，必要时切除一薄层或第一层肌肉。

四、修复重建

创面闭合是多见的修复问题。各种类型的随意皮瓣和皮片移植胜任。有深部肌肉切除时，功能重建可参考深部肉瘤的处理[2]。

【病例 1】　右前臂掌侧黏液性纤维肉瘤切除，皮片移植

（1）病例介绍：男性，28 岁。右前臂掌侧黏液性纤维肉瘤，曾经 2 次切除，均在术后 3 个月复发，化学治疗无效来诊。肉瘤位于前臂掌侧中段，瘤节位于两次切口瘢痕的远端。

（2）再次手术设计和疗效评价：皮肤切缘设计在可触及的瘤缘外 2 cm、所有瘢痕外 1 cm。深面切缘在浅层肌群的深面。虽然 MRI 显示瘤节在深筋膜层，但与深层肌肉界限不清，且瘢痕形状提示前次切口换药愈合。从桡侧分离出桡侧屈腕肌的外侧缘向深面继续，严格的锐性无瘤技术直至全部切除。

检查标本完整未发现计划外瘤节，创面皮片覆盖。2年后再次复发，仍为皮肤复发，再次切除。又随访1年无复发无转移，功能正常（图15-2-1）。

五、讨论

1. 浅层肉瘤的宽、广度切缘　浅层肉瘤的深度切缘可以用确切的屏障控制，然而宽度和广度没有找到理性的屏障。不仅是前臂，其他部位也常见到切缘 R_0 仍然复发。这种非特异性复发在较浅层的肉瘤中多见。单纯加大切除范围有时并不能控制复发，综合治疗或更有效的方法有待开发[3]。

2. 创面覆盖　浅层肉瘤切除后皮片移植多能胜任。

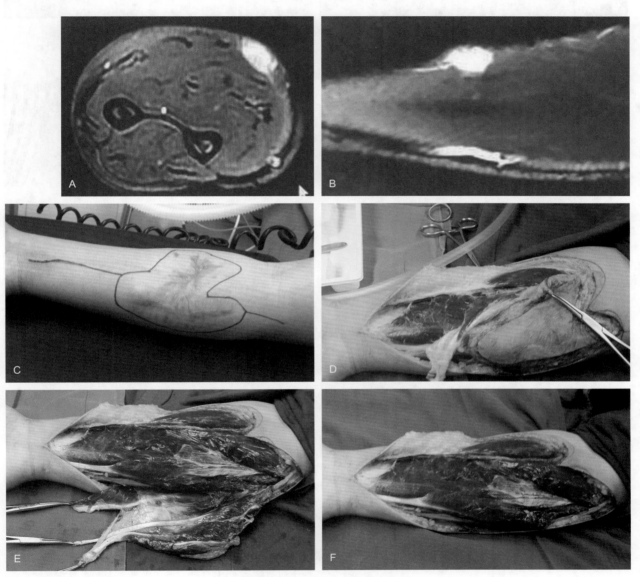

图 15-2-1　深筋膜肉瘤切除
A、B. MRI 肉瘤的层次；C. 瘤区；D. 桡侧深入；E. 掀起浅层肌；F. 切除后

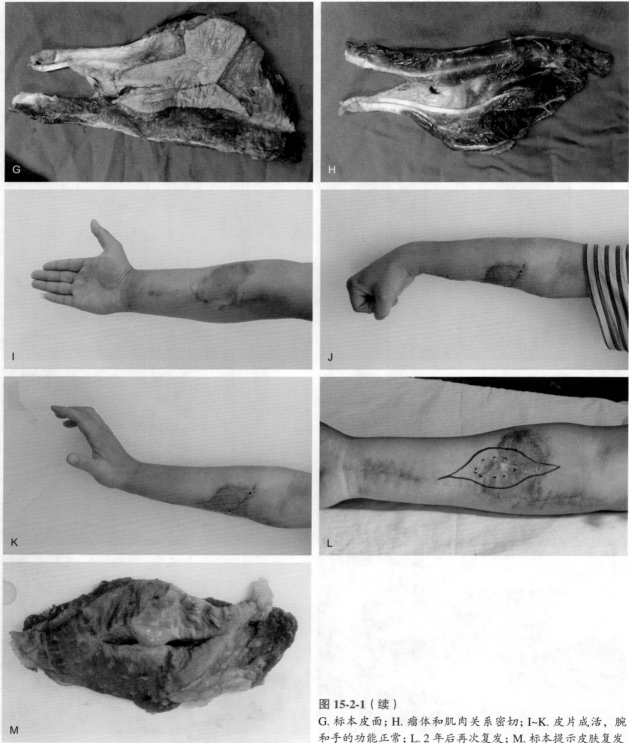

图 15-2-1（续）
G. 标本皮面；H. 瘤体和肌肉关系密切；I~K. 皮片成活，腕和手的功能正常；L. 2 年后再次复发；M. 标本提示皮肤复发

第三节　掌尺侧区复发性软组织肉瘤外科治疗

一、第一层肌群切除

适用于掌尺侧区浅层肌肉受累的复发肉瘤。

1. 解剖结构屏障　前臂近端 1/3 的屈腕桡侧肌、掌长肌、屈腕尺侧肌和旋前圆肌的起点都在肱骨内上髁，肌腹横向相连成片状，形成了局域第一层肌肉屏障。

2. 切缘设计　肉瘤位于前臂近段尺侧，可做第一层肌群切除，术后无明显功能影响。皮肤酌情按照距离原则设计切缘（图 15-3-1）。

3. 肿瘤切除　患者取仰卧位，前臂外展于侧方手术台，上臂近端止血带。切开皮肤和深筋膜，找到桡侧屈腕肌的外侧缘，向深面锐性解离，切断肱骨内上髁起点，远端腱性部分切断，直至全部移除标本。

4. 创面覆盖　随意皮瓣或皮片游离移植。

5. 典型病例

【病例 1】　右前臂近端尺侧 UPS 切除，随意皮瓣转位

（1）病例介绍：女性，83 岁。右前臂近端尺侧 UPS，局部切除术后 2 个月复发，逐渐增大。检查前臂尺侧近端 5 cm 切口瘢痕，瘢痕下方瘤节 3 cm×3 cm，周围伴水肿区。第一次术前 MRI 显示肘关节平面下方尺侧深筋膜浅面肿物界限不清，周围不规则的高信号区。本次手术前的 CT 检查提示结节状复

发肉瘤突破深筋膜浸润肌层。

（2）再次手术设计和疗效评价：切开前缘探查，从屈腕桡侧肌和掌长肌肌腹间进入，达掌长肌和屈腕尺侧肌深面向尺侧分离并向远近端扩展，肱骨内髁和远端腱性部分切断二肌。切开后缘皮肤并深入到浅层肌深面解离，与前会师移除标本。局部随意皮瓣转位覆盖创面（图 15-3-2）。术后屈肌功能全部存在，无须重建。加强功能锻炼，肌力可以恢复正常[4]。

二、屈指浅肌切除

1. 解剖结构屏障　屈指浅肌的内侧头起于肱骨内侧髁，外侧头起于桡骨干的中段，肌幅宽阔颀长，近端有大量的肌腱膜组织，远端移行为 2~5 指肌腱抵止于中节指骨基底。肌腱分两层，环中指在浅面。前臂中段屈指浅肌屏障作用可靠。

2. 切缘设计　皮肤的梭形切口，起点在肱骨内上髁以上，远端达腕关节平面。深部切缘在指浅屈肌的深面。标本内应该包括前面的两层肌肉（图 15-3-3）。

3. 肿瘤切除　患者取仰卧位，前臂外展于侧方辅助手术台，上臂近端止血带。在肱桡肌和桡侧屈腕肌间分离，显露桡骨干并切断屈指浅肌的外侧头，向内侧掀起，探查屈指浅肌深面进一步确定切缘。继续切断起点向下翻转标本，腱性区切断移除标本。

4. 修复重建　多能直接缝合。

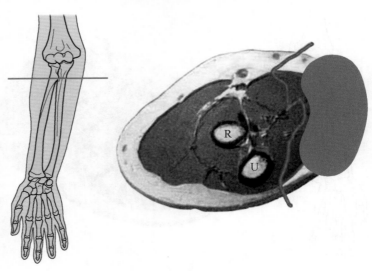

图 15-3-1　第一层肌群切缘

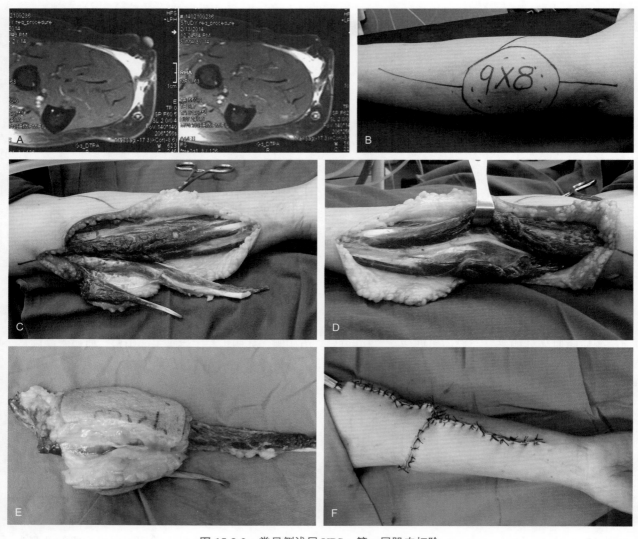

图 15-3-2　掌尺侧浅层 UPS，第一层肌肉切除

A. MRI 显示皮肤皮下肿瘤广泛浸润；B. 切口；C. 深面切缘；D. 标本移除；E. 肉瘤位于皮下肌层浸润；F. 随意皮瓣

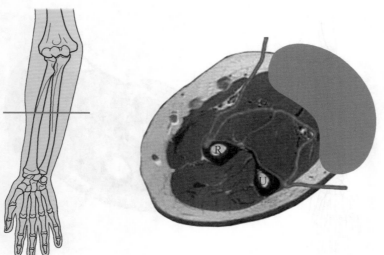

图 15-3-3　屈指浅肌切缘（粗红线外部分）

5. 典型病例

【病例1】 左前臂上 1/3 掌尺侧脂肪肉瘤，屈指浅肌切除

（1）病例介绍：男性，51 岁。左前臂上 1/3 掌尺侧脂肪肉瘤切除 2 周，切除后确诊。MRI 显示旋前圆肌到尺侧屈腕肌间高信号。

（2）再次手术设计和疗效评价：原肉瘤可能位于浅层肌肉间，深部切缘确定在屈指浅肌的深面。受累皮肤基线外 2 cm 的梭形切口。切开皮肤皮下组织，于深筋膜的浅面向两侧游离皮瓣。解剖肱桡肌前缘保留桡动静脉。桡骨干上切断旋前圆肌和屈指浅肌的附着。显露肱骨内上髁，切断屈肌起点向下翻转。切断旋前圆肌尺骨头的中部，部分保留，使翻转的近端与桡侧解离部会师。继续向远端锐性解

离，于腱性部分切断屈指浅肌，移除标本，闭创。术后病理报告见肿瘤残留，切缘 R_0。随访 26 个月，无复发，无转移（图 15-3-4）。

6. 讨论

（1）最理想的前臂屈侧切缘：屈指浅肌是前臂掌侧的第二道屏障，对第三层的屈指深肌和部分拇长屈肌有很好的保护作用。近端有 V 形缺口与肘窝相连，同时切除旋前圆肌可以部分弥补屏障的不足。临床应用时按照功能作用常把第一层和第二层两层肌肉看作一层，既保证了切缘的屏障包被，又无更多功能损毁。屈肌起点必须切除彻底，否则仍然会复发。

（2）桡血管受累时可一并切除。

（3）遗留创面可游离植皮或做各种皮瓣的修复。

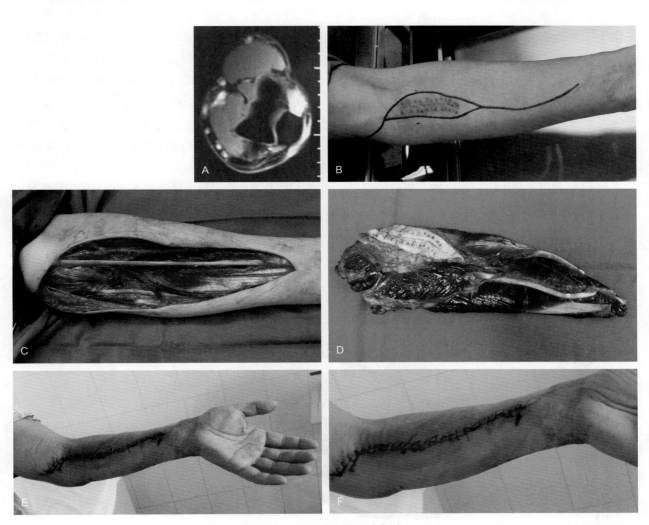

图 15-3-4　指浅屈肌肉瘤切除

A. MRI-T2W1 屈肌浅层高信号；B. 局部切除后和切口线；C. 标本移除，屈指深肌、正中神经、掌侧骨间神经和尺神经清晰可见；D. 肌群起止点切除（前）；E. 伸展；F. 屈曲和对掌

三、包括指浅屈肌的深层切除术
（夹心切除）

前臂远端 1/3 的夹心切除适用于肉瘤位于指浅屈肌、骨和骨间膜间，第一层肌肉可以保留时。

1. 解剖结构屏障　在前臂远端 1/3 指浅屈肌深面是指深屈肌和拇长屈肌，旋前方肌位于最深面，起止于尺骨和桡骨，短距离内保护二骨。

2. 切缘设计　当肉瘤位于屈指浅、深肌间时，屈指浅肌作为浅层屏障，屈指深肌或旋前方肌可作为深层屏障。虽然深、浅屈肌几乎全部切除（拇长屈肌受累时同时切除），但保留了屈腕桡侧肌、掌长肌和屈腕尺侧肌，可以重建部分屈肌功能，优于截肢。三肌的神经支配在上 1/3 以上（图 15-3-5）。

3. 肿瘤切除　患者取仰卧位，前臂外展于侧方辅助手术台，上臂近端止血带。切断屈腕桡侧肌、掌长肌和屈腕尺侧肌的止点，分离深层并将三肌翻向近端（注意保护营养神经），切断指浅屈肌的桡骨起点，深面找到拇长屈肌的外缘，紧贴桡骨切断旋前方肌起点，向尺侧切离，全部的屈肌都采用近端起点，远端腱性部分切断，同时切断旋前方肌尺骨止点，直到移除标本。

4. 修复重建　利用浅层或边缘可保留的深层肌肉转位，重建屈拇和屈指功能。

5. 典型病例

【病例 1】 夹心肉瘤切除，屈肌功能重建

（1）病例介绍：女性，56 岁。右前臂复发性滑膜肉瘤，再次切除 8 个月后复发并逐渐增大。前臂掌侧远端 1/3 可及瘤结约 3 cm×3 cm 边界不清，掌桡侧麻木运动功能正常。

（2）再次手术设计：前次手术前影像显示浅层的所有组织与肿瘤关系均密切。复发后的 MRI 轴位片显示肉瘤主体位于旋前方肌的前面，向浅层生长，与屈指深肌、屈拇长肌和屈指浅肌关系密切。MRI 显示肉瘤位于掌侧远端 1/3，主瘤体的浅面达筋膜下。参考两次影像拟定切缘：皮肤切口外 1.5 cm 的梭形皮肤切缘，深面切缘在尺、桡骨和骨间膜。切除的组织包括拇长屈肌、指浅屈肌、指深屈肌、旋前方肌和远段正中神经。术中要探查浅层屈腕桡侧肌和掌长肌可否保留，屈腕尺侧肌确定保留。

（3）手术过程：梭形切口近端延长到肘窝，远端到腕横纹。切开桡侧皮肤皮下组织和深筋膜，探查屈腕桡侧肌并保留。切开尺侧皮肤皮下组织和深筋膜，探查掌长肌并保留，探查屈指浅肌可以保留尺侧半，从环小指肌腱的桡侧深入，切断拇长屈肌和指浅屈肌示指、中指半，以及全部指深屈肌的肌腱。显露尺骨切断旋前方肌附着，向桡侧翻转显露桡骨旋前方肌切断起点。同时切除下段正中神经，标本向近端翻转，诸肌起点切除并移除标本。桡侧屈腕肌与拇长屈肌、掌长肌与屈食指深肌、尺侧屈腕肌与中指深屈肌腱编织缝合。闭创和屈腕位石膏固定 3 周。

（4）疗效评价：术后病理报告标本见肿瘤残留，切缘 R_0。随访 15 个月，无复发，无转移，除 4 指屈肌腱过紧，余指功能良好（图 15-3-6）。

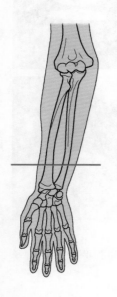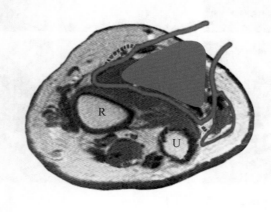

图 15-3-5　前臂中段以远夹心肉瘤的切缘

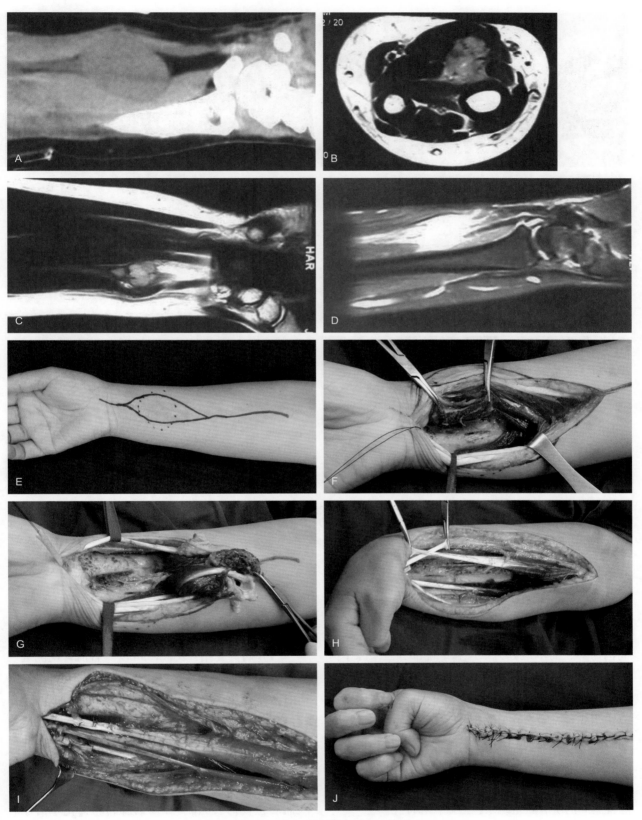

图 15-3-6　夹心肉瘤切除屈肌功能重建

A. 第一次术前肿瘤的位置；B. 复发后肉瘤浸润旋前方肌，与桡骨干紧邻；C、D. 冠状位和矢状位 MRI 显示肉瘤与周围组织的关系，提示浸润长度；E. 切口；F. 旋前方肌切除，保留骨间膜；G. 从肉瘤的远端向近端切除，显示界面；H. 桡侧屈腕肌与拇长屈肌编织缝合；I. 吻合后；J. 屈肌重建后过紧

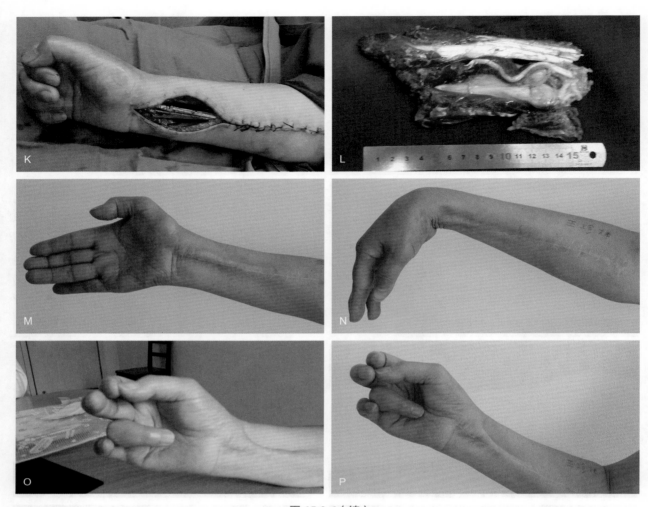

图 15-3-6（续）

K. 吻合后手指处在休息位较合适；L. 肉瘤标本剖开，四周均有正常组织包被；M. 伸腕；N. 屈腕；O、P. 第 2、3 指对掌位良好，第 4 指屈肌过紧

四、掌桡侧切除

1. **解剖结构屏障**　前臂以桡侧屈腕肌和掌长肌间沟为界，简单地分为掌尺和掌桡部分。来源于拇长屈肌的肉瘤在一段时间内可以被局限在桡侧。

2. **切缘设计**　根据肉瘤的具体部位和侵犯内容界定出切缘。掌桡侧切除的意义就在于保留了指深屈肌，而尺侧仍有可利用来重建拇长屈肌的动力。

3. **肿瘤切除**　患者取仰卧位，前臂外展于侧方辅助手术台，上臂近端止血带。切除屈腕桡侧肌和肱桡肌间的所有软组织，包括血管和神经。

4. **修复重建**　掌长肌是最好、最方便的代替拇长屈肌的动力腱，要注意保护其营养支。

5. **典型病例**

【病例 1】　右前臂桡侧远端 1/3 滑膜肉瘤切除，掌长肌转位代拇长屈肌

（1）病例介绍：女性，38 岁。右前臂桡侧远端 1/3 滑膜肉瘤切除后 3 个月复发。肿瘤 4 cm×4 cm，MRI 显示肿块包绕掌桡侧桡骨，即拇长屈肌起点段，浅层软组织全部累及。

（2）再次手术设计和疗效评价：行桡侧半切除，包括肱桡肌、桡侧屈腕肌、环指和中指的屈指浅肌、拇长屈肌、旋前方肌、桡系血管和桡神经浅支。掌长肌转位代拇长屈肌。1 年后肺转移，化学治疗后转移瘤缩小。随访 2 年，功能恢复良好，无复发，健在（图 15-3-7）。

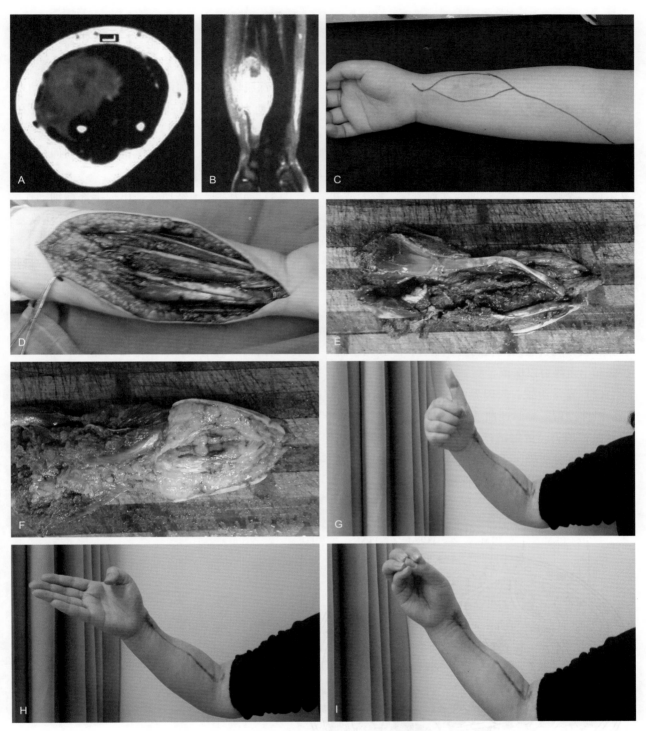

图 15-3-7　掌桡侧切除拇长屈肌重建术

A. MRI-T1W1 轴位显示肉瘤起于拇长屈肌；B. 冠状位显示局部包括皮肤不同程度的高信号；C. 切口设计；D. 全部桡侧半切除；E. 标本深面切缘；F. 剖开标本肉瘤可见；G. 伸拇；H. 屈拇；I. 对掌

五、随机屏障切除

随意性生长是肉瘤的特点，复发后的肉瘤又增加了若干个不确定因素，比如多次手术瘢痕，放射治疗或放射性粒子植入，介入、针刺和药物熏、洗、贴敷等，致使局部结构规律遭到破坏。选择切缘要遵从肉瘤的局部浸润情况，选择不当常致复发。随机选择恰如其分的屏障，达到既不浪费任何组织，又不使一个瘤细胞残留。即使在血管区，较大或知名血管神经束通过的层面，结缔组织隔膜都较清楚，都可做屏障看待，可根据肉瘤的浸润范围选择切缘（图15-3-8）。

1. 术中屏障辨识

（1）正常组织：正常的肌肉、肌腱色泽正常，弹性好，无粘连。肌间组织松弛、柔和、无渗出。动脉外膜布满自然而柔软的营养血管，静脉无迂曲、扩张和出血等可以保留。

（2）异常组织：肌肉界面水肿变硬，组织间肿胀，液体潴留。静脉迂曲或增多，动脉肿瘤面粘连，营养血管消失。放射治疗后皮肤板结，色素沉着明显。脂肪水肿变硬，手术瘢痕与肉瘤粘连无界限等，此类组织均不能保留或慎重保留。

2. 重建原则

（1）掌侧：掌侧的功能是屈腕、屈拇、屈指和前臂的旋前，浅层切除后不存在动力重建需要。屈拇、指深肌切除后必须重建，可以利用残留的动力，而这些动力源必须保证相应神经营养的正常存在，否则应选择截肢。

（2）血管：尺、桡血管保留一个系列即可充分营养远端而不用重建。

（3）动力：尺神经切除会出现手部精细动作的缺失不重建。掌侧全间室切除后功能几乎无法恢复，建议截肢。

（4）骨侵犯：前臂复发肉瘤侵犯骨较常见，碟形切除、瘤段切除和双骨瘤段切除单骨重建都可以采用。

3. 讨论

（1）动力调配：屏障切除后，残余的动力再利用应灵活，分清主次。顺序是由桡侧向尺侧，动力不够尺侧旷置。

（2）熟悉局解：要熟悉保留肌的神经支配平面，加以保护。

（3）功能锻炼：3~4周去外固定，功能锻炼非常重要。

（4）期待新法：全部屈肌功能损毁，重建目前没有更好的方法。

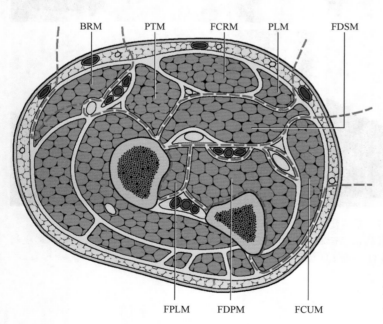

图 15-3-8　前臂中上 1/3 可选择的切缘
BRM：肱桡肌；PTM：旋前圆肌；FCRM：桡侧屈腕肌；PLM：掌长肌；FDSM：屈指浅肌；FCUM：尺侧屈腕肌；FDPM：屈指深肌；FPLM：拇长屈肌

第四节　背桡侧区复发性软组织肉瘤外科治疗

一、背桡侧区概览

1. 解剖结构屏障　在前臂背桡侧共有 12 块肌肉，有长、短之分，分 2 层排列。①长肌包括肱桡肌、伸腕桡侧长肌、伸腕桡侧短肌、伸指肌、伸小指肌、伸腕尺侧肌 6 块。②短肌也是 6 块，近端 2 块浅层的肘肌和深层的旋后肌；另 4 块位于远端 1/2 深层，展拇长肌、伸拇短肌、伸拇长肌和伸示指肌。长、短肌间的相对独立可视为屏障加以利用。

2. 分层切除　依照肉瘤生长的实际位置和局解特点，可规划出多个可操作的切缘。上 1/2 浅层肉瘤可行全长肌切除，又可分桡侧长肌和背侧长肌切除。深层肉瘤可短肌切除，广泛累及的可做背侧间室切除[5]。

3. 整块切除　关节附近因为众多肌肉和筋膜的起止和附丽，这些结构易被肉瘤攻击而致软、硬组织同时发病。切缘选择困难，早中期常须果断选择整块切除术[6, 7]。

二、浅层长肌群切除

适用于背桡侧近端 1/2 的 RSTS 再治疗。

1. 解剖结构屏障　浅层长肌贯通前臂全长，肌腹覆盖前臂上 2/3 和全部短肌。长肌可分成桡侧群和背侧群。

（1）桡侧群：肱桡肌在前臂中段以上与伸腕桡侧长、短肌，紧密叠搭覆盖着旋后肌，肌性向下逐渐移行为腱性，包被着桡骨的多半个周径，侧重伸腕为桡侧肌群，是桡侧肉瘤的良好屏障。

（2）背侧群：伸指肌、伸小指肌和伸腕尺侧肌位于背侧，侧重伸掌指关节。

（3）神经支配：背桡侧肌群的神经支配有阶段性和簇性，有利于屏障切除术的实施。

2. 切缘设计

（1）浅层桡侧肿瘤：主要指原发于皮肤向深部侵犯或原发于肱桡肌，累及了伸腕肌，或直接来源于伸腕肌，但肿瘤较小者。行肱桡肌、伸腕长肌、伸腕短肌的切除，多能达切缘阴性。术后桡侧力弱，无须重建功能（图 15-4-1）。

（2）远端中线深层较小的肉瘤：可以考虑做短肌切除，否则均应做背侧的全肌切除（图 15-4-2）。

3. 肿瘤切除　患者取仰卧位，前臂外展于侧方辅助手术台，上臂近端止血带。前臂桡侧的长梭形切口，近端起于上臂的中下 1/4 交界，远端达腕关节以上 5 cm。切开梭形切口的前缘，找到肱桡肌的前缘全长分离并向后方解离伸腕肌。于腕部切断三

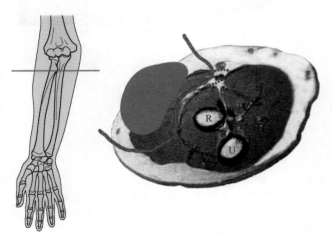

图 15-4-1　背桡侧三肌切除界限
MRI- T1W1 清楚显示肌间隙，提供切缘设计依据

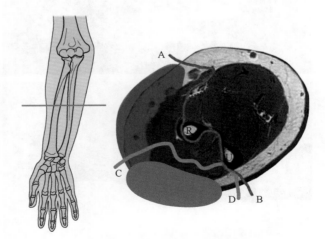

图 15-4-2　MRI-T1W1 前臂中段切缘线图示
粉色线伸指肌、伸小指肌和伸腕尺侧肌切除；红色线为全部后间室切除包括骨膜

肌腱。切开后方皮肤切口，与前会师同法。全伸肌切除时，继续向后解离直至尺骨脊的背侧缘切断，完成全部切除。

4. 修复重建 桡侧屈腕肌后移代伸腕。全部切除时还要切取尺侧屈腕肌前移代伸指肌。

5. 典型病例

【**病例 1**】 全长肌和旋后肌的浅层切除，桡

侧屈腕肌和尺侧屈腕肌前移重建伸腕和伸指

（1）病例介绍：男性，51 岁。前臂近端绕背侧 UPS 切除后 1 个月复发，MRI 显示全长肌受累。

（2）再次手术设计和疗效评价：切缘全长肌和旋后肌的浅层切除，桡侧屈腕肌和尺侧屈腕肌前移分别重建伸腕和伸指功能。随访 2 年，无复发，无转移，功能恢复良好（图 15-4-3）。

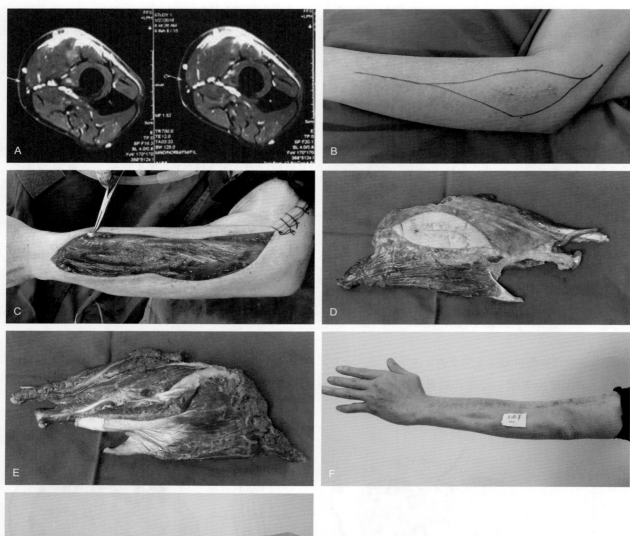

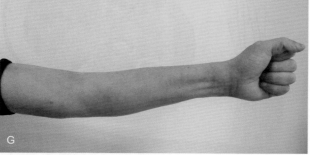

图 15-4-3 背侧长肌切除屈肌代伸肌

A. 肿瘤侵犯全部长伸肌，旋后肌的后份也可见卫星结节；B. 原切口梭形切除，近端达肘上；C. 切除后功能重建；D. 标本皮肤切除；E. 全伸肌切除；F. 伸；G. 屈

【病例 2】 长肌切除，尺侧屈腕肌重建伸指，局部皮瓣转位

（1）病例介绍：男性，59 岁。左前臂近端桡侧复发性黏液性肌纤维母细胞肉瘤，2 次切除后复发破溃。肿瘤不规则，表面破溃，累及范围 8 cm×6 cm，与原切口瘢痕粘连。MRI 显示肉瘤位于肱桡肌和伸腕桡侧长、短肌的近端，前缘界限清楚，后缘与伸指肌、伸小指肌关系密切。深侧的旋后肌前面的间隙清晰，肱桡肌内卫星结节。

（2）再次手术设计和疗效评价：受累皮肤基线外 2~3 cm 设计切缘，先解剖肱桡肌前缘，显露桡神经的浅支保留，切断肱桡肌和伸腕桡侧长、短肌营养支和肱骨的起点。将标本翻向后，显露旋后肌弓和旋后肌下缘，切断反支和背侧肌群起点。切开尺侧切口，游离伸腕尺侧肌的尺骨嵴附着，会师全部移除标本。显露、切断屈腕尺侧肌腱止点并向近端游离，经皮下隧道转向背侧，分别与 2~5 伸指肌腱串编缝合。随意皮瓣转位和供区皮片移植。术后病理报告显示切缘 R_0，随访 3 年，无复发，无转移，功能恢复良好（图 15-4-4）。

（3）经验分析：①本法适用于前臂背桡侧近端 1/2 肉瘤，浅层肌群深面间隙完好。②肌群的起止点切除非常重要，本病例的卫星结节位于病灶的近端肱桡肌起点，若遗漏切除，复发是必然的。③远端的肌群切断部位可选择在腱性部分。④伸指肌、伸小指肌和伸腕尺侧肌这三块肌肉的神经支配来自骨间背侧神经出旋后肌下缘的反支，一并切除不会影响深层肌肉的功能，术后需重建伸指功能。

三、前臂背侧间室切除

当浅层肿瘤突破了浅层肌群屏障，或肿瘤来源于深层组织侵犯浅层组织时，都应该行背侧间室全切除术。

1. 解剖结构屏障　四块短肌的起点全部是宽阔的肌性，跨越尺桡骨和骨间膜，占据了前臂背侧中 1/3，切除不干净，易复发。

2. 切缘设计

（1）适应证：瘤体位于前臂背侧中段，浅、深层肌肉均受累，尺桡骨完好时，行受累皮肤和背侧全肌群切除。

（2）切口设计：以肿瘤为中心，梭形向两端延长切口。取肌腱切口，掌侧在桡侧屈腕肌和掌长肌腱的远端，尺侧腕屈肌的远端分别做小横行切口。

（3）切除范围：梭形皮肤和前缘在肱桡肌、肘肌和桡侧伸腕长肌间隙，后侧为尺骨嵴，近端肌肉的起点和远端到超越所有的肌性部分，深面是骨膜和骨间膜间的所有组织。

3. 肿瘤切除　患者取仰卧位，前臂外展于侧方辅助手术台，上臂近端止血带。与长肌群切除相似但保留肱桡肌和肘肌，在桡侧伸腕长肌和肱桡肌间隙分离达桡骨，骨膜下向尺侧剥离，切断诸伸肌肱骨起点，尺骨嵴骨膜下向桡侧切离会师，于腱性部分切断诸伸肌。必要时可以同时切除肘肌，中份的骨间膜和相应尺、桡骨膜。

4. 修复重建

（1）屈肌腱转位：屈腕桡侧肌、掌长肌和屈腕

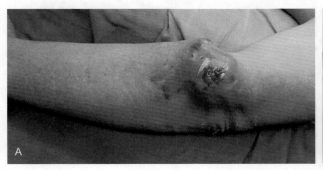
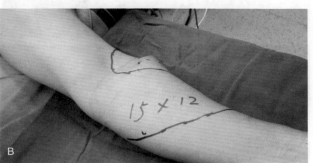

图 15-4-4　长肌切除，尺侧屈腕肌转位重建伸指，局部皮瓣转位
A. 肉瘤位于近端外侧，局部外凸、破溃；B. 切口设计包括切除、皮瓣和切取屈腕尺侧肌

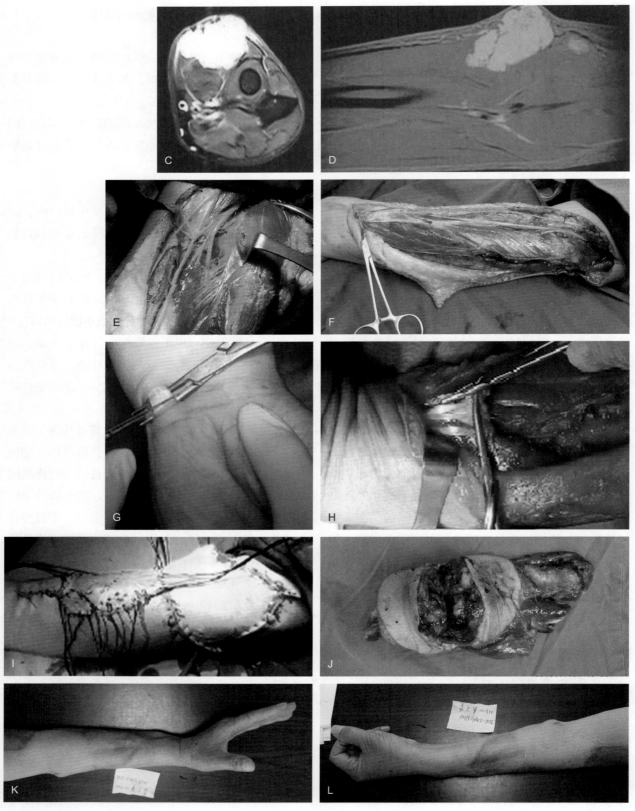

图 15-4-4（续）

C. 轴位 MRI 显示肿瘤位置；D. 冠状位 MRI 显示肿瘤位置；E. 在长伸肌群的深面解剖，保留桡神经；F. 标本移除后；
G. 切取屈腕尺侧肌转向后方；H. 在伸腕、伸指位，屈腕尺侧肌与伸指肌残腱串编缝合；I. 随意皮瓣覆盖创面，供区皮片
移植；J. 切除后标本；K、L. 15 个月后随访，无复发，无转移，功能恢复良好

尺侧肌作为供腱被分离止点切断，屈腕桡侧肌和掌长肌经桡侧皮下隧道转入受区，屈腕尺侧肌经尺侧转向后方。①屈腕桡侧肌与桡侧伸腕长、短肌缝合。② Lister 结节的尺侧找到伸拇长肌的残腱将其从腱鞘的远端抽出。充分显露外展拇长肌和伸拇短肌腱鞘，将二肌从腱鞘的远端抽出低位切除，残腱任其回缩。将伸拇长肌残腱，从外展拇长肌和伸拇短肌鞘内穿向近端，伸拇位与掌长肌缝合。③屈腕尺侧肌与伸指肌诸肌腱在伸腕位串编缝合。术后石膏背伸位固定 3~4 周。

（2）创面覆盖：皮肤缺损时，多需要皮瓣覆盖，局部皮瓣不能胜任的，可选择皮瓣的游离移植。

5. 典型病例

【病例 1】 左前臂背、桡侧多发性上皮样肉瘤，全部伸肌切除屈肌代替伸肌

（1）病例介绍：女性，29 岁。左前臂背、桡侧多发性上皮样肉瘤局部切除 1 个月，术前无影像资料。复查 MRI 显示前臂背侧间室皮肤至肌内多处高信号，确定切缘在骨膜和骨间膜，包括全部伸肌。

（2）再次手术设计和疗效评价：屈肌浅层背侧转位，桡侧屈腕肌代伸腕长、短肌，掌长肌代伸拇长肌，尺侧屈腕肌代指总伸肌。术后随访 24 个月，前臂无复发，功能良好（图 15-4-5）。期间曾两次左、右肺转移瘤切除。

【病例 2】 背侧间室切除，屈肌代伸肌复发骨侵犯，受累骨切除植骨

（1）病例介绍：男性，49 岁。右前臂背侧 UPS 局部切除后切缘阳性。由于术前缺乏影像资料，无法确定原发肉瘤的确切位置。原切口瘢痕提示肉瘤位于背侧与尺骨嵴关系较近。

（2）再次手术设计和疗效评价

1）做包括尺骨嵴周围软组织的背侧间室切除。桡侧屈腕肌代伸腕，掌长肌代伸拇长肌，尺侧屈腕肌代伸指诸肌。术后病理报告显示肉瘤残留复发。腕背伸位石膏固定 4 周后，去石膏后功能锻炼，半年后功能恢复良好。

2）2.5 年后尺骨嵴可及 2 处小结节，影像提示尺骨有虫噬样改变，诊断为肉瘤复发。做周围软组织广泛切除，包括尺骨两处的碟形切除，异体骨植骨内固定，病理证实复发。术后 8 个月骨愈合，无复发，无转移（图 15-4-6）。

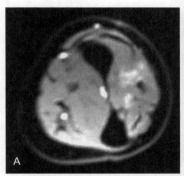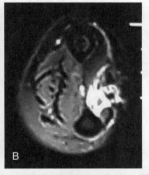

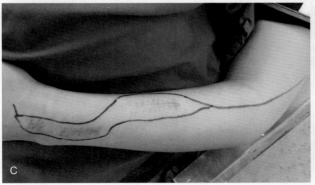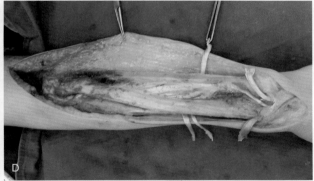

图 15-4-5 前臂背侧伸肌全切除，屈肌代伸肌

A、B. MRI 显示背侧肌群间多处高信号；C. 切口设计；D. 背侧伸肌全切除，屈肌腱转位

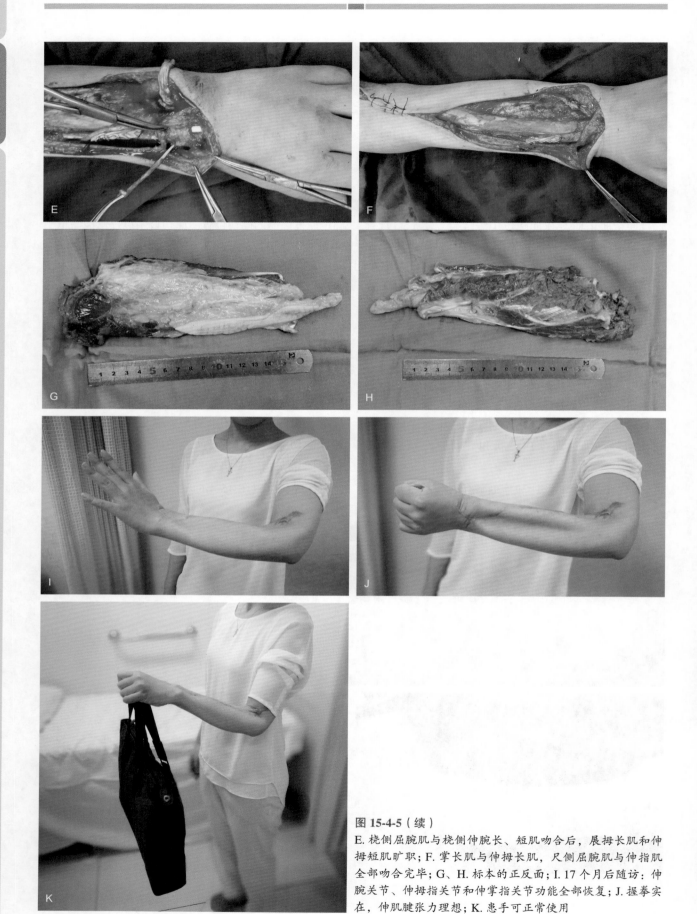

图 15-4-5（续）

E. 桡侧屈腕肌与桡侧伸腕长、短肌吻合后，展拇长肌和伸拇短肌旷职；F. 掌长肌与伸拇长肌，尺侧屈腕肌与伸指肌全部吻合完毕；G、H. 标本的正反面；I. 17 个月后随访：伸腕关节、伸拇指关节和伸掌指关节功能全部恢复；J. 握拳实在，伸肌腱张力理想；K. 患手可正常使用

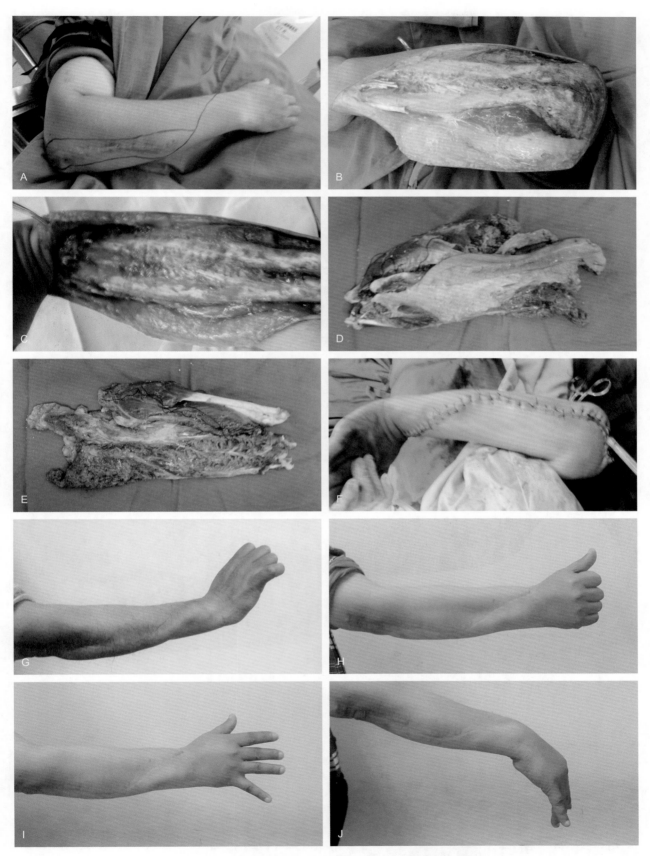

图 15-4-6 背侧间室全切除屈肌代伸肌，骨侵犯植骨内固定
A. 手术切口；B. 切除后远端保留的残腱；C. 肌腱转位吻合后；D、E. 标本的正反面；F. 切口缝合；G~J. 术后功能良好

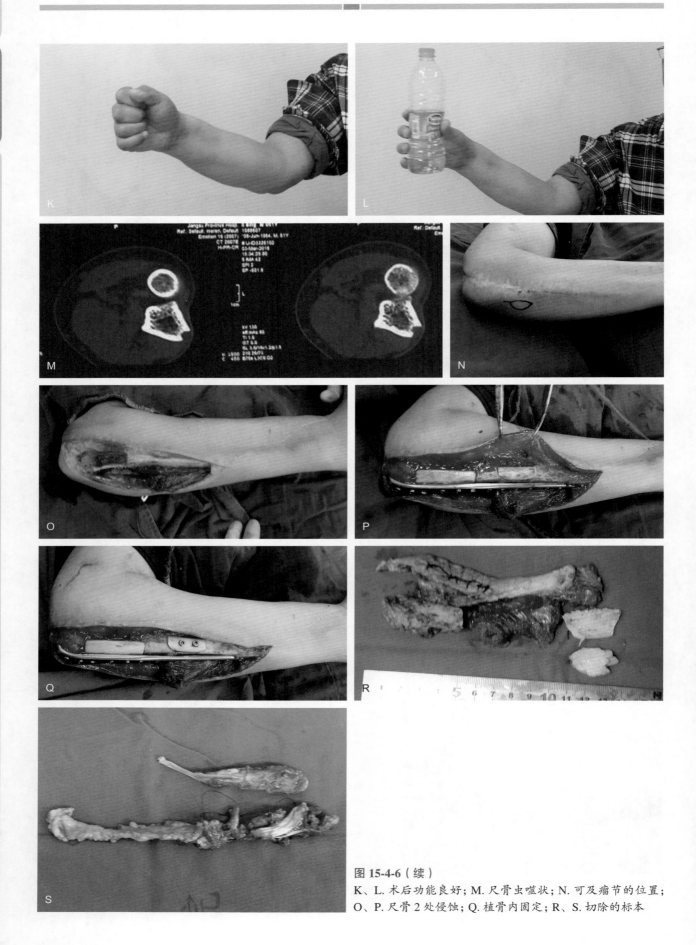

图 15-4-6（续）
K、L. 术后功能良好；M. 尺骨虫噬状；N. 可及瘤节的位置；
O、P. 尺骨 2 处侵蚀；Q. 植骨内固定；R、S. 切除的标本

【病例3】 右前臂背侧 MFH 间室切除，屈肌代伸肌，股前外侧皮瓣游离移植

（1）病例介绍：女性，53 岁。右前臂背侧中段 MFH 二次术后复发，复发间期 1.5 个月。曾化学治疗无效。肿瘤梭形约 6 cm×4 cm，与切口瘢痕粘连，基底宽，横向活动尚可。

（2）再次手术设计和疗效评价：背侧间室全切除，三肌重建，股前外侧皮瓣游离移植修复皮肤缺损。4 周后去石膏功能锻炼。随访 8 年，无复发，无转移，功能接近正常（图 15-4-7）。

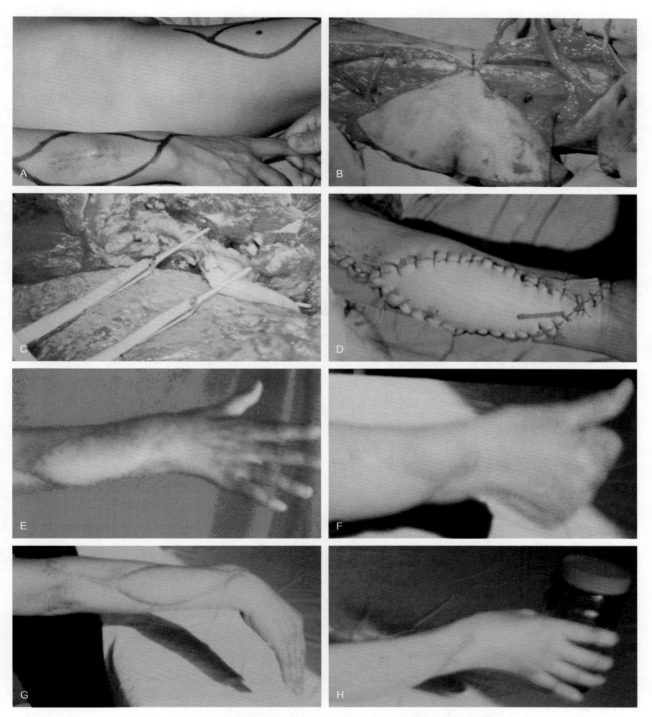

图 15-4-7　背侧间室全切除，屈肌代伸肌，股前外侧皮瓣游离移植

A. 肿瘤外观及切口设计；B. 后间室切除肌腱转位皮瓣切取后移植于前臂；C. 吻合血管；D. 缝合；E. 伸腕、伸拇、伸指功能正常；F. 伸拇有力；G. 屈腕功能；H. 持物

四、讨论

1. 动力重建和功能康复

（1）成功方法借鉴：屈肌代替伸肌借鉴了桡神经损伤晚期功能重建的方法，效果满意，已成为前臂背桡侧肉瘤切除后功能重建的经典术式，疗效确切。

（2）改进：将伸拇长肌残腱，经外展拇长肌和伸拇短肌鞘管与掌长肌吻合后，改变了伸拇长肌作用力的方向，增加了拇指水平外展和旋前的力量，做到了一肌替代三肌。

（3）技术要点：吻合部要远离腱鞘，吻合后做屈、伸试验，应无任何障碍。屈腕桡侧肌与伸腕桡侧长肌的吻合部位，应高于掌长肌，以免互相干扰。

（4）功能康复：3 周后去外固定，功能康复非常重要，努力恢复腕、指的屈伸、对掌、抓、捏，以及前臂的旋前动作。耐心指导，及时复查非常重要。一旦时机错过，会出现大量的粘连，再想恢复几乎不可能。

2. 创面覆盖

（1）皮片：只能用在有肌肉床或其他理想软组织床的条件。

（2）皮瓣：肉瘤切除后大部分创面有骨的裸露，带蒂的上臂皮瓣转位为首选，游离移植少用。股前外侧皮瓣切取容易，血管恒定，口径粗，供区可直接缝合，而且手术的上、下体位较舒适，可作为游离移植的首选供区。

3. 上肢三维影像学的临床应用

CT 和 MRI 的临床应用，为软组织肿瘤专业特别是屏障切除术的完成起着决定性作用。然而，在肘关节和膝关节以远对所有的结构及其相互之间的关系，并不能全部展示，MRI 虽稍优于 CT，但对于复发者，术后反应和复发肉瘤也很难区分。对四肢远端的肉瘤切除可采取三结合的方法确定切缘：①多种影像学检查。②临床全面检查。③局部解剖知识。

第五节　合并骨侵犯复发性软组织肉瘤外科治疗

前臂复发性肉瘤累及骨常见，此时既要保肢，又要控制复发，屏障的思路要求外科跳出区域的局限，整体三维的分析和确定屏障切缘，结果喜人。

一、肘部大块切除带肱骨人工肘关节置换术

1. 解剖结构屏障　肘关节包括肱尺关节、肱桡关节和上尺桡关节，上臂的血管和神经在此移行为前臂的血管和神经。间隙众多解剖复杂，屏障应随机遴选。

2. 切缘设计　认真阅读影像片，确定肉瘤与上述重要组织结构的确切关系，个体化确定各个部位的切缘并连成一体。包括骨、关节、神经、血管的整块切除不可避免。

3. 肉瘤切除　患者取仰卧位，上臂近端止血带，外展于侧方辅台。从肉瘤突出部位的一侧开始解剖，仍然采用会师法。主要血管的取舍可以术中确定。正中神经、桡神经和尺神经的取舍术前可以确定，并按照计划执行。

4. 修复重建　影像学资料和临床检查相结合可以获得可行的假体设计方案，依此制备的假体临床应用尚未遇到失败者。依照肉瘤的具体情况需要重点关注：近期资料（骨和软组织），短工期，3~4 周内完成手术。侵袭性强的肉瘤，估计过程迁延者应该选择更宽松的方法，必要时截肢。

5. 典型病例

【病例 1】　左前臂背侧近端 UPS 切除，肘关节置换

（1）病例介绍：女性，68 岁。左前臂背侧近端 UPS，2 次局部切除后复发。背伸长肌近端缺如残端复发，尺骨相邻皮质受累，腕、指和拇指下垂。

（2）再次手术设计：①行残留长肌和尺骨相邻皮质切除、植骨内固定以及伸指、伸拇功能重建术，术后背伸恢复。②1 年后肱骨外髁再发瘤节，行切除和尺骨钢板取出。③15 个月后再次复发，肿瘤位于肱骨外髁 1.5 cm×2 cm 桡骨小头附近 3 cm×2 cm。MRI 显示肉瘤与周围其他软组织界限不清。行肱骨远端和桡骨近端的整块切除，特制带肱骨远端人工肘关节置换。

（3）疗效评价：术后随访 13.5 年，未再复发，

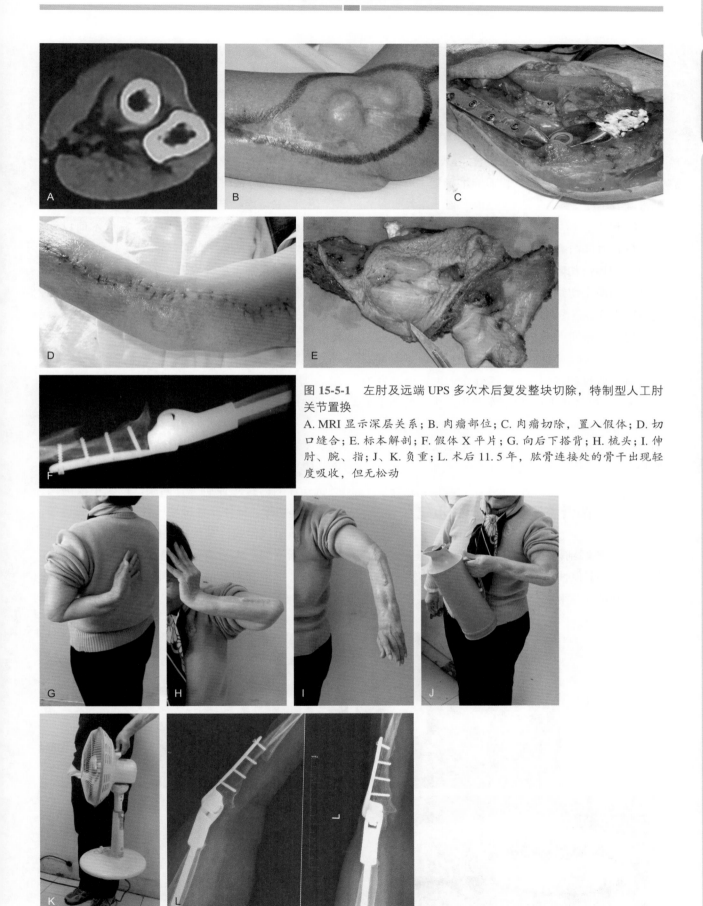

图 15-5-1 左肘及远端 UPS 多次术后复发整块切除，特制型人工肘关节置换
A. MRI 显示深层关系；B. 肉瘤部位；C. 肉瘤切除，置入假体；D. 切口缝合；E. 标本解剖；F. 假体 X 平片；G. 向后下搭背；H. 梳头；I. 伸肘、腕、指；J、K. 负重；L. 术后 11.5 年，肱骨连接处的骨干出现轻度吸收，但无松动

功能满意，生活完全自理。虽然钢板表面仅剩薄层皮肤覆盖，患者已经形成了保护意识，未再加重。宣布患者已经治愈（图 6-4-5）。

（4）经验分析：3 次手术的叠加终于获得了 13.5 年的局部控制，才是本病例真正的阴性切缘。一个屡次复发的肉瘤，原始瘤的位置、浸润范围和多次手术干扰区都在切除之列，而能准确把握，弃、留精准确有难度。

6. 讨论

（1）肘部肉瘤：肘关节是间室外区域，可以按照屏障和广泛切除的原则确定切缘[7]。然而一个恰如其分的两全切缘的获得是非常困难的。累及广泛的应坚决截肢（参考第六章）。

（2）妊娠期肉瘤：妊娠期肉瘤或诊断肉瘤后并进行了治疗后，何时可以怀孕？这个问题很难回答准确。曾见到术后 1.5~2 年妊娠、生育无复发的（见第六章和第九章）。但复发和快速生长的似乎更多见。笔者认为妊娠期发生的肉瘤，酌情终止妊娠，治疗应该是正确的。治疗后何时可以妊娠生育，最好是 3 年后，待过了高复发期。

二、前臂整块切除，单骨重建术

1. 相关解剖精熟　尺、桡骨承载着重要前臂肌附着，深层复发性肉瘤累及广泛，分清层次很困难。要在杂乱的正常和异常组织间理清头绪，在不暴露

肉瘤的情况下完成切除，是考验专科临床医师综合素质的重要环节。

2. 切缘设计精确　在电脑屏幕上动态详细阅读局部影像，以肉瘤包绕的骨为基准设计切缘。周围受累的组织全部列入切除范畴，受累的皮肤也全部在切除之列，然后把所有的切缘连接起来。软、硬组织肿瘤混杂的 3D 打印辨识在摸索中。

3. 肿瘤切除精准　患者取仰卧位，上臂近端止血带，外展侧方辅台。梭形切口，完成术前设计，术中可做必要的调整。

4. 修复重建　单骨成形的关键是尺骨可以保留近端，桡骨可以保留远端，从而保留了一个可以活动的肘关节和腕关节。

5. 典型病例

【病例 1】　右前臂上皮样肉瘤，前臂单骨成形屈肌代伸肌

（1）病例介绍：女性，65 岁。右前臂上皮样肉瘤 3 次手术后复发，复发间期 3 个月。CT 显示肉瘤位于尺桡骨间背侧为主，突向掌侧。患者拒绝截肢。

（2）再次手术设计和疗效评价：切缘选择受累皮肤、背侧的长短伸肌、骨间膜，以及中段的尺、桡骨全部切除，异体腓骨桥接尺骨近端和桡骨远端，桡侧屈腕肌代伸腕，掌长肌代伸拇长肌，尺侧屈腕肌代伸指诸肌。术后石膏固定，4 周后保护性锻炼肘关节、手指和腕部的屈伸，8 周后去石膏改前臂支具下继续康复（图 15-5-2）。

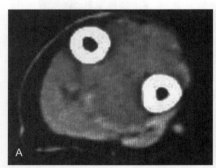
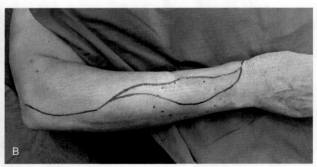
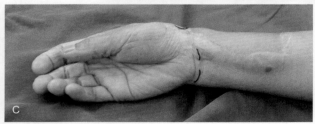

图 15-5-2　前臂单骨成形屈肌代伸肌
A. 肿瘤位于双骨间；B. 整块切除切口；C. 切取供腱切口

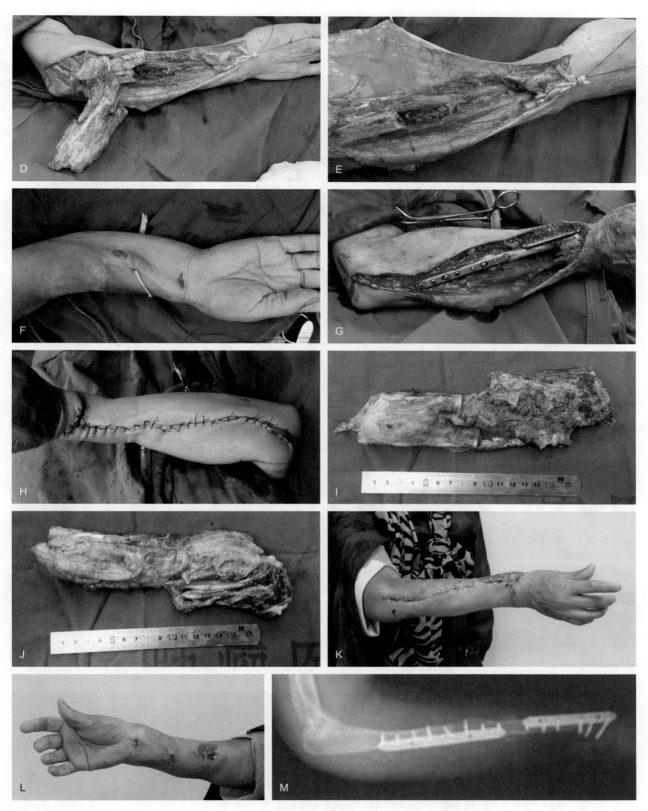

图 15-5-2（续）

D. 整块切除；E. 桡骨残端和残腱；F. 供腱皮下穿过；G. 尺桡骨复位固定；H. 肌腱缝合闭合切口；I、J. 标本的浅、深部切缘；K、L. 功能可；M. X 线片对位对线良好

【病例2】 前臂单骨成形屈肌代伸肌，再折植骨内固定

（1）病例介绍：男性，53岁。右前臂近端外侧肿物4年，针吸活检梭形细胞肉瘤。肿瘤包绕桡骨近端，侵犯尺骨相邻骨面。全部背侧肌群侵犯，突破骨间膜。

（2）再次手术设计和疗效评价：做以桡骨近端1/2为中心包括相邻尺骨壁的整块切除。尺骨远端切除修复近端，尺、桡骨端对端复位钢板固定。4.5个月后连接处钢板断裂骨折。再取自体腓骨侧方植骨内固定。术后随访4年，无复发，无转移，功能恢复良好（图15-5-3）。

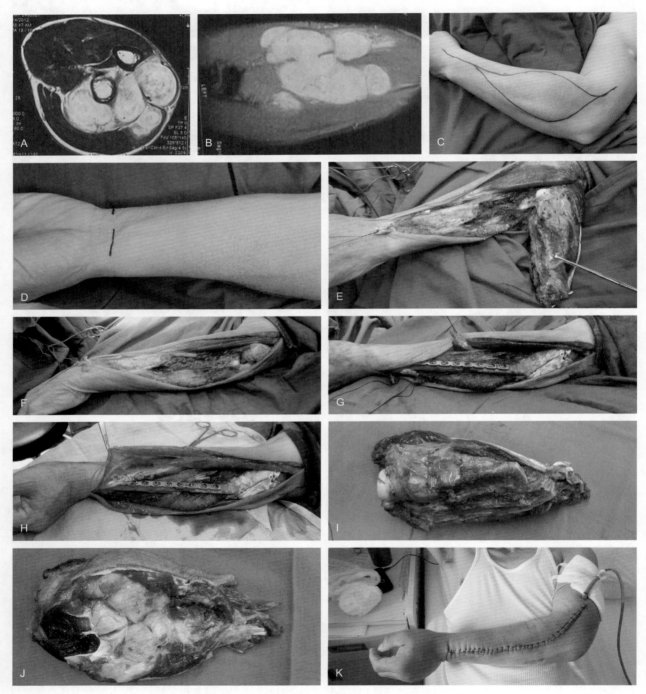

图 15-5-3　前臂单骨成形屈肌代伸肌，再折植骨内固定

A. 肿瘤侵犯双骨；B. 桡骨近端1/3受累；C. 切口；D. 供腱切口；E. 整块切除；F. 瘤床；G. 尺桡骨复位固定，人工补片修复肘关节，切取屈肌腱备用；H. 肌腱缝合；I、J. 标本的深部切缘和剖开；K. 闭合切口

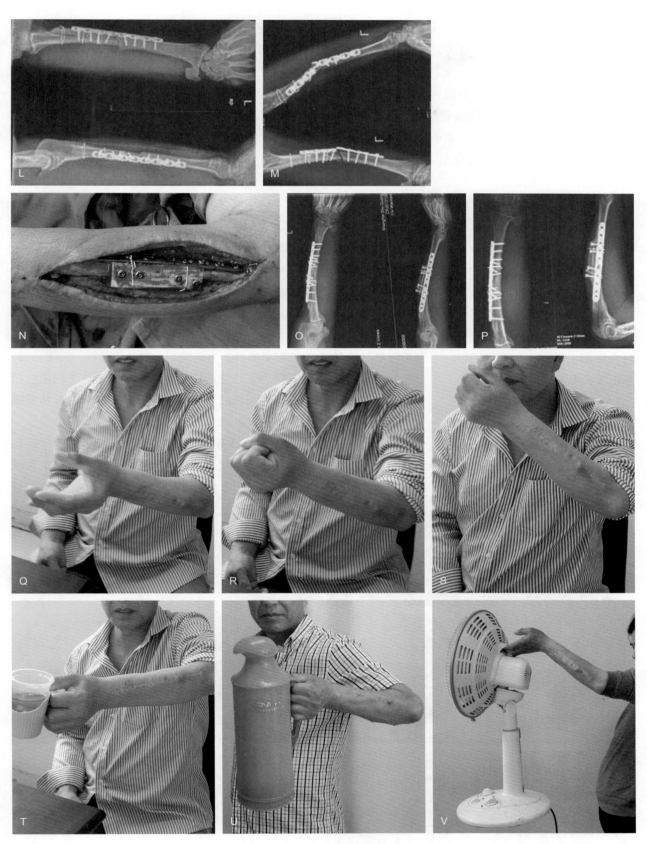

图 15-5-3（续）

L. X 线片对位、对线良好；M. 术后 4.5 个月，骨折和钢板断裂；N. 自体腓骨移植，尺骨钢板固定；O. 4 个月后骨愈合；P. 19 个月骨折线消失；Q~T. 精细动作；U、V. 水平负重

【病例3】 右前臂脂肪肉瘤整块切除单骨成形术

（1）病例介绍：男性，33岁。右前臂脂肪肉瘤1.5年内，行5次肿瘤切除，1次放射治疗，多次复发，平均复发间期3个月。右前臂掌侧大量手术瘢痕，皮肤板结色素沉着，间杂数个大小不一瘤节。腕旋前、屈曲畸形，运动基本丧失。MRI显示桡骨被肉瘤包绕，尺骨前方肉瘤紧贴。患者要求保肢，牺牲功能，只求不复发。

（2）再次手术设计和疗效评价：除保留指深屈肌的环小指部分、伸拇长肌和伸指肌等，几乎切除了所有的软组织。腕上6cm横断桡骨，于桡骨头以下8cm切断近端完整移除标本。尺骨远端约1/3处横断，与桡骨远端复位钢板固定。正中神经远端与尺神经内侧行端侧吻合。屈小指深肌与拇长屈肌吻合。皮片移植闭创。随访11年，无复发，右手虽然仅能协助左手做一些简单动作，但患者满意。患者拒绝再次手术矫形（图15-5-4）。

三、讨论

1. 屏障切除确切可靠 前臂屏障切除术可以获得长期的局部控制被再次证明。然而对于解剖结构复杂、单位体积较小和多次复发的前臂而言，要找到切实可行的屏障相当困难。虽然长期的局部控制和优良的四肢功能是STS外科治疗的金标准，然

而，制订标准的原则首先应该是无复发。

2. 单骨重建前臂支撑可行 Watson-Jones (1934) [8]、Murray（1955）[9] 和 Kesani（2007）[10] 等，谈论的一个话题：桡骨缺损，单骨重建前臂。就软组织肉瘤而言，当患者拒绝截肢时，按照屏障切除的切缘和单骨重建支撑的方法，可以控制复发和满足患者的要求，是一种可以考虑的方法。术式的基本条件应该是组成肘关节和腕关节的尺骨近端和桡骨远端的存在，长度不足可中间植骨，关节异常可以功能位固定。

3. 坚持理论上的阴性切缘，因势利导的功能重建 单骨支撑下的功能完全由动力肌残留的多寡决定，而孰留和孰舍是由自然规律界定，外科医师的责任是认识和顺从，稍一主观武断，复发接踵而来。由于变双骨的椭圆为单骨的圆形，使前后残余动力的调配更方便，力线的走行更趋于直线。需要强调，切不可为了功能而牺牲切缘，坚持理论上的阴性切缘，因势利导的功能重建[11]，积极的针对性功能康复，功能状态满意[12]。

Klingebiel等分析了44例复发转移再治疗的患者，其中不乏化学治疗有效的类型，如PNET和横纹肌肉瘤，均未获得长期的疗效。Nakamura等分析了一组156例复发的软组织肉瘤，均是应用帕唑帕尼（pazopanib）治疗，平均剂量609mg，无进展生存15.4周，副作用发生率81.4%[13,14]。

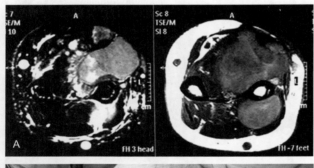
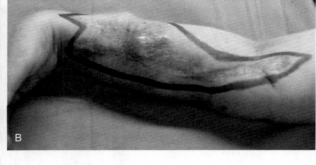
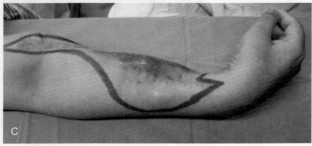

图15-5-4 右前臂脂肪肉瘤整块切除单骨成形术
A. MRI显示软组织和双骨广泛受累；B、C. 外观

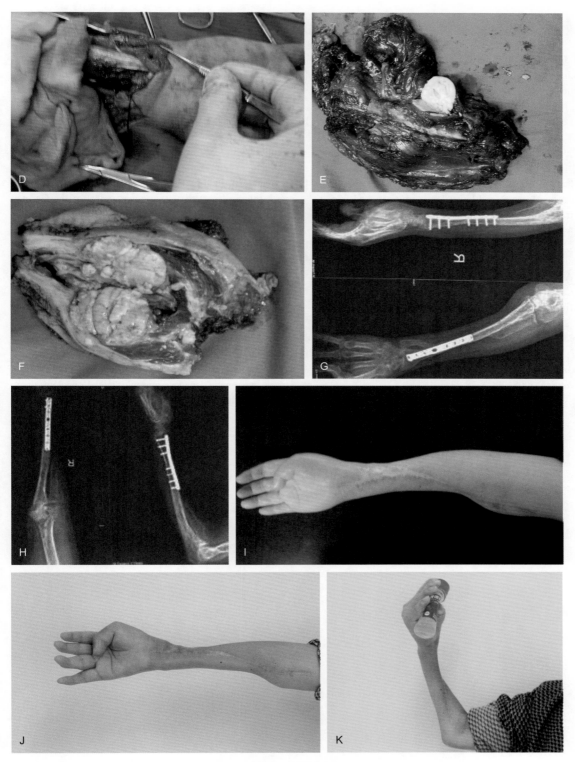

图 15-5-4（续）
D. 显露桡血管，并做了力所能及的重建；E. 标本深面一处切缘阳性，补充切除；F. 标本剖开，显示肉瘤；
G. 固定；H. 骨性愈合；I. 愈合良好；J. 8 年后手指非功能位活动；K. 有简单捏、钩、拉和持动作

（张如明）

参考文献

[1] Serpell J W, Ball A B S, Thomas J M, et al. Factors influencing local recurrence and survival in patients with soft tissue sarcoma of the upper limb[J]. British Journal of Surgery, 1991, 78(11): 1368-1372.

[2] 张如明 . 软组织肉瘤现代外科治疗 [M]. 2 版 . 天津 : 天津科学技术出版社 , 2010, 270-291.

[3] 张如明 , 滕胜 , 马育林 , 等 . 软组织肉瘤切除后的修复重建 [J]. 中国修复重建外科杂志 , 1999, (1): 18-20.

[4] Doi K, Ihara K, Kawai S. Limb-sparing surgery in synovial sarcoma of the forearm and lower leg by reinnervated free muscle transfer[J]. Plastic & Reconstructive Surgery, 1998, 102(2): 442-447.

[5] 张如明 , 张允祥 , 李代清 , 等 . 间室切除治疗四肢软组织肉瘤 [J]. 肿瘤防治研究 , 1996, 23(2): 95-97.

[6] Mckee A B, Jacobs J M, Mckee B J, et al. Outcome of primary soft tissue sarcoma of the knee and elbow[J]. International Journal of Radiation Oncology Biology Physics, 2001, 51(3-supp-S1): 149-150.

[7] Schwab J H, Healey J H. Athanasian E A. Wide en bloc extra-articular excision of the elbow for sarcoma with complex reconstruction[J]. Journal of Bone & Joint Surgery-British Volume, 2008, 90(1): 78-83.

[8] Jones R W. Reconstruction of the forearm after loss of the radius[J]. British Journal of Surgery, 2005, 22(85):23-26.

[9] Murray R A. The one-bone forearm: a reconstructive procedure[J]. Journal of Bone & Joint Surgery American Volume, 1955, 37-A(2): 366.

[10] Kesani A K, Tuy B, Beebe K, et al. Single-bone forearm reconstruction for malignant and aggressive tumors[J]. Clinical Orthopaedics & Related Research, 2007, 464: 20-216.

[11] Klingebiel T, Pertl U, Hess C F, et al. Treatment of children with relapsed soft tissue sarcoma: report of the German CESS/CWS REZ 91 Trial[J]. Medical and Pediatric Oncology, 1998, 30(5): 269-275.

[12] Eunsun O, Wook S S, Joon H K. A longitudinal study of functional outcomes in patients with limb salvage surgery for soft tissue sarcoma[J]. Sarcoma, 2018, 2018: 1-5.

[13] Italiano A, Le C A, Mendiboure J, et al. Prognostic factors and impact of adjuvant treatments on local and metastatic relapse of soft-tissue sarcoma patients in the competing risks setting[J]. Cancer, 2014, 120(21): 3361-3369.

[14] Nakamura T, Matsumine A, Kawai A, et al. The clinical outcome of pazopanib treatment in Japanese patients with relapsed soft tissue sarcoma: a Japanese musculoskeletal oncology group (JMOG) study[J]. Cancer, 2016, 122 (9): 1408-1416.

第十六章
手腕－掌－背复发性软组织肉瘤外科治疗

手被看作一个器官，与人类生存息息相关，上肢功能的精髓充分体现于手。手部 STS 发病率较低，多发于肌肉较多的掌段，首选保肢治疗。腕部与手掌有千丝万缕的联系，特别是 RSTS，归在一起叙述有利于治疗。手指段区域狭小，保指困难，发病率低，多采用截指处理，不予专述。反复复发手术，肉瘤和瘢痕纠结，屏障多被破坏，简单切除，复发率高。区域切除后，重建材料有限，替代后的效果多不理想。因此，手肉瘤外科治疗有待提高[1]。

第一节 相关解剖基础

手体积小，结构紧凑，解剖复杂，功能精细，天然屏障薄弱。当瘤体较小时，特殊解剖结构具有屏障作用，屏障切除原则仍具意义。

一、范围和基本结构

1. 范围 腕关节以远部分（图 16-1-1）。

2. 基本结构 以尺桡骨远端＋诸腕骨＋诸掌、指骨构成支架，软组织包括手的内在肌肉、前臂穿行至手的肌腱，包被的鞘膜、鞘管和关节囊韧带等以致密的结缔组织为主。大量的缝隙、窄小的通道，还有穿行其间的尺神经、桡神经、血管系列，构成了繁杂的解剖关系，需要术者结合肉瘤的具体情况认识和利用。

二、肉瘤高发的软组织区段

1. 手掌段具有完备的筋膜系统

（1）手背筋膜和掌腱膜的环形屏障：对皮肤来源的肿瘤有很好的阻隔功能（图 16-1-2）。由于掌腱膜专指掌中的特殊结构，但是又和周边以至于背侧的

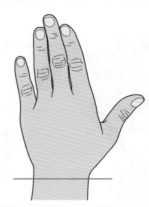

图 16-1-1 范围：腕横韧带近端以远部分，与前臂有交叉

筋膜延续，因此常常笼统地成为手部筋膜或掌筋膜。

（2）环形筋膜内的背侧结构：在骨间掌侧、背侧筋膜之间聚集着四根掌骨、四组骨间肌和小鱼际肌。小鱼际肌又有一定的独立性。两层筋膜间有一间隙，有利于背侧肉瘤的切除。

（3）环形筋膜内的掌侧结构：在掌腱膜和掌侧骨间筋膜之间是掌中间隙和鱼际间隙，中间纵向被一纤维分隔开（图16-1-3）。

（4）两套血供系统：见图16-1-4。

2. 屏障切除方式　筋膜框定出的大鱼际、小鱼际、掌中和手背四部分具有相对独立性，屏障切除效果明显。

三、功能特点

（1）在肉瘤治疗中，手内在肌功能的重点是拇指对掌。

（2）在肉瘤治疗中，努力保证前臂肌功能的有效发挥。

（3）在肉瘤治疗中，手精细功能属于锦上添花，很难达到，不做刻意追求。

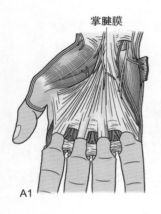
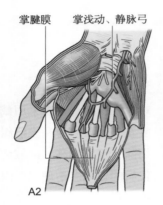
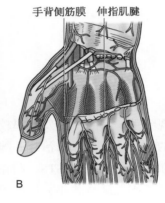

图 16-1-2　掌、背侧筋膜
A1.掌腱膜续接掌长肌和腕横韧带；A2.切断掌长肌掀起掌腱膜；B.背侧筋膜与伸指肌腱同层，切除后要修复伸指肌腱

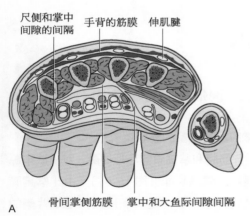
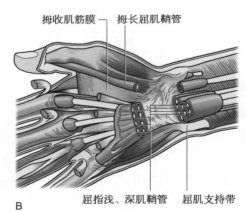

图 16-1-3　手掌段深侧结构
A.轴位显示筋膜间隔；B.掌中间隙中的屈肌腱鞘管和蚓状肌

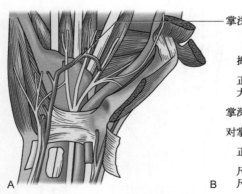

图 16-1-4　手掌段两套供血系统和伴随的神经
A.掌浅弓；B.掌深弓

第二节　腕复发性软组织肉瘤外科治疗

腕横纹体表投影是桡腕关节，腕横纹以远腕骨所在部位是真正的腕部。软组织肿瘤必然跨越桡骨远端和掌骨近端。因此，腕段 RSTS 是一个"3 分具体 7 分笼统"的概念。

一、腕掌侧 RSTS 切除

1. 解剖结构屏障　皮肤下方大量肌腱、鞘管和韧带 – 骨组织，绝对的屏障是腕管，而相对的屏障要具体分析（图 16-2-1）。

2. 切缘设计　认真地阅读 3D 影像片，对照临床表现确定肉瘤位置和相互关系。浅层肉瘤设计皮肤切口轮廓，深层的具体分析入路和切缘。修复重建个体化实行，术前确定做到有备。

3. 肿瘤切除　患者取仰卧患肢外展辅台 / 上肢活动位，上臂近端止血带。依照设计切除，必要时调整。

4. 修复重建

（1）手部功能的重建。

（2）裸露创面的覆盖。

5. 典型病例

【病例 1】　皮肤和屈肌支持带切除，单侧推进皮瓣

（1）病例介绍：女性，56 岁。左腕掌侧滑膜肉瘤局部切除后确诊。

（2）再次手术设计和疗效评价：皮肤和屈肌支持带切除，单侧推进皮瓣修复。术后随访 1 年，无复发，无转移（图 16-2-2）。

【病例 2】　右腕掌侧纤维肉瘤屏障切除，V-Y 皮瓣推进成形

（1）病例介绍：男性，65 岁。右腕掌侧纤维肉瘤，2 次切除术后复发。肉瘤约 5 cm×4 cm，位于皮肤，部分破溃结痂。

（2）再次手术设计和疗效评价：拟切除和推进皮瓣修复。选择腕横韧带深面和肿瘤外 1 cm 的皮肤切除，切除后评估推进皮瓣不能胜任，遂近端做附加 V 形切口，游离皮瓣，屈腕位 V-Y 成形闭创。背侧石膏屈腕位固定 3 周，切口一期愈合（图 16-2-3）。

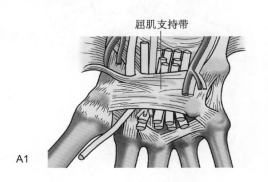

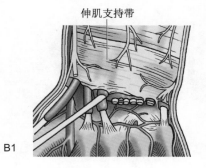

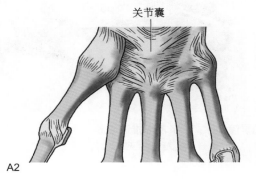

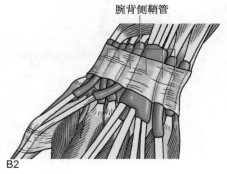

图 16-2-1　腕部的结缔组织屏障

A1. 屈肌支持带；A2. 腕管深层的韧带；B1. 伸肌支持带；B2. 鞘管

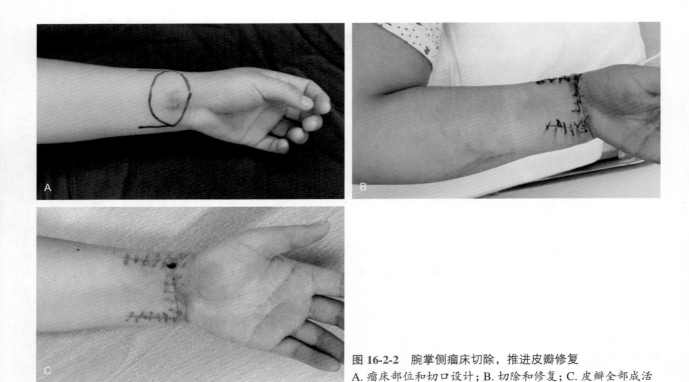

图 16-2-2　腕掌侧瘤床切除，推进皮瓣修复
A. 瘤床部位和切口设计；B. 切除和修复；C. 皮瓣全部成活

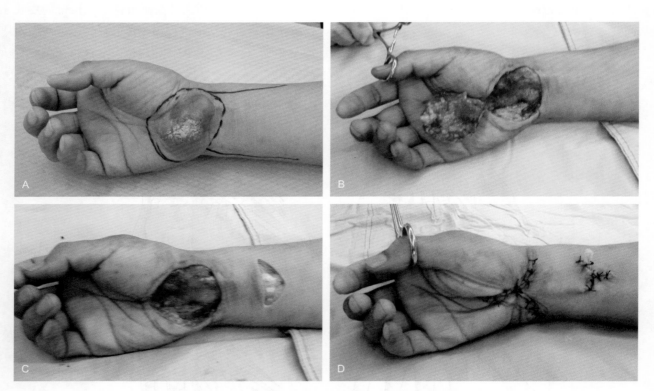

图 16-2-3　右腕掌侧纤维肉瘤屏障切除，V-Y 皮瓣推进成形
A. 切口设计；B. 切除肿瘤；C. V-Y 皮瓣；D. 缝合后无张力

【病例 3】 腕管内滑膜肉瘤，腕管周围屏障切除

（1）病例介绍：男性，25 岁。右腕纤维肉瘤术后 7 年复发，肿瘤位于掌尺侧。MRI 显示与屈肌腱关系密切，局部饱满，运动基本正常。

（2）再次手术设计和疗效评价：切开皮肤皮下探查肉瘤位于腕管内与屈肌腱尺侧部分的腱周组织粘连，肌腱无累及。切除腕管、肉瘤和相邻腱周组织，保留了屈肌腱，关闭切口。术后病理报告诊断为梭形细胞性滑膜肉瘤。随访 1 年无复发，功能良好（图 16-2-4）。

（3）经验：腕管内肉瘤与周围致密的结缔组织无粘连时，腕横韧带和腱周组织可视为屏障，从而保留屈肌腱。

【病例 4】 右腕桡侧皮肤鳞状细胞癌切除，游离植皮

（1）病例介绍：男性，27 岁。右腕桡侧开放性损伤 20 年，反复破溃增生形成巨块，桡偏掌屈畸形，拇、示指功能障碍。组织学诊断鳞状细胞癌。肿块大小为 12 cm×7 cm×4 cm，表面溃疡，基底硬韧。影像学检查提示与深部腱鞘结构密切，腕关节桡偏，骨结构正常。外观第 1、2 掌骨并拢，虎口消失。

（2）再次手术设计和疗效评价：设计皮肤切缘 1.5 cm，深部切缘在骨关节表面。

（3）手术方法：①屏障切除。②松解第一掌腕和腕关节桡侧的粘连，切除挛缩组织，腕关节复位后第 1、2 掌骨间克氏针支撑固定，同时将第一掌骨固定于对掌位。③皮片覆盖石膏外固定。

（4）疗效评价：术后 4 个月，皮片全部成活，功能恢复良好。随访 4 年，无复发，无转移，对掌功能差（图 16-2-5）。

6. 讨论

（1）在外科治疗中，肿瘤切除是至关重要的步骤，一个镜下的切缘阴性是起码的追求 [2, 3]，屏障切除满足了这一诉求。

（2）跨越关节的创面也可以皮片移植，要有固定措施。Burm 等 [4] 推荐在手背植皮时使用握拳位，有利于拉长手背部的皮肤面，减少挛缩。

（3）依靠克氏针解决拇指对掌不可靠，第 1、2 掌骨间做骨性固定可能会更好，但首先要改善局部皮肤的条件。

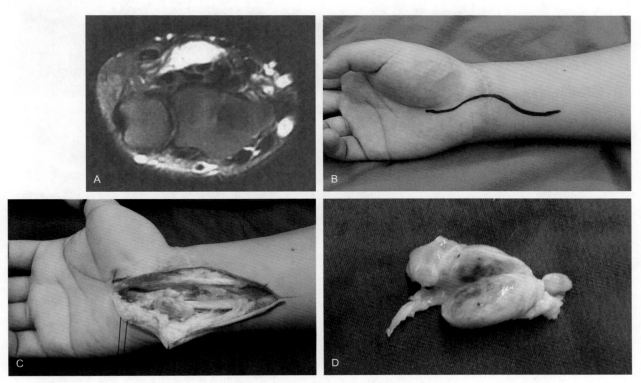

图 16-2-4 腕管内肉瘤切除
A. MRI 肉瘤与屈肌腱密切；B. 切口；C. 肉瘤位于屈肌腱的浅面；D. 标本

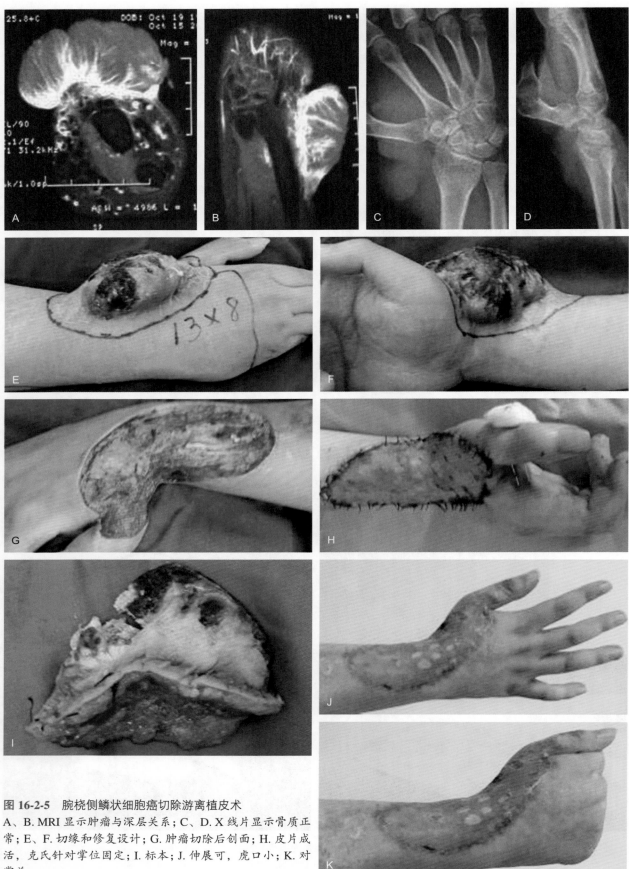

图 16-2-5 腕桡侧鳞状细胞癌切除游离植皮术
A、B. MRI 显示肿瘤与深层关系；C、D. X 线片显示骨质正常；E、F. 切缘和修复设计；G. 肿瘤切除后创面；H. 皮片成活，克氏针对掌位固定；I. 标本；J. 伸展可，虎口小；K. 对掌差

二、腕部弥漫性腱鞘巨细胞瘤外科治疗

1. 相关解剖和病理学

（1）总体结构：从尺、桡骨远端到诸掌骨的近端，包括了 15 块各种类型的骨和骨端，形成三排滑膜关节，关节间隙纵横伸向各个骨关节之间。

（2）滑膜源性肿瘤高发：掌侧的腕管和背侧的 6 个伸肌鞘管以及向远、近端的延伸，使得滑膜组织无所不在。成为弥漫性腱鞘巨细胞瘤的高发区，骨或多骨受累频繁出现（图 16-2-6）。

2. 切缘设计

（1）认真读片：该区的肿瘤多侵犯骨，在充分掌握局部解剖的基础上动态阅读局部影像，得出各个部位的操作切缘。

（2）切缘认定：皮肤按照范围距离设计，骨、皮之间借助于肌腱鞘分出层次，骨按照 3 排 4 列取舍，之后将这些切缘连接起来，一个立体的切除范围建立，成为保肢或截肢的基础。

3. 肿瘤切除

（1）体位：取仰卧位，前臂外展于侧方辅助手术台，上臂近端止血带。

（2）切除：波形和梭形切口，术中完成术前设计，可做必要的调整。

4. 修复重建

除了动力调配和创面覆盖，腕部关节功能位固定和基本的拿、捏、持等动作的恢复是重点。

5. 典型病例

【病例 1】 左腕部弥漫性腱鞘巨细胞瘤大块切除，自体髂骨移植，多微型钢板功能位固定

（1）病例介绍：女性，57 岁。左腕部弥漫性腱鞘

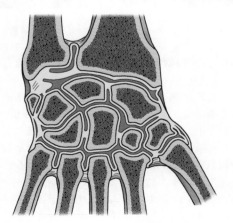

图 16-2-6　腕部滑膜关节

巨细胞瘤 3 次术后复发，复发间期近 1 年。因桡骨远端累犯曾予骨水泥填塞。左腕部 3 条手术瘢痕，背桡侧 4 cm×5 cm 硬韧肿块，光滑固定，周围肿胀，腕关节僵直。正位 X 线平片见桡骨远端骨水泥充填，全部腕骨、第 2~4 掌骨基底侵蚀。轴位 CT：腕骨萎缩、穿孔、破坏被软组织肿块替代。冠状位 MRI 强化后腕部诸骨和软组织大量点片状高信号影。诊断弥漫性腱鞘巨细胞瘤复发，多骨破坏，不除外局部恶变。

（2）切缘设计：考虑组成腕关节、腕骨间关节和诸腕掌关节的滑模组织均累及，以腕骨及远近长骨端广泛骨破坏为中心设计的切缘。切除范围应该是所有包含滑膜的结构，即关节和腱鞘的所有滑模。重建采用自体髂骨移植，多关节固定。

腕掌背侧至前臂波形切口，分离皮下组织，保护桡神经浅支，切开腕背侧所有鞘管，解剖出所有伸肌腱向两侧牵开，从 Guyon 管中分离尺神经并保护。将肿瘤和尺桡骨远端、两排腕骨及第 2~4 掌骨基地部整块切除。

（3）功能位固定：取右侧髂骨 4 cm×4 cm，弧形面对向掌侧，髂嵴缘种植第 2~5 掌骨，第 2 掌骨与髂骨一起与桡骨呈 30°背伸位以长钢板固定在桡骨背侧，第 3~4 掌骨以微型钢板与髂骨固定。髂骨与第 5 掌骨连接处钻孔，并修整第 5 指骨近端嵌入髂骨内微型钢板固定。第 1~2 掌骨间对掌位支撑植骨，长钢板通过桡骨桡侧将第 1 掌骨及植入骨块固定，闭合伤口。术后石膏外固定。术后病理报告诊断为恶性腱鞘巨细胞瘤。8 周去外固定，康复锻炼。

（4）疗效评价：随访 11 年，全部骨性融合，无复发，功能恢复满意（图 16-2-7）。

6. 讨论

（1）腕部腱鞘巨细胞瘤三高特点：高发病、高复发和高骨侵犯。多次复发，灶性恶变已具备截肢指征。保肢文献报道关节内复发率是 18%~46%，关节外为 33%~50%[5-13]。

（2）滑膜的彻底切除：就弥漫型而言，在保留腕部关节的情况下，要彻底切除滑膜是不可能的，即使整块切除。虽然也有人建议术中广泛暴露、精细操作和使用放大设备[11]。

（3）关节固定：多滑膜关节固定，根除滑膜再滋生的条件，获得了长期随访取得明显的效果。

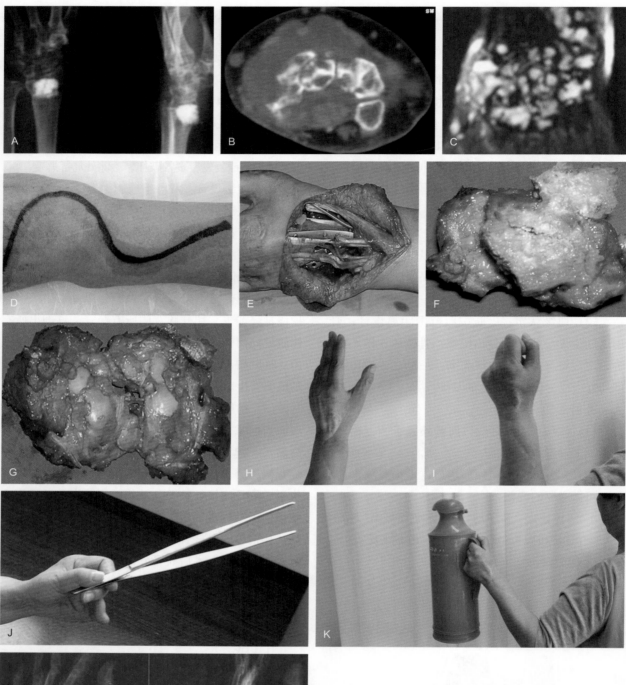

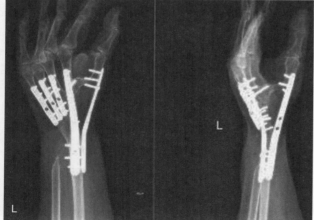

图 16-2-7　左腕部弥漫性腱鞘巨细胞瘤整块切除自体髂骨移植多关节固定

A. X线片显示腕部多骨破坏，桡骨远端骨水泥填塞仍复发；B. CT 显示诸腕骨溶骨性破坏周围软组织肿块；C. MRI 显示以背侧为主的软组织块影，尺骨和桡骨远端、诸腕骨和部分掌骨基底破坏；D. 外观和切口线；E. 肿瘤切除，自体髂骨移植，微型钢板固定拇指对掌位和其他诸骨功能位；F. 标本剖开；G. 标本的关节面滑膜全部瘤化；H. 随访 11 年，局部无复发，恢复正常工作，腕关节呈背伸功能位，拇指对掌位；I. 握拳；J. 精细动作；K. 持物有力；L. X线片腕背伸位，第 1~2 掌骨间支撑的骨桥

第三节 掌复发性软组织肉瘤外科治疗

一、大鱼际 RSTS 切除

1. 解剖结构屏障

(1) 大鱼际肌：大鱼际区包括 4 块肌肉：外展拇短肌，拇短屈肌，对掌拇指肌和拇收肌，示指的屈指深、浅肌腱和第一蚓状肌。就肉瘤而言，只能作为整体处理。

(2) 神经分布：大鱼际肌群除了拇短屈肌的深头和拇收肌由尺神经支配之外，其余均由正中神经在腕横韧带远端分出的鱼际支营养。

2. 切缘设计

(1) 切缘确定：画出肉瘤外皮肤切口轮廓，鱼际和掌中间隙的间隔位于第 2~3 指蹼间和深到掌骨筋膜，酌情确定内侧切缘。

(2) 第 1 掌骨：第 1 掌骨的弃、留，视肉瘤侵犯与否决定。

3. 肿瘤切除

(1) 体位：取仰卧患肢外展辅台 / 上肢活动位，近端使用止血带。

(2) 切除：瘤体较小、浸润不严重的应参考组织学表现和肿瘤所在的层次，争取做屏障切除而保留部分鱼际肌。肿瘤位于大鱼际肌间时，拇收肌平面为切缘，做全部大鱼际肌和第 2 指的屈肌腱和第一蚓状肌的切除，保留第一背侧骨间肌。尺侧切缘是掌中和鱼际间隔（包括间隔）。

4. 修复重建

(1) 拇长屈肌：拇长屈肌在大鱼际段已变成腱性，很少被侵犯，可以保留。如需切除，修复时可做拇长屈肌腱延长。

(2) 示指深屈肌：可用中指的指浅屈肌替代。

(3) 对掌重建：大鱼际肌组切除后，拇指的精细动作受到严重影响，主要是对掌功能丧失，对掌功能必须重建。已切断的示指浅屈肌腱可作为转位动力，必要时也可以选择小指展肌。

(4) 第 1 掌骨：有第 1 掌骨破坏应同时切除，根据切除的情况决定植骨重建的方案。

(5) 创面覆盖：裸露的创面根据创面的性质选择覆盖方法。

5. 典型病例

【病例 1】 上皮样肉瘤大鱼际切除，对掌功能重建前臂皮瓣转位

(1) 病例介绍：男性，17 岁。6 年前发现左手大鱼际黄豆大肿物，切除后未做病理检查。1 年后复发，再次切除，仍未确诊。2 年后再次复发，逐渐增大至花生米大时再次切除，病理诊断为上皮样肉瘤。1 年后再次复发并破溃出血。检查显示大鱼际中段横行切口上复发，肿瘤呈现不规则结节状出血伴两处结痂，拇指屈曲存在，对掌消失。MRI 显示大鱼际肌全部呈高信号，包括表面皮肤，但界限仅限于掌桡侧区。

(2) 切缘设计：屈拇功能尚可，提示拇长屈肌腱可滑动可以保留，深面的拇收肌也可以保留。表面皮肤和拇短展肌、拇短屈肌和拇指对掌肌全切除。

(3) 手术方法：①屏障切除包括皮肤、部分掌腱膜和拇短展肌、拇短屈肌和拇指对掌肌。②拇指对掌功能重建，取第 4 屈指浅肌腱，经皮下隧道转至拇指，在拇指对掌位固定在近节指骨基底部的桡背侧。③创面覆盖，尺动脉腕上支皮瓣 7 cm×8 cm，经皮下隧道转至缺损区缝合固定。④术后屈腕和拇指对掌位石膏固定。

(4) 疗效评价：术后恢复良好，功能优。5 年后，第 1 掌指关节外侧出现皮肤色素斑，又遇局部外伤至皮肤破裂，局部扩创后缝合。病例报告显示复发，未见全身转移。再次随访 5 个月，未见异常（图 16-3-1）。

【病例 2】 纤维骨性假瘤切除

(1) 病例介绍：女性，27 岁。大鱼际肿块伴周围肿胀 4 个月。影像资料显示左手第 1 掌骨周围弥漫性软组织肿块、骨皮质受累、骨膜反应及新骨形成。

(2) 再次手术设计和疗效评价：针吸活检诊断为骨肉瘤或软组织肉瘤不能确定，切取活检确诊为纤维骨性组织，考虑良性。术中彻底切除增生的纤

维骨组织，修整第 1 掌骨。组织病理学检查最终诊断为纤维骨性假瘤，随访 3 年，无复发。本病少见，易误诊为恶性（图 16-3-2）。

（3）经验分析：此类患者需要与滑膜肉瘤、骨肉瘤鉴别，勿盲从致残性手术。

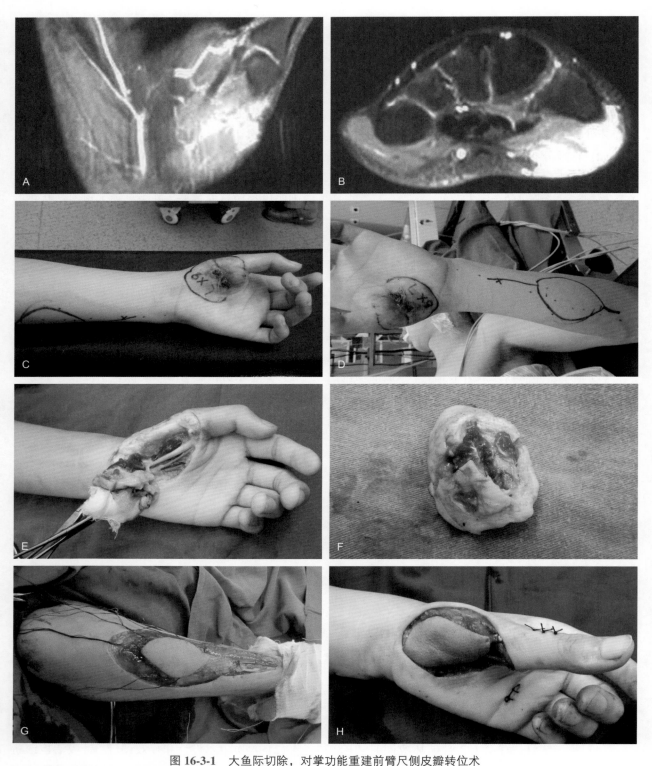

图 16-3-1　大鱼际切除，对掌功能重建前臂尺侧皮瓣转位术
A、B. MRI 显示肉瘤侵犯范围；C、D. 术前外观和切口线；E. 大鱼际切除；F. 标本；G. 切取前臂尺侧皮瓣；H. 对掌位固定转移腱，尺侧皮瓣转入缺损区

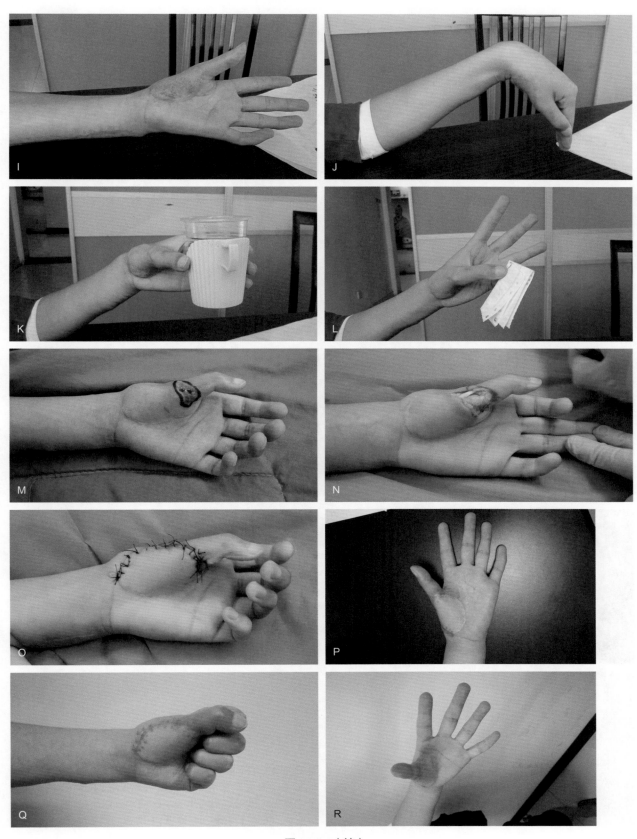

图 16-3-1（续）

I. 伸展；J. 屈腕；K. 握水杯；L. 用拇指和小指夹纸；M. 外伤后不愈；N. 扩创；O. 鱼际皮瓣顺时针旋转覆盖创面；P~R. 术后 4 个月，无复发，功能好

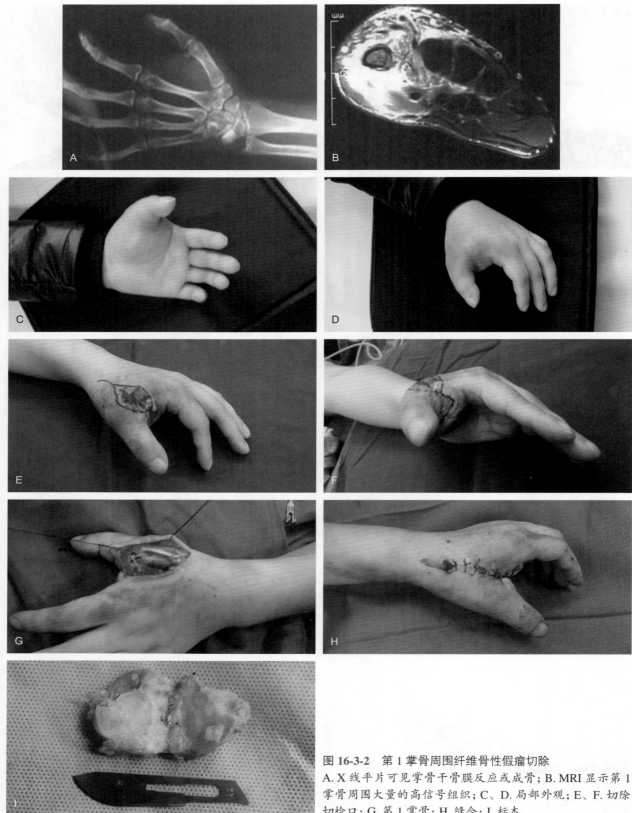

图 16-3-2　第 1 掌骨周围纤维骨性假瘤切除
A. X 线平片可见掌骨干骨膜反应或成骨；B. MRI 显示第 1
掌骨周围大量的高信号组织；C、D. 局部外观；E、F. 切除
切检口；G. 第 1 掌骨；H. 缝合；I. 标本

二、掌中肉瘤切除

1. 解剖特点

（1）手掌和手指掌侧皮肤粗糙，角化层厚，皮下有较厚的脂肪垫，垂直的纤维间隔将皮肤与掌腱膜、指骨、腱鞘等深部组织联系在一起，以利握、捏和持等动作的完成。

（2）掌血管弓：掌血管弓是手部的又一重要结构，位于掌中屈肌腱的浅、深面，全部切除有可能致 2~4 指的远端坏死，应争取保留掌深弓。

2. 肿瘤切除

（1）肉瘤位于皮肤：可做包括掌腱膜在内的切除术，局部控制良好。

（2）掌中区腱膜深层肿瘤：视第 3~5 指的浅屈肌腱、深屈肌腱及其附着的蚓状肌受累程度，决定切除的范围。

（3）掌深弓和尺神经的深支保留：这种切除方法可使肿瘤得到较理想的切缘，同时保留手的大部分功能。

3. 修复重建

（1）指浅屈肌腱：单纯切除无须重建。

（2）全掌中间隙的切除：第 3~5 指的屈指功能，可行肌腱移植。

（3）蚓状肌切除：蚓状肌切除后，骨间肌可以部分代偿。

（4）创面：皮片覆盖皮肤缺损常致挛缩而影响功能，皮瓣修复多较理想。带蒂皮瓣可以使用，常用的如以尺、桡动脉为蒂的前臂逆行岛状皮瓣，不牺牲主要血管的尺动脉腕上支皮瓣等。游离移植较少使用。交叉类皮瓣应避免在恶性肿瘤中使用。

4. 典型病例

【病例1】 左手掌中上皮样肉瘤切除，尺动脉腕上皮支蒂皮瓣逆行转位

（1）病例介绍：男性，25 岁。左手掌第 2 掌骨平面上皮样肉瘤，6 年间 2 次手术切除 3 次复发，来诊时为末次复发，间期 2.5 个月。检查，切口瘢痕，大鱼际纹的掌中侧硬韧，中部伴结节，第 3 掌骨平面孤立性结节 1.5 cm×1 cm。

（2）再次手术设计和疗效评价：行以结节和皮肤瘢痕为中心的皮肤、掌腱膜、鱼际肌相邻缘，以及第 1、2 蚓状肌切除，尺动脉腕上皮支蒂皮瓣逆行转位。术后皮瓣出现静脉危象。经过对症处理成活。随访 2 年，无复发（图 16-3-3）。

【病例2】 左手掌中滑膜肉瘤屏障切除，随意皮瓣转位

（1）病例介绍：女性，17 岁。左手掌中肿物局部切除后 40 天，组织学会诊确诊为滑膜肉瘤。追问病史肿块约 1 年，初始约 1 cm×1 cm，术前长至 2 cm×2 cm 并达肌腱。

（2）再次手术设计和疗效评价：设计皮肤切缘，深部切缘在指浅屈肌的深面。局部皮瓣修复。术后在清洁瘤床取切缘标本，切缘 R_0。1 年后随访，无复发（图 16-3-4）。

5. 讨论

（1）尺动脉腕上皮支皮瓣：由尺动脉腕上支供血的前臂皮瓣不牺牲主要血管，供区隐蔽多能直接缝合，是修复手部缺损的良好供区。缺点是血管较细逆行转位路途较远时容易出现血管危象，特别是回流，术后应密切观察，对出现的危象要及时处理。

（2）掌局部皮瓣：设计要够宽，远端游离最好带有掌腱膜，术后屈曲位的外固定有利于全部成活。

三、涉及虎口的肉瘤

虎口是第 1~2 指间的巨大指蹼，向近端延伸是大鱼际和掌中的重要交界，主要结构是掌和背部皮肤的皱褶。宽阔的虎口保证了拇指对掌功能的充分发挥，肿瘤切除后应该努力恢复。交界处的肉瘤可以来自大鱼际或掌中结构，复发性皮肤肿瘤也可以向两侧侵犯。手术治疗前的设计，要屏障切缘和虎口幅度兼顾。

【病例1】 左手虎口复发性皮肤肿瘤整块切除，示指剔骨皮瓣重建虎口

（1）病例介绍：男性，62 岁。左手虎口皮肤黏液性癌行两次切除术后复发。肿瘤位于虎口偏第 2 掌骨侧，全虎口皮肤侵犯，约 3 cm×3 cm。MRI 显示与第 2 掌骨桡侧及示指屈肌结构关系密切。

（2）再次手术设计和疗效评价：拟做包括虎口皮肤和第 2 掌骨及示指的整块切除，带指间血管的示指皮瓣重建虎口（图 16-3-5）。皮瓣全部成活，手功能良好。

下篇

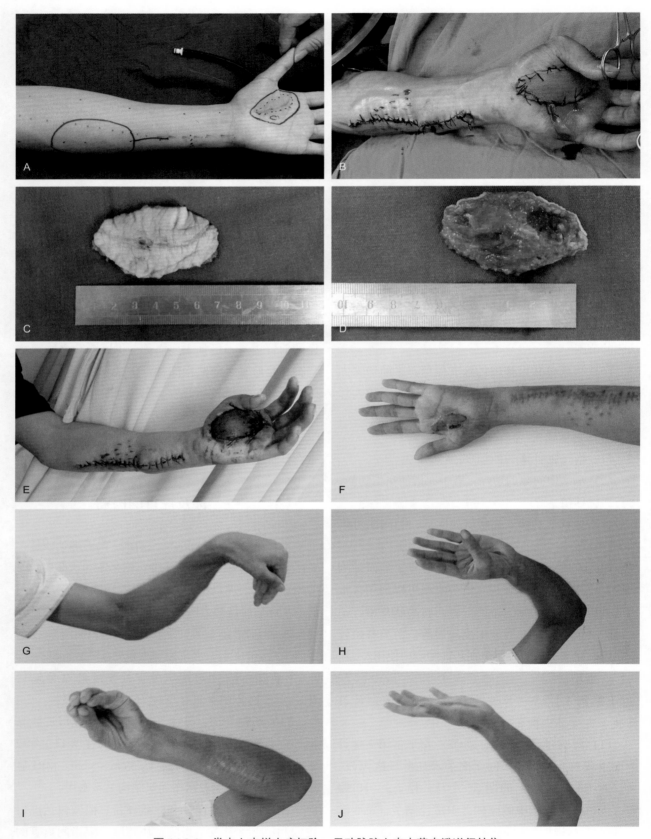

图 16-3-3　掌中上皮样肉瘤切除，尺动脉腕上皮支蒂皮瓣逆行转位

A.切缘和皮瓣设计；B.肉瘤切除皮瓣缝合；C、D.标本；E.回流严重不足；F.皮瓣危象，对症处理后大部分成活；G.屈曲；H.拇指的垂直外展；I.5指聚拢；J.伸展

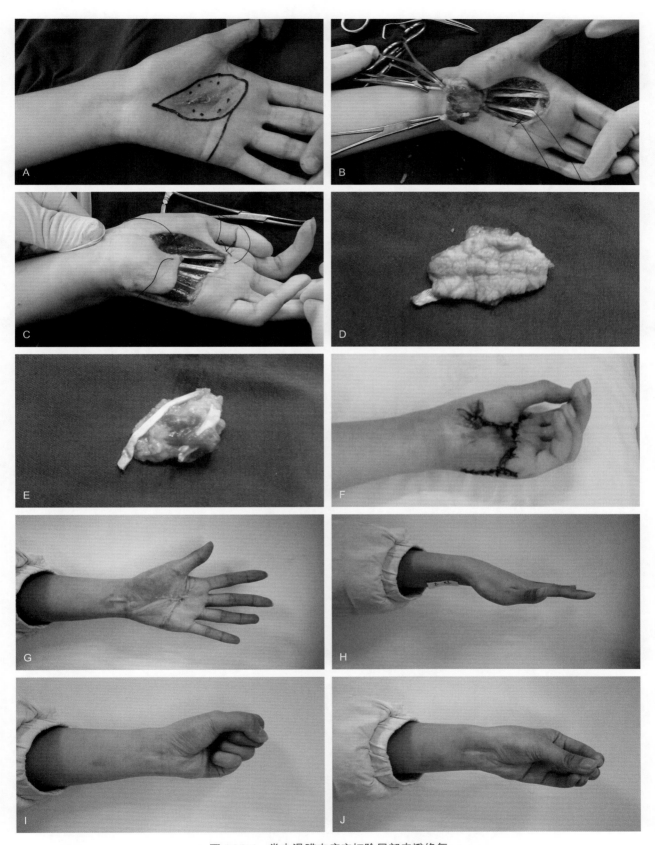

图 16-3-4　掌中滑膜肉瘤床切除局部皮瓣修复

A. 切缘和皮瓣设计；B. 切除指浅屈肌腱；C. 皮瓣转位；D、E. 标本；F. 皮瓣远端淤血；G~J. 术后 2 年，无复发，功能近正常

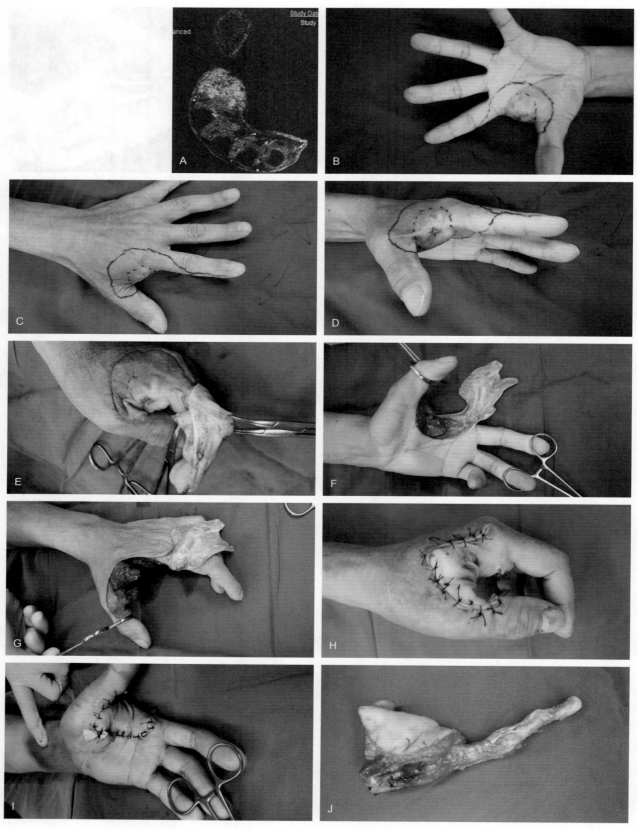

图 16-3-5　左手虎口复发性皮肤肿瘤整块切除，示指剔骨皮瓣重建虎口

A. 虎口肿瘤，界限不清；B~D. 肿瘤外观和切口；E. 剔除指骨形成皮瓣；F、G. 肿瘤切除，皮瓣形成；H、I. 缝合；J. 标本

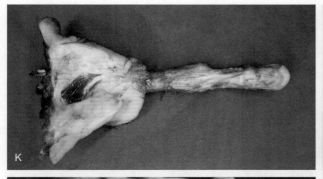
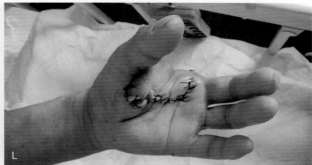
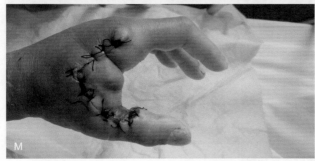
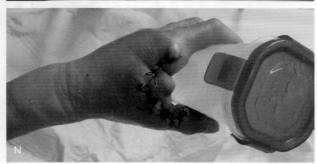
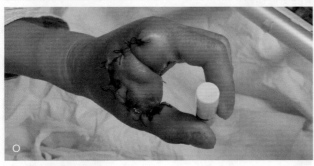

图 16-3-5（续）

K. 标本；L~O. 术后早期皮瓣成活，已有功能

四、小鱼际区肉瘤

小指的功能相对较弱，尺侧的全部小鱼际结构切除不能与拇指侧相比。切除后最大的影响是尺神经深支主导的手内在肌功能，重建几乎是不可能的。可能保留尺神经，仅小鱼际肌群切除，对手部的主要功能影响不大。尺血管可以切除。

【病例 1】 左手小鱼际横纹肌肉瘤切除

（1）病例介绍：男性，38 岁。左小鱼际横纹肌肉瘤局部切除术后 3 周，切缘有肉瘤残留。

（2）再次手术设计：拟再次小鱼际全部切除，切除内容包括皮肤、全部小鱼际肌和第 5 掌骨颈的部分骨质，直接缝合（图 16-3-6）。

【病例 2】 右手尤因肉瘤小鱼际全部切除，随意皮瓣转位

（1）病例介绍：女性，17 岁。2 个月前发现右手小鱼际无痛肿块，局部麻醉下切除后确诊为尤因肉瘤。

（2）再次手术设计：VAC-IE 方案化学治疗一轮，1 个月后来诊，拟做扩大切除。追寻病史，术前无影像资料，肿块约 2 cm×2 cm，较深在。瘤区设计 1.5 cm 皮肤切缘做小鱼际全部切除，手背局部皮瓣向尺侧转位。瘤床切除后，发现手掌侧皮肤尚松弛，遂改变计划。腕横纹做附加切口手掌逆行三角皮瓣转向尺侧缝合。术后继续化学治疗，随访 3 年，无复发，无转移，手型美观（图 16-3-7）。

（3）经验分析：手的皮肤缺损修补差别很大，同样的缺损范围使用同样的修复方法，不一定都取得成功。临床体会手的皮肤弹性因人而异，女性和老年人软手较多见，男性硬手居多，但也不乏颠倒者，术前应充分评估，对于恶性肿瘤的患者，简单、安全和实用为治疗的基本原则。

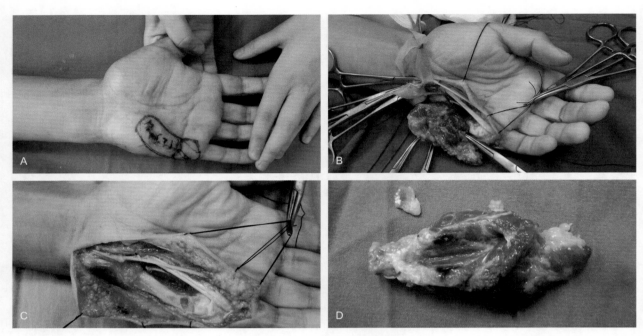

图 16-3-6 小鱼际肉瘤切除
A. 切口；B. 小鱼际肌整块切除；C. 第 5 掌骨骨皮质部分切除；D. 标本可见残留

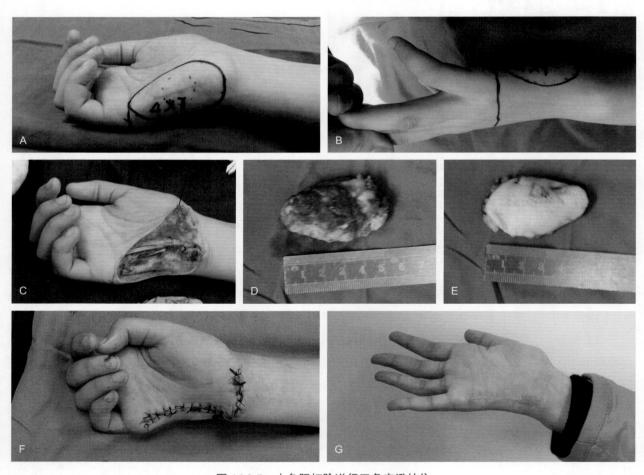

图 16-3-7 小鱼际切除逆行三角皮瓣转位
A. 切除范围；B. 原设计皮瓣方向；C. 肿瘤切除；D、E. 标本；F. 掌侧逆行三角皮瓣缝合；G. 3 年后随访，无复发，外形美观

第四节　手背复发性软组织肉瘤外科治疗

一、解剖结构屏障

1. 两个间隙　以手背筋膜为界分为皮下间隙和筋膜下间隙。前者的深面屏障是手背筋膜，后者是骨间背侧筋膜。

2. 掌骨和骨间肌　骨间背侧筋膜有双重作用。①防止被浅层肉瘤突破，侵犯掌骨和骨间肌。②防止骨或骨间肌原发的肿瘤外突。③骨间肌分掌侧和背侧，两肌间可形成切缘（图 16-1-3）。

二、切缘设计

1. 切缘确定　精准读片，理清层次，选准屏障设定切缘。

2. 掌骨　掌骨侵犯可以做碟形切除或瘤段切除。

三、肿瘤切除

1. 体位　取仰卧患肢外展辅台和上肢活动位，近端使用止血带。

2. 切除　瘤体较小、浸润不严重的患者，应参考组织学表现和肿瘤所在的层次，争取做屏障切除。肿瘤位于背桡侧或背尺侧时，往往牵扯到大鱼际肌和小鱼际肌，可根据具体情况参照掌侧切除原则处理。

四、修复重建

1. 伸肌缺损　肌腱延长或移植。
2. 掌骨缺损　自体骨或异体骨移植。
3. 创面裸露　根据创面的性质选择覆盖方法。

五、浅层肉瘤

1. 肉瘤切除和皮肤成形　见图 16-4-1。

【病例 1】　皮肤肿瘤切除，Z 字成形术

（1）病例介绍：男性，34 岁。手背隆突性皮肤纤维肉瘤术后复发伴有色素沉着。

（2）再次手术设计和疗效评价：拟切除后局部逆行皮瓣转位。肿瘤切除后依据实际情况，Z 字成形闭合创面。术后 1 年随访，无复发，皮肤松弛，功能正常（图 16-4-1）。

2. 切除和皮片移植　见图 16-4-2。

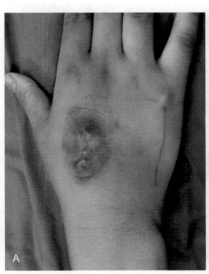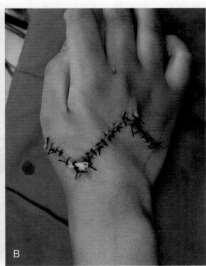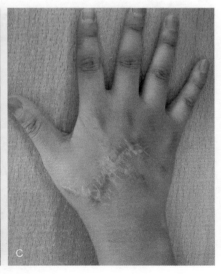

图 16-4-1　手背皮肤肿瘤切除皮肤成形术
A. 切除范围和局部皮瓣；B. 切除后行 Z 字成形术；C.1 年后随访，无复发

下篇

六、深部肉瘤无骨侵犯

1. 手背第 1~2 掌骨间区切除，局部皮瓣转位

【病例 1】 瘤床切除和随意皮瓣转位，供区皮片移植

（1）病例介绍：女性，30 岁。第 1~2 掌骨间肿块局部切除后，病例报告诊断为滑膜肉瘤。来诊时为术后 2 个月，术前无影像学检查。

（2）再次手术设计：影像资料提示累及第 1 背侧骨间肌，浅层侵犯皮肤。切缘为第 1~2 掌骨间皮肤皮下组织和全部第 1 背侧骨间肌。屏障切除包括骨间肌起止点，局部皮瓣转位，皮片覆盖供区（图 16-4-2）。

2. 手背整块切除、掌骨植骨内固定、尺侧皮瓣转位

【病例 1】 右手背纤维肉瘤，第 2~3 掌骨相邻骨面和软组织的整块切除，综合修复

（1）病例介绍：女性，57 岁。右手背纤维肉瘤复发，侵犯第 2~3 掌骨及周围软组织。

（2）再次手术设计：设计皮肤切缘在肿瘤外 2 cm，第 2~3 掌骨相邻骨面和软组织的整块切除，包括中指伸肌腱。一根异体掌骨劈开，分别修复第 2~3 掌骨，示指伸肌修复中指伸肌。切取尺动脉腕上支皮瓣转位，供区直接缝合。2 年后随访，无复发，骨愈合良好，功能正常（图 16-4-3）。

3. 讨论

外科治疗是 RSTS 的首选，切除的理念和技术就成了关键[14]。

（1）半侧掌骨切除：当骨膜和骨间肌侵犯后，骨皮质即屏障，切除范围包括这些骨皮质。

（2）骨性创面：骨性创面是皮瓣的适应证，前臂背侧皮瓣也可使用。

（3）桡侧半保留：掌中和小鱼际区切除后，由于拇指功能完好，可以为拇指选择对掌指，并重建相应功能。最佳效果应该优于义肢。

（4）截肢指征：①两区或两区以上肿瘤。②手掌部肉瘤侵犯全部软组织。③全部屈侧功能损毁，无法重建。④掌中和大鱼际区切除后。

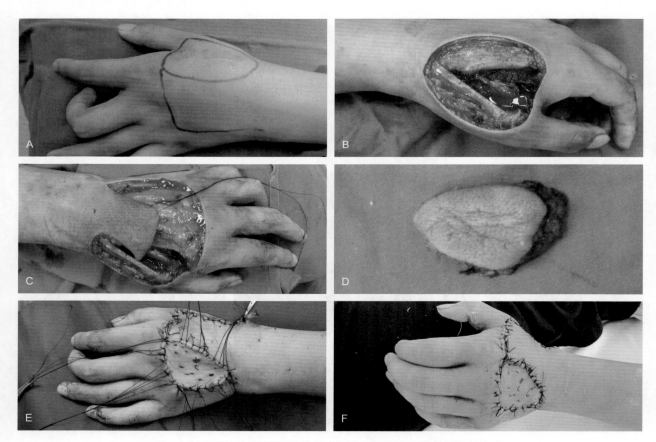

图 16-4-2 第 1~2 掌骨间滑膜肉瘤切除，局部皮瓣转位游离植皮术
A. 术前设计；B. 第 1 背侧骨间肌全切；C. 皮瓣掀起；D. 标本；E. 皮瓣转位供区植皮；F. 术后 9 天，皮瓣和皮片成活

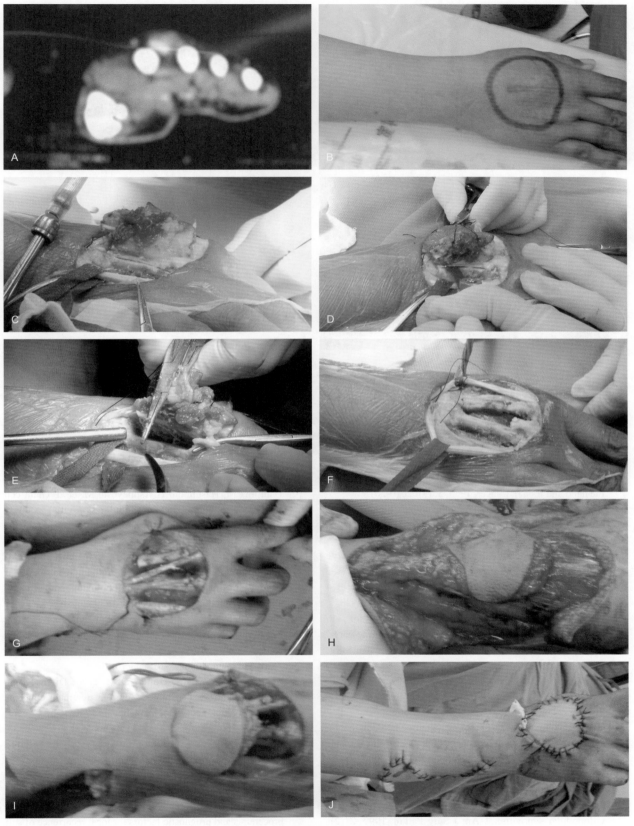

图 16-4-3　右手背纤维肉瘤整块切除，异体骨移植，前臂皮瓣转位术

A. 肉瘤累及第 2~3 掌骨；B. 切除范围；C. 掌骨的切缘线；D. 截骨；E. 截骨后标本掀起；F. 标本移除；G. 植骨固定；H. 皮瓣切取；I. 皮瓣转位；J. 皮瓣缝合

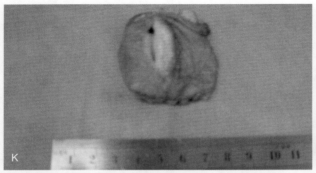

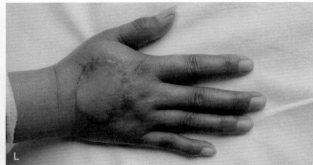

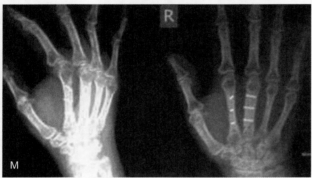

图 16-4-3（续）

K. 标本剖开；L. 随访 1 年，无复发，无转移；M. 骨愈合良好，功能恢复正常

（张如明）

参考文献

[1] Dwens J C, Shiu M H, Smith R, et al. Soft tissue sarcomas of the hand and foot[J]. Cancer, 1985, 55(9): 2010-2018.

[2] Lin P P, Guzel V B, Pisters P W, et a1. Surgical management of soft tissue sarcomas of the hand and foot[J]. Cancer, 2002, 95(4): 852-861.

[3] Puhaindran M, Rohde R S, Morris C, et al. Negative resection margins are associated with recurrence free survival in soft tissue sarcomas of the hand: level 4 evidence[J]. Journal of Hand Surgery, 2010, 35(10): 27-28.

[4] Barm J S, Chung C H, Oh S J, et al. Fist position for skin grafting on the dorsal hand: I analysis of length of the dorsal hand surface in hand positions[J]. Plast Roconstru Surg, 1999, 104(5): 1350-1355.

[5] Surgical treatment for giant cell tumor of tendon sheath in the hand[J]. The Central Japan Journal of Orthopaedic Surgery &Traumatology, 2012, 55(3): 505-506.

[6] Ozalp T, Yercan H, Kurt C, et al. Giant-cell tumors of the tendon sheath involving the hand or the wrist: an analysis of 141 patients[J]. Acta Orthop Traumatol Turc, 2006, 38(2): 120-124.

[7] Bertoui F, Unni K K, Beabout J W, et al. Malignant giant cell tumor of the tendon sheaths and joint(malignant pigmented villonodular synovitis)[J]. Am J Surg Pathol, 1997, 21(2): 153-163.

[8] Schwartz H S, Unni K K, Pritchart D J, et al. Pigmented villonodular synovitis. A retrospective review of affected large joints[J]. Clin Orthop Relat Res, 1989, 247(247): 243-255.

[9] Ushijima M, Hashimoto H, Tsuneyoshi M, et al. Giant cell tumor of the tendon sheaths (nodular synovitis). A study of 207 cases to compare the large joints group with the common digit group[J]. Cancer, 1986, 57(4): 875-884.

[10] Nielsen A L, Kiaer T. Malignant giant cell tumor of synovium and locally destructive pigmented villonodular synovitis: ultrastructural and immunohistochemical study and of the literature[J]. Hum Pathol, 1989, 20(8): 765-771.

[11] Ehrenstein V, Andersen S L, Qazi I, et al. Tenosynovial giant cell tumor: incidence, prevalence, patient characteristics, and recurrence. A registry-based cohort study in denmark[J]. The Journal of rheumatology, 2017, 44(10): 1476.

[12] Staals E L, Ferrari S, Donati D M, et al. Diffuse-type tenosynovial giant cell tumour: current treatment concepts and future perspectives[J]. European Journal of Cancer, 2016, 63: 34-40.

[13] Ottaviani S, Ayral X, Dougados M, et al. Pigmented villonodular synovitis: a retrospective single-center study of 122 cases and review of the literature[J]. Semin Arthritis rheum, 2011, 40(6): 539-546.

[14] Sugiura H, Nishida Y, Nakashima H, et al. Surgical procedures and prognostic factors for local recurrence of soft tissue sarcomas[J]. Journal of Orthopaedic Science Official Journal of the Japanese Orthopaedic Association, 2014, 19(1): 141-149.

下篇